年轻父母必读

NIAN QING FU MU BI DU

（修订版）

主 编

陈欣欣

编著者

（以姓氏笔画为序）

王凤芝	王惠珊	李一辰	闫淑娟
张玉敏	张晓霞	朱雪娜	陈欣欣
沈汝刚	孟 杰	金 曦	杨海河
段建华	郝 波	袁 雪	梁爱民
裘 蕾	滕红红		

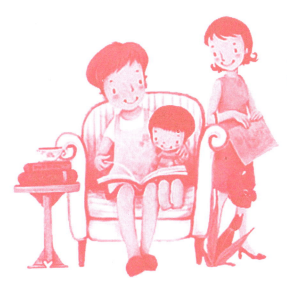

金盾出版社

内容提要

　　本书由北京市儿童保健所的专家联手编著。书中详细介绍了孕产期保健和新生儿期、婴幼儿期、学龄前期小儿的生理特点、喂养、衣着、护理等知识。本次修订充实了孕前准备、孕期危险信号的处理、婴幼儿早期发育指导和早期智力开发的方法，以及相关疾病的早期发现等新内容，是指导年轻父母科学养育一个健康、聪明宝宝的必备参考书。

图书在版编目（CIP）数据

年轻父母必读/陈欣欣主编．—修订版．—北京：金盾出版社，2008.6
ISBN 978-7-5082-5090-8

Ⅰ. 年…　Ⅱ. 陈…　Ⅲ. ①孕妇-妇幼保健-基本知识②产妇-妇幼保健-基本知识③婴幼儿-哺育　Ⅳ. R715.3　TS976.31

中国版本图书馆 CIP 数据核字（2008）第 059214 号

金盾出版社出版、总发行

北京太平路 5 号（地铁万寿路站往南）
邮政编码：100036　电话：68214039　83219215
传真：68276683　网址：www.jdcbs.cn
封面印刷：北京金盾印刷厂
正文印刷：北京四环科技印刷厂
装订：大亚装订厂
各地新华书店经销
开本：705×1000 1/16　印张：24　字数：404 千字
2008 年 6 月修订版第 12 次印刷
印数：187001—198000 册　定价：45.00 元

修订版前言

《年轻父母必读》自 1996 年 12 月出版后,深受广大读者的欢迎和好评,12 年来先后共印刷 11 次,发行量达 18.7 万册。但是随着科学技术的发展,儿童保健也不断出现新知识,需要及时提供给年轻的父母们,因此我们又重新审核修改和补充了本书的内容,以保持其先进性、科学性和知识性,希望能为年轻的家长或准备做父母的人们提供更多的帮助。

本次修订删去了原书的陈旧过时的内容,汲取了当前儿童保健的最新科技知识,力求做到科学性、通俗性与实用性相结合,便于读者学习应用。修改内容主要包括孕前准备、孕期保健、孕期危险信号的处理,以及婴幼儿早期发育的指导、母乳喂养和人工喂养中常见问题的正确处理、相关疾病的最新防治方法等。这些内容的充实,将有助于年轻父母及时掌握和了解儿童的正常发育特征,以及常见疾病的早期信号。也许还有一些问题目前仍不好解决,那么,让我们在共同的道路上一齐努力,继续探索,为培育健康、聪明的后代作出新的贡献。

参加本书一版编写的刘兰香、刘越璋、于庭芝、李寄平、奚一生、熊昭理等专家因年事已高,先后退离儿童保健工作岗位。在此,对她们为本书原版、修订版所作出的贡献表示感谢。作为后人,我们将继续为本书日臻完善,长久不衰,而不懈地努力工作。

作　者

前　言

　　儿童是人类生命的幼苗，代表着人类发展的未来。作为年轻父母，都对自己的宝宝寄予殷切的希望，期盼生命的小苗身体健壮，聪明灵巧，将来成为国家的有用人才。

　　儿童纯洁、幼弱并需要保护。家长是儿童的天然保护神。从新生命"发芽"开始，他们就处在父母的精心呵护之下。从精子与卵子的结合，到发育为成熟的胎儿，从新生儿呱呱坠地到长大成人，要经过一系列复杂而又曲折的过程。因此，作为抚育新生命的家长，仅有爱心是不够的，还必须掌握一整套科学的育儿知识，才能从容不迫地应付可能出现的一切不利因素，保护小儿茁壮成长。

　　我们是一群儿童保健工作者，在日常工作中接触了很多年轻父母和他们的孩子。我们深深地感到，父母的儿童医学保健知识水平与儿童的健康状况息息相关。因此，我们编写了这本《年轻父母必读》，系统地介绍养育儿女的科学知识，以期对年轻的父母或准备做父母的年轻人有所帮助。

　　本书在内容上吸取了当前儿童保健的最新科技知识，结合我们多年的实践经验，力求做到科学性、通俗性与实用性相结合，便于读者学习应用。也许还有一些问题目前仍不好解决，那么，让我们在共同的道路上一齐努力，继续探索，为培育健康、聪明的后代作出新的贡献。

作　者

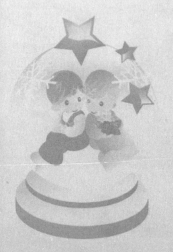

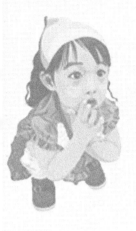

目 录

一、孕 产 期

二、新生儿期(出生～28天)

三、婴儿期(28 天～1 岁)

四、幼儿期(1～2 岁)

五、学龄前期(3～4 岁)

六、学龄前期(5～6岁)

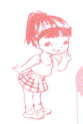

一、孕 产 期

(一)孕前准备

1. 什么时候怀孕好?

已婚青年男女总希望自己的下一代健康、聪明,这就要求科学选择怀孕的时机。下面为准备怀孕的妇女就选择受孕时间提供几点参考意见:

(1)年龄:女性在 25 岁左右妊娠、分娩是最为适宜的年龄。若妊娠、分娩年龄小于 20 岁或超过 35 岁,对胎儿的发育不利,胎儿畸形、早产、难产的几率多。男性的最佳生育年龄为 30 岁左右。

(2)季节:早孕期和分娩期最好在春季和秋季,尤其孕晚期尽量避开酷暑严冬。因为春秋季节蔬菜、水果丰富,易于补充维生素,对胎儿生长发育很有好处。

(3)健康状况:男女双方必须健康,无急、慢性疾病。

2. 如何才能使受孕成功?

受孕即精子和卵子的融合过程,是一个新生命的开始。这个新生命的形成,首先必须有成熟卵子和正常精子。一般卵子的寿命大约 48 小时,精子的寿命不超过 96 小时。如果要想怀孕,最好在排卵日前 1～2 天性交。在排卵日当日或其后的 1～2 天,受孕的机会可能略有减少;在其他日子性交,受孕的可能性会明显减少。

影响受孕的因素很多。除女性的年龄、性交频度、有无性传播疾病等因素外,与性交时间、性交姿势也有一定的关系。

(1)性交时间:排卵前性交是提高受孕率的关键因素。精子可在女性生殖道内存活 72 小时,卵子在未受精的情况下,只能存活 12 小时。实际上受孕的关键时间仅有几个小时。因此,这就需要选择最佳的性交时间,以保证在排卵的同时或排卵后的短时间内在输卵管和子宫内有精子存在。

1

(2)性交的姿势：如果女性子宫过度前屈，获得最佳受孕效果的性交姿势是仰卧位，并在臀部下面垫上一个枕头。性交后女性保持仰卧位20分钟左右，让精液充分与子宫颈接触，使更多的精子能到达输卵管。

性交后如果仍来月经就说明在上一个月经周期没有受孕。在月经周期的第1天，也就是月经来潮的第1天，身体内的雌激素水平处于最低点。以后随着卵泡的发育，雌激素水平逐渐增高，雌激素也刺激子宫产生了一切有利于受孕的条件。在月经周期的前2周，雌激素是主导性激素。在大约第14天，雌激素水平突然升高，此时卵巢中的一个成熟卵子被释放。这个卵子可在被释放后的12～24小时内受孕。这时性交受孕的可能性最大。排卵后雌激素水平下降而孕激素水平升高，并成为主导性激素。孕激素使子宫变软更适于受精卵生长。如果卵子未能与精子结合，那么孕激素水平就会下降。

男女任何一方有性传播疾病都要及时治疗，因为性传播疾病是引起不孕的主要原因之一。

3. 什么情况下不宜怀孕？

如有以下情况时不宜怀孕：

(1)男女任何一方患急性传染病，如急性肝炎、风疹、流感等，要避免怀孕。

(2)女方患心、肝、肾等慢性疾病时，要等病情缓解后，经医生检查认为病情不影响怀孕时，方可怀孕。

(3)长期使用抗癌、抗癫痫及链霉素等药物时，应在停药一段时间后再怀孕。

(4)口服避孕药者，在改用工具避孕3个月后再怀孕。如果因用避孕药失败而怀孕时，需要终止妊娠。

(5)接触有毒、有害物质或从事放射线工作的人员，需暂时离开工作岗位，然后才可怀孕。

(6)密切接触小动物，如猫、狗等，最好不怀孕。因这些动物能传播弓形体病原，影响胎儿发育，可导致早期流产、胎儿大脑发育异常、小头畸形、脑积水等。

(7)夫妻双方在性生活不协调、疲劳等情况下，最好不怀孕。

4. 哪些疾病会遗传给下一代？

人体细胞核内有46条染色体，每条都有特定的结构，而且携带着不同的基因。如果染色体形态或数目发生改变，或单个基因缺陷，都能使机体的某些部位发生病变，如因智能障碍所产生的各种综合征等。在每条染色体上大约负载着2 000多个遗传基因,染色体多1条或少1条都会造成许多基因间的不平衡,其影响极大,遗传性疾病即由此形成。影响下一代的遗传性疾病包括:

(1)常染色体显性遗传:这类遗传病男女机会近似均等,每代都受影响。女性的可传给子女,男性的也可传给子女。常见的疾病有慢性进行性舞蹈病、成年人的多囊肾和家族性高胆固醇血症等。

(2)常染色体隐性遗传:父母双方均为基因携带者时,平均1/4的后代正常,1/2属隐性携带者(不发病),1/4发病。常见的疾病有白化病、先天性聋哑、地中海贫血和纤维囊肿等。

(3)X伴性隐性遗传:典型特征是明显的性比例差异,只有男性发病。女性携带者传给第二代。若女性携带者与正常男性婚配,1/2的女儿将成为携带者,1/2的儿子发病,其他儿女正常。常见的疾病有血友病、假性肥大性肌营养不良。

(4)染色体片断异位:基因物质总量不变称"平衡",平时很少发病。但此类型人考虑生育时,应进行遗传病学咨询,因为其后代"不平衡"的机会增加,其中多数与严重的躯体残疾或精神异常有关。

(5)染色体畸变:染色体畸变大约影响7.5%的受孕过程,占自然流产率的60%。除了单体和三体以外,自然流产中最常见的是三倍体和四倍体(额外多1套或2套完整的染色体)。6%~7%的死产或新生儿死亡与染色体异常有关。1%以上是性染色体异常;3%是常染色体三体性(如21三体综合征)。因此,染色体异常的胎儿只有少数能活到出生。

随着科学的进展,遗传性疾病日益引起人们的重视,而且遗传病也是可以预防的,如婚前检查及产前诊断,都是预防遗传病的有效措施。

5. 造成先天缺陷的原因有哪些?

先天缺陷的原因多数尚不清楚。随着科学的发展从1973年首次开始对先天缺陷的病因进行分析认为:①遗传因素。由于基因突变、染色体畸变,导致在精子和卵子结合之前就决定了,占总的先天缺陷的25%。②环境因素的影响。在受精后于胚胎期受感染、放射线、化学物质、母体疾病等环境因素而致病,并起决定性的作用,此情况约占10%。③遗传与环境因素相互结合发生作用,多因子遗传,先天缺陷中大部分属于此种情况。

(1)环境因素:人类赖以生存的外界环境中存在着各种物质,如空气、水、土壤、食物等,这些对先天缺陷均能造成影响。由于人类的生产和生活活动,使外界环境中的物质往往具有各种复杂的构成而形成不同的环境状态,并对人体健

3

康产生一定的影响。对生活在母体内的胎体(胚胎或胎儿)来说,其外环境是指宫内环境而言。宫内环境对胚胎或胎儿的发育有直接影响。宫内环境条件又取决于外环境及母体的状态。

外源性环境因素包括:①物理因素,如 X 射线、γ 射线等放射线,噪声,振动,高温,极低温,微波等。②化学因素,如各种药物,工业生产中接触的各种毒物如铅、苯、汞及其他工业毒物、农药,以及由于空气、水受到污染而接触的环境污染物。③生物学因素,如风疹、肝炎、流感等病毒感染,以及感染弓形体、梅毒螺旋体。④食物中含有的各种营养物质。

(2)母体因素:母体营养状况对胚胎及胎儿发育有影响。母体疾病,如母亲妊娠时患发热性疾病,以及糖尿病等代谢病时,对胎儿发育也有明显影响。

(3)胎盘因素:胎盘受压可影响胎盘血流量,胎盘出现组织病理学改变,如胎盘梗死、钙化、脐动脉内膜发生病变等,可导致胎盘供血不足,或胎盘功能不良,凡此等等均可影响胎儿发育。

(4)缺氧:胎儿于子宫内本处于乏氧状态,母体缺氧,或胎盘因素引起的缺氧,均对胚胎或胎儿发育,尤其神经系统的发育有不良影响。母体疾病、职业中毒、分娩异常等情况下的胎儿缺氧,往往可对中枢神经系统造成不能恢复的损伤。

因此,作为高龄孕妇则更应该远离危险因素的影响,减少出生缺陷儿的发生。

6. 胎儿性别是如何决定的?

正常人有 23 对染色体。其中 22 对为常染色体,男女都一样;还有一对是性染色体,男女不同,女性是 2 条 X 染色体,而男性只有 1 条 X 染色体,另一条是 Y 染色体。生殖细胞(精子和卵子)要经过两次减数分裂,使原来的 23 对染色体减少一半,变成 23 条。当精子与卵子结合成受精卵时,精子细胞核中的每一条染色体与卵子细胞核中相应的染色体一一配对,使受精卵的染色体数恢复至 23 对。每对染色体中的一条来自父亲,另一条来自母亲,因此形成的新生命就具有父母双方的遗传信息。

女性只产生一种类型的卵子(XX),而男性产生两种类型的精子(XY),因此受精时会出现以下两种情况:

(1)卵子与带 X 染色体的精子结合:产生 XX 型受精卵——发育成女性。

(2)卵子与带 Y 染色体的精子结合:产生 XY 型受精卵——发育成男性。

因此,性别是在受孕的瞬间,由精子的类型决定的。生男生女决定于男方。

7. 高龄女性成为准妈妈前应该知道些什么?

夫妇双方在结婚后如果不准备要孩子,就应该选择适宜的避孕方法。尽量避免意外妊娠。首选避孕方法为安全套,一旦避孕失败,不会影响胎儿的发育。如使用口服避孕药,最好停用半年后再考虑要孩子。双方学习工作的安排、经济情况、住房条件、身体状态等各方面都应该考虑充分。

对于高龄夫妇来讲,所面临的问题则更多,更需要充分考虑。妻子怀孕后会出现形体的变化、饮食的变化、情绪的变化、生活习惯的变化等。宝宝的到来还会使夫妇之间的生活和感情空间发生变化。双方应达成一个共识:对腹中的胎儿具有平等的责任,夫妻双方应商定好各自的角色。应共同分担抚养孩子的责任,给孩子提供一个愉快稳定的环境。

未来的父亲首先要放弃一些不良的嗜好,如吸烟、喝酒等。加强对自己性行为的责任感,预防或控制性传播疾病的感染和蔓延,做到计划受孕,避免意外妊娠,以避免不良环境因素对未来胎儿的影响。

高龄孕妇染色体的异常发生率比年轻孕妇要多,有研究显示,25~29 岁的孕妇所生孩子的患先天愚型(染色体为 21-三体)的发生率是 $0.37‰$,35~39 岁是 $3.82‰$,40~45 岁是 $8.55‰$。高龄孕妇还有其他一些问题,如阴道分娩的难产率增加,剖宫产率高,妊娠高血压、产前子痫、妊娠糖尿病的发病率增加等。

随着年龄的增加,思想趋于成熟,考虑问题全面、深入,是有利因素。但高龄女性妊娠,往往会顾虑大,担心多,精神也紧张,所以高龄女性妊娠前要做好心理和身体两方面的准备。

从心理上,要放松心情。高龄妊娠虽有一些不利因素,但也不是每个人都会发生。只要做一些必要的优生咨询,了解一些生育的知识,妊娠及分娩中的问题是可以解决的。切不可急躁、焦虑,否则会影响受孕的机会。在可能的条件下,可以选择受孕的时间,尽量避免秋冬及冬春季怀孕,因此时最易受各种病毒的感染,病毒感染对胎儿的发育影响较大。将自己的工作安排好,尽量不要在自己工作压力大,特别是有考试、晋升、提职等重大时期怀孕,此时心理压力大,对胎儿的生长发育不利。

身体方面,双方都应在身体各方面情况最佳时妊娠。妊娠前,在身体方面要做一次全面检查并做一些必要的调整。如有慢性病,要在治愈后或病情稳定的情况下再怀孕。如长期用药者要进行咨询,决定是否需要停药,患有急性病时一定不要怀孕。

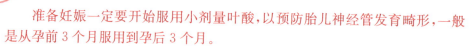
准备妊娠一定要开始服用小剂量叶酸,以预防胎儿神经管发育畸形,一般是从孕前3个月服用到孕后3个月。

如果想了解自己是否已感染过几种对妊娠有影响的病毒,可在妊娠前抽血做一项这样的检查,同时要注意避免一些不良的环境。减少接触有害的气体,有害物质,避免电磁辐射等。这些对高龄孕妇更是尤为重要的。如果工作环境不良,可暂行停止工作,或调整工作。

(二)孕期保健

1. 怎么知道自己怀孕了?

到医院检查时,医生会询问病史,检查子宫是否增大、变软,子宫增大是否与停经时间相符。做尿妊娠试验呈阳性反应(+),可证实怀孕。必要时做B超检查,以确诊。一般可由以下几方面,了解是否怀孕了:

(1)月经过期:如果月经一向是规律的,并在两次月经中期有过性生活,若月经过期不来,多数是怀孕了。当然,月经不调者除外;另外,生病、劳累、过度紧张或焦虑也可能使月经推迟。

(2)早孕反应:怀孕40天左右开始出现,有恶心、呕吐、食欲缺乏等表现,尤其早晨空腹时厉害。此外,身体发热、疲倦无力、嗜睡、白带增多也是常见的现象。有些人可能有食欲的变化,爱吃酸或辣的东西。嗅觉敏感,闻到异味容易恶心呕吐。由于激素分泌水平的变化,有的人可能出现情绪异常。

(3)乳房变化:乳房发胀,变得柔软,有轻微的触痛,乳头和乳晕颜色变深。如果妇女40多天甚至2个月才来一次月经,一般停经超过以往月经10天左右,可以验尿,如果试验阴性,可再延期1周,继续化验。除了停经、验尿以外,在孕早期出现的恶心、呕吐、头晕、小便次数增多等反应,也可协助判断。

2. 什么时间到医院做第一次孕期检查?

妇女停经,通过化验尿,确诊为怀孕后,在停经后的3个月内,到户口所在地段的医院保健科或社区卫生中心,与社区保健人员建立联系,进行第一次检查,并且建立围产保健手册,以便孕妇得到系统保健管理。

3. 孕期检查应为几次?

检查次数是根据胎儿发育的早、中、晚不同阶段生理特点,人为规定的,以便能及时发现异常,有效控制疾病,保护母亲及胎儿顺利度过整个孕期。

初查:在孕早期即孕12周之前,建立围产保健手册。

复查:孕 12 周后,每 4 周检查 1 次;孕 28～36 周,每 2 周检查 1 次;孕 37 周后,每周检查 1 次。发现异常,应听从医生意见,增加检查次数,并且按时检查,以防发生意外。

4. 孕早期咨询、检查内容有哪些?

(1)咨询:医生向孕妇详细询问末次月经日期、月经周期、早孕反应,以往患病情况,本人及丈夫家族健康状况。还要了解孕产史,有无人工流产、次数和时间等。孕妇可向医生详细询问孕期保健知识,孕期应注意哪些问题,在受孕期间遇到哪些不利于胚胎生长发育的情况,应主动如实向医生反映,听取医生的意见及建议。

(2)检查内容

①全身检查。心、肝、脾、肺、肾的一般体检,测血压、量身高及体重等。以全面了解孕妇发育、营养、精神状态。

②妇产科阴道检查。顺序地从外至内了解内外生殖器的发育状况,生殖器有无感染、畸形,子宫发育大小与孕周是否相符(这也是对月经不规律者,确定孕周的指标之一),卵巢、输卵管是否有异常,还可以尽早发现宫外孕、葡萄胎等异常妊娠,以便早发现、早处理。

③辅助检查。协助医生了解孕妇的基础状况。常规化验有:阴道分泌物检查、尿常规、尿糖、血常规、肝功、澳抗,孕早期有过病毒感染的孕妇,还要做相应的特殊化验。对有死胎死产史、胎儿畸形史及患遗传性疾病等的孕妇,应在医生的指导下做必要的产前诊断。

5. 孕早期保健包括哪些内容?

孕早期指 12 周内。此期的保健十分重要,应做好以下几项:

(1)避免接触不良因素,如孕妇吸烟或被动吸烟、饮酒及咖啡类饮料,接触猫狗等宠物、放射线、农药、有毒有害物质等;因病服药须经医生同意;禁止性生活。

(2)指导孕妇正确认识妊娠反应。呕吐后仍要坚持进食,少食多餐,吃一些清淡又有营养的食品。此期孕妇体重变化不明显。呕吐严重,孕酮体阳性者需住院治疗。

(3)出现发热、阴道见红、剧烈呕吐、腹痛等异常情况,应马上到医院检查。

(4)孕早期每日服叶酸 0.4 毫克,预防神经管畸形。

(5)若年龄≥35 岁,有不良孕育史,有遗传病家族史,接触过有毒化学物质、放射线及病毒感染者,夫妇一方或双方染色体异常,需到医院进行产前诊断。

7

6. 为什么孕早期要做阴道检查?

有的孕妇对孕早期做阴道检查有顾虑,惧怕医生做检查会引起流产,而要求采取简单的尿妊娠免疫检验、超声波扫描的方法来确定自己是否怀孕。尿检验大部分情况下结果是准确的,但不排除有假阳性的可能;超声波扫描只能了解盆腔,对阴道的发育及疾病等异常情况无法得知,这两项检查只能起到辅助诊断的作用。阴道检查不会引起流产,因为80%的流产是由于胚胎本身发育不良所致,所以在孕早期还是应当配合医生做好这项检查。对于习惯性流产、长期不育或年龄较大的孕妇,以及已有先兆流产症状又迫切希望保胎的孕妇,可以暂时不做阴道检查,推迟到孕3个月以后。

7. B超检查对胎儿是否有害?

B型超声波检查是一种影像诊断方法,其无损伤、无痛苦,不同于X线,它没有放射性。不论是对医生还是对孕妇、胎儿都是安全的。孕妇做B超检查,不会对胎儿的生长发育有不良影响,国内外研究已证明了这一点。

B超是产科常用的产前检查方法之一。目的是检查胎儿有无先天畸形,如果有畸形,可及时终止妊娠;另外,可了解胎儿生长发育的水平,有无生长发育迟缓等。

8. 孕中期检查包括哪些内容?

(1)常规检查项目

①体检。体重、血压、胎位、胎心、下肢有无水肿等。

②化验。血常规、尿常规、血糖等。

③B超。孕24周筛查胎儿有无畸形。

(2)画妊娠图:妊娠图是将产前检查时有关孕妇的腹围、宫高情况,记录在同一张图表中,然后再把每次检查的结果连成曲线,如果低于或高于设定的警戒区,则提示孕妇和胎儿有异常情况。如增长曲线持平,提示胎儿发育迟缓;增长曲线过快,提示羊水过多、双胎、巨大儿等。出现异常情况时要进一步经过B超等检查协助确诊。

9. 孕妇如何在家里自我监护胎儿生长?

正常妊娠的妇女,在怀孕4个月以后可以感觉到胎动,甚至可以看到下腹部某个部位轻微的鼓起,这可能是胎儿的小肢体在母亲的子宫中"运动"呢。这会给孕妇的身心带来极大快乐和幸福,孕妇本人和丈夫在享受或分享这一快乐的同时,还应同时记录一下小宝宝的活动次数,也就是孕期家庭的自我监护。

这样做的目的可以早期发现胎儿的异常情况，以便及时去医院采取措施。

数胎动可以从妊娠 28 周开始，直至临产。每天早晨、中午、晚上 3 次，每次数 1 小时，用黄豆或扣子计数比较方便，每次胎动时放 1 粒黄豆或 1 个扣子，1 小时后相加得胎动次数，正常胎动次数每小时 3～5 次。将早、中、晚 3 次的胎动数相加再乘 4，即为 12 小时胎动数，一般在 30～40 次为正常范围。一天中胎动有两个高峰，一个在晚上 7～9 时，另一个在夜里 11 时至凌晨，一般早晨最低。注意如果胎儿短时间连续的活动，这只能算 1 次胎动。如果孕妇工作较忙，也可只在晚上数 1 小时胎动。

10. 孕晚期的危险信号有哪些？

在孕晚期出现以下情况，孕妇应及时去医院就医，以保障母婴健康。

(1)阴道出血：发生在孕晚期的阴道出血，可能是前置胎盘或胎盘早剥。

(2)下腹疼痛：孕中期时，由于子宫迅速增大，子宫韧带受到牵拉，部分孕妇可感到轻微的下腹痛。先兆流产也有下腹痛的症状，但同时伴有阴道出血。宫外孕是一种危险的异常妊娠，其症状是除了一侧的小腹痛，阴道不规则出血，还伴有肛门下坠感。妊娠合并急性阑尾炎时，也会出现小腹痛，但症状是转移性右下腹痛，伴恶心、呕吐及发热。

(3)体重增加过速：正常情况下，整个孕期体重应增加 12 千克左右，每周体重增加 500 克左右。如体重超过这个水平，就不正常，多见于水肿、多胎、羊水过多及葡萄胎等。

(4)血压增高：孕妇出现血压增高、头晕头痛、严重恶心、呕吐、下肢水肿、眼睛视物不清、尿液检查蛋白阳性时，要想到妊娠高血压、肾炎或子痫的可能。

(5)子痫：寒冬季节，孕妇容易发生子痫。由于外界气温很低，气压偏高，使孕妇血管收缩，血液流动受阻，造成孕妇血细胞压积及血黏度增高，导致子痫的发生。孕妇主要表现头晕、头痛、眼花、恶心，继而发生抽搐、昏迷、心力衰竭和肾功能衰竭。如果抢救不及时，孕妇很容易死亡。所以，在寒冷季节，孕妇要注意衣着、居室的保暖，有水肿和血压高时，要积极治疗，按时服药和测量血压，重症患者应住院治疗，防止子痫发生。

(6)早破水：临产前任何时间，孕妇阴道内有水样液体流出是早期破水的表现。羊水过早流出可刺激子宫收缩，引起早产，并容易引起子宫内感染、胎儿脐带脱垂，危及母婴健康。发生这种现象后应立即设法平躺，然后送医院处理。

(7)胎动减少：12 小时内少于 30 次时要多加注意，下降到 20 次要及时去医院。

9

11. 妊娠超过预产期怎么办?

从末次月经第1天起达到或超过妊娠294天(≥42孕周)者称过期妊娠。过期妊娠的胎儿,在发育上受到的影响有两种情况:一种是胎儿继续发育使其出生体重超过正常均值;另一种情况是胎儿不再发育,出生体重小于足月儿,并出现一系列营养失调状况,同时可危及小生命。

由于胎盘功能开始老化,胎儿在子宫内得不到足够的养分,出生时就像小老头,(脂肪少)容易发生新生儿窒息。

过期妊娠的胎儿,头颅骨变硬,骨缝距离狭窄,胎头可塑性减弱,同时合并巨大儿时的头盆不相称的机会增加,容易发生滞产和产伤。

为避免过期,应按时做产前检查,如果预产期已过尚无临产先兆,要配合医生重新核实预产期,纠正孕周,了解是否过期,同时加强自我胎动监护,必要时应提前住院,在医生的严密监测下进行引产。决不要等待"瓜熟自落"。

12. 产前诊断可筛查出哪些畸形?

有些先天畸形在产前可以通过科学的方法进行筛查诊断,以提高生育质量。以下疾病可经产前筛查明确诊断(表1)。

表1　产前筛查及常见畸形的诊断

方　　法	时　　间	可筛查出的畸形
取绒毛做染色体检查	孕8～11周	染色体异常疾病,如先天愚型。
羊膜腔穿刺测定:	孕16～20周	
羊水甲胎蛋白		染色体遗传性疾病,开放性神经管畸形,如无脑儿、脊柱裂、脑积水、脑脊膜膨出
羊水细胞酶		先天性代谢病,如苯丙酮尿症。
染色体		染色体异常疾病
性染色体		性遗传病
B超	孕20～26周	开放性神经管畸形、内脏畸形如内脏膨出或内脏外翻、胸水及腹水等
胎儿镜:		
直接观察	孕15～18周	体表畸形如唇腭裂、多或并指(趾)等
取血检测	孕18～20周	地中海贫血、血友病
取皮肤活检	孕15～18周	先天性皮肤疾病
X线	孕晚期	胎儿骨骼异常

13. 可以对胎儿进行哪些方面的胎教?

对胎儿进行胎教的方法很多,通常采用如下方法:

(1)给胎儿听轻松、柔和、悦耳的音乐,注意音量不可过大,节奏不可过快。

(2)与胎儿"对话",教些简单的语言,可以描述一些声音、光和美的语言,或做简单的算术题。

(3)轻轻拍打、抚摸胎儿,促进知觉的发育,使其对触摸产生反应。

(4)轻轻呼唤他的名字。如果在怀孕6个月就起好名字,经常呼唤,孩子出生后对名字的反应会早一些出现。

胎儿生活在母亲的子宫内,隔着母亲的子宫壁、羊水和腹壁,能感受到外界的变化吗? B超显示,3个月大的胎儿,就有肢体动作,可以吮吸自己的指头,说明他已经有了触觉。5个月时,胎儿已经有了嗅觉,并且能够听到外界的声音。出生后宝宝能够接受妈妈的气味,记得妈妈的心跳声,当把哭闹的孩子放进妈妈的怀抱,听着妈妈的信号,闻着妈妈熟悉的气味,他就会安静下来。另外,生活在子宫内的胎儿虽然不能直接闻到母亲闻到的香味,但母亲闻香所产生的怡人感受可以感染到宝宝。

11

现代科学更提示早在14周大小,胎儿的大脑就开始发挥功能,在6个月时就可以测出胎儿的脑电波。如果母亲长期处于焦虑、紧张状态,胎儿大脑的生长就会受到不良影响。如果父母经常吵架,母亲长期处于精神不愉快的状况下,会引起大脑皮质的高级神经活动中枢障碍,导致内分泌、体内代谢紊乱,最终有可能使胎儿流产、兔唇。在出生后,孩子还会有烦躁不安、易受惊吓、哭闹不止、睡眠不良等表现。资料显示,感情不和睦的父母所生育的孩子,心身缺陷的几率比家庭美满、感情融洽的父母所生的孩子要高出1.5倍,出生后的婴儿因心理障碍,表现出神经质的机会也高出4倍。

从妊娠3个月起,就应该开始胎教,母亲应该保持愉快的心情,尽量缓和并放松自己的紧张情绪。到了妊娠5个月时,可以听一些缓和情绪、制造欢乐气氛的乐曲,比如专家推荐的维瓦尔蒂的小提琴协奏曲"四季",舒伯特的"鳟鱼",或者是理查德·克莱德曼的钢琴曲。60～80拍的音乐节奏与心跳速度非常接近,胎儿听起来也会很高兴。要记住的是,胎儿非常喜欢反复听同样的乐曲。如果父母能一起为自己的孩子唱歌,宝宝更能感受到父母的关爱。

到了妊娠9个月时,胎儿已经能够听到家人的说话声,家人温馨的谈话,会使胎儿感受到家庭的温暖,有助于培养胎儿良好的个性。

妊娠四五个月起,母亲就可以感受到胎儿的活动,并且可以和胎儿进行游戏,隔着腹壁轻轻触摸胎儿的小肢体,他就会有所反应,妈妈轻轻拍一下,或者轻轻推一下小宝宝,他也会用手去接触,或者用小脚丫踢一踢,这时候,爸爸也参与进来,更能体现出天伦之乐。当然有时候宝宝不想跟你玩,他就会不理睬你。

如果孕期脑力劳动过度,母亲的大脑血流大量增加,极有可能影响到胎盘的血液供应,而且母亲的大脑皮质会处于紧张状态,身体内会分泌一些激素,影响到胎儿,不利于胎儿的脑部发育。

所以,胎教非常重要,但要按照医生的指导,科学地进行,而不能仅凭"望子成龙,望女成凤"的愿望,给未出世的宝宝增加负担。

14. 如何安排孕期饮食?

胎儿生长所需营养都来自孕妇。孕妇必须从食物中获得足够的营养,以满足自身和胎儿生长发育的需要。

孕妇的进食量要适当,比平时应增加 25％,工作繁重者还可适当多吃。但孕末期要适当控制进食量,防止营养过剩,因为进食过多可导致消化不良、妊娠糖尿病及妊娠高血压综合征等,尤其脂肪过多易使分娩时发生难产。同时,要防止孕妇营养不良,主要是严重的早孕反应、孕妇偏食或怕影响美观而节食造成的,应注意纠正。

孕期理想的体重是总体重增加 12 千克左右。最初 3 个月由于早孕反应可能会消瘦 1～2 千克;第 4 个月开始,每周体重增加不超过 350 克;最后 3 个月每周体重增加 500 克左右。若体重增加过多,应考虑是否有水肿。若整个孕期体重增加不到 6 千克,会导致一些不良后果,如贫血、骨质疏松,甚至可引起流产、早产,以及婴儿出生后发育不良、体弱多病、智力低下等。

孕期的平衡膳食非常重要。各种营养素搭配合理,可以保证孕妇及胎儿的全面营养需求。一个孕妇一天的进食量与选用食物举例如下,以供参考。

粮食:300～500 克

瘦肉、鸡、鱼、虾:200～250 克

豆类食品:100～200 克

鲜奶:250 克

鸡蛋:1～2 个

水果:200～250 克

糖:20 克(尽量少吃,多吃会破坏膳食平衡)

青菜:500～800 克

孕末期更应注意平衡膳食,因为孕末期的营养除了维持孕妇自身及胎儿发育的需要外,同时还要为产后哺乳,保证乳汁的营养成分做准备。

15. 如何安排孕期的工作和生活?

在孕期,日常的家务劳动孕妇应尽可能自己去做,但要避免重体力劳动或过分劳累。如果孕期一切正常,无需中断工作。不工作总把自己关在家里,容易引起情绪不好或消沉。如果孕期出现并发症,需要按医生的安排,休息或更换一些力所能及的工作,同时积极治疗并发症。

有些不适合孕妇的工作,如高空作业、接触有毒有害物质、噪声大的工作,应该调换一下,以利于母、婴健康。

在性生活方面,孕早期应避免,因为会引起子宫收缩导致流产;孕晚期也应避免,因为子宫收缩可引起早产、早破水,造成胎儿宫内感染。孕中期性生活应适当减少,动作不要剧烈,可以改变性交姿势,以侧位为好。有习惯性流产史或此次怀孕有并发症者,更应尽量减少性生活。

16. 孕妇有必要补充维生素吗?

维生素与体内许多重要的代谢过程有关系。如果没有维生素,其他营养素就不能充分有效地被人体吸收。缺乏任何一种维生素都会影响孕产妇的健康和胎儿的发育。

(1)维生素A:维持人的视力和上皮组织的功能,增加身体的抵抗力。如果孕妇缺乏维生素A,容易使胎儿眼睛畸形,患夜盲症、失明。食物中维生素A的最好来源为动物肝脏、鸡蛋、牛奶等,各种黄绿色蔬菜如胡萝卜、油菜、芹菜等含有类胡萝卜素,食用后在人体内可转变为维生素A。

(2)维生素D:促进人体钙、磷的吸收,维持骨骼、牙齿的发育。孕妇缺乏维生素D,可造成胎儿骨骼、牙齿发育缺陷,新生儿先天性佝偻病。孕妇本人也容易患骨软化、骨质疏松症。食物中维生素D的含量普遍较低,只有海鱼、动物肝脏、蛋黄中含量较高。孕妇多晒太阳,可促进体内维生素D的增加。

(3)维生素E:维持人体正常生殖功能,普遍存在于各种食物中,一般情况下孕妇不容易缺乏。

(4)维生素B_1:又称硫胺素,主要参与人体糖代谢过程。孕妇严重缺乏维生素B_1,可导致新生儿先天性脚气病,甚至死亡。维生素B_1主要来源于谷类食物的外皮或胚芽,淘米次数不要过多,以免流失。

(5)维生素B_2:又称核黄素,主要参与人体的代谢活动。孕妇缺乏时常患唇炎、口角炎、舌炎等。胎儿缺乏,可能会引起早产、死产。维生素B_2主要来源于动物的肝、肾、牛奶、鸡蛋、豆制品、绿叶蔬菜等,大米中含量较少。

(6)维生素C:又称抗坏血酸,参予维持血液系统的生理功能。如果人长期摄入不足,可引起坏血病、全身有广泛出血点,鼻子、牙龈出血。孕妇摄食维生素C不足,可引起胎儿低体重、早产。主要存在于各种新鲜蔬菜、水果中,尤其是番茄、柑橘、鲜枣等。

各种食物中都含有维生素,为了避免某一种维生素的不足,孕妇饮食结构必须合理,粮食、肉类、牛奶、新鲜水果、绿叶蔬菜都是必不可少的。

17. 孕妇如何补钙?

孕妇在整个怀孕期间需要40克钙,其中绝大部分是在怀孕后3个月内积聚的。这3个月内每天需要补钙1.2克。牛奶中钙的含量丰富,1千克牛奶中含钙1.2克。发达国家中人们以牛奶为主食,孕妇基本不缺钙。我国妇女如每天只喝250~500克牛奶,摄入的钙量是不足的。但孕妇骨髓中有足够的钙贮存,很容易从骨髓中动员出来,同时孕妇对钙的吸收是增强的。因此,一般怀第一胎的孕妇并不缺钙,新生儿也不会缺钙。在孕晚期,有些孕妇出现下肢抽筋,补充钙可使症状消失。一般补钙的途径可从以下3方面着手。

(1)每天早、晚喝牛奶各250克,可补钙约600毫克。

(2)多吃含钙丰富的食物,如骨头汤、鱼、虾等。

(3)补充钙剂,最好是可吸收的钙剂。

如果以上(1)(2)补充足够,基本不需要补充钙剂;不爱喝牛奶的孕妇,可以每天补充600毫克容易吸收的钙剂。

钙是构成胎儿骨骼、牙齿等器官的主要成分,孕妇缺钙主要表现有腰酸腿软、下肢抽筋、骨质疏松。胎儿缺钙,容易引起骨骼牙齿发育不良、先天性佝偻病或智力低下等。钙主要来源于牛奶、奶制品、瘦肉、海米、虾皮、紫菜、豆类、深绿色蔬菜等。孕妇每天需要钙600~1 500毫克,如果饮食摄入不足可额外补充钙剂,并适量补充维生素D或多晒太阳,以促进钙的吸收。

18. 孕妇如何补铁?

铁是制造红细胞中血红蛋白的主要原料,存在于动物的肝肾、牛奶、瘦肉、蛋黄、豆类、绿叶蔬菜、大枣等食物中。如果孕妇缺铁,可引起贫血,主要表现头晕眼花、乏力。另外,容易并发妊娠高血压综合征、贫血性心脏病及胎儿宫内发育不良,出生后不久也会发生贫血。孕妇应每月检查1次血色素,如果贫血,需在医生的指导下补充铁剂。

14

19. 孕妇如何补碘?

碘是人体不可少的微量元素,是合成甲状腺素的主要成分,甲状腺素是促进大脑与长骨发育的重要原料。孕妇缺碘,最严重的危害是使胎儿先天智力低下甚至白痴。即使后天补碘,其智力也终生难以得到改善。

缺碘的胎儿出生后主要表现为:智力低下、个矮、下身短于上身、面部表情淡漠、呈傻笑痴呆面容、步态摇摆似鸭子步,并伴有听力及语言障碍。上述症状医学上称为克汀病。

孕妇是补碘的重点对象,但要注意补碘适量,尤其在孕早期,补过量也可造成不良后果。一般每天 200 毫克(150~300 毫克)比较合适。现在我国政府已在食盐中加碘,这就给孕妇补碘提供了方便,但碘盐中的碘易挥发、怕高温,装碘的容器应加盖密闭,炒完菜后再加盐。

有水肿、高血压的孕妇,应该减少盐的摄入,这一部分人可多食海带、虾皮等含碘丰富的食品。如果额外补充碘制剂,最好先到医院化验尿碘水平,根据情况决定是否需要补充。

20. 孕期用药对胎儿有哪些影响?

孕期的合理用药愈来愈受到重视。一般来说,生长快速的器官最易受药物的影响。药物的作用、剂量大小、通过胎盘的能力都会对胎儿造成不同程度的先天性损害,重者可致胎儿畸形、流产或死胎,给个人、家庭及社会带来精神和经济负担。

21. 孕妇用药原则是什么?

(1)月经过期就要警惕有怀孕的可能,此时如有不适,用药时便需考虑妊娠的因素。

(2)孕期患病如需药物治疗,要在医生指导下选择对胎儿无影响或影响小的药物,无论是中药还是西药,都要在医生指导下服用。

(3)病情严重,不治疗自身难保,此时用药以保证母体安全为主,孕早、中期可待病情稳定后终止妊娠,孕晚期则听其自然,因妊娠晚期,药物对胎儿的影响小一些。

妊娠本身是一种正常的生理过程,一般不需要用什么药。但是,如果孕妇患有某种疾病需要治疗时,还是应该在医生的指导下用药。既不能滥用,也不能有病不用,因为疾病同样会影响胎儿的发育。有人怀孕发生妊娠高血压综合征,因不敢服药而导致抽风(子痫);贫血不肯服补血药而使贫血加重,影响母婴健康。

22. 孕妇不能使用哪些药物？

（1）孕妇严禁使用：放射性同位素、抗癌药、四环素、抗甲状腺药（甲亢妇女首先在病情发作期不要妊娠，如果怀孕后还需要用药时，剂量宜小）、雄激素、雌激素制剂、抗凝血药（如法华林）、双香豆素类、链霉素、吗啡、呋喃类药、镇静安眠药、抗过敏药、抗病毒药如病毒唑。

（2）可能有致畸或对胎儿有害的药：肾上腺皮质激素、抗癫痫药，某些抗菌药如磺胺类药药、氯霉素、灭滴灵（避免口服，孕早期不服）等。

（3）禁用的中成药：小金丹、七厘散、小活络丹、大活络丹、开胸顺气丸、木瓜丸、木香槟榔丸、牛黄解毒丸（片）、玉真散、失笑散、再造丸、当归龙荟丸、苏合香丸、阿魏化痞膏、纯阳正气丸、冠心苏合丸、紫雪散、跌打丸、跌打活血散、暖脐膏、醒消丸。

（4）忌服中成药：五味麝香丸、六味安消散、梅花点舌丹、控涎丹、清宁丸、紫金锭、礞石滚痰丸。

（5）慎用中成药：三妙丸、万氏牛黄清心丸、万应锭、女金丹、天麻丸、五虎散、牛黄上清丸、龙胆泻肝丸、伤湿止痛膏、安宫牛黄丸、防风通圣丸、妇科分清丸、附子理中丸、红灵散、沉香舒气丸、鸡血藤膏、栀子金花丸、祛风舒筋丸、通天散、清肺抑火丸、清胃黄连丸、舒肝丸、藿香正气丸。

孕期常用药物的选择：抗感染药如先锋霉素、青霉素；抗真菌的药如克霉唑、制霉菌素；抗病毒药，如阿糖腺苷、无环尿苷为有效的抗疱疹病毒药；治疗弓形体感染可用乙酰螺旋霉素；治疗妊娠高血压综合征可用硫酸镁；患糖尿病的孕妇不宜口服降糖灵，使用胰岛素效果好；孕期轻度感冒可选用一些常用中药对症处理，止吐药可用美克咯嗪、噻克利嗪，治疗心脏病药如地高辛、心得安等；治疗哮喘药如氨茶碱。

23. 孕妇接触猫狗等宠物对胎儿是否有影响？

在一些猫狗等家禽身上，有一种病原体叫弓形体，如果孕妇感染了弓形体，可导致胎儿畸形、死胎、出生低体重等。如果家中长期养猫狗等，妇女应在怀孕前到医院查一查体内是否已受到弓形体感染，有感染及时治疗，愈后再怀孕。怀孕后最好不要接触猫狗。

24. 孕妇的情绪变化对胎儿有什么影响？

孕妇的情绪变化对胎儿是有较大影响的。怀孕早期孕妇如处于极度忧虑之中,母体与胎儿血液内的碳氧血红蛋白就会增高,血液的黏稠度增加,造成胎盘血液循环不良,引起胎儿缺氧,可能导致胎儿生长发育迟缓;如果怀孕中、晚期孕妇情绪波动较大,可使其血液中乙酰胆碱、肾上腺素等物质的分泌发生变化而影响胎儿肝脏的生长发育;分娩期孕妇过度紧张还会造成难产,因为情绪紧张能使血浆皮质类固醇明显升高,能影响产程的进展,造成宫缩无力,产程延长,甚至胎儿宫内窒息以至死亡。

此外,产后最初几天是分泌乳汁的时候,产妇悲痛、烦恼或情绪极度不稳定,会抑制乳汁的分泌,使刚出生的宝宝得不到最好的粮食——母乳。

25. 妊娠期乳房会有哪些变化?

孕早期,有些人的早孕反应是乳胀。随着孕周的增加,乳房逐渐增大,乳晕、乳头颜色变深,乳晕上有很多散在的结节样凸起。在孕晚期,挤压乳房可有数滴稀薄的黄色液体渗出,称为初乳,但真正达到泌乳功能要在产后才出现。

从孕 4～5 月起,每天用清水擦洗乳头 1 次,去除乳头上的分泌物干痂,然后涂一层油脂,防止哺乳期乳头皲裂。

孕期应戴合适的胸罩,托住乳房,防止下垂。随乳房的增大,及时更换型号。选用棉质、前开式的最好。

17

在妊娠后,无论孕妇是否愿意和准备哺乳,随着受精卵分裂形成胚胎的同时,乳房会发生一系列的生理改变,为泌乳做准备。随着妊娠期的增长,孕妇自己能感到乳房和乳头增大,有肿胀不适感或胀痛。乳晕范围扩大,色素沉着加重,乳头和乳晕由平时的粉红色变为黑褐色。在乳头周围的蒙氏腺也变大,似一个个小丘疹,能分泌油性液体,起润滑和保护乳头皮肤的作用。乳房的增大,是在雌激素和孕激素共同作用下使乳腺发育增生的结果。同时,乳房的血管、淋巴管、结缔组织及脂肪均增加,其血流量也成倍增长。乳房这一系列变化都是为乳汁分泌所做的准备(图1)。

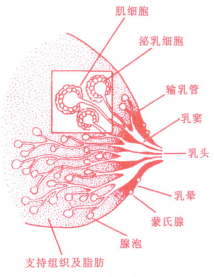

肌细胞
泌乳细胞
输乳管
乳窦
乳头
乳晕
蒙氏腺
腺泡
支持组织及脂肪

图1 乳房结构

26. 孕期丈夫及家人应参与做些什么?

当妻子怀孕时,特别是高龄孕妇怀孕后,丈夫心中自然非常高兴。在高兴的同时,是否想到,妻子怀孕期间应该为妻子做些什么? 及怎样做一个合格的丈夫。作为女性,从感到一个新的生命在腹内诞生之日起,妻子就开始向母亲转变。而男性则不同,自己的身体并不发生变化,很难产生实感。

就业的母亲在不断增加,育儿应成为夫妇双方共同的事业。

丈夫应做些什么呢? 首先,有烟酒嗜好的丈夫在妻子怀孕后应改掉这些嗜好。因烟酒对胎儿均有害,由于被动的吸烟对胎儿是有害处的。妻子怀孕期间,作为丈夫要主动承担起家务劳动,保证孕妇需要休息的时间。

休息在家时多与妻子一起活动,如散步,准备婴儿用品,商讨育儿的方针。不久将为人父的丈夫要多了解有关妊娠及分娩育儿的知识,参加一些孕妇学习班,及准爸爸学习班,了解早期的营养问题,帮助孕妇搞好饮食营养。学会胎教的方法,夫妇双方都可以对胎儿进行胎教,孕末期多陪陪妻子,了解好去医院的路线及时间,以保证有状况时及时送妻子去医院。

临产时不必恐慌。丈夫的恐怖会使妻子更不安,丈夫要处理好一切,陪送妻子去医院。

现在医院的分娩过程中,丈夫也可以陪产。陪产可以使孕妇更有安全感,丈夫也可以感受到妻子的伟大和接受婴儿来到人间的喜悦,增加夫妇间及母子、父子间的感情。

家中其他成员,在孕妇怀孕期间应给予关心和照顾,特别是早孕期间,对早孕反应较重者,给予适当的照顾,多多安慰,鼓励其进食,但不要过分迁就,使孕妇过于任性,过于偏食,这样都不利于胎儿的生长发育。

27. 孕妇体重增加多少合适?

孕妇体重的增加不但反映母亲的营养状况,而且是一种间接衡量胎儿发育情况简单又非常重要的方法。

一般孕妇在整个怀孕期间增加的体重平均为 10～13 千克,相当于本人非孕时体重的 25％,增重部分来自孕妇及胎儿两部分。在妊娠过程中,体重增加呈先慢后快的趋势。孕 1～12 周,没有或轻微增重 1 千克,孕 13～28 周增加 5～6 千克,占孕期体重增加的 40％～50％。孕 28 周以后,体重增加较快,平均每周增加 500 克左右。孕妇可以在家自己称体重,并记录下来,就清楚知道每周体重增长的情况。如果连续两周增长过多或过少,应去医院检查。

孕妇体重增加过多或过少对胎儿发育和母亲健康都不利。体重增加过多,会引起水肿、羊水过多及胎儿过大等,增加分娩的风险和难度;体重增加过少,会引起营养不良、贫血、胎儿发育迟缓等。

28. 孕妇皮肤瘙痒怎么办?

孕妇皮肤瘙痒症多发生在孕中、晚期。表现为全身皮肤瘙痒,或局部性,如腹部、外阴和肛门周围。皮肤表面没有病变。医学上称此病为妊娠期肝内胆汁淤积症。

此病主要是因为怀孕后体内激素发生变化,影响肝脏对胆红素的代谢,肝内胆汁淤积,促使胆酸盐滞留在皮肤的深部,刺激皮肤感觉神经末梢而发生瘙痒。如果孕妇瘙痒难受,可局部用炉甘石水涂擦止痒。一般分娩后皮肤瘙痒就会逐渐消失。

29. 孕妇手脚麻木及疼痛怎么办?

孕妇由于严重的妊娠反应,呕吐剧烈、难以进食,可导致 B 族维生素缺乏,发生多发性神经炎,表现为手脚麻木及疼痛,多出现在孕 4 个月以后或更晚。孕妇只要补充维生素 B_1、维生素 B_6、维生素 C 就可缓解上述症状。

30. 孕妇阴道分泌物增多正常吗?

怀孕后妇女体内雌激素水平升高,盆腔内充血加剧,细胞屑脱落增多,表现为阴道分泌物增多,白带呈透明或白色,有软凝块,外阴不痒也不疼。这是正常生理变化,一般不需要治疗。但要每日清洗外阴,保持卫生。如果白带量增多,白带色黄或呈豆腐渣样,有臭味,外阴瘙痒或疼痛,就要找医生检查和处理。

31. 孕妇为什么容易出现腰酸腿痛?

(1)引起腰酸腿痛的因素:在孕晚期,有些孕妇常常出现腰背及两腿酸痛,主要是由于以下几方面的原因:

①孕妇在激素的影响下,骨盆韧带变软,关节松弛,致使关节疼痛。

②由于子宫增大,孕妇身体重心向前移,为了保持身体平衡,孕妇头及肩则向后移,腰部曲度增加而导致腰酸腿痛。

③子宫增大,使孕妇腰椎的生理曲度变化,压迫坐骨神经而引起下肢坐骨神经痛。

④孕妇缺钙,导致下肢肌肉痉挛,也引起腿痛。

(2)对策

①在平常走路、站立、坐着、提物等活动时,尽量保持腰部挺直。

②如果要提起东西,双脚一前一后,俯身的时候要屈膝而不是弯腰。

③坐在有靠背的椅子上，以椅背支持身体，用一张小凳子踏脚。

④取高处物品时要踩一矮凳，不要用力向上伸手够。

⑤可以轻轻按摩酸痛的肌肉。

⑥每天补钙。

⑦孕晚期多休息，严重者卧床。

32. 孕期痔疮应如何处理？

怀孕后子宫由小变大，压迫下腔静脉，血液循环不畅，容易引起痔疮。加上肠蠕动减弱，孕妇活动量减少，很容易发生便秘，更加重痔疮。预防痔疮，应多吃蔬菜、水果，不吃辛辣食物，养成按时排便的习惯。睡觉时左侧卧位。大便后热水洗涤，局部敷痔疮软膏。便秘严重可用开塞露，禁止用腹泻剂，可用缓泻剂（果导片）。一般痔疮多于分娩后症状减轻或自行消失。

33. 孕晚期脚肿应如何处理？

怀孕后妇女全身各系统发生很大变化，孕晚期血容量增加，增大的子宫压迫盆腔及下腔静脉血管，影响下肢血液回流，使下肢静脉压升高，孕妇出现下肢水肿，尤其是脚肿，在下午更明显。一般休息后可以消退，不必处理。但要注意平时饮食不要太咸，睡眠时侧卧位，下肢可稍垫高。不要长时间站立或坐着。如果水肿明显，并向上扩展时，需要提高警惕，及时到医院检查，看看是否有妊娠高血压综合征。

34. 妊娠合并糖尿病应注意什么？

由于孕妇平均年龄的增加和孕期营养的不合理，以及血糖筛查的加强，孕期合并糖尿病已成为产科较常见的一种疾病。

糖尿病对孕妇心血管和肾脏都有不良影响，且孕妇血糖高势必使胎儿长期处于高糖状态下，给母儿造成许多不良影响。孕期合并糖尿病的孕妇，妊娠高血压综合征、羊水过多、巨大儿、先天胎儿畸形、难产、泌尿生殖系统感染及产褥感染的发生率都较正常孕妇高。此外，新生儿容易患低血糖、低血钙、红细胞增多症等疾病，故广大孕产妇应对此高度重视，一旦发现，应积极治疗。

在孕期如果孕妇体重增加过快，胎儿较正常胎龄偏大，羊水过多，孕妇出现多食、多饮、多尿等症状应及时筛查血糖。若确诊为妊娠期糖尿病，则属于高危孕妇，应尽快住院，在医生指导下严格控制血糖，减少并发症的发生，并选择分娩的最佳时机。此外，孕妇应配合医生自行调整饮食控制血糖，每日应少量多餐，尽量减少摄入含糖量高的食物，并定期监测血糖。

35. 妊娠高血压应注意什么?

妊娠高血压是孕期常见病之一。一般多发生在妊娠 20 周以后,主要表现为高血压(≥140/90 毫米汞柱)、水肿(出现在脚踝、小腿部的可凹性水肿,经卧床休息 6～8 小时水肿不消退,或水肿延至大腿、外阴、腹部等部位)、蛋白尿,严重时头痛、眼花、视物不清、抽搐、昏迷,甚至死亡,是目前孕产妇死亡的主要原因之一。妊娠高血压综合征病因不明,但疾病本身大多有一进展过程,可以早期发现、及时处理,控制病情的发展。

由于合并小动脉痉挛性收缩,影响孕妇全身心、脑、肝、肾、胎盘等主要脏器的血液灌注情况,严重时引起多种并发症,并影响胎儿的发育,甚至导致围产儿死亡,但早期合理的用药可以预防疾病的进展。患妊娠高血压的孕妇不要太紧张,不要怕药物会对胎儿造成不良影响而拒绝服药,医生开的药一定会考虑到胎儿及新生儿的安全,故要遵医嘱按时服药,增加产前检查次数,定期复查,卧床休息,保持左侧卧位每日至少 10 小时,每日坚持数胎动,及时发现问题及时处理,或住院治疗,以保证母婴的安全。

36. 孕妇与胎儿血型不合是怎么回事?

21

本病是孕妇与胎儿之间因血型不合而产生的同族血型免疫性疾病。这是一种少见的病,第 1 胎一般不会发生,但由于近年来有过人工流产的女性增多,往往此次妊娠不是第 1 胎,而增加了患此病的机会。

本病常见 ABO 血型系统和 RH 血型系统两大类,其他较少见。

(1)ABO 血型不合:主要为 O 型的妇女与 A 或 B 型的男子结婚后,也可以发生在杂合子 AO 或 BO 型的妇女的 O 型卵子与男子不同的显性血型抗原结合,怀孕后胎儿为 A 或 B 型,胎儿的红细胞内含有 A 或 B 凝集原,当母体血液中或 B 免疫抗体进入胎儿循环内,则导致溶血。但人体内存在天然血型抗体(IgM),能通过胎盘的很少,只有母体内产生(IgG)免疫抗体时才患此病。ABO 血型不合而真正发生溶血的只占 2%～2.5%。

(2)RH 血型不合:我国绝大多数汉族妇女 RH 血型为阳性,不易发病。

凡以往有死胎、流产、早产或新生儿出生后很快死亡,或出生后 24 小时内出现新生儿黄疸者,此次妊娠应检查血型,同时在孕中期做羊水分析,了解胎儿血红蛋白与溶血程度。

在早孕已发现患有此病者,可在妊娠期进行预防治疗,加强胎儿宫内情况的监护,最好在预产期前 2 周提前住院,以利于医护人员制订治疗计划来保护母儿安全。

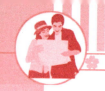

37. 孕妇如何做保健操？

孕妇做保健操,可防止孕期体重增加过速,以及因孕妇身体重心改变而引起的肌肉疲劳和功能降低。适量的运动可松弛腰部和骨盆肌肉关节,为顺利分娩做准备。孕妇保健操主要有:

(1)提肛运动

①收紧会阴肌肉、肛门肌肉,像憋住大小便,5～10秒钟后放松。

②重复做10次。可增加会阴肌肉弹性及控制力。

(2)腹部运动

①尽量吸足气,呼气时将腹部收紧至有凹陷的感觉。

②重复做10次。可增加腹部肌肉的力量。

(3)腰部运动

①头微仰,背向下压。

②头俯低,背向上拱。

③重复做5次。可增强小腹、骨盆及背部的肌肉,松弛背部酸痛。

④从怀孕5个月后开始。

(4)脚部运动

①足尖向上、下运动,足指向上运动。

②早、中、晚各做3分钟。

(5)盘腿坐运动

①盘腿,两手向下按膝部。

②早、晚各做3分钟。可松弛腰关节,伸展骨盆肌肉。

(6)腿部运动

①膝盖并拢,左右翻倒。

②两腿轮换,屈腿,向外翻倒。

③早、晚各做5～10次。可加强骨盆关节和腰部肌肉的柔软。

(7)孕妇做操的注意事项

①怀孕3个月开始,做操前先排大小便。不要在饭后马上进行。

②在空气流通的房间做操,天气好时要打开窗户。穿宽松、舒适的衣服,在地上铺条毯子,躺在上面做。

③每天坚持做,循序渐进,逐渐增加每个动作的次数,运动量以不感到疲劳为宜。如没有足够的时间,可只做呼吸操。

④做操前先征得医生的同意。有先兆流产、早产史、双胎、羊水过多、前置

胎盘、严重内科合并症的孕妇禁做。

38. 孕妇妊娠纹是怎么回事？

大多数孕妇，在怀孕 5～6 个月时，乳房、下腹部和大腿根部等处皮肤出现许多淡红色或紫色条纹，称为妊娠纹。它的形成主要是因为皮肤过度牵拉伸长，以及肾上腺素过度分泌导致肌纤维断裂，透出皮下血管的颜色。妊娠纹是一种生理变化，局部可有轻度痒感。妊娠纹一旦出现就不会自动消失。所以预防最为重要。一方面不要让体重增加得太多、太快；另外，从孕 3 个月后，每次洗澡后将按摩霜涂在下腹和大腿根部，轻轻按摩至完全吸收即可。

39. 孕期性生活要注意哪些问题？

从怀孕到分娩，要经过长达 10 个月的时间。在这段时间里，孕妇能否过性生活，是每个家庭都要面临的一个问题。

怀孕的头 3 个月，子宫中的胚胎（或胎儿）刚刚"安家"不久，此时过性生活会刺激子宫收缩，容易发生流产，因此应予避免。怀孕的最后 2 个月，也应避免性生活，因为此时过性生活，对妇女腹部的压迫会引起子宫收缩，而容易发生早产；还会因为性交，容易将细菌通过阴道带入盆腔，引起感染，危及母婴。在怀孕的 4～8 个月时，可以过性生活，但应注意以下几个问题：

（1）动作要轻柔，避免直接压迫孕妇腹部；

（2）性生活次数、强度要有节制，减少因性生活而造成的孕妇盆腔充血，影响胎儿发育；

（3）可采用背位、侧位等对孕妇影响较小的体位过性生活。

（三）分娩保健

1. 胎儿在妈妈肚子里待的时间越长越好吗？

胎儿在妈妈肚子里应该呆 280 天左右，此时出生的婴儿是成熟婴儿，皮肤呈白色微带粉红色，表面有一层白色的脂肪，胸部发育良好。如果超过预产期 2 周以上仍未分娩称为过期妊娠。这时的胎儿在子宫内就不能再得到足够的养分了，因为胎盘的功能开始老化（到目前为止，胎盘为什么老化的原因尚不太清楚）。这种胎儿出生后就像小老头一样，脂肪少，分娩时也容易造成难产或胎儿宫内缺氧。要避免这种情况的发生，最主要是定期进行产前检查，在医生密切监护下引产。也有些孕妇超过预产期 2 周以上，经医生检查后，无过期妊娠的表现，很可能月经记得不准或月经不规律，或碰巧排卵和怀孕时间错后，所以医

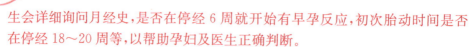

生会详细询问月经史，是否在停经 6 周就开始有早孕反应，初次胎动时间是否在停经 18～20 周等，以帮助孕妇及医生正确判断。

总之，胎儿在妈妈肚子里如果呆了 280 天以上，一定要到医院去检查，不能在家坐等，"瓜熟蒂落"的旧观念是不可取的。

2. 临产有哪些先兆？

孕妇应选择适当的时机入院，因为过早入院，周围陌生的环境和别人紧张的情绪会影响正常的休息和放松。所以，正常情况下，可等到宫缩每 5～6 分钟一阵，每次持续时间 30 秒以上时到医院待产。

足月后预示着孕妇快要临产的几个比较可靠的症状有：孕妇轻松感、见红、不规律宫缩。

孕妇轻松感，即由于胎儿的头下降至骨盆后宫高也随之降低，使孕妇感到子宫压迫上腹部的憋闷感明显减轻。但胎头入盆后会由于其压迫膀胱而产生尿频，尤其是夜尿频繁。

见红，也就是孕妇出现少量的阴道血性黏液性分泌物。这是由于宫颈口扩张，使宫颈内口附着的胎膜与子宫壁分离造成的少量出血，是宫口扩张的一个标志。一般初产妇在正式临产之前 1～2 天就可见红，所以当见红时不要慌张，若家离医院近，可在家等待规律宫缩来临后再去医院；若家远，可以稍事准备后去医院待产。但应注意的是此时血性分泌物的量不应多于月经量，否则就应考虑是否为病理性因素导致的，如前置胎盘，胎盘早剥等。这种情况对孕妇、对胎儿都是很危险的，应立即去医院就诊。

不规律宫缩。临产前都会出现间隔几分钟或十几分钟的子宫收缩，伴有小腹的坠痛或腰痛。这种不规律的宫缩一般易在夜间出现，白天可消失。很多人在正式临产前几天就会出现这样的宫缩，所以这时孕妇及其家属不要慌张，注意休息储存体力，同时注意宫缩变化规律，当宫缩变得频繁并且强度增加，大约宫缩间隔 5～6 分钟一次，每次持续 30 秒左右时就预示着正式临产即将到来，这时就应当立即把产妇送医院待产。

还有一种常见的情况是早破水，也就是在还没有出现规律宫缩前，包绕胎儿的胎膜破裂了，这时孕妇自觉阴道流出大量水样物，一般为淡色的。若出现这种情况，应当让孕妇立即平卧送医院。平卧是为了预防胎头未入盆造成脐带脱垂，而脐带脱垂有可能引起胎儿死亡，所以一定要重视。

从临产到分娩，初产妇要经历几个小时至十几个小时，经产妇要短一些，因此初产妇夜间临产不必像经产妇那样急于去医院，但也不要延误。

正常妊娠者，无妊娠并发症的孕妇不需提前入院，孕41周以前，如无产兆、无妊娠并发症、无剖宫产指征、无特殊不适的孕妇，可不必提前住院，仅需做好住院准备即可。因为过早的住院，会导致待产时间过长，住院期间除日常监测外无任何处理，这常常导致孕妇休息不足，心情烦躁；且易受其他产妇的影响，造成不必要的产程干预和手术分娩，也额外地增加了经济负担和精神负担。

经产妇稍有征兆即可住院，距离医院较远者也应提前入院，经产妇因有过分娩经历，软产道均比较松弛，临产的征兆往往并不明显，有时仅稍感腰酸、腹坠，一旦临产，往往产程迅速；有发生急产、产道裂伤、院外生产的可能。因此，一旦稍有征兆，应提前住院。距离医院较远的孕妇因路途遥远，一旦发生紧急情况，往往来不及转运。因此，也应提前住院。

妊娠超过41周仍无分娩征兆者，应住院待产。妊娠超过41周，虽并未过期，但发生胎死宫内、羊水减少、巨大儿、胎儿宫内缺氧等危险性明显增高，应及时住院，加强监测；一旦出现不利因素，应及时引产、适时终止妊娠。经产前系统检查，如发现孕妇有以下情况之一者应适时入院待产。

（1）孕妇患有内科疾患，如心脏病、慢性高血压、肾炎、哮喘、甲亢、重度贫血等，应提前住院，系统检查，严密监护，及时处理。

（2）经孕期骨盆检查，确定存在骨盆狭窄、畸形，软产道异常，胎儿估计巨大，阴道分娩困难者，应适时入院进行剖宫产。

（3）确诊妊娠高血压综合征孕妇，如突然出现头痛、眼花、恶心呕吐、水肿加重、抽搐甚至昏迷者，应立即住院，积极治疗，待病情稳定后适时分娩。

（4）孕晚期检查发现胎位异常者，如臀位、横位、斜位、多胎妊娠等，应提前住院，随时做好剖宫产准备。

（5）以前有过前置胎盘、剖宫产再孕、早产史的孕妇，应提前入院待产，加强监护。

3. 分娩前应做好哪些心理和物质准备？

（1）入院前的准备：十月怀胎，一朝分娩。分娩是准妈妈、准爸爸们最盼望的时刻。那么在这一时刻到来之前应该做哪些方面的准备呢？

①心理上的准备。准妈妈们应当在预产期到来之前从孕妇学校或有关书本上了解分娩进展的全过程，了解分娩是一个自然的生理过程，明确自然分娩无论对产妇还是对新生儿都有好处，树立信心，在本人无合并症及其他禁忌证的情况下争取自然分娩。并在分娩前学会如何在分娩过程中做深呼吸运动以减轻疼痛，如何配合医生接产，保持一个良好的心情等待宝宝的降临。

②物质上的准备。准爸爸、准妈妈们应把产后母婴的住所准备好。居住的环境应宽敞、安静、通风条件好，最好给宝宝准备独自睡的小床，还要给宝宝准备几套浅色棉质无扣的小衣服、几十块尿布或纸尿裤、小被褥、毛巾、小盆及沐浴用品等。此外，还应当在预产期前准备好住院期间需用的物品，包括有效的身份证件、围产保健手册、产妇用卫生巾、卫生纸、换洗衣物、毛巾、水盆、水杯、拖鞋等。

分娩相当于一个重体力劳动过程，所以在分娩前应当保证充足的睡眠和足够能量的饮食，储存足够的精力和体力，同时还应保持一定的活动量，如散步、做产前操等，使机体保持良好的状态，以保证分娩的顺利进行。

当规律的宫缩到来时，如果已经做好上述准备，就可以坦然地面对这一神圣时刻的到来了。

(2)分娩前的准备：一般来说，分娩都要有一个较长的过程，尤其是初产妇，第1产程即宫口扩张期，约需 8～12 小时，这一阶段时间最长且随着产程进展宫缩越来越频繁。由于宫缩疼痛而且时间较长，初产妇常会紧张恐惧。这时应该正确对待宫缩，每次宫缩就是胎儿向目的地前进了一步。在宫缩时可以做深呼吸，也可轻轻按摩下腹或用双手握紧拳握压腰部肌肉以减轻疼痛。也可借助唱歌、呻吟等以减轻疼痛，并尽可能变换各种体位，找出适合自己的舒适的姿势，避免平卧位。宫缩再紧也有放松的时候。在宫缩间歇期一定要抓紧休息，全身放松，并多进食、饮水，以保持体力。在第1产程末宫口快要开全时，或枕后位时，由于胎头对直肠的压迫，产妇会有不由自主地向下用劲的感觉，此时医生会告诉你千万不要过早用劲，以避免给胎头和宫颈管增加不必要的负担。你可以抬起下巴，容易向喉咙方向使劲儿，并慢慢地吐气，可避免腹压过大。第2产程宫口开全后，应在医生的指导下正确屏气，合理用力，即借助宫缩时深吸气并憋住向内收下颌，用排便时的感觉向肛门方向用劲，注意臀部不要抬起，边用力边拉产床手柄。宫缩间歇时停止用力，抓紧休息。当胎头即将娩出时要张嘴哈气，避免使猛劲儿，以防胎头娩出过快造成会阴撕裂。

在待产过程中，产妇可随时将自己的感受告诉医生。特别是当疼痛难忍。感到极度恐惧。担心分娩有问题时，求得医生的帮助，他可以告诉你现在进展是否正常，给你以鼓励。当产程进展有问题时，医生可能会征求你的意见，告之应进行哪些处理。你可以详细询问这些处理方法的利弊，并酌情选择。

总之，分娩应该是一种互动性的。在陪伴者、医生、助产士的帮助下，产妇有一种积极、主动、配合的态度，就一定能够顺利分娩。

4. 自然分娩的好处是什么？

（1）自然分娩的条件

①生理条件。产力、产道、胎儿均正常且相互适应。无严重合并症。

②心理条件。信心、观念、理解和承受能力。

③社会支持。知识、信息、技术、宣传动员。

④技术支持。人性化、高质量、母婴安全服务。

（2）自然分娩的好处：对母亲、胎儿、家庭的近远期有好处，对人类繁衍昌盛有深远意义。

（3）消除自然分娩的误区

误区一：怕痛——生育之痛是正常的，也是可忍受的，并非像有些影视剧中表演的那么夸张和恐怖，何况现在已有"无痛分娩"的技术，通过其他新的镇痛方法减轻疼痛，且不影响宫缩。

误区二：理想新生儿综合征——由于现在的孩子都是独生子女，父母亲渴望生出一个完美的新生儿。认为剖宫产的新生儿风险小；担心分娩助产时会伤到孩子。事实上，剖宫产的新生儿也会有许多问题；阴道分娩有诸多好处，即使使用产钳对母亲和孩子也是一种保护，操作得当也不会出现问题的。

误区三：择吉日出生——择日生子对孩子其实并不好。俗话说"瓜熟蒂落，水到渠成"。生孩子也应顺其自然，强行用手术刀将孩子引领到世界上来，可能会因胎儿没有成熟而造成医源性早产，从而引起一系列如颅内出血、视网膜病变等早产儿并发症。

误区四：保持窈窕身材——这毫无科学根据。产后的体型变化与生产方式并无必然联系，而是与产妇的营养状况及个体差异有关。为"美"而挨一刀只能是徒劳无功。

误区五：自然分娩会影响夫妻生活——阴道分娩的确会使盆底肌肉及阴道壁松弛，但通过产后体操等锻炼还是能够有所恢复的。而剖宫产的远期影响却是不容忽视的。

5. 剖宫产术后应注意哪些事项？

（1）尽早活动：手术后麻醉消失，知觉恢复后，就应该进行肢体活动。如打完点滴后，可以先在床旁慢慢移动，这样能增强胃肠蠕动，及早排气，以预防肠粘连和血栓的形成。

（2）侧卧休息：手术后麻醉消失，产妇伤口感到疼痛，而平卧位子宫收缩的痛觉最为敏感，所以应采取侧卧位休息。身体与床成 $20°\sim30°$，并用被子或毯

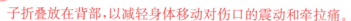

子折叠放在背部,以减轻身体移动对伤口的震动和牵拉痛。

(3)进食不宜过多:手术时肠管受到刺激,正常功能被抑制,肠蠕动减慢,如进食过多,可使粪便增加,不仅会造成便秘,而且产气增多,腹压增高,不利于子宫恢复。另外,术后不能吃人参,因为人参会使伤口较长时间渗血,不利于伤口愈合。也不要吃产气过多的食物,如黄豆、豆制品、红薯、蔗糖等。

(4)及时大便:有些剖宫产妇女往往因排便时伤口疼痛而不敢及时大便,从而引起便秘。所以,术后要按平时习惯排便,排便有困难时可用开塞露。

(四)产后保健

1. 什么叫产褥期? 正常产褥期生殖系统有哪些变化?

产妇自胎儿及其附属物胎盘娩出到全身器官(除乳腺外)恢复至妊娠前状态,一般需要6~8周的时间,这个时期称为产褥期,通常叫做月子。做好产妇这段时间的保健,不仅关系到产妇的正常恢复,而且对新生儿的生长发育亦有密切的关系。因此,应该对正常产褥期生殖系统有哪些变化有所了解。

28

产褥期生殖系统变化最大,它包括子宫的复旧,子宫颈变化及阴道的变化。首先当胎盘娩出后,子宫即收缩至胎儿头大小,呈前后略扁的球形,质地较硬,宫底位于脐耻骨中点或稍高处,产妇可自行在脐下1~2横指处摸到一较硬的包块,即是宫底。此时固定子宫位置的各对韧带呈松弛状态,因此子宫极易移位。产后膀胱充盈时可使子宫底升高。子宫底可每天下降1~2厘米,10天左右下降入盆腔,在腹部就摸不到了。每当子宫收缩时,子宫肌暂时缺血,可引起阵发性下腹疼痛,称为产后宫缩痛。在哺乳时,因婴儿吸吮乳头,刺激子宫收缩,产后痛可较明显。其次,胎盘娩出后,胎盘部位的复旧需要6周时间。如子宫复旧不全可能发生晚期产后出血。随着子宫内膜的脱落和修复,坏死的蜕膜,子宫内血液及黏液混合在一起经阴道流出,称为恶露。产后第1周,会有较多血液和坏死的蜕膜组织,为血性恶露;第2周,血液成分减少,色淡红,为浆液性恶露;产后3~4周,呈黏稠状,且色泽较白,称为白色恶露。产妇要每天注意观察恶露的量、颜色和气味,若恶露色污或有异味,则提示有感染征象,要及时诊治。在分娩结束时子宫颈皱起如袖口状,一般需要7~10天,宫颈内口及外形才能完全恢复成原来的形状。宫口关闭,由原来的圆形(未产型)变为横裂型(经产型)。产后阴道腔扩大,阴道壁松弛及肌张力降低,阴道黏膜皱襞因过度伸展而消失,于产褥期阴道腔逐渐缩小,阴道壁肌张力逐渐恢复,第3周出现阴道皱襞,但阴道在产褥期结束时尚不能完全恢复至未孕时状态。分娩后会阴轻度水肿,于产后 2~3 天内自行恢复。处女膜在分娩时撕裂形成残缺不全的痕迹,呈数个黏膜瓣,呈经产型(生过孩子所具有的形状)叫处女膜痕。盆底肌及其筋膜因分娩过度扩张使弹性减弱,且常伴有肌纤维部分断裂,产后必须经过锻炼才有可能恢复至未孕状态。

产褥期内生殖器官未完全复原,胎盘附着处、会阴、阴道创面未完全修复,所以产后 2 个月内应禁止性生活,以免引起生殖道感染及损伤。

高龄产妇中经产妇较多,产后最容易发生产后宫缩痛。即产后或剖宫产后,子宫复旧过程中子宫收缩所产生的疼痛较为明显,甚至有人感觉比分娩时的疼痛还要严重,往往需要使用止痛药物方能缓解。

2. 产后如何保持身体健美?

妊娠后随着体内各种内分泌激素的变化及随孕周增加和胎儿长大,孕妇也比妊娠前胖了。孕期体重过度增长,妇女妊娠后从怀孕 3 个月左右体重开始逐渐增长,至妊娠足月时体重平均要增加 12.5 千克。有的孕妇认为,孕期应该充分补充营养,孩子越大越好。所以,在孕期食物摄入过多,造成体内脂肪过度沉积,体态肥胖。另外,坐月子躺着不动,全靠旁人侍候;吃高蛋白、高热能、高营养食物;人工喂养婴儿,活动量减小,热能消耗少,体内过多热能转化为脂肪积存在皮下,就使人发胖。其失去曲线美,成了当代女性最担心的问题。

其实为了避免产后发胖首先要注意产后坐月子不能躺着不动,应卧床休息与适当活动锻炼相结合,这关系到日后肌肉弹性的恢复和健美体型的恢复。正常分娩产妇产后当天因疲劳应充分睡眠和休息,24 小时不下地,但可在床上翻身活动,或于产后 6~12 小时在床边稍事活动。产后次日可开始坐起并在床边、房内走动,进行洗脸、刷牙、喂奶、吃饭,大小便等活动。而活动量可根据自己体力适当增加,还可做一些锻炼。为增强腹肌张力可以做抬腿、仰卧起坐。锻炼盆底肌和筋膜可以做缩肛,深呼吸等运动。产后既反对平卧不动,又要避免过度活动不注意休息。行剖宫产术的产妇可在产后第 2 天或第 3 天开始起床活动。待拆线后伤口不感疼痛时,即可开始做产后健美操。营养是维持产妇健康恢复及婴儿发育的保证,产妇应有各种营养素的摄入。但脂肪的摄入应控制,尽可能少吃或不吃。坚持母乳喂养,有助于消耗热能。不宜多吃甜食,以防脂肪贮存。只要注意以上几方面,产后就能防止发胖,保持身体健美。

3. 产后应如何进行精神、心理状态的调节?

在产褥期内一些异常的情绪会影响产妇的身体恢复,如悲哀、忧愁、焦虑、恼怒、恐惧过度等,皆可引起身体功能的紊乱,导致各种疾病。

由于精神的好坏与身体健康密切相关,故产妇在月子里一定要注意养神。祖国医学认为,异常的精神变化,不但是精神病的直接发病原因,而且也往往是其他疾病的诱发原因。对产妇来讲,良好的精神状态有利于疾病的治疗与机体的康复;恶劣的精神状态,常能促使疾病恶化,甚至是导致死亡的直接或间接因素。

由于分娩可使孕妇身体内分泌发生明显的变化,胎儿、胎盘的排出后使妊娠期增大的垂体迅速缩小,体内的肾上腺皮质激素及雌、孕激素急剧下降,并逐渐恢复到妊娠前状态。以垂体为中心的内分泌体系重新建立起来,在这种调节的过程中,一些机体不能适应其变化,容易发生生理上的平衡失调,成为生理障碍、心理变化的病理生理基础。

在成为一个母亲以后,妇女心理上的变化十分剧烈。伴随着精神紧张、身体疲劳、婴儿的抚养,还有对经济、健康、作息及家庭人员关系考虑的压力,一时间兼有做妻子、母亲、女儿和媳妇的多重角色及面对多种需要。这种角色的改变就成为心理上的极大负担。原本不起眼的因素,如周围人员的态度,举动言辞,特别是丈夫的态度,都显得十分敏感,由此带来的心理影响与成为精神刺激的因素,甚至构成精神创伤。

鉴于心理、社会、内分泌变化和相互作用的原因,产后容易发生精神障碍。在出现明显的精神障碍之前,常常可见有精神不稳、哭泣、焦虑、烦躁、失眠等前驱症状。数日后可出现多种多样的表现,如抑郁、狂躁状态,错乱、谵妄状态,精神分裂等状态。产后抑郁症发病率的逐渐上升已经受到了社会的关注。

因此,产后必须加强精神保健。产妇要善于通过调节自己的心理状态去适应外界的刺激,消除或减少不良情绪对心理和生理产生的影响。做到清心寡欲,恬淡静养。让产妇分娩后处在一个和谐、温暖的家庭环境中,保证足够的营养和睡眠,并对其分娩所承担的痛苦给予必要的关怀和补偿。

4. 产后什么时候开始性生活为宜?

产后恢复性生活至少要 42 天以后,剖宫产者则要到分娩 3 个月以后。有些地方的习俗是产后满月,就可以同房,这是不科学的做法。因为产褥期生殖系统发生变化很大,它包括子宫的复旧,子宫颈变化及阴道的变化。产妇除乳腺外,全身各器官恢复到产前未孕状态,一般需要 6~8 周,而子宫一般需要到产后 6 周左右才能恢复到妊娠前的大小。子宫腔表面子宫内膜的修复在产后 3 周大部分完成,而胎盘附着处修复需要在产后 6 周。如果在 6 周前过性生活,就容易发生产褥感染,如子宫内膜炎、盆腔炎、产后晚期出血等,从而影响产妇的身体健康。

如果产时有会阴裂伤或侧切伤口，在同房时动作要轻柔，防止伤口疼痛或破裂。因产妇内分泌水平尚未恢复到孕前水平，组织比较脆弱，阴道壁菲薄，容易撕裂，造成大出血。如果白带仍呈血性、子宫复旧不良，还要尽量推迟同房时间。同时要落实避孕措施。剖宫产者因有伤口、缝线，产后 2 个月后等子宫伤口完全愈合，子宫完全复旧，方可进行性交。

5. 母乳喂养的好处是什么？

母乳喂养对母、婴两方面都有好处。另外对家庭、社会都有良好的影响。

（1）母亲方面

①帮助子宫收缩，减少产后失血，利于子宫复旧和生殖器官恢复至未孕时状态。

②母乳喂养可减少乳腺癌和卵巢腺癌的发病率。

③有抑制排卵作用，推迟下一次妊娠。

④有助于母子依恋关系的建立，增加母子感情，满足母、婴的情感需要。

⑤母乳喂养可消耗母亲多余的脂肪，保持苗条身材，哺育期间只要戴合适的棉质胸罩可避免乳房下垂。

（2）婴儿方面

①母乳含有婴儿所需的全部营养，保证婴儿的成长发育，是婴儿最适宜、最均衡、最理想的天然食品。

②易于消化、吸收，可被婴儿机体有效利用。

③母乳中含有丰富的免疫球蛋白，保护婴儿不被感染及过敏。

④母乳中含有生长因子，帮助肠道成熟，防止过敏及乳汁不耐受。

⑤母乳中含有泻剂，有轻微的通便作用，有助于预防黄疸发生。

（3）家庭、社会方面

①经济。母亲的乳汁可以源源不断，节省了奶粉及配奶器具的花费。

②方便。随时可以哺喂，温度适中，免去人工喂养配奶加热、洗涮、消毒等繁琐程序。

③人工喂养的婴儿需较早补充维生素及无机盐，而前 4 个月母乳喂养的婴儿不需要添加或视婴儿具体情况而添加。

④有研究表明，母乳喂养有助于孩子智力的发育，甚至有报道母乳喂养的孩子 40 岁以后的心血管疾病、糖尿病的发病率低。这样有助于提高全民族素质，节约医疗开支。

31

6. 产后抑郁症是怎么回事?

产后抑郁症是指产妇在产后6周内,第1次发病(既往无精神障碍史)以悲伤、抑郁、沮丧、哭泣、易激怒、烦躁,重者出现幻觉或自杀等一系列症状为特征的精神紊乱。

国内外报道的发病率不一样,我国有报道为17.9%,国外最低6%,最高达54.5%。发生率的差异因各国的文化背景、社会结构及诊断标准不同而致。

导致产后抑郁症的诱因可能是多方面的,有些产妇可能因为分娩(或手术产后)的痛苦、产后小便潴溜、出院日期推迟等均可导致产妇流泪、哭泣;有的产妇因为无乳汁或者乳汁分泌少,不时要喂奶而影响了正常睡眠,导致失眠;有的产妇因为丈夫对其关心、体贴不够,或不能适应产后突然增加的家庭负担而导致情绪不稳定。

患抑郁症的产妇往往表现为对孩子健康过分关注,或者自以为对孩子照顾不周或乳量不足而责怪自己,甚至极少数产妇产生离婚或轻生的念头。

在产褥期,产妇雌激素和孕酮的急剧下降或两者的不平衡以及肾上腺皮质功能障碍等内分泌的改变,可能是导致产后抑郁症发生的内因。

临床上诊断产后抑郁症,可采用爱丁堡产后抑郁量表(EPDS)、Zung氏抑郁评定表,通过询问产妇有关主观感受来评价产妇抑郁症状的发生情况。

大多数产后抑郁症病人不需要住院治疗,持续几周后可逐渐缓解。最主要的是心理治疗,帮助病人正确地认识产褥期可能出现的一些问题,丈夫及家庭的关爱和社会各方面的协助都有益于病人的早期康复。重症病人可使用药物治疗,但要在医生的指导下用药。

预防产后抑郁症最为重要,而且应从产前宣教做起。要让丈夫理解,在孕期和分娩过程中对妻子的体贴关心与支持,会减轻妻子的妊娠反应及分娩时的痛苦。充分估计到产褥期妻子可能潜在的心理问题,以便给予必要的关怀、引导,使妻子顺利度过产后这一段危机时期,避免产后抑郁症的发生。

7. 产后可以做哪些运动?

我国妇女习惯在产后"坐月子",以卧床、哺乳、吃饭三大任务为主。很少有活动锻炼,怕落下"月子病"。妊娠期母体增重、脂肪积厚、肌肉松弛、抵抗力下降、骨盆底组织因胎儿娩出的扩张,肌肉韧带张力亦降低,所以产后不注意活动,不仅腹壁肌肉松弛、无力,还影响美观、影响消化功能。骨盆底肌肉松弛,可造成生殖道疾病如子宫脱垂、阴道壁膨出、张力性尿失禁等妇科高发病。

适当运动,不要躺在床上一动不动,而应卧床休息与适当运动相结合。分娩当日需卧床休息。分娩次日,就可在床上翻身,半坐位与卧位交替休息。吃饭、喂奶、洗脸、上厕所都可以。以后可在床旁及房间内走动,并做产后体操,可保持健康及尽早恢复体形,也可减少便秘。切忌过劳过累,免提重物及向下用力的劳动,以防子宫脱垂。

除日常活动外,产妇还可以练习产后体操,促进恢复。做产后体操不会使产妇过劳,可在家中进行。自然分娩的产妇,一般可于产后 24 小时开始,剖宫产的产妇,可于产后 3 天开始做产后体操。

(1)上肢运动:仰卧,两臂水平外展,内收。做两个八拍。将上臂缓缓举过头部,再慢慢收回。可重复做 10 次。

(2)屈伸动作:仰卧,两手平放于躯干两侧,将右下肢向腹部屈曲,放平伸直。左下肢做同样动作。可重复做 10 次。

(3)缩肛运动:有节奏的肛门收缩、放松。可重复做 10 次。

(4)深呼吸运动:仰卧,两臂平放于身旁,先深吸气,腹壁下陷,然后呼气。可重复做 10 次。

(5)伸腿运动:仰卧,两臂平放于身旁,双腿交替上举和双腿并举,与身体保持直角。可重复做 15 次。

33

(6)腰背运动:仰卧,髋及腿略放松,分开稍屈,足底平放在床上,尽力抬高臀部及背部离开床面。可重复做 15 次。

(7)仰卧起坐:平卧,两手叉腰坐起,两腿伸直。可重复做 15 次。

(8)腰部运动:跪姿,两膝分开,肩、肘呈垂直,双手平放床面,腰部进行左右旋转动作。可重复做 15 次。

(9)全身运动:跪姿,双臂支撑床面,左右腿交替向背部高举。可重复做 15 次。

8. 如何给产妇提供合理的营养?

现在人们生活水平已有很大提高,每天的食谱按过去标准已是在"天天过年",但是产后营养一方面要保证哺乳期母亲每天的热能需要,另一方面还要考虑乳量及乳汁质量的供给。因此,处于特殊营养需求时期,以保证合理平衡的营养摄入,是产后营养的关键。

合理平衡的营养要具备:人体所需的蛋白质、脂肪、糖类、无机盐、维生素和水。且比例适当。

我国居民饮食习惯以各类谷物为主,而蛋白质含量丰富的食物集中在牛奶、蛋类、豆类中,动物蛋白营养价值较高,谷类食物如米、面等蛋白质含量较少,营养价值较低,很多北方人产后习惯喝小米粥。如果在产后第 2 天吃清淡食品时还可以,但整个产后休养仅靠小米稀饭是绝对不能满足产妇及婴儿营养需要的。

脂肪是供应人体热能的主要来源之一,许多天然脂肪含有多种机体不能合成的不饱和脂肪酸,而这些不饱和脂肪酸是构成机体的必需成分。这类不饱和脂肪酸在植物油中的含量比动物油高,豆油最多,其次是向日葵油、花生油。

热能的另一种来源途径是由谷类食物提供,我国居民饮食习惯大部分还是传统结构,所以每日正常饮食量已能满足需要。

食盐是饮食中不可缺少的调味品,过多则有害无益。尤其妊娠患高血压或合并心脏病的产妇更要控制食盐量。

女人一生要补钙是针对各个不同时期而言的。产褥期补钙的目的,一方面是为产妇尽快恢复健康,另一方面是为保证哺乳婴儿的需要。含钙量多的食物有奶制品、豆制品、动物的骨骼如排骨,虾皮中钙的含量也不少。妊娠期妇女大部分患有轻度缺铁性贫血症,药补效率不好,对胃肠道有刺激,产后应加强食补,动物血、肝,深绿色蔬菜都属于含铁量丰富的实物。很多专家认为孕妇从妊娠 20 周开始,一直到哺乳期结束为止,都应补充铁剂。

维生素是维持机体健康必需的一组化合物,对机体内物质代谢过程有十分重要的调节作用,但大多数不能在体内合成,或合成量较少,需要从食物中补充。维生素分为溶于脂肪及溶于水的两种。因为各种维生素在人体内的作用不同,如果缺乏,可发生不同症状,统称为维生素缺乏症。脂溶性维生素有维生素 A、D、E、K,广泛存在于动物肝脏、蛋黄、奶制品、豆类及蔬菜中。水溶性维生素有维生素 B_1、B_2、B_6、C 等,B 族维生素存在于谷物的皮及胚芽中,维生素 C 存在新鲜水果及蔬菜中。

产后补养,要做到不挑食、不偏食,每日牛奶、鸡蛋、鱼、瘦肉、蔬菜、水果“都来点”。例如乳母每天的食谱可以这样安排:

早饭:牛奶 250 毫升,鸡蛋 2 个,红糖包。

上午 10 时:苹果 1 个,蒸鸡蛋羹。

午饭:米饭或馒头 200 克,瘦肉炒青菜,炒豆腐,骨头汤。

午点:水果。

晚饭:鸡蛋挂面,木须肉 50 克,红烧牛肉 50 克,炒青菜。

晚点:水果,红糖小米粥,蛋糕 1 块。

9. 产妇喝汤有哪些学问?

产妇喝汤很有学问。一般是 1 周后逐步增加,这对母婴健康都有好处。

新生儿胃的容量小,吸吮母乳的能力较差,吃的乳汁较少。如果产妇刚分娩后就喝大量的汤,会使乳汁分泌增加,使过多的乳汁淤滞,乳房胀痛,并会导致急性乳腺炎等不良后果。

有人认为产妇喝的汤越浓越好,脂肪越多营养越丰富,实际上这是不科学的。高脂肪食物会增加产妇乳汁的脂肪含量,容易引起新生儿腹泻,同时也会使产妇身体过于发胖。正确做法应是多喝些含蛋白质、维生素、钙、磷、铁、锌等微量元素较多的汤,如精肉汤、蔬菜汤、水果汁等,以满足母婴的营养需要。

10. 怎样坐月子最科学?

"月子",它的科学名称叫产褥期。是指从胎儿胎盘娩出到除乳房外全身各器官恢复到或接近孕前状态的一段时间,大约为期6周。

在月子里母亲全身各系统都发生明显的生理变化,显得体质虚弱、精神疲惫、抵抗力差,这时如不注意卫生,容易在月子里患病,因此应注意保健。

(1)改变不良习惯:老的说法坐月子不能受风邪,即使三伏天仍门窗紧闭,不敢开空调,产妇身着厚衣、盖着厚被。月子里产妇汗腺分泌旺盛,排汗多,体质虚弱,再经此热上加热,影响机体散热,因此盛夏产妇发生中暑者不在少数,甚至因此而身亡。

产妇及婴儿需要一个舒适、清洁的休养环境,居室应清洁明亮,室内温度及湿度要适中,太热时应该开空调。要保持房间空气流通,每天通风2次,每次30分钟。注意产妇及孩子不呆在有过堂风的地方,一般不会因受风而病。

(2)注意个人卫生:老习惯产妇坐月子不许洗头洗澡、不许刷牙漱口、不许梳头剪指甲等,这是不科学的,应该改变。产后血性恶露多,如会阴部有侧切伤口,容易增加感染机会。因此,产后要尽量保持会阴部清洁、干燥,可用温水清洗会阴部,每天2~3次。会阴伤口如果在左侧,睡眠时最好向右侧卧,以免恶露污染伤口。大小便后擦拭外阴时,顺序由前向后,即从会阴部向肛门方向,以免把肛门附近的细菌带到会阴伤口和阴道内部,引起炎症。还要注意勤换卫生巾,如用月经带,洗后要在太阳下晒,可以起到消毒的作用。

产褥期出汗很多,尤其热天暑热难当,身上很不舒服,不但"月子"坐不好,还会影响心情。所以,要经常清洗,保持皮肤清洁。如果用热水淋浴或擦洗,都不会落下"月子病"。

(3)保持口腔卫生:有些人认为怀孕、生孩子与口腔卫生没关系,妊娠时还能做到保持口腔清洁,可是"坐月子"时都听老人的话,1个月内不刷牙不漱口,食物残渣在口腔中发酵腐败,可造成口腔感染。妊娠时,受大量雌激素影响,牙

35

龈肥厚容易患牙龈炎而致牙龈出血,牙齿松动,并出现龋齿。产褥期不讲究口腔卫生会加重以上症状,因此应在饭后用温水刷牙漱口,保持口腔清洁。

(4)衣着干净舒适:产妇的内衣裤要每天换洗,尤其哺乳的产妇因乳汁经常弄湿弄脏衣服,穿着时间过长会有异味,不但自己穿着不舒服,对哺乳的孩子也不卫生。清洗后晾晒在有阳光通风的地方。内衣裤尽量选择透气性好、不刺激皮肤的纯棉制品。

(5)哺乳卫生:喂奶前清洗双手,轻擦乳头。哺乳后滴一滴乳汁在乳头上,可以保护乳头,待干燥后可戴上乳罩,起支托乳房的作用,促使乳房局部的血液循环通畅,避免引起乳汁淤积。哺乳时双侧乳房轮流哺乳,单喂一侧,时间长了会引起乳房一大一小。

(6)饮食卫生:产后注意饮食清洁,食具要干净,生熟食品放置时要分开。不吃或少吃刺激性食物,如浓茶、咖啡等。产妇因卧床休息,肠蠕动减慢,经常发生便秘。产妇饮食以清淡、有营养为好,还应多吃蔬菜、水果,适当吃些粗粮食品。人工喂养孩子时,注意消毒奶瓶,奶制品易滋生细菌,每次用完一定要刷干净,消毒后再用。

36

(7)适当休息:母乳喂养的母亲睡眠、休息要与婴儿同步,也就是孩子睡觉时母亲抓紧休息,这样既恢复了体力,又可保证足够乳汁。

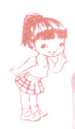

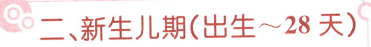

二、新生儿期(出生～28天)

(一)新生儿的生理特点

1. 健康的新生儿应该是什么样?

新生儿是指出生至28天的婴儿。健康的新生儿在出生时应是足月的,经过37～42周在母亲子宫内生长,各器官功能基本成熟,已能脱离母体开始独立生存了。但是,在新生儿时期仍面临着要进行生理功能的调整和逐渐适应外环境的过程。

健康的新生儿出生时体重应在3 000克左右,身长约50厘米。皮肤红润,皮下脂肪丰满,胎毛少。头颅相对较大,约占身长的1/4,头发可多可少。眼睑略浮肿,耳廓直挺。乳晕清楚,乳头突起,乳房可摸到结节。腹部膨隆,满而柔软。女婴大阴唇遮盖小阴唇,男婴阴囊出现多量皱褶,睾丸已下降,可有暂时性少量鞘膜积液。四肢显得较短,呈外展屈曲,运动活跃有力。指(趾)甲已长到指(趾)端,足底足纹较深。健康的新生儿哭声响亮,能吃能睡,除吃奶以外,几乎所有时间都在睡眠。以上这些都是新生儿已经成熟的表现,同时也是健康的标志。

健康的新生儿生后就应具有良好的反应,如轻轻拍打或发出突然的响声时,新生儿闭着的双眼就会睁开;当用强光照射眼睛时,他睁开的双眼就会立即闭上或眨眨眼睛,这是新生儿听觉、视觉的正常反应。在用手指触碰新生儿的面颊或嘴角时,他立即会自然地将头转向触碰的一侧,张口寻觅;如把手指放在新生儿嘴里时,就会本能地吸吮起来。当你用一手指触摸新生儿手掌时,他会紧紧地抓着你的手指不放松。这些是健康新生儿所表现出的神经反射,如果新生儿出生后没有这些反射,说明可能有先天异常或发育缺陷,应予重视,加以检查。

2. 正常新生儿的体重、身长该是多少?

体重能反映出新生儿体格发育和营养状况的水平。正常新生儿的出生体

37

重应为2 500克以上,根据我国2005年对9个城市的7岁以下儿童体格发育情况调查,其新生儿平均出生体重为男婴3 330克,女婴3 240克。

正常新生儿在生后1周内体重不会立即增长。这是由于刚出生的新生儿整日多睡,最初数天吃奶量比较少,而通过呼吸和皮肤表面蒸发掉了身体内的部分水分,同时大小便排泄,造成新生儿少进多出的状况,体重会有暂时下降。下降的体重一般为出生体重的7%~8%,为200~250克,最多不超过300克。一般在生后7~10天能恢复到出生时的体重。此后,随着新生儿日龄的增长,体重以每日25~30克的速度增长,在1个月时能增加体重600~800克。

正常新生儿出生时身长约50厘米,新生儿在满月时,身长可以增加2~3厘米。

3. 正常新生儿头围、囟门有多大?

正常新生儿的头围平均为34厘米。头围的大小能反映出大脑和颅骨的发育程度。出生体重在正常范围的新生儿如果出生时头围偏小,小于31厘米,要考虑小头畸形,有大脑发育不全的可能;如果头围过大,超过37厘米,要注意检查有无脑积水。

囟门是颅骨之间构成的间隙,位于颅顶部的称之为前囟。前囟是额骨和顶骨形成的菱形间隙。正常新生儿在出生时前囟的斜径为1.5~2厘米。新生儿随着月龄的增长、脑和颅骨的发育,囟门会逐渐缩小,最后闭合。正常新生儿的前囟摸上去平软,有的可以摸到头皮下动脉的搏动,有一跳一跳的感觉,这是正常的现象。如果在出生时摸不到前囟,这常为异常的表现,要考虑是否为颅骨畸形。如出现前囟饱满,常为颅内压增高,是新生儿脑炎、脑膜炎的典型表现;如前囟凹陷,常为严重脱水的明显体征。这些都是异常的表现,发现后要立即到医院诊治。

4. 新生儿的皮肤有什么特点?

皮肤包裹在人体的表层,保护着肌体免受损伤,并抵抗各种病菌的侵犯,起着保护层的作用,成为人体防御的第一道防线。

新生儿如同一棵稚嫩的小苗,没有经过风雨,皮肤非常娇嫩,主要表现在皮肤角质层很薄嫩,稍遇外力或摩擦就容易损伤。由于皮肤薄,病菌也容易乘虚而入,皮肤可出现感染,发生脓疱疹等。此外,新生儿真皮下血管丰富,毛细血管网密密麻麻,这就为皮肤感染后病菌的扩散创造了极好的条件,很易使原来并不太严重的皮肤感染发展为危及生命的败血症。

因此,做好新生儿皮肤的保护工作很重要,既要保持皮肤的清洁、干燥,又要格外仔细地护理。除此之外,新生儿的皮肤还有一个特点,即皮下脂肪薄,再加上新生儿体表面积相对较大,使得新生儿的热量容易散失。因此,在新生儿时期要加强保暖,特别是在严寒的冬季,要注意防止硬肿症的发生。

5. 正常新生儿的呼吸是什么样?

细心的家长在观察新生儿时会发现这样的现象:新生儿的呼吸很表浅,有时甚至看不出在喘气。数数呼吸次数,呼吸频率较快,有时还会看到呼吸快慢不规律的表现。这究竟是怎么回事呢? 这是由于新生儿的呼吸肌肉很薄弱,主要是靠膈肌来呼吸。因此,在呼吸时,胸部运动较表浅,而腹部运动却很明显。同时,新生儿的呼吸道较狭小,胸腔也比较小,每次吸入和呼出的气量就相对较少。可是新生儿本身代谢所需要的氧气量并不少,只能通过加快呼吸次数来弥补每次吸入氧气量的不足,以满足正常生理的需要。因此,新生儿的呼吸次数相对较快。此外,在新生儿时期,呼吸中枢的调节功能尚未发育完善,有时很容易出现呼吸节律不规整的现象。鉴于新生儿的这种呼吸方式,在护理时应注意不要将他的腹部包裹过紧,以免影响呼吸运动。在观察新生儿呼吸时,如果只看面部,有时好像看不出在喘气,往往需要解开包被,暴露出胸腹部,就可以明显看到新生儿上腹部的起伏,观察到呼吸变化。正常新生儿的呼吸应为每分钟40 次,但在不同情况下变化很大,如在吃奶或哭闹时呼吸次数会明显增快,故应在新生儿安静或睡眠状态下观察呼吸状况。正常情况下,新生儿有时会出现呼吸深浅交替和频率快慢不等的现象,但不应发生面色难看或青紫的情况。如果新生儿的呼吸次数每分钟大于或等于60 次,并有反应低下、哭声轻、面色苍白、口周发绀、吃奶差、呛奶等症状,表明新生儿患了肺炎,家长应立即将他送往医院诊治,不能延误。

6. 为什么新生儿的体温容易波动?

出生后,新生儿从温暖恒定的母体内来到外面世界,处在外界温度经常变化的环境里。新生儿在这一逐渐适应的过程中,虽然具有保持体温相对恒定的功能,但由于其体温调节中枢发育尚不完善,同时适应能力差、皮下脂肪薄等身体本身的特殊原因,导致体温调节功能不稳定,体温容易波动。

我们知道,要保持体温的恒定主要取决于体内的产热与体表的散热及二者的平衡。而在新生儿期,新生儿的产热方式与成人是有所不同的。成人在寒冷的刺激下,发抖(寒战)过程中所产生的热能要比平时增加2~3 倍;新生儿极少以发抖的方式产生热能,而是依赖一种叫做棕色脂肪的物质来提供急需的热能。因此,新生儿产热的本领非常有限。

新生儿的散热和成人也有很大的区别。足月新生儿的体重仅为成人的5％，而体表面积却是成人的12％，可以看出新生儿的体表面积和体重的比例是成人的2倍以上。新生儿体表面积相对较大，较成人更容易散热，再加上新生儿皮下脂肪层比较薄，保护体内温度传至体表的隔热效果不大好，易散热而致体温偏低。

由此可见，新生儿体温调节的不稳定和其内在身体条件的特殊性，使得他的体温容易波动。如在炎热的夏季，不注意室内通风，环境温度过高，会引起新生儿发热或脱水等不良后果；在寒冷的冬季，不注意保暖，新生儿体温过低时，可出现新生儿硬肿症，使生理状态发生紊乱。因此，我们要注意为新生儿创造适宜的温度环境，使居室温度保持在18℃～22℃，新生儿的体温波动在36℃～37℃。

7. 新生儿什么时候开始大小便？

新生儿最初期的大便称为胎便。胎便是在胎儿时期，由胎儿的肠道分泌液、胆汁以及在子宫内吞入羊水中的胎毛、胎脂、角化上皮等混合物所形成的。胎便外观颜色为黑绿色，呈糊状，较黏稠。绝大多数的新生儿在出生后12小时内都会排出胎便。所有胎便一般能在生后的2日内排净，以后新生儿的大便将会逐渐转为黄色糊状便，每日排3～5次。有时也会出现新生儿在生后延迟排胎便的情况，但在通常情况下不会推迟至24小时以后。如果发现新生儿在生后24小时仍不排出胎便，就要仔细查看有无肛门闭锁或其他消化道畸形。

新生儿生后不久就会出现第1次排尿。95％以上的新生儿在生后24小时之内排尿，只有极个别的新生儿可能在生后的第2天才排尿。正常新生儿尿的外观清澈呈微黄色，色淡而不染尿布，并没有特殊的异常气味。新生儿刚开始排尿时次数比较少，以后逐渐增多，在生后1周，每天排尿可达20次之多。如果新生儿在生后2日仍未见有尿，就需要进行检查以除外泌尿系统畸形或其他疾病。此外，新生儿肾脏功能发育尚不完善，对药物排泄较慢，需要服用药物时，一定要在医生指导下进行，防止发生药物毒性反应。

8. 怎样分辨新生儿的大小便是否正常？

新生儿开始吃奶后，粪便的性状和排便的次数因喂养方式不同而有所区别。

正常情况下，母乳喂养的新生儿大便常为糊状黏稠便，多呈金黄色，每天少则2～3次，多则6～7次，只要大便中没有水分，应视为正常。人工喂养的新生儿，大便常呈淡黄或灰色；因为牛奶中含有大量钙质和脂肪，所以大便质地较硬,排便次数比较少,一般每天 1～2 次,便中多有奶瓣,加之蛋白质腐败分解可有臭味;若奶中加糖太多,大便常带酸味,泡沫多。

对新生儿大便的观察,主要应注意排便的次数和大便的性状有无改变,并结合具体情况进行综合分析。当排便的次数与平时相比有明显增加时,要注意观察大便的性状有无改变。如新生儿大便中水分增多,或出现蛋花汤样大便,或大便中带有黏液脓血,通常为异常,说明存在腹泻、消化不良或肠道感染;如大便呈果酱样稀便,同时伴有哭闹或精神改变,要考虑肠套叠;如便中带少量血丝,要注意除外直肠息肉和肛裂的可能。总之,从新生儿大便的变化中,常常能发现新生儿的异常情况。

新生儿的小便应清亮透明、微黄、无特殊气味。如新生儿小便深黄并染黄尿布,要注意有否重度黄疸、婴儿肝炎等疾病。当闻到新生儿的小便有异常气味时,特别是老鼠尿臊臭味,应注意除外苯丙酮尿症的可能。

9. 正常新生儿一天能睡多长时间?

睡眠是每个人正常生活中不可缺少的一部分。良好的睡眠能调整身体功能,消除疲劳,有利于机体的新陈代谢,促进生长发育。但是,在每一年龄段,对睡眠时间的需求是不一样的。正常的新生儿一天能睡多长时间呢?

正常的新生儿在一天中只有饿了想吃奶时,他才会醒来哭闹一会儿,吃饱之后又会安然睡着,大部分时间都在睡眠之中。这样,新生儿在一昼夜可睡18～22 小时,这是他生长发育所需要的。但也有个别正常新生儿睡眠较少。随着月龄的增长,活动时间会增多,睡眠时间逐渐缩短。

在新生儿安睡时,家长们总爱观察自己心爱的宝宝,并会发现一些有趣的现象:在新生儿熟睡时,会闭合着双眼,呼吸均匀,面部肌肉放松,除轻微动动嘴角和全身偶尔惊跳外,没有其他的活动。有时可能会出现一些可笑的表情,如双眼虽是闭合的,但微笑一下或皱皱眉头、噘噘嘴;还会出现咀嚼运动、吸吮动作。有时会发现眼睛偶然短暂地睁一下,眼睑有些颤动,眼球在快速滚动,这常是在觉醒前,新生儿处在活动睡眠的状态下出现的一种现象,家长千万不要为此打扰新生儿香甜的睡眠。

有的家长也许会问:新生儿睡眠时间长,如果他生病了,怎么能知道呢? 这就要靠仔细观察新生儿的生活规律,注意按平时规律饿了吃奶时是否醒来,醒来时精神怎样,如果新生儿能吃能睡就没有问题,否则该醒时不醒,吃奶又不好,那肯定出了毛病,需要认真检查。

41

10. 新生儿有什么样的消化本领？

新生儿吃奶是一种本能行为，从一生下来不用任何人采用任何方式来教，自己就会吃奶。在哺喂时，只要乳头轻轻触碰一下新生儿的嘴角，他立即会去寻找。当叼住乳头后，就会香甜地吸吮起来。如果嘴里有乳汁，新生儿也会自动地吞咽下去。这种与生俱来的本领为他的生存奠定了基础。

新生儿的胃容量很小，足月新生儿的胃容量为30～60毫升。但实际哺喂时的奶量往往超过胃容量，这是因为在哺喂的过程中，胃在不停地蠕动，部分乳汁已不时地通过胃进入十二指肠，所以哺乳量会超过平均胃容量。此外，新生儿的胃呈水平位，胃的入口肌肉发育差，出口肌肉发育较好，故造成入口松出口紧，胃内的乳汁极易反流引起呕吐。因此，当没有恰如其分地哺喂，一次哺喂量过多；或吸奶过急；或奶后翻动，新生儿都容易出现呕吐。

新生儿肠道的长度为其身长的7～8倍，消化吸收的面积相对较大，肠壁的通透性较高，部分食物中的蛋白质都能被吸收到体内。如为母乳喂养，母乳中的免疫物质可以完整地通过新生儿肠壁，改善免疫力。而喂牛奶的新生儿，牛奶的蛋白质分子被吸收后，可能为发生牛奶过敏提供了条件。

新生儿时期，帮助消化的唾液分泌很少，淀粉酶的活性很低，故在此时期不宜喂米糊、奶糕等食物，否则很容易引起消化不良。

11. 为什么新生儿的抵抗力低？

在我们的周围处处都有病菌，无论何时何地人体都会受到病菌侵袭的威胁。但我们为什么能不生病呢？这是因为人体自身为抵抗病菌的入侵而建立起一道道防线，这就是我们经常说的抵抗力。人体抵抗病菌的第一道防线是皮肤和黏膜。但初生弱小的新生儿这方面的抵抗力是非常低的，他们的皮肤薄嫩，很难抵挡入侵的病菌，使这道防线常常不堪一击，所以极易出现皮肤感染。还有在出生时，新生儿断脐处的创面尚未愈合，这一现成的伤口又为病菌的入侵提供了机会。当病菌进入人体后，机体内的第二道防线就开始发挥作用，调动体内的白细胞和免疫物质来抵抗。可新生儿初到人间，白细胞的本领不强，体内免疫物质含量又少，远远低于成人的水平，并且缺乏对抗呼吸道和肠道病菌的免疫物质，使得新生儿没有能力消灭病菌或将病菌控制在一定的范围内，因而易发生严重的感染。既然新生儿的抵抗力低，那么保护好新生儿就显得极为重要了。不但要做好新生儿皮肤、脐带的护理，而且还要注意环境的清洁卫生及新生儿所接触的一切用品的消毒，以避免受到病菌的侵害，让他安全地度过这一脆弱时期。

12. 新生儿会出现哪些特殊的生理现象?

正常的新生儿在出生后,可能会出现一些特殊的表现。猛一看上去,好似新生儿得了什么病,其实这些特殊的表现仅在新生儿期发生,是新生儿期特殊的生理现象,常常不需要什么特殊治疗,数日后就会自行消失的。

新生儿期会出现哪些特殊的生理现象呢? 较为常见的有:

(1)生理性黄疸:表现为新生儿生后皮肤发黄,精神、吃奶都挺好,没有其他不正常的表现。

(2)生理性体重下降:表现为新生儿生后 2～3 天体重没有增加,反而暂时性下降了。

(3)假月经:新生女婴在生后出现阴道少量出血的短暂现象。

(4)乳房肿大与泌乳:男、女新生儿在出生后都可能出现乳房肿大,或发生类似泌乳的现象。

(5)"螳螂嘴"与"马牙":表现为在新生儿嘴内二侧颊部有肥厚的脂肪垫,俗称"螳螂嘴";牙龈部有散在的淡黄色和米粒大小颗粒,俗称"马牙"。

家长们知道了这些新生儿期会出现的特殊生理现象,一旦遇到时,就不会惊慌失措了。

13. 新生儿的皮肤为什么会发黄?

在正常的新生儿中常会出现这样的现象,即有些新生儿在生后 2～3 天开始出现皮肤和巩膜(白眼珠)发黄,有时会逐日加深,以生后 4～6 天最为明显,而后逐渐减轻,一般在生后 7～10 天内自然消退。这种正常新生儿所出现的黄染比较局限,以头面部为明显,黄染的程度不重,精神和吃奶都好,体温正常,大便不发白,小便不黄染尿布,新生儿这一短暂黄染现象叫做"新生儿期生理性黄疸"。这种黄疸出现是正常现象,不会影响新生儿的健康。那么,新生儿为什么会出现黄疸呢?

这是由于刚出生的新生儿体内的红细胞数量比成人相对较多,而在新生儿时期红细胞的寿命短,体内红细胞的破坏就比较多。这些被破坏的红细胞经过一系列的转变,最后变为胆红素,它就是使新生儿皮肤发黄的"染料"。与此同时,新生儿肝脏功能不健全,处理胆红素的能力比较低,不能立即将大量的胆红素消除,致使胆红素在血液内积聚,出现皮肤黄染,形成"新生儿期生理性黄疸"。

在新生儿出现黄疸时,家长应多注意黄疸的变化。如果黄疸出现得早,在生后 24 小时内出现,并且黄疸进展加快,或皮肤黄染严重,呈橙黄色,尿液黄染

43

尿布,或出现精神不好,不爱吃奶,哭声无力时,家长要提高警惕,应马上送新生儿到医院去诊治。

14. 新生儿"螳螂嘴"、"马牙"是怎么回事?

每个新生儿在口腔的两侧颊部都各有一个较厚的脂肪垫隆起。因个体差异,有的新生儿更为明显,有些地区的老百姓把它叫做"螳螂嘴"。旧习俗认为"螳螂嘴"妨碍新生儿吃奶,要把它割掉。实际上这种做法是非常不科学的。应该知道,新生儿颊部的脂肪垫是每一个正常的新生儿所具有的。它不仅不会妨碍新生儿吸奶,反而有助于新生儿吸吮的作用,属于新生儿的正常生理现象。

此外,在新生儿的牙龈上,有时会看到一些淡黄色凸起的米粒大小颗粒,俗称"马牙"。"马牙"的出现也不是异常现象,它的产生是由于黏液腺管阻塞、上皮细胞堆积而形成的,属于正常生理现象,一般几个星期以后就会自行消失。同样,"马牙"的存在也不会妨碍吃奶,更不会影响日后乳牙的萌出。

因此,新生儿的"螳螂嘴"、"马牙",千万不能用针挑、刀割或用粗布擦拭。因为在新生儿时期,唾液腺的功能尚未发育成熟,口腔黏膜极为柔嫩,比较干燥,易受破损,加之口腔黏膜血管丰富,所以细菌极易由损伤的黏膜处侵入,发生感染。轻者局部出血或发生口腔炎,重者可引起败血症,危及新生儿的生命,其后果是极其严重的。

15. 为什么有的新生女婴阴道会流血?

有的女婴在生后5～7天时会出现阴道流血,一般可见少量的血性分泌物,流血量很少,常常持续1～2天,个别新生女婴可长达3～5天,而后自然消失。这种新生女婴阴道流血的现象有点类似于月经的流血,故称这一现象为"假月经"。它是新生女婴的特殊生理现象之一,并非病态。

发生这种现象的原因是由于新生女婴在出生前体内有一定数量的雌激素,这些雌激素大部分是由母体经胎盘传给胎儿的,另一部分则是由胎儿自身分泌的。胎儿在子宫内,因受雌激素的影响,生殖道的细胞增殖、充血。降生后,新生女婴体内雌激素的大部分来源突然中断,雌激素水平的急剧下降,到生后5～7天时已降至极低水平,使生殖道原来增殖、充血的细胞脱落,于是便出现阴道流血的现象。

了解了新生女婴阴道流血是一短暂的生理现象后,家长遇到这种情况就不会惊慌失措。家长主要应注意观察流血量的多少,如果阴道流血不多,一般不需要特殊治疗,只要加强护理,勤换尿布,尿、便后用洁净的毛巾和小盆清洗外阴即可。此时注意不宜将新生女婴放在浴盆中洗澡,以保证局部的清洁卫生,防止感染。

16. 新生儿乳房肿大正常吗?

新生儿在生后 3～5 天时,不论男女,有时都可能出现乳房肿大,如同蚕豆或杏核大小,有时还可看到流出少量乳汁样的淡黄色液体。这些现象常使年轻的父母迷惑不解,深感不安。其实,新生儿出现乳房肿大及"泌乳"的现象是正常的,家长不必担心。

新生儿乳房肿大及"泌乳"的原因是由于在出生前胎儿通过胎盘得到母体给予的相应激素所造成的。如从母体中得到的黄体酮,能刺激新生儿乳房增大充盈;泌乳素可促进新生儿乳房"泌乳"。新生儿乳房肿大及泌乳都是暂时的生理现象,2～3 周后就会自然消失,极少数要延续 1 个月以上。

但是,由于旧风俗习惯的影响,有些人认为新生儿要挤压奶头,特别是女娃娃,如果不挤压奶头,日后就是瞎奶头,将来不能喂奶。这是一种极为错误、没有任何科学根据的陋习。相反,挤压奶头,有可能破坏乳腺功能或造成乳头的扭曲。同时,挤压新生儿奶头还是一种非常危险的做法。局部的挤压,很容易引起皮肤的破损,除了给新生儿带来不必要的痛苦外,还可使皮肤表面上的细菌乘虚而入,造成新生儿乳房红肿热痛,发生乳腺炎。而新生儿的抵抗力比较差,很有可能引起病菌在全身的扩散,出现败血症,危及新生儿的生命。

新生儿乳房肿大是新生儿时期特有的生理现象,家长不必进行任何处理,尤其是千万不要热敷、按摩、挤压,随着时间的推移,新生儿乳房肿大的现象会自行消失。

17. 新生儿的体重为什么会暂时下降?

如果注意观察新生儿的体重,你就会发现这样一个现象:新生儿在出生后的头几天里,体重不但没有增长,相反会比出生时的体重有所下降。新生儿出现这种暂时的体重下降是正常现象。新生儿体重暂时下降的原因是由于在出生后最初的几天里睡得多,哺喂少,再加上大便、小便的排泄以及呼吸、皮肤出汗,会丢失较多的水分,这样便出现了体重下降。在正常情况下,体重下降的程度不会超过出生体重的 7%～8%。也就是说,如果新生儿的出生体重是 3 000克,暂时性的体重下降不会超过 250 克。如果家长注意在新生儿出生后及时哺乳并给予合理的护理,可以减少体重下降的程度。

一般新生儿体重下降在生后 3～4 天达到最低点,以后逐渐回升。在出生后 7～10 天体重应恢复到出生时的重量,以后以每日 25～30 克的递增速度不断增长,到满月时体重至少比出生时增长 500 克,一般可达 600～800 克。

45

如果发现新生儿体重下降的范围超出正常标准,或者体重恢复正常的时间延迟,家长需要仔细查找原因。如看看喂养是否合理?哺乳量够不够?是否按需哺乳?如果是新生儿吃奶不好或患有其他疾病,应及时到医院诊治。

18. 新生儿的睾丸未下降是怎么回事?怎么办?

男孩出生后,在阴囊左右两侧,用手可以各摸到一个活动的、光滑的小包块,在会阴温度较高时,可以看到它们的形状,这就是"睾丸",是男性生殖器官。一般来讲,大部分孩子在出生时双侧睾丸已降到阴囊里,但也有少数会有一侧或双侧均未下降,医学上把这种情况称之为"隐睾",包括睾丸下降不全和睾丸异位或缺如。

隐藏的睾丸多停留在腹股沟内,其次是阴囊上部或腹腔内,少数异位在其他部位或发生缺如。近80%新生儿期的隐睾在1岁以内可以自然下降至阴囊内,不需要治疗。但在12个月以后,如果仍未见到隐藏的睾丸下降,那么父母应带孩子到医院及时检查和治疗。医生可以使用定量的绒毛膜促性腺激素(HCG)促使睾丸下降,如果药物治疗无效,再考虑手术治疗。

家长对孩子的隐睾,尤其仅在一侧出现隐睾,不能大意,需要定期观察。因为如果不能及时治疗隐睾问题,可能会影响成人期的生殖能力,造成生育问题及心理障碍;另外,由于腹腔内温度较高,不仅影响睾丸的正常发育(34℃～35℃为适宜温度),还可能会引起睾丸的恶变,造成睾丸肿瘤。因此,若到1岁时睾丸仍未下降,应及时到医院诊治,避免错过最佳治疗时间。

19. 新生儿的6种意识状态是什么?

在1960年后,Wolf等人发现新生儿一天有6种循环几次的意识状态。新生儿的每种行为都与其特定的状态有关。了解新生儿的意识状态,便于及时掌握新生儿的需要,及时满足其的要求,不过分打扰他们的休息。

(1)深睡眠状态:此时眼紧闭,呼吸均匀,对中等强度刺激,如温和的说话声,无反应,有时有微笑反应。新生儿深睡眠时,大声摇动铃铛,可能对新生儿有很小的打动,如惊跳、皱眉,但不会惊醒。

(2)浅睡眠状态:又称快速眼动睡眠,是由机体内部刺激,如消化系统活动刺激作用引起。眼球在闭眼时活动,呼吸不规则,轻微声音或闪光可引起皱眉和抽动反应。噪声可使孩子转至瞌睡,甚至惊醒。浅睡眠时,同样的噪声可将他惊醒而进入瞌睡状态,并最终使他清醒。

(3)瞌睡状态:在入睡前和刚醒时出现,眼睛睁开与闭合交替频繁或呈半睁半闭状态。睁眼时目光呆滞,不活跃,呼吸略快。在外界刺激下可转为清醒。

46

(4)安静觉醒状态:眼睛睁开,表情明朗,身体动作少,呼吸均匀,易集中注意力。

(5)活动觉醒状态:双眼睁开,环视四周,头部和身体活动,2～3周后出现微笑反应,在成人接近时更容易出现。饥饿、尿湿、冷、身体不适时踢腿、扭曲身体、晃动手臂、呼吸不规则、活动性增大,3～4周时发出咿哦声。新生儿觉醒时,声音能使他躁动不安。此时是新生儿对母亲和周围事物起反应的时刻,他可能集中注意并有兴趣玩耍。

(6)啼哭状态:啼哭是饥饿、渴、尿湿、冷或胃肠蠕动、需要安慰等身体不适的反应,啼哭时伴随着使劲踢腿和挥动手臂。哭泣时,新生儿不能接受新的信息和感觉,他所需要的一切就是安慰。

20. 新生儿的听力如何?

在妊娠中后期的胎儿对声音已有反应,发育正常的新生儿已具备了良好的听觉能力。他们不仅能够听到声音,而且对声音的频率和强度也能区别。曾有实验证明,出生 24 小时的新生儿已有明显的听觉反应,出生平均为 58 个小时的婴儿能够区分 200 赫兹和 1 000 赫兹的声音。正常的新生儿在听到声音的时候会有各种反应,如在新生儿耳边发出声响,新生儿会眨眼、皱眉、吸吮、双臂抖动。熟睡的新生儿听到声音会惊醒、哭叫等。新生儿还有视听协调能力,对声音的方向能做出定向反应,会将眼睛转向发声的一侧,甚至会把头转向声源。当新生儿觉醒时,母亲用温柔而缓慢的语调对他说话,他的眼睛会望着妈妈。新生儿还可以区分不同人的声音,如当他哭闹时,母亲的声音可以使他迅速安静,而其他人的声音则没有同样的效果。

21. 新生儿的视力如何?

我国研究证明,4～5 周的胎儿对视觉刺激已能产生灵敏的反应。新生儿出生后即有一定的视力,但视野狭小,视力很差。刚出生的新生儿中,有 26% 两眼能追随 20～30 厘米处的红色环,新生儿看东西较合适的距离是 20 厘米左右。新生儿喜欢看人脸的外形。有研究证明,2 周的新生儿可以区别父母的脸的外形。当母亲哺乳时,他会注视母亲的脸,当母亲的脸向一侧慢慢移动时,新生儿的目光也会跟随。新生儿偏爱色彩鲜艳的物品,也可分辨几种简单的颜色。

所以,父母应在新生儿觉醒时多与他交流,近距离注视他的脸,和他说话。同时,在房间内悬挂色彩鲜艳的彩球和发声玩具,促进新生儿视觉和听觉的发展。

22. 新生儿能够看到什么？

新生儿在觉醒状态时并不是什么也看不见,他有一定的感受光亮变化的能力。随着视神经的发育,孩子能够分辨人脸的形状、注视光源、追随移动的物体。但是,头眼的运动协调能力还较差,细心的父母会看到当孩子的头转向一侧时,眼睛的活动落后于头的移动,这种情况发生时常被父母误认为孩子眼睛有问题。

近些年,儿童心理学家的研究提示,新生儿的视觉发育有一定的特点:①他们喜欢看轮廓鲜明、黑白对比的图形。例如,把一块白布和一个黑白相间的棋盘同时呈现给新生儿,结果棋盘比白布容易引起他的注意,并且注意时间相对较长,可能与这种图形更易刺激眼底视网膜有关。这种方法是促进孩子注意力发展的很有效的方法。②喜欢看色彩鲜艳、内容丰富的图形。比如,对彩色条纹复杂图案的兴趣胜过不着色的简单图案;对曲线图形的兴趣胜过直线图形。③喜欢看人脸。④喜欢看移动的物体。⑤有一定的视觉记忆能力。例如,一个新图形或玩具出现在他面前时,他会注视一定时间,当同样图形或玩具再次出现时,他的注视时间会减少或者不看它们,但换一个新玩具,他又会重新出现兴趣。这说明他对以前的图形或玩具有一定的记忆能力,心理学家把这种现象称之为"习惯化和去习惯化",是早期智力状况的体现。

尽管新生儿已经具备了一定的视觉能力,但其视焦距的调节能力还比较差,因此在 20 厘米左右的距离是视物最清楚的范围,太近或太远均看不清,模模糊糊。因此,如果想让孩子出现追视或注视的行为,应在孩子处于觉醒状态时,把物体放在距他 20 厘米左右的地方,才能看到理想的效果。

23. 新生儿的味觉、嗅觉如何？

味蕾在胎儿 13～15 周时已基本发育成熟,故新生儿出生时味觉发育已很完善,对酸、甜、苦、辣、咸已有了感知觉及辨别能力。他们对不同的味道能产生不同的反应。如:对微甜的糖水表示愉快,对柠檬汁和橘汁则表现出皱眉、闭眼等表情,新生儿还能区分不同浓度的糖水,吸吮高浓度的糖水比低浓度的糖水的速度要快,给常喂糖水的新生儿喂白开水时他会拒绝或哭闹。

新生儿出生时嗅觉已发育良好,能区分不同的气味,如哺乳时,闻到乳汁的香味会寻找乳头,如让其闻醋的酸味会有不愉快的表示。应该创造条件,让新生儿多闻各种良好的气味,可将新生儿抱到餐桌前,闻饭菜的香味,也可用筷子蘸少量菜汁让他品尝各种味道,对新生儿感知觉的发展非常有利。

48

24. 新生儿的触觉灵敏吗?

新生儿的触觉高度敏感,尤其是眼、前额、口周、手掌、足底等部位,而大腿、前臂、躯干处却比较迟钝。新生儿大部分早期反射都是由身体不同部位的触觉引起的。例如,用奶嘴或手指碰触新生儿的嘴唇时,就会引出吸吮动作,用物体接触手掌时,就会出现抓握动作。因此,触觉对新生儿是一种非常重要的刺激方式。有研究发现,新生儿哭闹时,母亲边和他说话,边将手放在他的腹部;或将新生儿的两只手同时按到他自己的腹部,通过触觉刺激使他们停止哭闹。结果证明,大部分新生儿不需抱起,仅通过此方式即可得到安慰。

触觉是新生儿早期感觉之一,是开始认识世界、与人交往的主要方式。自婴儿出生后就应给予他们足够的触觉刺激,促进婴儿早期感知觉的全面发展。

早期对新生儿进行抚触,也是对新生儿给予触觉刺激的方式之一。科学研究证明,抚触可提高婴儿智力,而且开始越早效果越好。

25. 新生儿有哪些运动本领?

新生儿并不是被动的个体,他们已具备了一定的活动能力,如俯卧时,他会慢慢地、不熟练地将头抬起,转向一侧,也会出现要爬行的动作;用手碰他的脸颊时,他会张着小嘴寻找;扶坐时,头部会竖立数秒中;四肢会无目的地活动,但动作不随意(没准);小手可以很紧地握住手心里的东西;如果扶着他的腋下放在直立位,还会出现自动踏步的动作等,这些令人惊叹的运动能力,常令父母们感到不可思议。其实,这些运动能力受中枢神经系统支配,是脑发育是否完整的表现。

孩子所表现的以上运动形式多为先天反射性动作,而不是主动的。例如,当父母把手指放到孩子的手掌心时,他会立即紧紧地抓住不放,这就是抓握反射。一般随着大脑发育,在出生4个月左右,这个动作会消失,取而代之的是手的主动抓握动作。再如,如果把出生不久的孩子放到水里,他会很协调地做游泳动作,父母看到后会感到很惊奇。其实这就是游泳反射,一般在6个月后消失。现在很多父母利用这个反射训练孩子游泳,但因为婴儿血液中盐的浓度相对较低,有引起脑水肿的危险。因此,建议游泳的训练最好推迟到3岁以后。

一般来讲,多数先天性反射会在6个月以内消失,这是发育正常的表现。如果出生后没有出现或到时间没有消失,均提示孩子发育有问题,需要进一步地检查。许多父母在新生儿期便开始对孩子进行早期训练,如果训练能够适宜、适度,则可以促进孩子神经系统的发展,促使动作成熟和准确。但所有的训练均需基于孩子的生理成熟度,否则会有百害而无一利,干扰孩子的正常发展。

26. 新生儿具有模仿的能力吗?

新生儿具有一定的模仿能力。这个定论来自于以下研究:当新生儿处于安静觉醒状态时,研究者在距婴儿脸约 20 厘米处,引起他的注意后伸出舌头,每 20 秒钟慢慢地伸出 1 次,6～8 次后停止,孩子的模仿行为随即开始出现,他们在嘴里移动着舌头,20～30 秒钟后张开嘴,舌头出现在嘴边,最后能将舌头伸向嘴外。除了伸舌、张嘴动作外,他们还能够模仿撅嘴、咳嗽等行为。虽然在这个时期,模仿行为仅仅还是一种不随意的自动化反应,与婴儿后期的指定性模仿有质的区别,但是新生儿的这种行为给了我们很大提示:在新生儿期,孩子具有很多的行为和天赋有待我们研究和理解,他的这种模仿能力使其具有交流信息、接受养育的能力,具有适应和发展的意义。因此,父母可以利用孩子的这个特点,与其进行有效和有趣的交流,促进孩子大脑的发展。

27. 新生儿的抓握反射说明什么?

抓握反射是新生儿抓握物体的运动形式,其与主动抓握存在质的区别。在孩子安静清醒状态下,父母可以试着将小棍或者双手的食指分别伸进孩子的手心里,轻压其手掌,孩子则会出现反射性地紧紧抓住小棍或你的手指的动作,这就是抓握反射,又称为握持反射,属于先天性生理反射,是无意识的。

正常情况下,抓握反射在生后就可以看到,基本在 3～4 个月消失,代之以有意识的抓握动作。它的出现与消失反映了中枢神经系统的发育状况。如果生后不出现抓握反射或 3～4 个月后仍持续存在,则其手的精细动作能力发展会受到影响,甚至会影响其智能发育,需要考虑有中枢神经系统病变的可能。因此,当观察到这种情况时,需引起父母的警惕,应带孩子及时就诊。

28. 何谓高危新生儿?

高危新生儿指已经发生或可能发生危重情况的新生儿。主要包括:①母亲年龄超过 40 岁或小于 16 岁,有过早产、流产、难产、手术产、死胎、死产史,既往新生儿有死亡、畸形、病理性黄疸、呼吸困难等,在妊娠期有妊娠合并症或严重的内科疾病,接触过有害物质的新生儿。②分娩时有异常情况的新生儿,如各种难产和手术产儿等。③1 分钟和 5 分钟 Apgar 评分低于 7 分者。④出生体重不足 2 500 克,胎龄不满 37 周或在 42 周以上,小于或大于同胎龄儿。⑤多胎、有严重畸形和有疾病的新生儿等。

应早期、定期给孩子做体格、智力与神经系统的检查,以避免和减少高危儿可能出现的伤残。

29. 高危新生儿有何特点？

高危新生儿是指具有产前、产时、产后等不良因素的新生儿,他们比正常新生儿具有更多的患病或发生发育问题的危险。从目前的研究结果分析,以下因素可能会对孩子的发育造成不利影响,属于高危因素：

(1)低出生体重儿:是指出生时体重小于2 500克的新生儿。由于先天体重不足、在子宫内相对缺乏营养,使之抵抗外界感染的能力明显不如其他小儿,易发生营养素的缺乏;大运动,手的动作能力及认知等发育水平也易发生落后。

(2)早产儿:是指小于37周出生的新生儿。由于在子宫内发育尚未完善即离开了母体,尤其小于32周的婴儿,其抵抗疾病的能力和生活能力均低于正常婴儿,容易发生各类发育问题。

(3)过期产儿:是指超过42周分娩的新生儿。在宫内易受到母体胎盘老化、功能减退影响继而发生营养障碍;若在子宫内缺氧严重或时间过长,还可能产生神经系统的后遗症。

(4)多胎儿:是指一次分娩两胎以上的新生儿。由于要与其他胎儿分享母体提供的营养物质,可能会有潜在的营养不良。如果多胎儿早产或出生低体重,则发生发育问题的可能性增加。

(5)有产伤或窒息的新生儿:产伤和窒息是易造成脑细胞受损伤的危险因素。重者可能会出现脑瘫、中度或重度的智力低下,轻者可能会引起孩子的发育落后以及行为问题等。

(6)黄疸严重的新生儿:易出现核黄疸和轻度脑功能损伤。

(7)其他:先天性畸形的新生儿、生母低智能或有其他方面的缺陷同样会对新生儿发育造成一定的不利影响。因此,很多研究把具有这两方面因素的新生儿也列为具有高危因素的新生儿。

由于以上危险因素的存在,所以需要对这些儿童的发育进行监测和观察,在护理和喂养上要更加精心,以早期发现疾病及发育障碍的征兆,达到早期治疗、早期干预,预防残疾发生的目的。

30. 如何护理高危新生儿？

一般新生儿的护理要点为注意保暖、合理喂养、预防感染、保持安静、卫生护理等。对于高危新生儿来讲,因其身体相对较弱,因此更需要重视预防感染这个环节,尽可能减少有害的刺激。

具有不同高危因素的新生儿护理的侧重点有所不同,对于低出生体重、早产和多胎儿来讲,由于他们的身体各器官的发育、功能相对正常新生儿差,因此

51

保暖是护理的关键。一般来讲,室内的温度以保持 24℃～26℃为佳。父母每天测量孩子的体温,当体温过低时(低于 35℃),要改善保暖条件,可在新生儿的被子边上放一个用毛巾包着的暖水袋,如果条件不允许,成人的怀抱是非常有效简便的保暖方法。对于吸吮能力弱的新生儿,可将母乳挤出,用滴管进行喂养,但要注意使用器皿的卫生,预防新生儿感染。

对于有产伤和窒息的新生儿,要认真观察孩子的状态,警惕其发生脑水肿和缺血缺氧性脑病等问题是关键。观察内容包括有无嗜睡、烦躁、尖叫、吸吮无力、拒奶、黄疸加重、抽搐等情况。需要注意的是眼球震颤、两眼凝视或斜视、发呆或不停地眨眼、反复地吸吮或咀嚼动作、面部肌肉的抽动、手指反复抓空或握拳等也是抽搐的表现。一旦观察到以上表现,父母应立即带孩子前往医院就诊。平时护理他们时要尽量减少他们头部的活动,尽量不在室内发出很大的声响,避免给新生儿以强光刺激。

总之,对于护理高危新生儿来讲,除需要仔细地观察孩子的表现,父母还应针对性地阅读一些与孩子高危因素有关的书籍,并经常向保健医生咨询相关知识,帮助鉴别危险体征。

52

31. 什么是新生儿行为检查?

新生儿的行为能力主要表现在视觉、听觉、触觉、味觉、嗅觉、习惯化反应、与成人的相互作用、运动能力和模仿能力等方面,这些能力的表现水平与新生儿的意识状态有密切关系,也与因大脑受损引起的神经行为受损有关,说明了新生儿对出生后环境变化的适应能力。

随着脑科学的发展,更多的研究者已经关注到对以上新生儿行为进行评估的价值。美国儿科学家布雷泽尔顿(Berry Brazelton)医生的新生儿行为检查方法是被世界各国广泛应用的神经功能评估方法,主要通过一系列行为检查了解新生儿各种状态的调节和变化的稳定性,其中包含了反映中枢神经系统发育状况的行为测验,如习惯化和去习惯化,对人或物的选择性注意,以及自身运动控制能力。经过研究者简化后,检查内容包括 27 个行为项目和 20 个神经反射,需要观察新生儿的 6 种意识状态,评估新生儿在每一个状态下各种能力的最高水平。

通过多年的临床应用,新生儿行为检查确实能够全面评定新生儿行为能力。由于专业背景的要求,此方法需要儿科医生完成,且需要一定的时间,因此目前在社区中使用受到一定的限制。

32. 新生儿行为检查的目的是什么?

新生儿行为检查的主要目的是评估新生儿的发育状态,早期发现因脑损伤所引起的神经行为异常,以达到早期治疗和代偿性康复的目的。由于早期脑发育具有明显的代偿性、可塑性,脑功能定位相对不明确,因此脑损伤的问题不易被识别,需要使用专业化的评估方法。例如,新生儿行为检查是其中方法之一,可以帮助父母认识孩子的神经系统发育状态,早期发现有无神经系统功能方面的异常。

另外,新生儿行为检查虽然属于专业测定方法,但在测试过程中,如果医生向父母解释、宣传孩子行为的适应意义,则可以增加父母了解孩子行为能力的方法,增进与婴儿之间的感情联络和相互作用。例如,许多新为父母的年轻人,面对软软的小婴儿,常常束手无策,尤其不知道如何与孩子交流,那么通过观看新生儿行为检查,他们不仅了解了自己孩子的许多能力,也学会了一些与孩子玩、交流的方法。因此,从健康教育角度讲,新生儿行为检查是一种非常有效的让父母理解新生儿、帮助孩子适应环境、教育孩子的手段。

33. 新生儿神经行为检查的20项内容是什么?

我国儿科专家鲍秀兰医生,根据美国布雷泽尔顿教授的新生儿行为评估量表,结合我国的实际情况编制而成新生儿神经行为检查20项量表,并进行了标准化研究。这个量表是一个简便易行的测查新生儿神经行为的方法。该量表检查内容包括20个项目,分为行为能力、被动肌张力、主动肌张力、原始反射和一般估价5大方面(表2)。

表2　新生儿神经行为评分表

项　目		检查时状态	评　分			日龄(天)
			0	1	2	12～16　26～28
行为能力	①对光习惯形成	睡眠	≥11	7～10	≤6	
	②对声音习惯形成	睡眠	≥11	7～10	≤6	
	③对格格声反应	安静觉醒	头眼不转动	眼或头转动<60°	头或眼转动≥60°	
	④对说话的脸反应	同上	同上	同上	同上	
	⑤对红球反应	同上	同上	同上	同上	
	⑥安慰	哭	不能	困难	容易或自动	

续表

项 目	检查时状态	评 分			日龄(天)
		0	1	2	12～16 26～28
被动肌张力 ⑦围巾征	觉醒	环绕颈部	肘略过中线	肘略过中线	
⑧前臂回弹	同上	无	慢、弱>3秒	活跃,可重复≤3秒	
⑨窝角	同上	>110°	90°～110°	≤90°	
⑩下肢回弹	同上	无	慢、弱>3秒	活跃,可重复≤3秒	
主动肌张力 ⑪颈屈、伸肌主动收缩(头竖立)	觉醒	缺或异常	困难,有	好、头竖立 1～2秒以上	
⑫手握持	同上	无	弱	好,可重复	
⑬牵拉反应	同上	无	提起部分身体	提起部分身体	
⑭支持反应直立位	同上	无	不完全,短暂	有力,支持全部身体	
原始反射 ⑮踏步或放置	同上	无	引出困难	好,可重复	
⑯拥抱反射	同上	无	弱、不完全	好,完全	
⑰吸吮反射	同上	无	弱	好,和吞咽同步	
一般估价 ⑱觉醒度	觉醒	昏迷	嗜睡	正常	
⑲哭	哭	无	微弱、尖,过多	正常	
⑳活动度	觉醒	缺或过多	略减少或增多	正常	

总分_____   评价_____   检查者_____

注:本表来源于鲍秀兰主编的《新生儿行为和0～3岁教育》

以上每个项目评分有3个分度(0分、1分、2分),20个项目满分为40分。一般说来<35分提示新生儿神经行为可能有问题。年轻父母可以参照以上项目观察自己孩子的状态,如果发现问题要及时与医生联系。

(二)新生儿的喂养与衣着

1. 什么是新生儿最理想的食物?

母乳是新生儿及6个月内婴儿的最理想食物。因为母乳含有6个月以内婴儿所需要的所有营养物质和水分,最适合新生儿消化和吸收,并随着新生儿的生长与需求出现相应的变化。母乳含有牛磺酸等生长调节因子,对细胞(包

54

括脑细胞)增殖和发育有重要作用。母乳含有维生素及适量且比例适当的无机盐,适于新生儿肾功能发育;含有其他乳类不可替代的免疫活性物质,包括白细胞和一些抗感染因子,保护新生儿很少患腹泻、肺炎等感染和发生过敏;有利于降低新生儿日后发生糖尿病和癌症的危险;母乳喂养时母子皮肤的直接接触可促进新生儿感知觉发育,使母子感到亲近和安全,增进亲子感情。

2. 什么叫初乳? 对新生儿有何好处?

母亲产后 5 天内分泌的乳汁称为初乳。母乳喂养对新生儿健康的影响中,初乳起着至关重要的作用。初乳为黄色,较黏稠;产后 1～2 天初乳量少且稀,抗体含量高,2～3 天时分泌量增多。与成熟乳相比,初乳含有较少的脂肪和较多的蛋白质。人初乳蛋白质中含有大量免疫物质,如分泌型免疫球蛋白 A(简称 SIgA)、溶菌酶、乳铁蛋白、双歧因子等,其中 SIgA 进入新生儿肠道后不会被吸收和分解,像膜一样覆盖在婴儿的呼吸器官和消化器官黏膜表面,保持高度活性,防止细菌和病毒的侵入。生后 6～12 周内,婴儿的呼吸器官和消化器官的黏膜自身还不能制造出 SIgA,这段时间婴儿只有依靠初乳中的 SIgA 防止细菌和病毒的感染。此外,溶菌酶、乳铁蛋白、双歧因子等也通过分解致病菌、与病原体竞争铁、抑制病原体生长等机制保护婴儿免受感染。初乳还可帮助胎便顺利排出,利于胆红素排出,减轻新生儿黄疸。故应尽量让新生儿吃到宝贵的初乳。

3. 如何使产妇早"下奶"?

一般来说,受人体内分泌影响,产妇一经分娩就开始了泌乳过程,即"下奶",只不过这个过程有早有晚,有快有慢,因人而异。要想使产妇早下奶,保证新生小宝宝充足的奶量供应,应从以下几方面注意:

(1)孩子出生 30 分钟内,就应鼓励母亲及时与新生儿进行皮肤的早接触,目的就是帮助新生儿尽快建立吸吮反射,同时也有助于刺激产妇乳汁的分泌。

(2)帮助产妇掌握正确的哺乳方法,产后 2 小时内及时抱奶。提供母婴同室条件,保证产妇和宝宝随时的密切接触和及时按需哺乳,让乳头能得到宝宝不断的吸吮刺激。吸吮刺激越频繁,吸吮力越强,泌乳量就越多。

(3)产妇应该在孕期和哺乳期内保持全面均衡的营养供应,尤其在产后,为了保证乳汁的尽早、充足的分泌,要有足够的热能摄入,必要时正餐外可安排1～2 次加餐,并注意多进汤食。

(4)保证充足的休息和睡眠也有助于乳汁的高质量分泌。新妈妈应学会在照顾完宝宝的间隙抓紧一切时间和机会休息,不要总是沉浸在兴奋中影响睡眠质量。

（5）新妈妈应该努力适应角色的转换，克服照料宝宝过程中的疲惫和焦躁，及早树立母乳喂养成功的信心，保持轻松愉快的心情和良好的情绪，这样也非常有助于乳汁及时、充足的分泌。

4. 怎样实行产后母婴皮肤早接触？

产后母婴皮肤早接触是指新生儿娩出 30 分钟内，裸体俯卧在母亲胸前，母婴间进行皮肤与皮肤的直接接触并持续 30 分钟。大多数新生儿在俯卧 15～20 分钟后会主动寻觅并含吮乳头，这是促使母乳喂养成功的重要措施之一。目前被大多数产院广泛采用。

怎样进行皮肤早接触呢？具体做法为：新生儿娩出后，立即剪断并结扎脐带，擦干羊水和胎脂后，将婴儿裸体放在母亲裸露的前胸进行皮肤的直接接触，并加盖被子保暖。这时母亲最好取半坐位，以便能充满激情地全神贯注地看着盼望已久的宝贝，并用双手抚摸婴儿柔嫩的面颊。此时此刻作为母亲，会感到异常激动和欣慰，疲劳与疼痛一时烟消云散，母爱会不自觉地溢满心胸；刚降临在人间的新生儿在母亲怀抱中也获得安全感，稍事休息后会自动将头转向乳头，寻觅并含接乳头而主动开始生后的第 1 次吸吮。尽管 30 分钟母婴皮肤接触如此短暂，但对母婴间亲密感情的联系和母乳喂养的成功都起着不可忽视的重要作用。

如果遇到极低体重儿、新生儿窒息或母婴有其他危急情况时，需延迟做皮肤接触；剖宫产的婴儿若母亲在术中保持清醒状态，可让婴儿与母亲脸贴脸，或母亲用手抚摸新生儿脸蛋等部位进行部分皮肤接触，同样能起到积极作用。

5. 怎样掌握正确的哺乳方法？

早接触，早吸吮，促进乳汁尽早、足量分泌。新生儿出生后 1 小时内应将其放在母亲怀里，与母亲进行肌肤接触，同时让新生儿试着吸吮两侧乳房。采取正确的喂奶姿势和含接乳房的方法。首先选取一个舒适的体位如坐位或卧位。然后母亲一手食指托住乳房，拇指在乳房上方，手指不要离乳头太近，可用拇指轻压乳房上部，这可改进乳房形态，使新生儿容易含接（图2）。另一只手支撑住新生儿的整个身体，使新生儿的头和身体呈直线；新生儿身体靠在母亲身上并面向乳房，鼻尖对着乳头。接着用乳头轻触新生儿的嘴唇，诱导觅食反射，当新生儿嘴张大、舌向下时，迅速将乳头和大部分乳晕送入新生儿口内。此外，要按需喂奶，每天喂奶不少于 8 次，夜间也要喂 1～2 次。

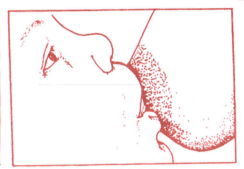

正确含接　　　　　　　　　　不正确含接

图2　含接姿势

6. 按时哺乳好还是按需哺乳好?

世界卫生组织提倡母乳喂养的婴儿要进行按需哺乳,即不加任何时间限制,完全根据婴儿生理需要想吃就喂,或者只要母亲感到奶胀就给婴儿哺乳。主要原因在于一方面产妇乳汁在初期分泌量不够充足,浓度较稀,并且分泌量常常不稳定,一次哺乳过程宝宝实际吸吮的奶量往往不能满足需要,小肚子还没饱,自然就要提前开始下一次吸吮,而下一次吸吮又必须在妈妈的乳房再次充盈时才能进行,所以时间上无法完全固定。另一方面,新宝宝的吸吮能力还不是很强,尤其在母乳不是很充足的情况下吸吮过程变得异常费力,很容易因疲劳而暂时入睡,从而中断了吸吮过程,也会造成一次喂哺不足而出现下次进食时间的提前。值得注意的是,妈妈一定要掌握好宝宝"需"的信号,不是宝宝一哭就一定是饿了,要吃奶了,他也许是尿了,或有什么别的需要。如果不问青红皂白一哭就给喂奶,不但没有满足他真正的需要,反而会因喂养不当,影响以后饮食规律的形成。妈妈一定要在养育过程中积累经验,"对症下药"。

随着婴儿的逐渐长大,乳汁分泌也渐趋恒定,母乳喂养过程中妈妈和宝宝也开始相互适应,宝宝的进食也渐渐形成一定的规律性,也就是他的一次吸吮量和间隔时间逐渐趋向固定。这时候妈妈就应从对宝宝的细致照料观察中掌握这种规律性,并且顺应规律哺育宝宝,这样更有助于宝宝的健康成长。

7. 怎样知道新生儿想吃奶了?

以下几点可能有助于母亲判断新生儿是否想吃奶了:①新生儿清醒时常出现张着嘴左右寻觅,如果此时没有得到妈妈的理睬,他会发出哭的信号。②觉醒时警惕地张望四周。③面部表情增加,常出现吸吮动作或咀嚼动作。④身体

57

活动增加,手伸向口或吸吮手,而后大声哭叫。⑤用鼻子蹭母亲胸部。⑥按两次奶间隔时间判断:出生新生儿2~3小时就要吃一次奶,以后随着胃容积的增大及乳汁分泌增多,吃奶间隔将延长到3~4小时吃一次。但要注意同一个孩子每次吃奶的间隔也不尽相同,特别是新生儿期,所以应结合孩子的前5项表现综合判断。

8. 怎样才能知道新生儿是否吃饱了?

母乳喂养无法像牛奶喂养那样清楚地知道宝宝吃进去了多少奶,做妈妈的总是不放心,担心自己的宝宝没吃饱。当然,从相对较长的一段时间来看,宝宝的生长发育状况是反映宝宝营养状况最好的指标。只要宝宝的体重正常增长,就表明他吃进去的营养基本能够满足他的营养需求。但是,对于才出生几天的宝宝,特别是在这段时间还有新生儿生理性体重下降的问题,如果不是每天测量体重,就很难用体重的增长来判断短期内的喂养状况了。

此时,您可以从以下几方面来判断母乳是否充足:

(1)首先是哺乳次数。母乳喂养提倡按需哺乳,也就是不受时间、次数限制,按宝宝的需要哺乳。刚出生不久的宝宝,一般每天的哺乳次数为8~10次,随着宝宝长大,次数逐渐减少,并逐渐有规律。

(2)每次哺乳后宝宝能安静2小时左右。

(3)每天要更换至少6块尿布,并有多次少量或一次大便。

(4)妈妈3~4小时不喂奶,会感到乳房胀痛,哺乳后乳胀消失。哺乳时可听到宝宝的吞咽声。

(5)宝宝体重能保持正常的增长。平均体重每天增加18~30克或每周增加125~210克,满月增重达500克以上。

9. 吃母乳的婴儿还需要喂水或果汁吗?

添加果汁的目的是为了补充维生素C和无机盐。维生素C具有保持人体正常生理功能、促进健康、增强机体抵抗力的作用。体内如果缺乏维生素C可引起坏血病。各种无机盐也都对维持婴儿正常的代谢起着重要的作用。而母乳的营养成分已经非常适宜婴儿生长发育的需要。此外,母乳较其他代乳品含有更多的水分。因此,在正常情况下,即使在夏季,也无需额外喂水,所以母乳喂养的婴儿在4个月龄之前是不需要喂水或果汁的。

10. 早产儿能喂母乳吗?

早产儿是指怀孕不足37周出生的新生儿。由于怀孕时间不足,早产儿的各种生理功能可能不健全,在喂养方面也就有其特殊性。因为母乳的成分甚至可以随着宝宝日龄的不同而发生变化,从而保证随时符合宝宝的生理需要,所以此时坚持母乳喂养尤为重要。对于早产儿来讲,母乳更是最好的选择。

对于有吸吮能力的早产儿,可以直接地、尽早地让孩子吸吮母亲的乳头。喂奶时要注意正确的喂奶姿势,帮助孩子含吸住乳头及乳晕的大部分,这样可有效地刺激泌乳反射,使孩子能够较容易地吃到乳汁。同时尽量实行母婴同室。如果妈妈和宝宝需要暂时分离,妈妈要坚持按时挤奶(一般至少每3小时挤一次),然后将挤出来的奶喂宝宝。此时需要注意将奶放在经过煮沸消毒的容器置于冰箱内保存,当天饮用。

如果宝宝吸吮力较弱,也可将挤出的奶用滴管或小匙喂给宝宝。选用的滴管应到专门的医疗用品商店购买,小匙的边缘应较钝,可以煮沸消毒。喂奶时要将乳汁从宝宝的嘴边慢慢地喂入,切不可过于急躁而使乳汁吸入宝宝的气管中。同时应尽早开始让宝宝自己吸吮吃奶。

为了保证营养的摄入,应多给早产儿喂养,一天应给早产儿喂奶12次左右。

11. 母乳能满足双胎儿的需要吗?

59

有的产妇一次分娩了2个新生儿,有了令人羡慕的双胞胎宝宝,欢喜之余不禁担心自己的乳汁能同时满足双胞胎宝宝的需要吗?

其实大可不必担心,因为我们人类的乳房是一个神奇的非常有活力的器官,婴儿吸吮得越勤,乳房受到的刺激越强烈,在神经内分泌轴的调节作用下,乳汁的分泌也就越多。也就是说,对一位健康的母亲而言,婴儿需要得越多,乳汁供给的就越多。双胞胎妈妈的乳房因为有了双胞胎宝宝更多的刺激,乳汁的分泌自然也就比普通妈妈多。事实证明,大多数双胞胎母亲都有足够的乳汁同时哺育双胞胎宝宝,千万不要心存疑虑而放弃母乳喂养。

需要提醒的是,双胞胎妈妈由于要同时哺育两个宝宝,乳汁分泌负担较普通妈妈大很多,相应的营养需求也更多,所以双胞胎妈妈应适当多进食,加强饮食中热能和营养素的补充。同时也要多注意休息以弥补损耗的精力。

12. 如何防止喂奶时乳头疼痛?

哺乳时乳头疼痛,最常见的原因是宝宝吸吮时含接乳头的方式不正确,宝宝没有将乳头和大部分乳晕都含到嘴里,仅仅含住了乳头。这样吸吮时只有乳头受力,所以妈妈会感到疼痛。应该通过咨询医生或有哺乳经验的人,掌握正确的哺乳方法。如果方法正确,但仍然感到疼痛,应检查宝宝口腔。有时宝宝有鹅口疮并感染了乳头,也会使妈妈感觉疼痛。此外,每次哺乳后不要强行将乳头从宝宝口中拉出,要等宝宝自然松口。

13. 乳头出现皲裂怎么办?

乳头疼痛未能及时纠正宝宝不正确的吸吮方式时,会使乳头皮肤损伤形成皲裂。这时乳头疼痛加剧,常不能坚持哺乳。而且乳头皮肤破损后细菌容易入侵而引起乳腺炎。正确的处理方法是让宝宝采取正确的含接姿势,每次哺乳后留一滴奶在乳头上;哺乳间隔保持乳头干燥,以促进破损皮肤的愈合。

14. 为什么乳房上会有硬块?应如何处理?

乳房出现疼痛的硬块,是乳腺管有阻塞、乳汁淤积不能排出所引起的。原因主要有:宝宝含接乳头的方式不正确,未能做到有效吸吮;妈妈内衣过紧,尤其是夜间戴乳罩睡觉,使乳房受压;哺乳时妈妈用手压托乳房,使压迫部位乳管引流不畅;哺乳间隔过长,特别是夜间未坚持哺乳。正确的处理办法是频繁哺乳,并在医生指导下改正存在的不正确哺乳方法。

15. 患乳腺炎就不能喂奶吗?

当哺乳母亲出现一侧乳房或乳房的一部分发热、肿胀或疼痛时,提示发生了乳腺炎。乳腺炎一般不会引起乳汁感染,因此可以继续哺乳,如果停止哺乳可能会使乳腺炎恶化及加重疼痛。当母亲由于乳腺疼痛难忍不愿用患侧喂奶时,可先喂健侧乳房,同时打开患侧的乳罩,让乳汁流出一部分以缓解压力,然后再喂患侧乳房。如果出现乳房脓肿并做了切开引流,只要引流管距乳晕较远不影响喂奶时仍可继续哺喂。也可暂时将病侧乳房断奶,将乳汁挤出后丢弃,待乳腺脓肿痊愈后再重新开奶。

16. 婴儿不吸乳怎么办?

婴儿拒绝母乳的方式有多种。有时婴儿含着乳头,却不吸吮或吞咽,或不用力吸奶;有时一碰妈妈的乳房就哭闹和抗拒;有时刚吃一会儿就放开乳头呛咳或哭闹,这种情况在一次喂奶过程中可能发生几次;有时只吃一侧奶而拒绝吃另一侧奶。导致婴儿拒绝母乳的原因不同,其处理的方法也不尽相同。

首先看婴儿是否因为生病(鹅口疮、口腔溃疡等)或者受伤而使吃奶变得不太舒服,此时应积极治疗疾病;再看哺喂方法是否正确,如只含住乳头将吸不到足够的奶,婴儿的后脑勺被压,或母亲的奶流出太快,使婴儿发噎,此时应纠正含接姿势,将大部分乳晕含在孩子嘴里,避免压迫婴儿的后脑勺,或在喂奶前挤出少量奶以减缓流速。有时家里新换了保姆、孩子换了居住环境、母亲因来月经或换了香水改变了身体气味等使孩子感到不适应,也会出现拒奶。这时母亲应尽量亲自护理婴儿,多抱抱孩子,减少与孩子分开的时间。

17. 为什么有些吃母乳的婴儿会出现黄疸?

新生儿期的一些生理特点使得引起黄疸的物质浓度增加,造成50%左右的足月儿和80%左右的早产儿出现生理性黄疸。这种黄疸程度较轻,持续时间不长,2周左右可自行消退。有些婴儿黄疸的持续时间较长,且多见于吃母乳的婴儿。是否吃母乳会造成婴儿黄疸呢?母乳确实会引起母乳性黄疸,但作用机制至今尚未明确。一般情况下母乳性黄疸不会对婴儿健康产生不利影响。出生后2～3天出现的黄疸为早发性母乳性黄疸,常与开奶晚、喂奶量少等因素有关。此时不必终止母乳喂养,频繁吸吮可能有助于早期黄疸的消退。出生后1周出现的黄疸为晚发性母乳性黄疸,常可持续2～3周甚至2～3个月。如果黄疸持续时间较长,但程度不严重,新生儿精神状况好,体重增加,多可自然消退。因此建议继续母乳喂养,如果新生儿能较好地吸吮,应增加白天及夜间的哺喂次数。极少数严重高胆红素血症的新生儿应暂时停止母乳喂养,并及时去医院诊治。

61

18. 吃母乳的婴儿要补充维生素 K 吗?

由于维生素 K 是合成凝血因子必不可少的微量元素,当体内缺乏维生素 K 时,凝血功能就会受损,继而发生出血性疾病。维生素 K 缺乏性出血按其发生时间分为:①早发新生儿出血,发生在新生婴儿出生后 24 小时以内。②典型新生儿出血,多发生在生后 1～7 天。③迟发性出血,在生后 8 天～12 个月发生。维生素 K 缺乏性出血可以发生在任何部位,早发性出血头部血肿较多,典型新生儿出血胃肠道出血较多,迟发性出血颅内出血较多。颅内出血是维生素 K 缺乏症最严重的临床表现,是造成婴儿死亡或残疾的重要原因。所以一旦发现体内有维生素 K 缺乏的可能,都应及时补充以免造成严重后果。

由于孕期母体内维生素 K 难以通过胎盘到达胎儿体内,新生儿自身合成维生素 K_2 能力又不足,而此时新生儿由于生长发育需要对维生素 K 需求相对较高,因而非常容易发生维生素 K 缺乏。而人类母乳中维生素 K 的含量少,仅为牛奶的 1/4,即使是生后一两个月内,体内维生素 K 含量仍不能满足生理需要。所以新生儿和婴儿尤其是母乳喂养儿需要补充维生素 K。目前临床上常规的做法是给刚娩出的新生儿肌内注射维生素 K_1,继而给 2 周龄新生儿口服维生素 K_3,用以预防各种维生素 K 缺乏性出血的发生。

母亲在孕期和哺乳期都应多吃菠菜、番茄、鱼类等含维生素 K 丰富的食物。

另外,还应注意避免使用抗惊厥药、抗凝血药、抗结核药、化疗药等,因这些药物可加快体内维生素 K 的降解氧化。

19. 吃母乳的婴儿如何补充维生素 D?

人体内维生素 D 主要参与钙、磷的代谢,保证骨骼成长过程中的正常钙化。体内缺少维生素 D 容易导致佝偻病的发生。除了骨骼生长受影响外,还同时影响神经、肌肉、造血、免疫等组织器官的功能,对婴幼儿健康危害较大。

那么,吃母乳的婴儿是否会缺维生素 D,又如何补充呢?

一般来说,婴儿户外活动机会相对少,即使能保证有效的户外日照时间,也容易受季节、日照强度和接受日照方式(如是否直接置身日光下,是否全身暴露)等影响,导致婴儿实际接收紫外线照射剂量的不足,不能达到帮助体内合成维生素 D 的作用,容易引起体内维生素 D 的不足。另一方面,婴儿最重要的食物来源母乳中维生素 D 的含量相对较低,单凭母乳供应也很难满足其日常需要量。

目前国际上对母乳喂养儿的补充维生素 D 问题基本达成以下共识,并已为大多数国家所采用:①孕母及乳母要保证膳食营养的平衡,每天保证 400 单位维生素 D 的摄入,以保证胎、婴儿更多的维生素 D 来源。②母乳喂养新生儿从生后 15 天开始每日补充 400 单位预防剂量维生素 D,健康婴儿在夏、秋季可以停服维生素 D,但必须保证每天 2 小时以上的户外日光浴。采用这样的补充方法基本能够满足健康状态下的母乳喂养儿的生理需要,结合科学的补钙方法,就能有效地预防维生素 D 缺乏性佝偻病的发生,保证宝宝的健康成长。如果宝宝一旦出现佝偻病的相应症状,临床确诊后就应该及时给予足够的维生素 D 治疗剂量,直至康复后仍应继续给予 400 单位预防剂量,并维持一段时间。

20. 婴儿生病时能喂母乳吗?

婴儿生病后,往往精神不振,食欲减退,消化功能低下,加之常因发热、腹泻、呕吐而增加机体的消耗,若营养和热能补充不足,容易造成体质虚弱,抵抗力低下,不利于疾病的康复,长此以往甚至会发生慢性营养不良。所以宝宝生病时的营养保证比平日更为重要,而母乳此时恰恰是生病宝宝最好的营养来源。与其他代乳品相比,母乳的营养构成和比例恰当,最易于宝宝消化吸收,不仅能为宝宝提供所需的营养素和水分,母乳中含有的多种抗体和酶,还可增加宝宝机体抵抗力,有助于疾病的治疗;另外,在哺乳过程中,宝宝除获得甘甜的乳汁外,母亲的目光、微笑和抚摸,能给予他莫大的安全感和精神支持,哭闹会立刻停止,心情变得安静平和,使宝宝得到心理上最好的治疗和安慰! 因此,宝宝生病时不仅能喂母乳,而且母乳仍然是他的首选食品,对宝宝的意义较平日更加重大。

由于许多疾病初期都会出现上呼吸道的卡他症状,如鼻黏膜充血肿胀或分泌物增多,导致鼻塞、呼吸不畅,宝宝吃奶时症状会加重,继而发生吸吮困难,吸吮过程常因呼吸不畅而中断,宝宝常常会哭闹不休,最后拒绝吃奶。遇到这种情况千万不要误以为是宝宝不愿意吃奶了,或是乳汁出了什么问题而放弃母乳喂养,只要采取措施帮助宝宝通畅鼻腔,缓解鼻塞症状,他就能顺利吃奶了。

对生病需住院的宝宝也应提供相应的条件,尽量保证婴儿住院期间坚持母乳喂养,这对宝宝的康复将大有裨益。

21. 婴儿总睡觉不吃奶怎么办?

一般情况下,母乳喂养的新生儿白天 1～2 小时就要喂一次,以后延长到 2～3 小时喂一次,夜间要喂 2～3 次。这种吃奶间隔与孩子胃肠道的生理特点有关。母乳在婴儿胃中需 2～3 小时排空,牛奶需 3～4 小时排空,夜间睡眠时胃排空时间有所延长。如果纯母乳喂养的新生儿超过 3 小时不吃奶应该叫醒他,即使是在夜间也应叫醒,以防发生低血糖。可将温毛巾置于孩子的前额使孩子睁开眼睛,也可轻轻上下晃动婴儿头部及轻声叫醒婴儿。对于 2 个月以内的小婴儿如果总是长时间睡眠,几乎每次吃奶都需要叫醒,应除外病理性情况。因为患有某些疾病的婴儿也会出现类似表现,同时伴有对刺激反应差、面色苍白或发灰、四肢发凉、呼吸急促、不哭不闹、精神委靡等,此时应及时诊断和治疗原发病。

63

22. 乳母吃药对婴儿的健康有影响吗?

大多数常用药物对乳母是安全的,如抗生素、大多数避孕药等。有些药物可能对婴儿有害,如可卡因、麦角碱、锂制剂等可引起婴儿呕吐、腹泻;大剂量阿司匹林会导致婴儿皮疹及代谢性酸中毒。因此,为了确保孩子的健康不受损害,乳母生病时应慎重用药。自行用药时要仔细阅读药物说明书,对于注明乳母慎用或禁用的药物切忌使用;生病就医时应征求医生的意见,医生将选择对婴儿影响小或较少经乳汁排出的药物治疗乳母疾病;当乳母需要长期使用某些药物时,应咨询医生选择毒副作用小的药物或停止喂母乳。

23. 在什么情况下不能用母乳喂养?

尽管母乳是婴儿最理想的天然食品,但对一些有特殊情况的母亲和婴儿却是不宜进行母乳喂养的。这里主要是指母婴各患有某种疾病时,或在疾病的某一时期,考虑到母婴的健康和安全,不能用母乳喂养。

母亲方面,若遇到以下情况中的一种,则不能进行哺乳:

(1)各种传染病的急性传染期,如母亲正患各型急性肝炎或活动期肺结核。

(2)患有心血管疾病且合并严重功能障碍者,如母亲为心脏病患者,心功能在Ⅲ、Ⅳ级或伴心力衰竭者;或母亲是严重肾功能不全患者;或为高血压、糖尿病伴有重要器官功能损害的患者。但上述疾病若未并发重要脏器功能损害时,仍可母乳喂养。

(3)母亲为精神病、先天代谢性疾病患者。

(4)母亲患病需用有害于婴儿的药物治疗时,如抗癌药等。

(5)母亲孕期或产后有严重并发症需进行抢救时,应暂停或延迟哺乳。可在病情允许情况下,由医护人员帮助挤奶,以保持泌乳,待母亲病愈后再给婴儿哺乳。

(6)哺乳过程中发生乳腺炎或乳腺脓肿时,须暂停哺乳,可将乳汁挤出丢弃,仍保持乳房的泌乳状态。

婴儿方面,有部分婴儿,如某些先天性畸形的新生儿(唇、腭裂)或早产儿吸吮困难者,可暂不进行母乳喂养,而用挤出的母乳以胃管、滴管或小勺进行喂养。已确诊为先天性代谢性疾病的患儿(如苯丙酮尿症、枫糖血症和半乳糖血症),不宜再进行母乳或其他乳类的喂养,而必须在医生指导下选择特殊的适宜食品。

对婴儿身心健康来说,母乳喂养终究是婴儿最适宜的喂养方式。因此,在做出选择和决策前一定要权衡其利弊,选择对婴儿来说最有利的方式,不可草率地停止母乳喂养。

24. 母亲不能喂奶时如何给婴儿选择母乳代用品?

有时母亲不适合或没有条件进行母乳喂养,或母乳喂养过程由于某种原因需要暂时中断,或因为乳量少单纯母乳喂养实在不能满足宝宝的需要,妈妈需要为宝宝选择母乳的替代品。具体该怎样选择呢?

代乳品的选择一方面要考虑其营养的组成配比是否适宜,营养价值是否能满足宝宝的需要;另一方面也要考虑宝宝的口味和消化吸收能力对他是否适应;代乳品的拿取调配是否方便也应加以斟酌。

专为婴幼儿配置的"配方奶"是人乳的最佳替代食品,也是目前全球使用最广泛的婴儿代乳品。常用的配方奶大多是用牛奶为基础原料,并对牛奶营养成

64

分中不适宜的部分,如过高酪蛋白、脂肪构成比例和过高钠盐等进行改良、加工处理,同时强化某些营养素以补充牛奶的不足,使之更适于婴儿的消化吸收。近年来随着科技的不断发展,某些品牌的配方奶在营养价值和婴儿的消化吸收率上已相当接近人乳。

牛奶、羊奶等动物乳作为人乳代用品由来已久。在没有配方奶以前,鲜牛奶最为常用。但因鲜牛奶中大分子的酪蛋白不易消化,加上钙、磷、钾、钠、氯等无机盐含量高于人乳 3～4 倍,对肾功能尚未发育成熟的婴儿特别是新生儿极不适宜。所以,鲜牛奶必须经过适当调配,使其浓度稀释后才适宜喂哺。鲜羊奶与牛奶成分接近,因脂肪球较小,相比之下更易被婴儿吸收。对牛奶过敏的婴儿可改用羊奶,但要注意及时补充其中含量较少的 B 族维生素。

过去曾经被用作母乳代用品的普通全脂奶粉、炼乳、代乳豆浆、乳儿糕、蛋黄奶糕等,由于自身的缺陷和配方奶的普及,目前已很少用到。

25. 人工喂养对婴儿健康有何影响?

母乳喂养是人类最原始、最科学的喂养方式。自 20 世纪 40 年代工业发展后,由于奶粉及其他代乳品的大量生产和销售,人工喂养逐渐代替了母乳喂养。近 20 年来,大量的研究证明了母乳喂养的无比优越性,同时也发现人工喂养无论营养成分还是喂养方式上都会对婴儿健康造成不良影响,以至危及生命。其因素为:

(1)不如母乳成分更适合婴儿需要:从营养成分上,以人工喂养常选用的牛奶为例,由于牛奶是母牛为小牛分泌的乳汁,虽然蛋白质含量每 100 毫升有 3.5 克,明显高于人乳(人奶每 100 毫升中含蛋白质 1.2 克),但主要是不易消化的酪蛋白,对小牛适宜,而不易于婴儿的消化吸收。牛奶中所含无机盐较多,大大加重了婴儿肾脏的负担。牛奶中的铁含量虽高,但不易被人体吸收和利用,故喂牛奶的婴儿易发生缺铁性贫血。牛奶中钙、磷含量虽比人乳高,但比例不适宜,影响其在体内的吸收,易引起婴儿低钙性抽搐和佝偻病的发生。此外,牛奶喂养还会使部分过敏体质的婴儿因对牛奶过敏而产生湿疹、哮喘等过敏性疾病。尽管有许多营养学专家利用高科技对牛奶成分进行改进使其接近人乳,但至今仍没有一种代乳品含有母乳中各种抗感染物质,能保护婴儿的健康;更缺乏母婴情感交流,不利于婴儿心理发育。

(2)容易过量:用奶瓶喂养容易吸入过多的奶量而导致婴儿肥胖症的发生。婴儿长期吸吮橡皮奶头和奶瓶,还可使口腔变形。

(3)感染机会多:在人工喂养过程中,牛奶和其他代乳品以及奶具等的污染

65

机会较多,容易感染各种疾病,使婴儿健康受到威胁。据联合国儿童基金会统计资料表明,4～6个月非母乳喂养儿的腹泻患病率比母乳喂养儿的高25倍,死亡的危险性高10～15倍。在发展中国家,每天有3000～4000个婴儿因得不到母乳喂养而被呼吸道感染和腹泻夺去了生命。因此,呼吁让人类回归自然,提倡母乳喂养,并将推行母乳喂养作为国际上20世纪90年代挽救儿童生命的一项重要措施。

26. 什么是"暂时性哺乳期危机"? 该如何对待?

"暂时性哺乳期危机"是指本来乳汁分泌充足的母亲在产后2～3个月时自觉奶水突然减少,乳房无奶胀感,喂奶后30分钟左右孩子就哭着又要吃,体重增加不足。引起这种现象的主要原因可能为:乳母过于疲劳和紧张、每天喂奶次数较少、每次吸吮时间不够、婴儿需要量增多、母婴中有一方生病及母亲月经恢复。为顺利度过此期,可采取以下方法:①首先应保证乳母足够的睡眠,减少紧张和焦虑,保持放松和精神舒畅。②适当增加哺乳次数,可1～2小时喂1次,吸吮次数越多,乳汁分泌量就越多。③每次每侧乳房至少吸吮10分钟以上,两侧乳房均应吸吮并排空,这既利于泌乳还可让婴儿吸到含较高脂肪的后奶。④婴儿生病暂时不能吸吮时,应将奶挤出,用杯和汤匙喂孩子,如果乳母生病不能喂奶时,应按给婴儿哺乳的频率挤奶,保证病愈后继续哺乳。⑤月经期只是一过性乳汁减少,经期时可每天多喂两次奶,经期过后乳汁量将恢复如前。

27. "母乳不足"有哪些常见原因? 如何处理?

有调查显示,真正母乳不足的发生率在5%以下。有些婴儿吃不到足够的母乳并非是母乳不足,而是没有吃到足够的母乳。其主要原因包括:①母亲心理因素。信心不足,心情紧张、焦虑、疲劳,担心孩子吃不饱。②母乳喂养方法不当。生后没有尽早喂母乳,或开奶前用奶瓶和橡皮奶头喂婴儿;喂其他液体或食物;喂奶次数少,新生儿期每天吸吮少于8次,夜间不喂;含接乳房的姿势不正确等。③母婴健康因素。母亲产后用过抑制乳汁分泌的药物如利尿药和避孕药等,母亲吸烟或饮酒,孩子生病或有口腔畸形吸吮次数减少,使乳汁分泌相应减少。④暂时性供需不足。2周、6周和3个月左右的婴儿体重增长相对较快,对乳汁需要量增多,但乳汁分泌在几天后才能相应增加,造成暂时的供不应求。

为保证有足够的乳汁分泌,可以尝试以下方法:①树立信心,母亲要相信自己奶量足够婴儿需要。注意休息和放松,母亲喂奶和休息应与孩子同步,孩子醒来,母亲喂奶,孩子睡觉母亲也尽量休息。乳母的食物种类要多样化,每天加

66

1～2顿鱼汤或鸡汤。②分娩后母亲要与孩子尽早进行肌肤接触,多搂抱孩子,生后1小时内让孩子吸吮乳头。③采用正确的喂奶姿势。如果喂奶时孩子乱动、哭闹,可能是抱的姿势不对;如果大部分乳晕未被婴儿含在口内,或孩子吸吮频率很快或发出大的响声,而不是深深地、慢慢地吸吮,或母亲出现乳头疼痛或乳头破裂,可能是含接姿势不对吸吮无效。④按需哺乳。任何时候只要孩子饿了就应及时喂奶,夜间也应该喂奶,以使母亲乳汁分泌量逐渐适合自己孩子的需要。⑤增加哺乳次数。新生儿期特别是出生后最初2周,应频繁喂奶,可每隔1～2小时喂一次,频繁的吸吮既刺激了泌乳反射,也促进了喷乳反射。

28. 哺乳期应如何做好乳房保健?

妈妈的乳房是宝宝的粮仓。只有做好乳房保健,使乳房保持良好的健康的状态,才能保证乳汁充足高质量的分泌,才能保证宝宝每一次顺畅的吸吮。所以,做好乳房保健是母乳喂养成功的前提和保证。

在孕期,准妈妈就应注意乳房的护理,为产后的哺乳做好准备。平日要选择松紧合适的胸罩,夜晚入睡前最好脱去,保证乳房局部血液循环畅通;每天用清水擦洗乳头,减少肥皂等化学品的刺激,以防乳头干燥皲裂;乳头有内陷时还可做些用手指牵引外拉的练习,便于日后宝宝吸吮时的含接。

分娩后应尽早让婴儿吸吮乳头,不仅可促进早下奶,还可防止乳汁淤积肿胀影响持续的分泌;在每次哺乳前要用温水洗净双侧乳头;哺乳时一定要掌握正确的姿势,帮助婴儿将乳头和大部分乳晕含入口中,如果含接姿势不正确或母亲感到乳头疼痛,应重新含接,以防乳头皲裂;婴儿吃饱后,应让婴儿松口,乳头自然脱出,切不可强行拉出,致使乳头疼痛或损伤;哺乳完毕可用干净毛巾堵住乳头轻轻回压,乳汁就会停止外流。哺乳时还需注意左右两侧乳房要交替进行,防止乳汁局部淤积和乳房大小不等。

特别要引起注意的是,当哺乳后如乳房仍觉胀满,宝宝短时间内又没有进食需要时,应将剩余奶汁挤出,以免淤滞;若因乳汁排出不畅而出现乳房局部肿块,应及时用热毛巾按柔,直至肿块变软消失,避免乳腺导管阻塞导致乳腺炎的发生。

29. 哺乳期需要避孕吗?

在哺乳期,受内分泌影响,体内泌乳素水平较高,抑制了卵巢排卵,产生哺乳期闭经,一般来说这时候是一段自然的不孕期,而且母乳喂养持续时间越长,哺乳期闭经持续时间相应也越长。所以,母乳喂养被认为是人类天然的节育方法。有研究资料证明,产后6个月内纯母乳喂养的自然避孕效果可达90%

67

以上。

那么是不是说哺乳期的母亲就不需要避孕了呢？答案是否定的！原因有二：一方面即使是处于闭经期的哺乳期妇女在月经复潮前也有排卵的可能，也就是说，在闭经状况下也有可能在不知不觉中受孕；另一方面有一部分哺乳期妇女即使在坚持母乳喂养的情况下，月经也可能提前复潮，生育功能提前恢复。甚至有少数营养条件好、体质好的哺乳期妇女根本就没有明显的闭经期，产后一个月就恢复月经了。所以，哺乳期的妇女不但要避孕，还应该以积极的态度认真做好避孕工作。因为一旦不慎意外怀孕，在忙于照顾宝宝的同时，还要面临做人工流产的痛苦，对母亲的身心将是很大的损害。

那么哺乳期选择哪种避孕方法较为适宜呢？从不影响母乳的正常分泌、保证婴儿的安全健康角度而言，哺乳期应首选工具避孕；宫内节育器可在产后6周，经妇科检查允许的情况下放置；至于口服避孕药则不推荐使用。

30. 在家中带养宝宝遇到困难时该怎么办？

婴儿出生后，在产院医护人员的帮助和指导下，母亲初步掌握了宝宝的带养技巧，包括母乳喂养方法、洗澡穿衣注意事项、大小便后的护理、抚触和婴儿操手法等。但母婴在产院的时间终究是短暂的，出院后在家独自带养宝宝的漫长日子里，妈妈总会遇到这样或那样的问题和困难，怎么办呢？不用着急，新妈妈可从社会公共卫生保健体系中的诸多渠道得到帮助和支持。

当前很多产院、妇幼保健院都设有母乳喂养和儿童保健热线咨询电话服务，您在家只要拨通相关电话，就能随时得到专业医师的咨询服务，为新妈妈解疑释惑，针对具体问题提供帮助指导。新中国成立以来就非常重视妇幼卫生工作，专门设有完整的妇幼保健网络为妈妈和宝宝服务，在国际上也堪称特色和亮点。在全国各地都有健全的三级妇幼保健网，遍布城市社区的保健科（农村村医、乡卫生院）为一级保健网，通过新生儿家庭访视、儿童系统保健管理和开放儿童保健门诊为辖区内6岁以下儿童进行多种形式的保健服务。母婴出院后，应及时主动与所属地段保健科（乡卫生院）取得联系，保健医生将按规定定时登门访视，了解婴儿养育情况，通过体检评估婴儿生长发育现状，发现婴儿喂养、护理等方面的问题将给予现场指导。当喂养过程中出现新的困难和问题时，母亲可以主动向地段保健医生求助，或直接去区级、市级妇幼保健院（所）看生长发育咨询门诊。另外，还可参阅一些近年出版的母婴保健书刊，从中学习科学的育儿经验，并慢慢融会贯通于自身的实践中，也会大有裨益。总之，母亲应树立科学的育儿观，在保健医生的帮助指导下给宝宝提供最好的照顾，保证

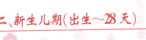

宝宝身心健康地成长。

31. 婴儿的服装选购有哪些卫生要求?

服装被称为人体的第二层皮肤,对人体皮肤和脏器都起着重要的保护作用。对婴幼儿娇嫩的皮肤而言,服装的要求自然会更特别。那么,怎样为宝宝选购安全舒适的服装呢?

首先,购买婴儿服装及用品时应尽量选择正规厂家的产品,并注意产品的各类标识是否齐全。其次,在考虑到服装美观的同时,要特别留意服装的质地。新生儿面料应选择柔软、吸水性好、白色或淡色的纯棉面料或棉制品,不宜用深色的尼龙等化纤面料,以防刺激皮肤而发生红疹、瘙痒等变态反应。在初次给宝宝穿着前一定要先下水泡洗以减少衣物中残存的甲醛等有害物质对宝宝皮肤的伤害。第三,要注意所选的衣物是否适合宝宝的生理特征和有益他的生长发育,婴儿装以宽松、舒适、身体不受约束、穿脱方便为宜。第四,在购买时,要注意服装的安全性,检查服装边角、接缝是否平展,无硬棱,产品各个配件的牢固度,如扣子、带子等,并将衣服翻过来仔细检查缝合处是否有线头,以免造成宝宝误食或误伤。此外,婴儿装尤其婴儿的内衣裤、尿布等存放时不宜接触樟脑球、灭虫药等药物,以防经皮肤吸收而中毒。

69

32. 婴儿穿什么样式的服装好?

婴儿服装样式的选择原则应该是穿着方便,舒适,不影响四肢活动,不影响呼吸循环和消化功能,并且安全性好,对宝宝不会带来潜在的伤害。家长可以根据不同月龄、性别和季节特点,为婴儿选择不同样式的服装。

对新生儿来说,上衣以无领"和尚装"最为适宜。它的特点是简单、宽松,易穿脱,胸前斜襟系带设计,有利于胸腹部的保暖;后襟较前襟要短 1/3,以免尿便污染和浸湿。下身可穿开裆小裤,用松紧搭扣与上衣相连,脚部穿上合适的棉袜,袜口最好不用松紧带而改用手工系带。也可选择连体设计款,主要是考虑在下肢保暖的同时避免传统松紧腰带对胸腹部的束缚。对4～6个月的婴儿上衣仍应选择无扣无领衫为宜,衣袖不宜过长,尽量使双手外露便于自由抓握。此时宝宝开始会翻身、爬行,活动量增大,可穿宽松带背心的开裆裤,这种衣裤具有保暖好,便于运动,又不束缚胸腹呼吸活动等优点。随着月龄的增长,10～12个月婴儿活动能力大大增强,活动范围、活动量也随之增大,开始扶站,扶走,这时衣服的大小、长短特别要注意合体,便于活动,以免衣服羁绊而摔伤。下身仍以背带裤或连衣裤最好。这时注意千万不要选择穿连脚裤,因为它可能会束缚婴儿站立时脚踝部的自如运动,形成不良的姿势。若父母经常抱婴儿去户外玩耍,在婴儿裤子的裤脚上最好缝一松紧套,套在孩子袜底上或鞋底下,以防止家长抱婴儿时将裤腿拉起,使孩子小腿外露受凉。

33. 新生儿穿睡袍(袋)有什么好处?

我国民间有这样一个传统习俗,在宝宝入睡时用方巾或方被将新生儿紧紧包裹着,外面还紧紧系上两道布条,人们称之为"蜡烛包",并且认为只有这样宝宝睡觉才能安稳。其实不然,这种包裹方法固然保暖性好,但由于限制了宝宝的自如动作,固定姿势还使肌肉长期处于紧张状态,不利于宝宝肢体大运动的发育,长此下去会影响整个的生长发育进程。

事实上,睡觉时给宝宝穿上睡袍(袋)是最理想的选择。它的优点是松紧适宜,不仅能保持相对固定让婴儿蹬脱不开,保温性好不会受凉,而且又能提供一定舒适、宽松的空间任宝宝四肢自由活动,不受约束。最好能给睡袍设计一个可开合的袖口,在婴儿清醒时,上肢可从打开的袖口伸出,自由摆动,婴儿看着能自由活动的双手会很开心,手指还可触摸身边物体,给触觉以充分刺激,大大有利于智力发育;入睡后还可将上肢收回到睡袍里,关闭袖口加强保暖作用。总之,睡袍(袋)使用方便,好处多,不仅对新生儿适用,也适宜较大的婴幼儿夜间睡眠时使用。还可根据不同季节选购单、夹、棉等不同薄厚的睡袍(袋),为婴儿创造温暖舒适的睡眠环境。

(三)新生儿的护理与保健

1. 在新生儿出生前应准备些什么?

在新生儿出生前,相信大部分家长们就已为宝宝的到来做好了充足的心理准备和必要的知识准备,他们将博大的父母之爱化成全部的热情、足够的细心和顽强坚韧的毅力,精心照料自己的宝贝,陪伴着他每一天的成长。精神准备有了,物质准备又怎样呢? 建议家长从以下几个方面着手:

(1)人员准备:带养新生宝宝是件非常辛苦的工作,单靠妈妈一人很难完成,尤其是在月子里,需要其他家庭成员的共同参与。大部分爸爸都要忙于日常工作,无法分身照顾宝宝。家里如有长辈乐意帮忙自然好,如若没有,就应提前考虑月嫂或保姆的选用问题了。最好从有严格管理的正规机构,选择接受过正规培训的身体健康的人员。

(2)物资准备:①婴儿房及婴儿床。有条件的家庭最好给宝宝预备一个婴儿房,布置一些婴儿家具、用品及玩具摆设。如宝宝需要跟父母同处一室,注意一定要单为宝宝准备一张婴儿床,这样容易养成日后良好的睡眠习惯,有利于宝宝身心的发育。②衣着和被褥。可根据新生儿的出生季节来准备。如在冬季出生,除准备贴身穿的小棉毛衣裤外,还要准备小棉外衣和小棉被褥,最好用新棉花制作。夏季比较简单,有薄棉的内衣裤和小毛巾被或单包被就可以了。春秋季可选择棉绒布内衣裤及夹被或绒毯。一般内衣要准备2～4套,以便换洗。当前很多产院也会为每个新生儿统一配置两套婴儿服装,入院前应加以了解证实,自备衣物时就可适当减免。③尿布及尿垫。目前市场上都有一次性纸尿裤和成品尿垫出售,家长可根据情况选购透气性相对好点的品牌。成品纱棉尿布,市场上也有售,配合专用布尿裤使用也很方便,而且较纸尿裤透气性好,对皮肤刺激小。要注意的是,这样的尿裤最好准备2条以上,尿布则要20块左右,以备勤换。另外还可自制尿布,但注意一定要选择柔软、浅色的棉布做原料。也可自制棉垫或较厚的布垫作为尿垫,能有一定的吸水性,准备5～6块也基本可以满足换洗晾晒的需要。切忌使用尼龙布和塑料布料给婴儿当尿布或尿垫。④清洗用品。最好选择婴儿专用产品,包括数条浅色柔软的棉织婴儿毛巾,大澡盆、小澡盆、浴巾和婴儿洗浴用品如沐浴露(湿疹等易过敏的婴儿不宜使用)、爽身粉等。

71

2. 如何安排新生儿的居室?

新生儿从妈妈温暖恒定的体内来到多变的外界环境中,他们就如同一棵破土而出的幼苗,需要精心细致的保护。要为新生儿安排适宜的居室环境,促使他们逐渐适应新的外界生活,健康地生长。

在为新生儿安排居室时,最好选择朝南向阳、光线充足的房间。室内应保持空气新鲜、清洁卫生、冷暖适宜。室温一般以 20℃～25℃ 为宜,湿度应保持在 50%。

冬季,如以煤炉取暖,应安装烟囱、风斗,避免煤气中毒。同时,为了保证新生儿居室内空气的新鲜与湿度适宜,要注意定时通风换气,并可在地面上洒水,或在室内挂些湿毛巾以维持室内的一定湿度。

夏季,新生儿的居室要凉爽通风,既要防止中暑,又要避免吹过堂风。新生儿的小床应摆放在不受阳光直射的位置,以免直射的阳光刺激新生儿的眼睛。

由于新生儿初到人间,对外界病菌的抵抗能力很弱,因而要特别注意室内环境的清洁。每天要用湿润的扫帚、拖布清扫地面,用干净的湿布擦拭桌椅、台面,以减少室内的尘土。新生儿居室内不能吸烟,并应避免众多亲朋好友的探视,以免造成空气的污染。

为了给新生儿创造一个祥和的生活环境,居室周围应保持安静,避免嘈杂喧闹。在新生儿的视线内可以布置些色彩鲜艳的图画,悬挂一些玩具,播放优美、柔和的轻松音乐。

3. 在护理新生儿时应注意些什么?

新生宝宝刚刚降临世间,是多么的娇弱呀,它需要妈妈和家人全心的爱护和精心的护理。在护理新生儿时应注意以下几点:

(1)洗手:这是在护理新生儿时特别需要注意的问题。我们的手常在不知不觉中会沾满各种各样的细菌。当接触新生儿时如不洗手,很容易将病菌带给他,对弱小的婴儿会造成极大的威胁。因此,在护理新生儿前一定要用肥皂、流水洗手。

(2)保暖:新生儿体温调节功能较差,受环境温度影响较大。婴儿房室温要适宜,不要太冷,也不能太热。要经常摸摸新生儿的手足,及时掌握体温的变化,相应的增减盖被、衣着,使新生儿体温保持在正常的范围内,既不能让宝宝冻着了,也不可捂得太厉害。一般来说新生儿比处在同一房间的大人多穿一件衣服即可。冬天外出时要适当加衣并加以包裹。

(3)皮肤保护:新生儿皮肤柔嫩、抵抗力弱。每日要用清水给宝宝洗澡,更换衣服,以保持皮肤的卫生清洁。尿布湿了应随时更换,有条件时每次便后应用清水清洁外阴。接触新生儿皮肤的衣物、被褥要柔软,用毛巾为新生儿清洗时不能搓擦,避免引起皮肤损伤。

(4)用品消毒:新生儿用具应专人专用,衣服、尿布、毛巾、澡盆等清洗后应该放在通风阳光处晒干。如为人工喂养,要注意奶具的清洁,奶瓶、奶头用后要煮沸消毒。

(5)环境卫生:新生儿居室要温暖舒适。室温保持20℃～25℃左右,湿度、光照适宜,经常开窗通风,保持空气新鲜流通,但注意仅开一侧墙面的窗或门,以免对流风灌入易使产妇和新生儿受凉。

(6)预防感染:新生儿居室进出人员不宜太多,月子里应尽量减少亲戚、朋友的探望,以防病菌的带入;不要面对新生儿咳嗽、谈笑或亲吻新生儿;患有感冒或各种传染病的人更不要接触新生儿,妈妈感冒不得已时必须戴口罩。

4. 怎样保护新生儿的皮肤?

新生儿新陈代谢快,皮肤排汗及油脂较多,皮肤很薄嫩、血管丰富、有较强的吸收和通透能力,并且颈部、腋窝、腹股沟、臀部等处皱褶较多,容易受到损伤出现发红、糜烂,甚至发生感染。严重时可导致新生儿败血症。

应每天早晚给新生儿洗脸、颈部和脚,每次大小便后清洗臀部和外阴;每周给新生儿洗2～3次澡,保持皮肤洁净、干爽,减少感染机会。使用刺激性小的婴儿皂或沐浴液、洗发液,用后要冲洗干净;洗澡后要在皱褶处涂少量爽身粉或痱子粉,但一定要在身上水都擦干的前提下,否则爽身粉容易结团,反而更易堵塞毛孔。另外,为防止损伤皮肤,新生儿的衣着、帽子、鞋袜等要平整、柔软、透气性好,并要及时换洗。

新生儿皮脂腺分泌功能较强,皮脂易溢出,多见于头顶部(前囟门处)、眉毛等处,形成一层痂皮,这种情况下清洗时可先用植物油涂在痂皮上面,待痂皮浸泡变软后,再用水清洗干净,决不可用手将痂皮撕下来,以免造成损伤。

5. 如何为新生儿洗澡?

洗澡不仅可以保持皮肤清洁,避免细菌侵入,还可通过水对皮肤的刺激加速血液循环,促进新陈代谢,提高机体抵抗力。此外,洗澡也是水浴的过程,新生儿对水的温度、压力的感觉可促进其感知觉发育,洗澡时对新生儿进行全身触摸满足了新生儿的皮肤饥饿,有利于使新生儿建立起快乐情绪,促进心理健康发育。

洗澡必备用品,如大浴巾、小毛巾、浴盆、脸盆、婴儿专用沐浴用品、换洗衣服、75%的药用酒精、棉花签、尿布、爽身粉等。流程:室温22℃～28℃,铺好浴巾;准备好洗澡水,水温在38℃～42℃或用手腕或肘部试一下,水温应是温暖而舒服并略高于体温,新生儿浴盆中水深5～8厘米为宜。

洗头时先将新生儿全身用毛巾包起来,用一手拇指和中指或无名指从耳后向前压住两侧耳廓,以盖住耳孔防止洗澡水流入耳内。手掌和前臂托着新生儿的脖子、头及后背,从脸部开始清洗。用小毛巾从眼角内侧向外轻拭双眼、口鼻、脸及耳后,最后洗头顶部和头发,头发湿润后加少量洗发液轻轻揉洗,用清水冲洗干净,马上用毛巾擦干;脐带残端未脱落前最好分别清洗上、下身,以防弄脏脐周。洗身体时一只手托住孩子的肩膀和头部;一只手应始终放在新生儿的腋下,这样可以确保其头部高于水面而防止意外,用另一只手给新生儿清洗。先洗颈部、上肢,再洗前胸和腹部,后清洗背部、外阴、下肢和臀部。颈前、腋下、腹股沟、手指和脚趾间应着重清洗。洗毕用浴巾迅速裹住新生儿,皱折处仔细擦干,涂以润肤乳,夏天可涂爽身粉,臀部可涂植物油或鞣酸软膏以防尿布疹。

注意:洗澡最好选择新生儿处于安静清醒状态时,并在两顿奶之间进行,速度要快,以5～10分钟为宜,以防新生儿疲倦。清洗前囟时不要用力按压;洗头

73

时避免洗发液流到新生儿眼睛里。洗澡时不必使用浴液,以防刺激皮肤。脐带未脱时尽量避免弄湿脐带,洗完澡及时用棉签将脐部沾干,并用75%酒精轻擦脐带周围。冬季洗澡中要随时添加热水保持水温,加水时抱起新生儿,避免被热水烫伤。新生儿每周可洗3次左右。

6. 怎样包裹新生儿?

以往的父母由于自然条件(如室温低)和认识的限制,习惯长期将新生儿紧紧包裹,虽然保暖性好,婴儿不会冻着,但往往因捆绑过紧、时间太长使新生儿肢体没有了自由活动的机会,容易处在固定的肌肉紧张的姿势,十分不利于正常的生长发育。

现在随着生活水平的提高,即使在冬天也能借助供暖系统保持一定的室温了,所以新生儿在合适温度的房间内是完全没有必要包裹的,只要穿上厚薄相宜的合体衣物即可,这样新生儿就能非常自由地随意活动肢体了。但是如果要在寒冷的冬季或大风的日子带着孩子出门,最好还是将他包裹起来,以免受凉。晚上入睡时,对新生儿适当包裹也有助于保暖安神。具体的包裹方法是:通常根据季节和温度的不同选择方形的棉毛巾、或棉被,平铺于床上,将已穿好适当衣物的新生儿头部放在包裹物一角,身体沿对角线放在中央,将左右两片交叉覆盖在新生儿身上,再将下片向上覆盖达到颈下,选一条较宽的布带在外沿腰部位置适度捆绑,松紧度不至于散开即可,千万不要包裹太紧影响运动和呼吸。

对于出生就有肌紧张和伴有某种病理性姿势的新生儿来说,在专业医生指导下采用一定方式的包裹固定对他会有一定的矫治作用。

7. 怎样为新生儿换尿布?

新生儿的尿布要柔软、纯棉、吸水性强、易洗晒,并且颜色要白色或浅色;可以购买或自制,用之前要开水烫洗并漂干净。自制尿布可用纯棉布、纯棉细纱布、浅色旧秋衣等剪裁。另外,目前市场上还有直条式、三角式纸尿片儿,以及各种纸尿裤。

新生儿一般在刚吃完奶或刚喝完水会尿的比较频繁,刚睡醒时也比较爱尿尿,这时要多加注意,及时换尿布。换尿布前要将所用新尿布准备好后再换,换尿布时动作要迅速、轻柔,不要将新生儿外衣敞开太多避免着凉。白天有人时最好用布尿布,透气性好;晚上睡觉后可以用纸尿裤,既避免频繁更换尿布吵醒新生儿,又可以让妈妈得到足够休息。

将尿布折成10~15厘米宽的长方条,夹在新生儿两腿之间,一般前面到脐下,后面到腰下。男孩尿布要包得偏前一些,而女孩则适中即可,因为男孩阴茎比较靠前,前面包短了容易造成尿液外流。后面太短大便会弄脏衣服、床褥。也可将 60 厘米见方的尿布对折成三角形,直角边在腰部、角在肚脐处。纸尿裤用法类似三角尿片,可根据说明使用。尿布固定有很多种方法,直条可用松紧带,或掖紧在新生儿裤子里,三角形可用安全别针固定。

8. 如何清洗新生儿的尿布?

一旦发现尿湿,要尽快换尿布并及时清洗。清洗只有小便的尿布很简单,用清水洗 2～3 遍,可用肥皂洗一下,然后漂洗干净,放在通风、有太阳的地方晒干,无条件晾晒时,可用熨斗熨干。有大便的尿布比较难清洗,首先要用刷子或竹片将大便揩下去,然后将有大便的尿布单独清洗。有一个比较好的办法是将纯棉旧床单烫洗,然后剪成多个 20 厘米×20 厘米(或 10)cm^2 小块,每次换尿布时,将小块布折成 10 厘米见方垫在尿布内侧肛门周围,一般新生儿若排大便都会留在小块布上,换下尿布后将带有大便的小块尿布直接扔掉,仅清洗有小便的大块尿布,这就给不愿洗屎尿布的父母省去很多麻烦。尿布使用一段时间要再用开水烫洗消毒。当然,如果有条件,最好是每次都用开水烫洗。

9. 新生儿臀红怎么办?

75

臀红学名为尿布疹,是新生儿十分常见的皮肤问题。最常见于臀部和尿布覆盖的任何部位。尿布疹主要原因为细菌分解粪便中尿素产生氨刺激皮肤所致。如果新生儿长时间接触不干净的湿尿布、长期使用吸附作用过强的一次性尿布、新生儿为过敏体质等,容易出现尿布疹。尿布疹一般为边缘不清的红斑,可有渗出、水肿、表皮剥脱、微小溃疡及脓疱。患有尿布疹的婴儿常表现出烦躁不安、爱哭闹及睡眠不实等症状。

治疗和预防尿布疹最好的办法是尽可能保持宝宝臀部的清洁和干燥。每次便后应及时用清水冲洗臀部,并用软毛巾将水擦干,涂以护臀霜或烧开后保存待用的植物油,以免尿液或粪便长时间浸湿皮肤。重视尿布的选择。应选用柔软的、白色的纯棉布做尿布或透气性较好的纸尿裤,还可将纸尿裤与纯棉尿布交替使用,即白天在家时用普通尿布,外出、夜间用纸尿裤,这样既经济又利于保护臀部皮肤。应将尿布在清水中浸泡 30 分钟后再洗。切忌用碱性的皂类洗涤尿布。尿布应漂洗干净以免残余化学剂刺激新生儿皮肤,洗净的尿布应经过开水烫或煮,以去除尿酸盐,并最好在阳光下晒干尿布,以起到消毒作用。此外,定时把尿,培养良好的排尿习惯,减少新生儿接触尿布的机会,也利于减少尿布疹的发生。当新生儿患有腹泻时,会加重对臀部皮肤的刺激,在及时更换尿布的同时,应积极治疗腹泻。

在急性期有红斑、水肿或水疱时,可用3％硼酸溶液或炉甘石洗剂湿敷,并涂以氧化锌油剂;如有溃烂应使用抗生素类软膏如0.5％金霉素软膏、0.5％新霉素软膏等;如果没有水肿,只是以丘疹、鳞屑(类似脱皮)、结痂为主时,可用炉甘石洗剂及激素类冷霜涂患处。严重不愈的患儿应少用或暂时不用尿布,让婴儿的臀部暴露在空气中,以保持皮肤干爽,也可到理疗科用远红外线理疗。

切忌使用松花粉、消炎粉等涂患处,因为粉剂吸水后反而造成皮肤潮湿,加重病情。

10. 怎样保护好新生儿的脐带?

脐带未脱落前,要保持脐带及根部干燥。出院后不要用纱布或其他东西覆盖脐带,也不要自行敷药,这样可促使脐带更快地干燥脱落。当然还要保证新生儿穿的衣服纯棉、柔软、透气,肚脐处不要有硬物。保证每日给新生儿换衣、洗澡,洗澡后用洁净的柔软纯棉毛巾轻轻将脐带周围皮肤沾干,然后用酒精涂抹即可。如果脐部有少量渗液,可用75％酒精轻涂,每日1～2次。如果脐部有脓性分泌物应及时看医生。

脐带脱落后,脐窝处可留一层痂皮,日后会自然脱落,正常情况下脐窝处是干燥的,不必再做任何处理。若脐窝部潮湿或有少许渗出,可用消毒棉签蘸75％的酒精轻轻擦净,再用75％的酒精涂在脐根部和周围皮肤上。有时发现脐部有白色肉芽长出,甚至有脓性分泌物而且周围的皮肤有红肿等现象,不要随意用龙胆紫、碘酊等,以防掩盖病情,应找儿科医生处理。

11. 如何为新生儿保暖?

俗话说,要让小儿安,常带三分饥与寒。这是相对大孩子而言。新生儿体温调节中枢尚不成熟,自身体表面积相对较大,容易散热,且新生儿产热主要由皮下棕色脂肪组织分解,缺乏寒战等产热方式,若外界环境温度过低,持续时间太长,有的新生儿会出现体温不升,容易发生新生儿硬肿症及出血等一系列病症,并可危及生命。由此可见,在新生儿时期保暖是十分重要的。

在家庭中为新生儿保暖的方法很多。除了控制环境温度,为新生儿准备适宜的衣服外,还有其他的保暖措施。一般来说,新生儿居室温度应保持在20℃～25℃,相对湿度为50％～60％,在寒冷的冬天尤为重要。新生儿的衣服、包被最好选用新棉花和柔软舒适的棉织品制作,以保证良好的保暖性。另外,衣服不可过于宽松或太紧,两者都不利于保持新生儿体温。如果新生儿手脚冰凉,体温低于36℃,表明保暖不够,可增加盖被、用热水袋等,条件好的可利用空调设备提高室内温度。需特别注意热水袋内水温应为50℃左右,不应超过

60℃,热水袋要排除空气,口盖要拧紧。要将热水袋用布包好,放置在包被之外,不能直接贴于皮肤,以防止烫伤。也要经常更换热水袋中的水,以保持一定的温度。在农村或边远山区,也可将新生儿抱起来与母亲的胸腹部直接接触来取暖,也是很好的办法。

在为新生儿保暖的同时,应注意勿保暖过度。因温度过高可使新生儿出现发热、脱水等现象,对其健康是不利的。

12. 新生儿为什么有时会睡眠不安?

睡眠是小儿生长发育的最重要环节之一。正常情况下新生儿每日睡 20 小时左右,所以新生儿每天绝大多数的时间是在睡眠中度过的。

但是,有时新生儿会出现睡眠不安稳,如睡一会儿就醒或哭闹。家长遇到这种情况时很担心,担心如此长期下去,睡眠不足会对新生儿的生长发育造成不利的影响。

正常的新生儿有时也会出现睡眠不安,常见的原因是饥饿和口渴、过冷与过热、尿湿等。家长应看一看新生儿有没有吃饱,摸一摸新生儿是否有汗或四肢发凉,查一查尿布是否湿了或包裹得太紧而使新生儿不舒服。家长可针对不同情况,给予相应的处理。一旦满足新生儿的需要,及时喂奶和喂水,或者为他换掉湿尿裤,或者调节室温,新生儿就会香甜地睡上一觉。

此外,新生儿若突然受到光线、声音、物品的刺激,而感到不安全时,也会出现睡眠不安,家长应注意安排一个良好的睡眠环境。

睡眠不安也是新生儿生病的一个信号。如发热或身体某一部位发生病变,新生儿往往睡得不踏实。还有的新生儿由于母亲在妊娠期间户外活动少,阳光照射不足,又没有补充维生素 D 和钙剂,孩子出生后不久即出现佝偻病的症状,表现为烦躁、睡眠不安等,严重的新生儿甚至可发生低钙抽搐。需到医院经医生确诊后,给予补充钙剂和维生素 D 治疗,症状即可消失。

13. 新生儿哭闹不安怎么办?

新生儿的哭闹主要是围绕着吃喝拉撒睡穿等几方面,而且经常发生。妈妈要正确分析解决,决不可一哭就抱,否则养成习惯后不抱就哭。妈妈还要在不断聆听新生儿的哭声中总结经验,逐渐掌握不同的哭声代表的意义:①排便后哭闹。当新生儿哭闹时应首先检查是否排便,如果尿布尿湿或有大便,应及时更换干爽尿布。②喂奶时哭闹。喂奶时新生儿反复避开奶头,且边吃边哭,可能是乳汁过急(冲)所致。可挤出少量乳汁后再喂,或选用小流量奶嘴。③奶水不足的哭闹。喂奶前发生,声音洪亮、短促,有规律,常伴吸吮动作。应及时哺

77

乳。④新生儿穿衣不合适引起的哭闹。衣服过厚、过薄或包裹过紧等都可能导致哭闹。应注意室内温度，并适当增减孩子的衣服和被褥。⑤新生儿想睡觉也会哭闹。孩子睡眠时应保持环境安静，灯光调暗。⑥需要爱抚的哭闹。醒着的新生儿长时间得不到爱抚时也会哭闹，哭声小，断断续续。应在新生儿觉醒状态时，多抚摩、搂抱他，多跟他说话，可促进心理发育。⑦难以控制的哭闹。新生儿一天中总有一个"很挑剔"的时期，这时试着和他玩耍、唱歌、说话、轻摇他和散步，有时会有效。不过，有时你怎么做都不能安慰他。许多新生儿不哭闹就不能入睡，那就让他独处或哭闹一会，他会很快入睡。⑧新生儿生病时如感冒鼻塞、发热、腹泻等都会哭闹，哭声高调、剧烈。应及时到医院就诊。

14. 怎样护理生病的新生儿?

新生儿刚刚脱离母体，生活环境发生了巨大的变化，加之身体各器官的功能尚未发育完善，抗病能力又很低，对外界环境变化的适应性也很差，如果护理不当，非常容易生病。在新生儿生病时，有时需要在家庭中进行护理，家长除按日常护理之外，还要给予特殊的照顾，特别是要观察新生儿的病情变化，以便及时采取必要的措施。

护理前一定要用肥皂、流水洗手。房间内保持适宜的温度，应温暖舒适，空气新鲜，避免他人接触新生儿。护理时除按时喂药外，要经常摸一摸新生儿的小手小脚，粗略掌握体温的变化，必要时应测量体温。喂奶时速度要比平时慢些儿，注意观察新生儿吸吮力及吃奶量的变化。同时，在护理过程中要随时查看新生儿的精神、面色和呼吸情况，认真辨别哭声音调的高低变化。

如果出现发热或低体温，吃奶时吸吮无力，吃奶量不及平日的一半或不吃奶、呛奶、反复呕吐等，均说明病情有变化。当新生儿应该醒着的时候，却想睡觉或精神不振，或面色苍白、口周发青，安静时呼吸次数每分钟≥60次，哭声微弱或尖叫，都是病情危重的表现。此时应及时将新生儿送往医院检查及治疗，不能继续在家中护理，否则会因延误病情，而导致不良后果。

15. 给新生儿喂药时应注意什么?

当新生儿生病时，免不了要给他喂药。由于新生儿对各种味道的反应不太敏感，所以给新生儿喂药较比给大一点儿的孩子喂药相对容易。尽管如此，家长也应十分谨慎。在给新生儿喂药时应注意以下几点：

（1）喂药前首先应查看药物，认真核对剂量，以免误服而发生危险。如为片剂药物，应把药片研成细粉，然后溶化在少许温开水中，注意溶药的水不要太多，稀释即可。如果药液过浓、过苦(中药)，可适当加一些水使浓度低一些，或

78

适当加些白糖,这样有利于新生儿服药。

(2)不要将药物和乳汁混在一起喂,因为乳汁和药物的混合可能会出现凝结现象或降低药物的治疗作用,加之喂奶与喂药同时进行也影响新生儿的食欲,最好还是单独喂服药物。

(3)使用小勺喂药时,可将新生儿头和手固定,然后用小匙将药液放到舌根部,慢慢倾入,要等新生儿全部咽下后再移开小匙,接着喂下一口。喂药后再喂几口清水或糖水。不要捏鼻灌药,以防呛入气管。

(4)使用奶瓶喂药时,将药液倒入奶瓶,让新生儿自己将药液吸吮进去。但由于奶瓶容积较大,药液不免会沾在瓶内,最后应用少许的温开水涮净瓶内,再喂新生儿,以保证足够的药量。

(5)如果新生儿病情较重时,可用滴管或塑料软管吸满药液后,将管口放在患儿口腔颊黏膜和牙床间慢慢地滴入,要随着新生儿吞咽的速度缓慢进行。

(6)注意在喂药的过程中,如果发生呛咳应立即停止,并抱起患儿轻轻拍后背,严防药液呛入气管而发生窒息。

16. 怎样预防新生儿发生意外事故?

家长在看护新生儿时,有时由于一时的疏忽,可能会给新生儿带来意想不到的伤害。家长应从以下几个方面预防新生儿意外事故的发生:

(1)预防窒息:当新生儿睡眠时,不要将新生儿面部捂严,口鼻要充分暴露。特别是有的母亲爱搂着新生儿睡觉,熟睡翻身时很容易压着新生儿或不小心将奶头堵塞了新生儿口鼻,可能造成窒息等严重后果。给新生儿喂奶时,如果新生儿吃奶过急,急促地吞咽,容易出现呛奶,严重时可误吸入气管,造成窒息。因此,对于吃奶过急的新生儿,母亲在哺喂时要注意让他先吃几口后,将奶头拔出,稍停片刻再喂。每次喂奶后应抱起拍背,最好打个嗝后再放下侧卧,这样既减少吐奶的机会,又可避免万一吐奶吸入气管而发生窒息的可能。

(2)预防外伤:有新生儿的家庭,最好不要养小动物。因为小动物有抓伤咬伤新生儿的可能,动物携带各种病菌也可能传染给新生儿。初次给新生儿穿的内衣裤在穿前要仔细检查,看看有无异物,有无脱落的线头。一个异物,就有可能会伤害新生儿;一个线头,就有可能缠绕新生儿的手指、脚趾,影响局部血液循环,造成组织坏死。

(3)预防烫伤:冬季室温过低,家长用热水袋或热水瓶给新生儿保暖时,使用前一定要注意看一看袋(瓶)口是否拧紧,应将热水袋或瓶子倒过来检查是否漏水。使用时不能将热水袋直接接触新生儿的皮肤,外面要用毛巾包好放在小被子外面。给新生儿洗澡时,浴盆内要先放冷水再放热水。洗前家长一定先用手背试一下水温,再将新生儿放入盆中。

(4)预防误服误用:当新生儿用药时,不论是口服药物还是外用药,用前一定要仔细查看核对,以免发生误服误用,造成不必要的伤害。

总之造成新生儿意外伤害的因素很多,家长一定应注意避免一切可能的因素,使新生儿健康地成长。

17. 新生儿需要戴手套吗?

现在有不少家长非常疼爱自己的新生宝宝,看到新生儿的小手在无目的地抓摸,很担心新生儿会用小手抓脸,划伤面部。特别是当新生儿长出了指甲,家长又不敢为新生儿进行修剪。怎么办呢?他们常常给新生儿戴上一双手套。

这样做看上去是为了很好地保护新生儿,但从新生儿发育的角度出发,却直接束缚了他的双手,使手指活动受到一定的限制,同时也不能直接触摸周围的物体,极不利于新生儿手指和触觉的发育。此外,如果手套比较粗糙,当手部活动时易摩擦皮肤,使新生儿感到很不舒服。毛巾手套或其他棉织品做的手套,如里面的线头脱落,很容易缠绕住新生儿的手指,影响手指局部血液循环,一旦发现不及时,有可能引起手指坏死而造成严重后果。因此,从新生儿手指发育和安全的角度考虑,我们不提倡给新生儿戴手套。

当新生儿的指甲长长了的时候,家长可以趁新生儿熟睡时,小心仔细地修剪。剪指甲时一定注意抓住新生儿的手,避免万一因新生儿晃动手指而被剪刀碰伤。同时,指甲不要剪得过短,以免引起损伤,最好修剪得适中,光滑,这样既清洁卫生,又不用担心会抓伤皮肤,还保证了新生儿小手的正常发育。

18. 新生儿鼻子不通气怎么办?

常有家长咨询,新生儿鼻子不通气的问题,这要从新生儿的生理特点谈起。

新生儿鼻道短、鼻腔相对狭小,鼻黏膜血管丰富,当受凉或病原体感染时很容易发生炎症。此时,鼻黏膜充血、肿胀,分泌物增多,使鼻腔更为狭小,影响通气。即使是健康的新生儿,也经常会有分泌物堵塞鼻腔,造成呼吸不畅。

当新生儿鼻子不通气时,常表现为喘气声粗、呼吸不畅、烦躁、哭闹、严重时张口呼吸,影响吃奶。此时家长虽很着急,却不知如何处理。

当遇到以上情况时,家长首先要查看新生儿鼻腔内是否有分泌物,如有分泌物,可用棉签或小毛巾角蘸水后,湿润鼻腔内的干痂,再轻轻挤压鼻根部,用棉签取出分泌物。如鼻腔内没有分泌物,仍有鼻子不通气发生,很可能是由于炎症造成的鼻黏膜充血、肿胀所致,可用手指有节奏地轻轻挤压鼻翼两侧,或用

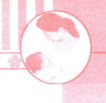

温热的毛巾局部湿敷,均可改善鼻塞状况。

19. 在婴儿床边悬挂玩具时应注意些什么?

　　新生儿的绝大多数时间躺在床上,此时如果在婴儿床栏边悬挂上五颜六色、各式各样的玩具,不但会把婴儿床装点布置得非常漂亮,而且婴儿也会很喜欢这些色彩美丽的玩具,躺在床上玩耍时常常会盯着玩具不停地看。在这一时期,小婴儿的头颈、眼睛正处在生长发育阶段,外界的不良作用时常会带来一定的影响。因此,家长在床栏边为小婴儿悬挂玩具时,应注意选择合适的玩具和悬挂的位置。

　　适合小婴儿床栏边悬挂的,应选择颜色鲜艳的各式玩具,如各色气球、各种充气的小动物玩具,有利于刺激小婴儿的视觉发育。有条件的家庭,也可选择有音乐响声或能活动的玩具,玩具的声响与活动能促进小婴儿头和眼的运动协调及追随物体的能力。

　　悬挂玩具的位置也十分重要。如果玩具选择得不错,但悬挂的位置不当,结果会适得其反。如有的家长在床的中间拉上一根绳子,把玩具全部都挂在上边,使小婴儿目不转睛地总盯着中间看,久而久之,双眼内侧的肌肉持续收缩,很容易出现内斜视,也就是大家俗称的"对眼";同样,若把玩具只挂在床栏的一侧,小婴儿总向一侧偏看,也有可能会发生斜视。由此可见,家长在悬挂玩具时,应注意将各种玩具挂在床栏四周、上下左右各个方向,有远有近,使小婴儿的头颈、眼睛均得到良好的发育。

　　悬挂玩具时还应考虑到安全问题。玩具要捆绑结实,不易脱落,特别是在小婴儿头部上方不能悬挂较重的玩具,以免脱落砸伤婴儿。同时,应注意检查玩具有无尖锐毛刺,充气玩具不能吹气过足,防止小婴儿触摸时发生意外。

20. 新生儿为什么要接种卡介苗?

　　卡介苗是一种减毒的活菌苗。新生儿接种以后可以产生对结核病的抵抗力,以有效预防结核病。结核病是由结核杆菌引起的慢性传染病,至今在我国仍有流行。婴幼儿的抵抗力低下,若受到了结核菌的感染后很难控制,并能发展为很严重的类型,特别是结核性脑膜炎,有可能带来不可逆的脑部损伤,造成痴呆等后遗症,甚至危及生命。

　　我国早已把卡介苗列入儿童计划免疫。新生儿在出生 24 小时以后,即可以接种卡介苗。接种方法是于左上臂三角肌处皮内注射,剂量为 0.5 毫克。新生儿接种卡介苗后,一般不会引起发热等全身性反应。接种后 2～3 周局部呈现红肿硬结,继而形成小脓疱,以后自行消退。有的脓疱破溃后形成浅表溃疡,

81

直径不超过 0.5 厘米,然后逐渐结痂,痂皮脱落后可留下永久瘢痕,俗称卡疤。整个过程一般不需要进行特殊处理,对形成的脓疮或溃疡不可挤压或包扎,只要保持局部清洁即可。此外,接种后还要注意检查接种是否成功。应在小儿满 3 个月后到所属区结核病防治所做结核菌素(OT)试验,在试验的 48 小时或 72 小时后查看结果。如果注射局部出现 0.5～1 厘米的红肿硬结,说明试验阳性,接种成功;否则为试验阴性,接种没有成功,需要重新接种。一般新生儿接种卡介苗后,2～3 个月机体产生有效免疫力,可持续 3～5 年。

早产儿、难产儿、有明显先天性畸形及出生体重低于 2 500 克的新生儿,患有发热、腹泻以及有严重皮肤病、湿疹的小儿,暂时不能接种卡介苗。

21. 新生儿为什么要进行乙肝疫苗接种?

乙型肝炎(简称乙肝)是由乙型肝炎病毒所致的传染病。目前在世界各国乙肝的发病率都很高,我国更加严重。儿童往往是感染乙肝的最危险的人群。当新生儿感染乙肝病毒后,就可能成为慢性乙肝病毒携带者,他们成年后,其中一部分将会发展成为肝硬化和原发性肝癌,将严重威胁儿童的健康。

我国早已研制出乙肝疫苗,这种疫苗没有传染性,对乙肝病毒具有很好的免疫性能。接种乙肝疫苗是预防乙肝病毒感染的最好办法。我国已将乙肝疫苗接种列入儿童计划免疫程序。整个免疫共注射 3 针,即"0、1、6 方案",即出生后 24 小时内在右上臂三角肌处注射第 1 针,剂量为 10 微克,1 个月时接种第 2 针,6 个月时接种第 3 针,剂量均为 10 微克。注射完 3 针疫苗才算完成对乙肝的免疫程序。可以肯定,儿童完成乙肝疫苗免疫程序后,保护率达 95％以上。

疫苗接种过程简单,一般没有什么反应,个别儿童可能出现低热,有的在接种部位出现小的红晕和硬结,一般不用处理,1～2 天可自行消失。

22. 新生儿哭闹都是有病吗?

在新生儿期,宝宝最常用的表达方式就是哭。无论饿了、渴了、尿了,还是生病了,都会哭,而且会用不同的哭声表达他的需要和不适。所以说,哭声还是新生儿的语言。

宝宝饥饿时哭闹,是最常见哭闹的原因。宝宝的哭声很洪亮,哭时头来回活动,嘴不停地寻找,并做着吸吮的动作。只要喂奶,哭声立即停止。而且吃饱后安静入睡,或满足地四处张望。

如果宝宝哭时面色发红,满头是汗,一摸身上也有汗,那么哭闹是由于过热引起。此时给宝宝减少衣服或铺盖,哭声会慢慢停止。

如果宝宝哭闹时,常伴有面色苍白、四肢发凉、身体紧缩,那么哭闹是由于过冷引起。此时给宝宝增加衣服或铺盖,宝宝暖和了,就不再哭了。

如果宝宝在睡眠中突然大哭起来,初起哭声大,以后逐渐变小,并伴有全身躁动不安,那么哭闹由于宝宝尿湿了或大便后引起,及时更换尿布后,宝宝就会安静了。

还有的时候,宝宝的哭声很尖直,伴有发热、呕吐等,或哭声嘶哑、无力,表明宝宝生病了,必须请医生查找病因,针对病因进行积极治疗。

总之,新生儿哭闹的原因是比较复杂的,哭声变化多样,但新生儿哭闹不都是有病。家长要细心观察,认真识别,从而采取相应的正确措施。如果是因生病而出现哭闹,应及时去医院进行诊治。

23. 新生儿呕吐的原因有哪些?

呕吐是新生儿时期较为常见的一种现象。呕吐分为两种,一种是生理性呕吐,一种是病理性呕吐。

生理性呕吐与新生儿消化道生理解剖特点有关。新生儿胃容量小,形状呈水平位,同时胃的入口贲门括约肌发育较差,而胃的出口幽门括约肌发育较好,因此胃的入口松而出口紧,所以胃内容物很容易反流而出现溢奶。这就是人们俗称的"溢乳"。多由喂养不当引起,常见有喂奶前哭闹,喂奶过多,或乳头过大、凹陷,或用奶瓶喂奶时橡皮奶头孔过大,促使吸奶过急、过冲等,这些都会使宝宝吸进过多的空气,空气由胃内溢出时,将奶带出而导致呕吐。

病理性呕吐是由疾病引起。其原因多而复杂,常见的内科疾病有肠道内、肠道外感染性疾病,如腹泻、上感、肺炎、化脓性脑膜炎等,颅内压增高时也会出现呕吐,如脑水肿、脑积水、颅内出血等,羊水吸入过多、贲门松弛、内分泌和先天性代谢性疾病也可以出现呕吐现象。常见的外科疾病有先天性消化道畸形或发育异常,如食管闭锁、先天性肠旋转不良、小肠闭锁或狭窄、先天性幽门肥大性狭窄、先天性巨结肠等。此外,还有一些原因不明的呕吐,可能与新生儿轻度脑损伤或母亲孕期用药有关。

24. 新生儿呕吐怎么办?

如前所述,新生儿呕吐的原因是多种多样的。如果你的宝宝在溢奶前后无异常的表现,次数不多,体重增长正常,精神也好,这属于生理性呕吐。对此,家长要科学喂养和加强护理。如妈妈在孕期要注意乳房护理,有奶头凹陷者要逐渐将奶头提拉出来,以便于宝宝出生后吸奶;用奶瓶喂奶时要注意橡皮奶头孔眼不要过大,防止吸奶过急、过冲;喂奶次数不要过多或喂奶量过大;喂奶前不要让宝宝过于哭闹;不要吸吮假奶头;喂奶时要使奶瓶中的奶充满奶头。做到这些就可以防止宝宝胃内吸入过多的空气而导致呕吐。此外,喂奶后要把宝宝竖抱起来,轻轻拍打其背部,直到打嗝将胃内的空气排出后,再放回床上,枕部稍高一点,向右侧卧,不要过多地翻动宝宝,这样可以减少溢乳。生理性呕吐,不需要特殊治疗,只需合理喂养和加强护理,随着宝宝月龄的增加和胃肠功能逐渐发育成熟就会自行缓解。

如果您的宝宝生后24小时就开始呕吐,或吃后就吐,量较多,甚至呈喷射状,或者除呕吐外还伴有其他异常的表现,如发热、腹胀、阵阵哭闹、精神委靡、抽搐等,这表明您的宝宝是因生病而引起的病理性呕吐,应及早送医院进行诊治,以免延误病情。

25. 新生儿发热怎么办?

新生儿由于体温调节中枢发育尚不完善,体温易受周围环境温度的影响而发生变化。因此,新生儿发热时除考虑各种疾病因素外,还要注意是否有环境温度的影响。

对于发热的新生儿,首先查找病因及时治疗,同时采用安全、有效的物理降温措施。如果新生儿一般情况好,体温在38℃～39℃,应检查居室温度和新生儿穿盖的衣被,若室温＞25℃,应设法适当降温如开窗通风等。若衣被过厚过多或包裹太紧,应减少或松开宝宝的衣服或包被,使之散热降温。如果体温＞39℃,面色红润,四肢温暖时,可用温水浴或酒精浴降温。

温水浴是使用低于体温3℃～4℃的温水擦洗。酒精浴是使用75％的酒精加等量温水,浸湿纱布后在颈部、腋下、腹股沟部、手脚心等血管丰富的地方擦洗,以促进皮肤散热。需要注意的是,在擦浴过程中要避风,以免孩子着凉。此外,家长还要观察孩子的面色、呼吸、脉搏及精神状态。一般使体温降到38℃即可,因为新生儿体温调节功能发育还不成熟,如果体温降得过低,会出现体温不升,影响机体对病原菌的抵抗能力而不利于疾病的治疗。

新生儿发热时,除注意降温外,还应查找病因,在医生的指导下进行疾病治疗,以便尽快恢复健康。

26. 如何处理新生儿皮肤脓疱疮?

脓疱疮是一种传染性很强的细菌性皮肤病,多于生后2～3天至2周内发病。好发于皮肤皱褶部,如腹股沟区、腋窝和颈部皱褶部位及尿布区域。面部、躯干、四肢部位也时有发生。脓疱疮一般为浅表的水疱样脓疱,水疱大小不等,直径2～3毫米,较大的疱直径可达0.5～3厘米。脓疱的壁很薄,一旦破裂,疱内带有大量细菌的液体就会流出,污染周围的皮肤,引起新的脓疱。有的新生儿还会出现发热和腹泻等症状,严重者还可并发败血症、肺炎或脑膜炎等。

如果新生儿只有少量脓疱,可采用局部治疗。有结痂和渗出者,可用1%～4%硼酸溶液湿敷,脓疱周围皮肤可用75%酒精消毒后,涂以抗生素软膏,如百多邦每日3次。涂药之前最好用硼酸溶液或流动清水清洗。如果患病面积较大,医生会给新生儿开一些口服抗生素。妈妈一定要按时给新生儿服药,并认真给新生儿搽药,做到随痒随搽,以免新生儿搔抓。为防止交叉感染,新生儿的衣物、尿布等日常用品均需每日煮沸消毒1次;内衣、被褥等应在阳光下暴晒。除家中护理的人以外,尽量不要让患病的新生儿接触其他人。

27. 怎样识别新生儿病理性黄疸?

一般新生儿刚生下来时,脸色红润可爱,可是过了2～3天,新生儿的面部甚至躯干及四肢的皮肤渐渐变成了橙黄色,或是红里透黄,此种现象谓之新生儿黄疸。约有半数以上的新生儿都会有这种现象,表现为轻度黄疸,黄红色带有光泽,进展较慢,至生后4～6天时最为明显,多在生后7～10天逐渐消退,此谓生理性黄疸。这与新生儿发育过程有关。因新生儿血中胆红素的生成相对较多,处理胆红素的肝脏功能发育尚未完善,因而造成体内的胆红素过多而出现黄疸。生理性黄疸一般不需特殊治疗。如黄疸出现过早(在生后24小时内出现)、过深(全身皮肤特别是手和脚心黄染明显),或黄疸进展迅速超过生理性黄疸水平值(205～256微摩/升),或迟迟不退,或退而复现等情况则为病理性黄疸。此时父母应找医生做进一步的检查,以查明原因并及时治疗,避免引起胆红素脑病(核黄疸)。

28. 新生儿硬肿症如何防治?

新生儿硬肿症主要因寒冷引起,故又称新生儿寒冷损伤综合征。多发生于寒冷季节和地区,早产儿、低体重儿容易患病。

本病主要是因寒冷引起,多与生后保温差、喂奶不足及患各种感染疾病有关。多见于出生3日内的新生儿,表现为低体温、皮肤硬肿及多脏器功能损害等。患儿体温常低于35℃,重者低于30℃,皮肤发硬、水肿,硬肿部位从小腿蔓延至下肢、上肢、躯干及全身,严重时出现休克、肺出血等多脏器衰竭而死亡。

新生儿硬肿症可危及新生儿的生命,因此预防此病的发生十分重要。首先,加强孕期保健特别是围生期保健,预防早产和减少出生低体重儿。还要重视新生儿保暖,保持产房和新生儿室内环境温度在22℃～24℃,特别是在寒冷季节或地区,更要做好临产时母子保暖防寒工作。在保持环境适宜温度的同

85

时,还应事先把婴儿的包被预暖,宝宝出生后迅速包裹好。此外,还要注意早开奶,以补充足够热能并预防新生儿窒息、感染等疾病的发生。如发现新生儿手脚发凉可在包被外面放暖水袋,但要注意防止烫伤。若当时没有保暖条件,可将新生儿抱在怀里,用大人的体温暖新生儿。如果新生儿出现低体温、皮肤发凉变硬,应在保暖的条件下及早将新生儿送往医院进行治疗。根据患儿情况,采取复温、供给热能和液体、纠正器官功能紊乱等综合治疗措施。

29. 什么是新生儿破伤风?

新生儿破伤风是因为破伤风杆菌侵入脐部而引起的急性感染性疾病,常在生后第4~6天发病,所以又称"四六风"。由于在接生过程中接生员的手和使用的接生用具等未经严格消毒,破伤风杆菌污染断脐的创面,并在局部繁殖产生毒素,其毒素通过血循环进入神经系统,引起患儿阵发性或持续性痉挛。

破伤风杆菌感染后一般经过4~7天的潜伏期,开始喂奶困难,牙关紧闭;后出现面部肌肉痉挛,呈现"苦笑脸",四肢及全身肌肉痉挛,上肢弯曲,下肢伸直;颈项与背肌痉挛形成角弓反张;喉肌痉挛导致窒息。患儿痉挛发作可以是阵发性的或持续性的,在受到刺激时发作更为频繁。由于患儿消耗很大,喂奶又困难,很快就会发生脱水、衰竭及并发肺炎等。通常患儿在痉挛发作1~4周可停止,但多数患儿在痉挛严重时因窒息死亡。因此,新生儿破伤风的死亡率高,严重威胁着新生儿的生命,应做好预防,当发现新生儿有可疑症状时,应立即入院诊治。

30. 新生儿破伤风如何预防?

新生儿破伤风来势凶险,一旦感染治疗困难,多数患儿因窒息而死亡。因此做好此病的预防工作尤为重要。首先加强预防破伤风知识的宣传和普及;接生时必须严格无菌,大力推广新法接生;如接生人员剪指甲、洗手和浸泡消毒液;使用经严格消毒的接生用具如剪刀、脐带敷料等;脐带的断面要用碘酊、酒精涂抹等。如果急产或在未消毒情况下接产,可用2.5%碘酊涂抹剪刀,等待干后断脐;或把剪刀烧红放凉后再断脐。结扎脐带的线绳在碘伏或2.5%的碘酊浸泡后使用,但要注意保留较长的脐带,以便第二次断脐的消毒处理,对于未严格消毒者,争取在24小时内剪去脐带残端并重新消毒、结扎处理,局部用3%过氧化氢溶液或1:4 000的高锰酸钾溶液彻底清洗后涂上碘酊。同时,给新生儿肌注破伤风抗毒素1 500~3 000单位或肌注抗破伤风免疫球蛋白75~250单位并肌注青霉素3~4天。新生儿出院后要做好脐部护理,可用75%酒精棉球涂擦脐部分泌物,保持脐部清洁卫生。

86

为了预防新生儿患破伤风,育龄妇女应至少接受两次破伤风类毒素的免疫注射,两次间隔时间不少于4周。接受了破伤风类毒素免疫注射的妇女可以使自己3年内不患破伤风,怀孕后胎儿也会通过母体得到保护,并且可持续到出生后数月。因此只要采取有效的预防措施,就能防止新生儿破伤风的发生。

31. 如何判断新生儿得了肺炎?

新生儿肺炎一般指感染性肺炎,是新生儿时期常见的疾病,也是引起新生儿死亡的主要原因之一。

新生儿肺炎一般可分为感染性肺炎和吸入性肺炎两类。新生儿在生后1～2天内发生了肺炎,多是因为母亲在妊娠晚期受病原体感染,细菌和病毒通过胎盘感染胎儿,属感染性肺炎;或者母亲在分娩过程中羊膜早破,羊水被细菌污染,引起绒毛膜-羊膜炎,胎儿吸入被污染的羊水而感染,属吸入性肺炎。如果新生儿出生数日后患肺炎,往往是因为与呼吸道感染病人接触,或是通过其他途径感染的。

新生儿肺炎的症状表现多不典型,一般表现为不爱吃奶、呛奶、吐奶或拒奶,有的口吐白沫,精神委靡或者烦躁不安、面色苍白或灰白,呼吸增快口周发绀等,少数患儿还伴有发热。我们通过观察新生儿的呼吸和数呼吸次数来判断是否患有肺炎。正常情况下新生儿的呼吸次数为每分钟40～50次,患肺炎的新生儿呼吸次数增快,每分钟超过60次,并且呼吸表浅;严重时有呼吸困难,表现为口周和手脚发绀、鼻翼翕动、三凹征(锁骨上窝、肋间隙和心窝部随吸气时出现凹陷),并可有点头样呼吸,甚至呼吸暂停。因此,当新生儿出现呛奶,吐奶口吐白沫,口周发绀,精神不好,呼吸增快时($\geq$ 60次/分),要考虑新生儿可能患了肺炎,应立即到医院诊治。

32. 新生儿腹泻怎么办?

一般情况下新生儿多在出生后10小时左右排出墨绿色胎便,质黏稠,无臭味;出生后2～3日逐渐变为新生儿正常粪便,其性状随新生儿进食不同而不同。母乳喂养的新生儿大便含水较多,有小颗粒奶块,呈金黄色细糊状,质柔软均匀,发酸臭味,每日排便次数约3～6次,满月后逐渐减少;牛奶喂养的新生儿大便较干,量较多,淡黄色,含皂块颗粒较大、较多,臭味重,每日排便1～2次。如果新生儿大便次数比原来突然增多,大便性状出现异常,如稀水便、或带有粗大奶瓣、黏液脓血等,即为新生儿腹泻。

多数新生儿腹泻是因喂养不当,如吃奶量过多、奶粉冲调比例不当;牛奶过

87

敏；乱用抗生素出现肠道菌群紊乱及环境过冷、过热等因素引起的非感染性腹泻。对于此类腹泻要根据新生儿胃肠道生理发育特点合理调整奶量，奶量即不能过多也不能过少，奶粉冲调比例恰当，不喂凉奶或变质奶；还要注意随环境温度变化增减衣被，防止因环境太冷引起肠蠕动增快或因太热消化液分泌过少而致腹泻；并注意在医生指导下合理使用抗生素。腹泻时可服用助消化药物或胃肠黏膜保护剂，如多酶片、乳酶生、妈米爱、丽珠肠乐、思密达等。

新生儿感染性腹泻是由病原体侵入肠道而引起，患儿大便的性状、气味等常因侵入机体病原菌的不同而有所变化，常带有黏液、脓血及腥臭味；大便镜检可见红、白细胞等。此类腹泻应在医生指导下，根据侵入机体病原菌的不同选择使用不同的抗生素。

此外，还有一些疾病也可引起腹泻，如新生儿先天性胆管阻塞，大便呈灰白色；肠套叠时大便似果酱样带血。此种情况应立即到医院诊疗。

总之，当新生儿腹泻时应查找病因，进行相应的处理，必要时到医院进行检查治疗。

33. 什么是新生儿疾病筛查？

新生儿疾病筛查是指通过实验室的检测手段，对出生的新生儿进行某些危害严重的先天性遗传代谢疾病的筛选。由于多种原因或因素的影响，在新生命中，总有少数宝宝会患有某些先天遗传代谢疾病。这样的患儿在出生时看起来和正常孩子一样，无明显的特异症状表现，往往不易被早期发现。而随年龄的增长就会逐渐出现智能发育和体格发育落后，最终成为残疾儿。这不仅使孩子和家庭终身受累，也会成为社会的沉重负担。虽然婚前检查和产前检查对部分疾病及某些先天性或代谢性遗传病进行了筛查和处理，但还有相当一部分先天性或遗传性的疾病无法在出生前被检出。其中有一部分则可通过新生儿疾病筛查，而得到早期诊断和早期治疗。随着医学科学技术的发展，人们可以通过采集新生儿生后3～7天的足跟血2～3滴，检测其血中的氨基酸、内分泌激素等相关化验指标的变化，以寻找可能患某种先天性或遗传代谢性疾病的依据，然后做进一步的诊断，使患儿在疾病症状出现之前被早期发现并得到有效治疗，避免其智力残疾的发生。因此，新生儿疾病筛查是早期发现患儿、防止残疾儿发生的有效方法，也是优生、优育，提高我国人口质量的有效措施之一。

34. 新生儿疾病筛查可发现哪些疾病？

先天性或者遗传代谢性疾病的种类很多，到目前已诊断的有500余种，发病率随其疾病病种、地区、种族有很大差异。随着新生儿疾病筛查技术的发展，特别是串联质谱技术的应用，已有几十种遗传代谢病可被早期筛出来。然而遗传代谢病种类繁杂，单一病种发病较低，有些遗传代谢病目前缺乏深入研究和治疗方法。因此，在新生儿先天遗传代谢病筛查的病种选择上，首先要符合筛查的疾病要有一定的发病率，对人群危害严重，通过有效治疗能够改善预后，并有可接受的筛查方法等条件。因此，世界各国、各地区根据其疾病的发病情况不同，和经济及医疗技术水平的不同等，选择了各自国家或地区开展新生儿疾病筛查的病种。

我国新生儿疾病筛查开始于20世纪80年代，筛查病种主要有先天性甲状腺功能低下症、苯丙酮尿症；在广东、广西地区由于遗传性红细胞葡萄糖-6-磷酸脱氢酶缺陷症的发病率较高，因此在该地区增加了此病的筛查。还有，我国个别地区开展了肾上腺皮质增生症的新生儿筛查。

通过新生儿疾病筛查，使患儿得到了早期的诊断和治疗，能够像正常人一样享受健康，享受生活。

35. 新生儿疾病筛查结果阳性时家长怎么办?

新生儿疾病筛查，第一步是在新生儿出生充足喂奶72小时后，采集足跟血两滴，滴渗在特定滤纸上形成两个血斑，再将采集好的血样送至新生儿疾病筛查中心进行筛查化验，这只是初步筛选。若筛查化验结果不正常(高于均值)即为筛查阳性或称可疑病人。然后新生儿疾病筛查中心通知筛查阳性者复查，做进一步的诊断检查。最后部分筛查阳性者被确诊为病人并开始治疗；若筛查结果正常即为筛查阴性就不进行通知了。因此，筛查结果阳性者是病人的可能性极大。当家长接到筛查阳性需复查的通知时，应按要求及时复查并配合医生做进一步诊断检查，以便患儿的早期诊断和治疗，避免疾病对小儿的发育造成损害。

新生儿筛查的遗传代谢病绝大多数在早期无任何症状表现，像正常孩子一样。但随年龄增长逐渐出现智力低下、惊厥发作、身材矮小等症状，此时开始治疗为时已晚，因为患儿脑细胞已遭到不可逆的损伤。筛查出的患儿治疗越早，效果越好。因此，家长在接到可疑复查通知时要及时复查，千万不可拖延复查时间而延误诊治或心存侥幸不复查而遗恨终生。此外为了保证家长能及时接到通知，请务必在分娩医院留有翔实准确的产妇姓名、通信地址、邮政编码、联系电话等，以使患儿尽早得到诊断和治疗。

36. 有的新生儿生后几天内如螃蟹样吐沫是怎么回事?

如果您的孩子出生后即表现为唾液增多,不断从口腔溢出,频繁吐出白沫,像螃蟹一样,就应该怀疑患有先天性食管闭锁症。此病常和食管气管瘘同时存在,是一种严重的食管发育畸形。

患此病的孩子,在一般情况下,由于食管不通,口腔里的唾液不能咽入胃中,致使咽部及口腔常充满黏稠的分泌物,造成呼吸不通畅,呼吸时常常听到喉部胡噜作响,而在喂奶或喂水时,由于奶或水无法通过闭锁的食管进入胃中,而是通过喉部反流或直接通过瘘管进入支气管,继而出现呕吐和剧烈呛咳及发绀,严重时可发生窒息。

凡新生儿生后有像螃蟹一样口吐白沫、每次于喂奶及喂水时发生呕吐及呛咳、青紫等现象,加之母亲在怀孕期间有羊水过多等现象,应考虑新生儿患有食管闭锁和(或)食管气管瘘的可能。

由于此病容易发生误吸导致窒息及吸入性肺炎,如果得不到早期诊断和治疗,多数患儿在生后3~5天死亡。因此,一旦发现孩子有上述表现,一定要及时带孩子去医院就诊,尽量争取早期诊断和治疗。无论是先天性食管闭锁症还是先天性气管食管瘘,均需手术治疗。

90

37. 什么是先天性肥大性幽门狭窄? 应怎么办?

有的小儿在生后2~3周时出现吐奶现象,一般表现为每次吃奶后不久即有呕吐,呕吐物为乳汁或乳凝块,不含胆汁,严重时呕吐呈喷射性,可从口腔及鼻孔中喷出。病情呈逐渐加重趋势。这就是我们通常所说的先天性肥大性幽门狭窄。先天性肥大性幽门狭窄是指幽门的环形肌肥厚,使幽门管腔狭窄的一种消化道畸形。

患有此病的小儿由于呕吐频繁,每次吃奶后即有呕吐,所以经常处于饥饿状态而哭闹不止;此外,大小便也相应减少。时间久了则会出现脱水、酸碱平衡及电解质平衡紊乱,甚至发生营养不良。初期表现为体重不增,以后迅速减少,日见消瘦。检查时可见腹部比较饱满,喂奶后可见自左肋下向右上腹移动的胃蠕动波。有的小儿可在右上腹摸到如橄榄样大小的肿块。

如果您的孩子有上述症状,须及时到医院做钡餐检查明确诊断。

治疗方法:①对呕吐症状比较轻或未明确诊断的,可在医生的指导下先采取内科治疗。即用1:1 000或1:2 000的阿托品溶液在喂奶前30分钟口服,剂量从1滴开始,无效可逐渐增加剂量,若发现小儿面红就不宜再增加,一般不能超过6滴。用此药的目的是减轻幽门痉挛,缓解幽门梗阻。特别提醒家长注意,阿托品一定要在医生的严格指导下应用,不可自己随意滥用! ②对诊断明确、症状重或内科治疗无效的患儿,应立即给予早期手术治疗,以保证婴儿生长发育所需的营养物质。

38. 发生先天性肥大性幽门狭窄的原因是什么?

幽门是胃的出口,幽门的肌肉是环状的,肌间有神经细胞。幽门狭窄是由于幽门的肌肉肥厚、增生,使幽门的管腔变窄。所以食入的食物就会滞留在胃中,而不能顺利地进入十二指肠。如果食物的量比较多,通过困难时,就会发生不完全性幽门梗阻。此时幽门黏膜受到刺激发生水肿,致使管腔更加狭窄,加重梗阻程度,从而使小儿发生呕吐。

关于发生幽门肥大性狭窄的原因目前尚不完全清楚。归纳为以下几种说法:

(1)胚胎时期幽门肌肉过度增生。

(2)幽门肌肉间的神经细胞和神经纤维发育异常,致使幽门功能紊乱,幽门肌长期处于痉挛状态,久之使幽门肥厚、狭窄。

(3)内分泌因素。有研究认为此病与五肽胃泌素分泌异常有关。

(4)遗传因素。本病可能为多基因遗传病,遗传度较高,有此病家族史的婴儿发病率明显高于无家族史者。

除幽门有上述改变外,一些晚期患儿还可发生胃扩张和肥厚,甚至胃黏膜也发生充血和水肿。因此,发现婴儿患有先天性肥大性幽门狭窄时,要尽早积极治疗,内科治疗无效时,尽快采用外科手术治疗,以免病情发展。

39. 何谓先天性肠旋转不良? 如何治疗?

有的新生儿,生后有胎便排出,而在生后的3~5天开始出现呕吐,呕吐物与先天性肥大性幽门狭窄不同,除乳汁外还含有胆汁,呈绿色或黄色,但无粪样物。呕吐后可暂时好转,之后又反复发作,一般每日发生3~6次。由于经常呕吐,可导致营养不良,影响婴儿的正常生长发育。还有一部分病情严重的新生儿除呕吐外,还表现为无大便、腹胀、腹痛等肠梗阻的症状,甚至出现胃肠道出血。上述新生儿患的是先天性肠旋转不良。先天性肠旋转不良是小儿常见的消化道畸形。多发生于新生儿期,低出生体重儿发生的比例较高。

若您的孩子有反复发作的呕吐,呕吐物中含有胆汁(呈黄色或绿色),应及时带孩子到医院就诊。先天性肠旋转不良一旦确诊,均应手术治疗。

40. 新生儿一只胳膊不会动是怎么回事?

如果家长发现刚刚出生的婴儿一只胳膊不会动,不要过于恐慌。这主要是

91

由产伤引起的。常发生在胎儿较大,肩部娩出困难,亦可发生在臀位牵引时,顺产时偶尔也可见到。所以大多数小儿都有难产史。

首先要考虑的疾病是锁骨骨折。锁骨骨折是产伤骨折中最常见的一种。锁骨在人体的前胸最上方,左右各1根,当分娩时肩部娩出困难最容易受损伤。锁骨骨折主要表现婴儿患侧上肢不能活动,局部可见肿胀,压之哭闹,有的折断处有骨摩擦音。其次考虑的疾病是肱骨骨折,也可使婴儿一只胳膊不能动,应该及时拍X线片明确诊断。新生儿骨折后愈合能力较强,功能恢复较快。锁骨骨折不需要特殊处理,生活护理时轻搬轻抱,避免压迫伤处或牵动患肢,7～10天即可痊愈。肱骨骨折可在婴儿腋下置一棉垫,将患侧上肢用绷带固定于胸部,2周后常可愈合,预后良好。再有要考虑的疾病是臂丛神经损伤。此病除胳膊不会动外,局部红肿也不明显,但常有感觉障碍,而且时间长后,有的肌肉可以发生萎缩。其治疗目前尚无特效疗法,采用针灸、按摩和神经肌肉电刺激等综合方法效果较好。如在出生后6个月仍不能恢复,则预后差,常需手术治疗。还有一种情况是上肢发生骨折合并臂丛神经损伤,这时的处理就比较复杂。一般先处理骨折,待骨折愈合后再进行理疗,出现这种情况不要自己处理,最好找医生治疗。

92

41. 什么叫脐茸、脐瘘？如何治疗？

胎儿在母体里是通过脐带与母亲的胎盘相连,由此摄取营养并排除废物,所以脐带是胎儿的一条生命线。胎儿出生后脐带失去了它的功能,故胎儿从母体娩出后脐带被扎结、剪断。脐带内有脐静脉和脐动脉(和胎儿内的血管相连接),以及卵黄管(和胎儿的小肠连接)、脐尿管(和胎儿的膀胱连接)等结构,这些结构在胎儿发育过程中和断脐后,或闭塞、或纤维化、或消失,最后仅残留一皮肤瘢痕凹陷,这就是人们俗称的肚脐眼。

脐茸是胎儿时期卵黄管闭塞后远端黏膜残留物,在临床上比较多见。病变的外表颜色稍红,很像一小块外表湿润的粉红肉,一般约黄豆粒大小,位于肚脐中央,有少量分泌物。由于它隐藏在脐窝内,位置比较深,如果家长用消毒棉签轻轻撑开脐部皮肤凹陷、擦去分泌物,即可见到发红的脐茸。卵黄管全部开放时即形成脐瘘,又称卵黄管未闭,此病发生率比较低。脐部可见鲜红色黏膜,经常有气体及肠液排出,有时瘘管比较大,可以有部分肠黏膜由瘘口翻出,并可流出粪汁。

一般对米粒状脐茸可用10％硝酸银烧灼;粗大的脐茸待新生儿到6个月后多需手术治疗。但手术前局部要保持清洁,可以每日用酒精棉球清洗,保持脐部干燥。如果脐瘘比较大,经常流粪汁,应及时送小儿到医院,以便及早手术治疗。

42. 怎样发现新生儿视力异常?

新生儿的眼对光反射敏感,出生时已有闪眼和瞳孔的对光反射。可注视眼前30厘米左右明显的目标,喜欢注视人脸。4周的新生儿可追随移动的物体180°。根据这些特点可采用一些简单的方法对新生儿的视力进行检查,早期发现视力异常。

(1)可在新生儿睡着时,突然用手电晃他的眼睛,如引起皱眉、身体扭动甚至觉醒,说明有光感;如反复检查几次小儿均无反应,应引起注意。

(2)当母亲哺乳时,他会注视母亲的脸,当母亲的脸向一侧慢慢移动时,新生儿的目光也会跟随。如新生儿从不注视母亲的脸,则应注意是否有视力问题。

(3)在新生儿近满月时,可用1个直径约10厘米的红色绒球,在其面前30厘米处慢慢移动,视力正常的新生儿会注视并且目光随红球移动,如不注视红球则要警惕小儿视力是否有问题。

93

43. 怎样发现新生儿听力异常?

胎儿后期,听觉已相当灵敏,出生后3～7天已有良好的听感觉能力。当一个睡眠状态的新生儿听到突然发出的大的声响会有皱眉、全身抖动、惊醒等反应;当新生儿清醒时,用一摇铃或捏响玩具在他耳边20厘米处发声,新生儿会眨眼或眼睛向声源方向转动。当新生儿正在吃奶时,听到声音后吸吮速度明显增快;处于安静状态的新生儿听到声音后活动会增多。

如果一个新生儿过于安静,睡觉不怕吵,对突然发出的声音无反应,就应注意新生儿的听力是否存在问题,有必要去医院做相关检查。

44. 新生儿结膜炎是怎么回事?

有的新生儿在生后2～10天出现了眼睑明显水肿、充血,结膜(附着于白眼球表面和眼睑内侧的一层膜)充血、水肿,并伴有大量脓性分泌物,这是患了新生儿结膜炎。

新生儿结膜炎是新生儿在分娩时受产道分泌物的感染而发生的,病原体可为沙眼衣原体或淋球菌。为预防此病的发生,婴儿出生后应立即用青霉素或氯霉素眼药水点眼;但最好是在产前治愈产妇的淋菌性尿道炎或阴道炎等。有的医院产科在孕妇生产前向阴道内投药,进行一次全面治疗,有助于防止新生结膜炎的发生。

已经患新生儿结膜炎的婴儿,如单眼发病,应给健眼戴上透明眼罩保护,注意眼罩的鼻侧要密封,以防被患眼波及。眼罩一定要透明的,否则被遮盖的眼有可能因短期内接受光刺激减少而发生弱视。对患眼,脓性分泌物多时,可用生理盐水或 0.1‰高锰酸钾溶液冲洗,并用青霉素眼药水点眼,10～30 分钟点 1次。全身可静脉点滴青霉素治疗。患儿用过的物品要严格消毒。

45. 新生儿泪道不通是怎么回事? 应怎么办?

人的泪道一端开口在内眼角,另一端开口在鼻腔内,泪腺分泌的眼泪经泪道不断地流入鼻腔。如果在胎儿期受到某些因素的影响,就会导致泪道内有膜残留或完全闭锁,生后出现泪道不通。

泪道不通的早期表现主要是泪液流通不畅。新生儿出生 1～2 周,即使在不哭时也眼泪汪汪,不停地流泪。继而出现结膜炎,并可在鼻梁根部的泪囊处出现肿块,压迫时有黏液自内眼角流出。

泪道不通是眼部潜在的病灶,易继发感染,导致严重的后果。因此,应及时治疗。已有感染者,可先用抗生素眼药水点眼以控制感染,然后由眼科医生行泪道探通。

46. 新生儿的耳朵容易发生那些毛病?

新生儿的耳朵最易发生的问题是中耳炎,是由于新生儿的咽鼓管较短,且呈水平位,所以上呼吸道感染很容易并发中耳炎。另外,当平卧吃奶呛咳或溢奶时,奶水顺咽鼓管进入中耳造成中耳感染。由于新生儿抵抗力很差,当遇全身感染亦可并发中耳炎。

当中耳炎发病时,鼓膜剧烈疼痛,新生儿哭闹、烦躁、拒奶,可伴发热、腹泻等全身症状。当鼓膜穿孔后,疼痛减轻,新生儿恢复平静,体温降至正常。

此外,由于新生儿常常仰卧,泪水和奶水极易流入耳内,导致外耳道炎或外耳道疖肿的发生。耳部炎症的早期都有局部剧烈疼痛,当遇新生儿不明原因的剧烈哭闹、烦躁不安、不吃不睡时,要警惕耳部炎症的发生。

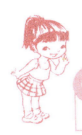

三、婴儿期(28 天～1 岁)

(一)婴儿的生理特点

1. 你知道婴儿生长发育的特点吗?

婴儿是指出生 28 天至未满 1 周岁的小儿。在生命的第 1 年里,婴儿时期是生长发育最为迅速的阶段。生长发育的主要特点就是此时期的生长发育速度比任何时期都快。不难发现,你身边的婴儿刚出生时那么小,每天除了吃奶、睡觉外,什么都不会。可是,每天每月,婴儿都在发生日新月异的变化。

婴儿渐渐地长大了,体重在增加,个子在长高。到 1 周岁时,婴儿的体重大约为出生时的 3 倍;身长比出生时增加 1/2 倍;代表头颅和脑发育的头围也比出生时增加 12 厘米,并且萌出了乳牙。这些惊人的生长变化表现出这时期婴儿的变化太大了,太快了。除此之外,婴儿的神经、精神发育也是非常迅速的。婴儿慢慢地不再整日睡觉,活动逐渐增多。在短短的几个月里就经历了抬头、坐、爬、站、走的阶段;从只会眼睛盯着看,用手摸一摸,到手眼动作的协调一致;从嗷嗷待哺到牙牙学语;从只会哭闹到学会交流表达感情,这中间经历了很大的变化。

婴儿迅速的生长发育需要供给充足的热能和营养物质。若不能满足生长发育的需求,就会出现发育迟缓。但由于婴儿消化和吸收的功能尚未发育完善,若饮食安排不合理或进食量多,结果适得其反,容易出现消化不良和营养紊乱,影响婴儿生长发育的进程。正因如此,在婴儿时期,更需要父母精心的喂养与护理,帮助婴儿顺利地适应这快速的生长时期,使他们能健康地成长。

2. 如何观察婴儿生长发育是否正常?

年轻父母对婴儿的生长发育是否正常最为关心。在给婴儿定期进行体格检查后,常急切地询问保健医生:"我的宝宝生长发育正常吗?",但是,你们知道保健医生是依据什么来判定婴儿生长发育的情况吗?

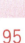

95

婴儿在每个月都会发生很大的变化,并按一定的规律生长着。要经常地观察婴儿的生长发育是否正常,就需要定期地称婴儿有多重,量量婴儿的身体有多长,测测婴儿的头围和胸围是多少,摸摸颅囟有多大,数数乳牙长出几颗,这些是与婴儿体格发育密切相关的重要指标。正是依据这些指标,评价婴儿体格发育的状况和水平;正是依据这些指标的变化发现婴儿体格发育中所存在的问题。这些指标如同一盏盏指示灯,为医生判定婴儿体格发育是否正常提供了依据。

婴儿的生长发育是全面的,不仅仅只是体格生长这一个方面,同时还需要观察婴儿运动和语言的发展,才能比较全面地了解婴儿生长发育的情况。在婴儿的不同月龄,看看婴儿都学会了些什么本领?特别是同龄婴儿应会的动作,婴儿是否掌握了?该能叫"爸爸、妈妈"时,婴儿会了吗?父母应注意观察诸如此类的问题。因此,在日常生活中除了喂养好婴儿外,还要加强对婴儿运动、语言的训练,使婴儿能沿着生长发育的正常轨道健康成长。

在父母观察婴儿生长发育状况时,如发现问题,应及时进行咨询或做必要的检查,在医生的指导下采取针对性的干预措施,以免失去干预、治疗的最好时机。

3. 婴儿的体重增长多少才合适?

体重是衡量体格生长和反映营养状况的重要指标。在婴儿时期,体重增加多少合适?许多家长可能认为婴儿长得越胖越好,其实不然。婴儿体重的增加是有一定规律的。体重增加的速度在婴儿时期比较快,增长量也比较大,在 4～5 个月时体重约为出生时的 2 倍,1 周岁时约为 3 倍,但体重的增加速度随着月龄的增长而逐渐减慢。

在婴儿出生的头 3 个月里,婴儿的体重以每周 200～250 克的速度增加。这时期婴儿活动少,吃奶量多,体重增加较快。3～6 个月时婴儿体重的增加速度为每周 150～180 克;6～9 个月时每周平均体重增加 90～120 克,此时与出生后不久的增加情况相比较,增长已趋于平缓。在 9～12 个月时每周平均体重增加 60～90 克,婴儿体重的增加已不太明显。

根据我国 2005 年 9 个市城区婴儿体格发育调查结果(表3),可以看出婴儿体重增长的基本指标,可供家长们在给婴儿称重时参考。

在同月龄的婴儿中体重增加的个体差异比较大,其波动可以在 ±10％ 范围内。但如果体重低于下限值,要引起注意,要及时寻找原因进行诊治。是否为疾病所造成,如患有腹泻等疾病;还是喂养方面的问题,如辅食添加的种类、进食量不够;或制作烹饪的方法不当等。针对问题所在,及时治疗与纠正,使婴儿尽快地赶上标准体重的增长。

表 3　婴儿体重表(千克)

月　龄	男　婴		女　婴	
	平均值	下限值	平均值	下限值
1 月～	5.11	3.81	4.73	3.57
2 月～	6.27	4.81	5.75	4.39
3 月～	7.17	5.61	6.56	5.10
4 月～	7.76	6.04	7.16	5.60
5 月～	8.32	6.42	7.65	5.97
6 月～	8.75	6.69	8.13	6.27
8 月～	9.35	7.27	8.74	6.76
10～12 月	9.92	7.74	9.28	7.26

4. 婴儿的身长该是多少?

身长是指从头顶到足底的垂直距离。因为婴儿立位测量常常不合作,影响测量的准确性,所以应采取仰卧位测量,才能获得比较准确的身长测量值。

婴儿在出生时身长大约为 50 厘米。由于身长在头 3 个月增长较快,至满月时,身长可比出生时增加 5～6 厘米;在满 2 个月时身长增长 10 厘米左右,身长的增长也是先快后慢。在婴儿时期增长最快,前半年平均每月增长 2.5 厘米;后半年平均每月增长 1～1.5 厘米;一般到 1 岁时共增长 25 厘米。

根据我国 2005 年 9 个市城区婴儿体格发育调查结果中的婴儿身长表,可以看出不同月龄婴儿身长增长的标准,供家长们在为婴儿测量时参考(表 4)。

表 4　婴儿身长表(厘米)

月　龄	男　婴		女　婴	
	平均值	下限值	平均值	下限值
1 月～	56.8	52.0	55.6	51.2
2 月～	60.5	55.9	59.1	54.5
3 月～	63.3	58.9	62.0	57.8
4 月～	65.7	61.1	64.2	59.8
5 月～	67.8	63.0	66.1	61.5
6 月～	69.8	64.6	68.1	63.3
8 月～	72.6	67.4	71.1	65.9
10～12 月	75.5	70.3	73.8	68.4

97

身长的增长常常受到种族、遗传和环境因素的影响较为明显,受短期的营养因素影响则不明显,但与长期的营养状况是有关系的。家长为婴儿测量身长后,千万不要因为测量结果比正常标准稍低些或稍高些而深感不安。正常标准只是一个平均值,是同龄正常婴儿身长的一个代表值,若比平均值稍低或稍高,并不是不正常的,要在婴儿的生长发育过程中继续观察。只有在低于下限值时,要引起注意,婴儿身材矮小时,需到医院做进一步的检查,看有无内分泌激素和骨、软骨发育不全的影响。

5. 怎样测量婴儿的头围?

头颅的大小是以头围来衡量的。头围能反映大脑和颅骨的发育程度。婴儿生后的头半年,是头部发育的最快时期。因此,准确地测量婴儿的头围,对了解头部的发育是很重要的。

家长如何为婴儿测量头围呢? 由于婴儿不懂得合作,所以在测量时需要两位家长配合进行。首先准备一条软皮尺。一位家长将婴儿抱在腿上,婴儿取坐姿或立位。另一位家长在测量的时候,用软皮尺自婴儿眉弓上缘绕到颅后通过枕骨粗隆最高处(即婴儿颅后膨隆的部位)来测量。量时软尺应紧贴皮肤,左右对称,这样测出的数值才准确。若把软皮尺放在眉下部或未通过枕骨粗隆最高处,且左右不对称,都会影响头围测量的精度。

婴儿的头围是怎样增长的呢? 头围是按一定规律和生长比例增长的。正常新生儿在出生时头围大约34厘米左右。在出生后的前6个月里,头围能增长8～10厘米;在后6个月里,增长速度减慢,一般增长2～4厘米。

为婴儿测量头围的好处,在于能掌握婴儿头围的生长速度,及时发现头围过大或过小的异常现象。当头围过大时要注意有无脑积水等疾病,特别是发现婴儿头围过小,要警惕小头畸形的可能,这种畸形的最大危害是伴有智力发育障碍。由于婴儿之间的个体差异,同月龄婴儿的头围大小并不完全相同。当有的婴儿头颅偏小时,应动态地追踪头围的生长,同时要注意婴儿智力发育是否与同月龄儿相同。如发现婴儿动作、语言发育落后,应及早到医院接受进一步的检查。

6. 怎样测量婴儿的胸围?

胸廓的大小是以胸围来衡量的。胸围反映胸廓骨骼、肌肉、软组织和肺部的发育程度,同时也是婴儿营养状况的一个指标。婴儿营养良好时,胸部就发育得好。随着胸廓的发育和肺功能的逐渐成熟,婴儿的呼吸系统疾病也会减少。为了全面了解婴儿的生长发育状况,不仅需要测量身长、体重、头围,还需要进一步看一看胸廓的发育情况,经常量一量婴儿的胸围。

测量胸围时需要准备一条软皮尺。测量方法为:在测量时让婴儿卧位或立位,家长左手拇指将软尺零点固定在婴儿胸前乳头下缘,右手拉软尺使其绕经右侧后背以两肩胛骨下角下缘为准,经左侧而回至零点,然后测出胸围的数值。在测量时要注意软尺各处应轻轻接触皮肤,软尺不能弯曲、折叠,否则影响测量值的准确。此外,应在婴儿安静的状况下测量,取平静呼、吸气的中间时测量较为精确。

新生儿出生时,胸围比头围小1~2厘米,呈圆筒状。随着年龄的增长,胸廓的横径增大,营养发育良好的婴儿,到1~1.5岁时,胸围就会逐渐超过头围了。

7. 婴儿应在什么时间出牙？出牙时应注意些什么？

牙齿的发育是骨骼成熟的一个粗指标,婴儿乳牙萌出的速度和时间也能反映出婴儿生长发育及营养好坏的状况。有人说牙齿是婴儿健康的标志,这句话是有一定道理的。但乳牙萌出的早晚,与婴儿的体质、营养、性别、地区及其他因素有一定的关系。往往表现为个体差异比较大,早的4个月就开始出牙,晚的可到10个月,一般大多数婴儿多在6~7个月时开始萌出牙齿。

按照不同月龄,婴儿应出多少颗牙呢？家长可采用下列公式简单地估算一下:出牙数＝月龄一(4或6),例如1岁半时乳牙应为12~14颗。乳牙应在2岁半时出齐,共20颗。

出牙基本上是按一定顺序的,一般是下颌先于上颌,由前至后的顺序。最先萌出的常是1对下面中间的门齿,然后是上面中间的门齿,以后挨着中间的门齿左右长出。

婴儿出牙时常在不知不觉中自然萌出。在婴儿萌牙时期要注意供给各种营养素,特别是与骨骼发育有关的维生素D、钙、磷等必需的营养成分。为此,婴儿饮食应多样化,可给予蛋类、肉泥、鱼泥、菜泥、果泥以保证营养,同时注意补充钙剂和维生素D。此外,有些婴儿在乳牙萌出前,可出现局部痒痒、流口水等现象,这是正常的,不需要处理。但此时可以有意识地给婴儿一些饼干之类的硬食物,让他磨磨牙,可促进乳牙的萌出。

假如10个月仍未出牙,只要婴儿身体健康,没有什么疾病,家长也不用过于担心。但是,如果满1岁时仍未萌出第1颗牙或没有任何出牙的迹象,就需要请医生进行检查,考虑是否营养素的供给缺乏或因佝偻病等疾病而有碍乳牙萌出。

99

8. 婴儿的视力是怎样发育的？

婴儿视力的发育是有一个过程的。在新生儿期，眼球的发育尚未完善，常常是远视眼，但出生后数小时即有视力，表现为对光有反应。

出生后2～4周，能注视距眼前20厘米左右的较大物体，并能保持数秒钟；2个月时，可追随人或手；4个月时，能看自己的手，有时伸手去接触物体；6个月时，双眼可协调一致地随物体移动；7～8个月，可稳定注视，盯住一个目标看较长时间。

1岁时，具有躲避外来刺激的能力；2岁时，对飞翔的东西感兴趣，会追随很远的移动目标；3岁，视力已明显提高，如用视力表检查，应在0.7（对数视力表）以上；4～5岁，大部分孩子视力已接近成人正常水平，视力表检查，大多可达到0.8～0.9；6岁，视力发育接近完成。

9. 怎样在家中检查婴儿是否斜视？

度数较大或较明显的斜视，通过观察就可发现。度数小或不明显的斜视，则需要通过一些检查才能确定。有一种检查方法叫角膜映光法，可以简单地观察眼位，怀疑自己孩子有斜视的家长可以试一试。

操作方法是：检查者与婴儿对坐，用1个聚光手电，距离小儿约33厘米远，照在小儿两眼中间的鼻梁处，这时，在婴儿两眼上就会有反光点。正位眼的反光点均在双眼黑眼球的中央，即在瞳孔的中央。如一眼反光点在瞳孔中央，另一眼偏向外眼角方向，该眼为内斜视；如偏向内眼角方向，则为外斜视。

检查时要不断引导婴儿盯住手电看，并应反复检查几次方可确定。

10. 假内斜视是怎么回事？

人们在判断眼位是否正常时，常常是看黑眼球两侧露出的白眼球是否一样多，如两侧白眼球相当，就认为眼球是正位的，没有斜视。而有的婴儿，鼻梁较低，眼距较宽，内眼角一侧的眼睑挡住了部分白眼球，使人看起来好像黑眼球向中间移了，怀疑有对眼，也就是内斜视，其实，这在医学上叫"内眦赘皮"，并不是真正的内斜视。随着婴儿长大，鼻梁长高，内眦赘皮就会逐渐消失。判断真、假斜视的方法很简单，用角膜映光法就可以。方法是将手电距婴儿眼约33厘米，照在鼻梁处，如反光点在瞳孔中央，即无斜视；如反光点偏向瞳孔外侧，就是真的内斜视了。

11. 什么时候囟门该闭合了？

囟门是几块颅骨相交接而形成的间隙。婴儿有两个囟门，即前囟和后囟。

前囟位于颅顶部,它是额骨和顶骨形成的菱形间隙。出生时前囟对边中点连线1.5～2厘米大小,在出生后数月它随着头围的增长而变大,6个月以后逐渐骨化而变小。正常健康婴儿一般在1～1.5岁时就闭合了。后囟位于脑后枕部,是两块顶骨和枕骨形成的三角形间隙。出生时就很小或接近闭合,在生后1个半月就应完全闭合,最晚2～4个月也就闭合了。

囟门随着年龄的增长,脑发育和颅骨发育而闭合。颅囟闭合的变化主要反映颅骨的骨化过程。如果过早闭合,可造成小头畸形,从而影响大脑发育,这样的小儿往往智力发育较差。如晚闭合,常见于佝偻病,是由于婴儿缺乏维生素D,导致骨骼钙化异常而出现的。还有脑积水的婴儿,因脑部疾病引起脑脊液的增加,可因颅内积液的膨胀使得颅囟不能闭合,脑积水也严重影响婴儿的脑发育,可造成呆傻。

当家长知道了正常婴儿囟门闭合的时间,就要时常摸一摸小儿的囟门有多大,如果出现早闭或晚闭,应及时进行检查,以免遗漏或延误诊治。

12. 婴儿囟门不能触摸吗?

囟门能不能摸呢?许多家长对这个问题并不清楚。一些老人认为这个地方是"天灵盖"不能摸,摸了不吉利,婴儿会变成哑巴,不长个或会出毛病。年轻的父母们看到婴儿的前囟一跳一跳的,好似软乎乎的,更是犹豫不决,不敢摸一摸。因此,造成不敢在囟门处动一动,甚至不敢给婴儿洗头。这样一来,轻者可出现头皮乳痂,不卫生并影响美观;重者可引起头皮感染而患脓疱疹。

其实,囟门是可以触摸的。囟门不能触摸这种说法是没有科学依据的。囟门就好像是一扇窗子,透过这个窗口,我们能观察到婴儿的一些病理变化。当保健医生为婴儿检查身体时,摸一摸囟门就能了解其大小和闭合情况;患病时也能通过囟门的检查发现问题。囟门饱满,是颅压增高的表现,为婴儿脑炎、脑膜炎的重要体征;囟门凹陷,常提示婴儿脱水。

因此,家长切莫紧张,为婴儿洗头时不要害怕触碰到囟门。有时用手摸前囟时会有跳动的感觉,这是因为头皮下有血管搏动的缘故,是正常的现象。只要动作轻柔,是绝对不会带给婴儿任何伤害的。

13. 婴儿睡眠时间多长才合适?

在新生儿期除了吃奶,几乎全部时间都在睡眠中。但是,随着月龄的增长,婴儿的活动逐渐增多,睡眠的时间也就减少了。婴儿的睡眠与健康有着密切的关系。婴儿疲劳时,需经过充足的睡眠之后解除疲劳,才能吃得好,玩得好,长得好。在婴儿时期,每天应睡几次,睡多长时间,对安排婴儿生活和培养良好习

101

惯都是非常重要的。

我们知道,婴儿的神经系统是在不断接受外界环境的各种刺激而逐渐发展起来的。从小注意合理安排婴儿的睡眠、活动,逐渐形成长期定时有规律的习惯,使大脑的有关区域对外界形成条件反射,从而为培养婴儿规律生活奠定良好的基础,这对婴儿生长发育是有利的。

在婴儿期,掌握睡眠时间的长短,主要根据不同月龄婴儿生理、神经系统发育和消化功能的特点来安排。月龄越大,白天睡眠次数及时间越少,但仍应注意到要保证充足的睡眠时间,以利于婴儿的生长。表5的婴儿睡眠时间仅供家长参考,家长可根据自己婴儿的具体情况,灵活安排睡眠的次数和时间。

表5　婴儿睡眠时间参考表(小时)

月龄	次数	白天睡眠持续时间	夜间睡眠	合计睡眠时间
1～2个月	4	1.5～2	10～11	17～18
3～6个月	3	2～2.5	10	16～18
7个月～1岁	2～3	2～2.5	10	14～15

102

14. 让婴儿趴着好吗?

在婴儿尚不能坐、站时,只能躺着,取什么样的卧姿好呢? 许多家长常常让婴儿总是保持着一个姿势,平躺在床上,认为这样既安全又保险,婴儿的脑袋也能睡平,将来脑袋长得好。但家长却很少让婴儿侧卧,觉得侧卧脑袋要睡扁,更不敢让婴儿趴着,怕这样容易捂死婴儿。由于种种顾虑,极大地限制了婴儿各种卧姿的训练,丧失了在这一时期良好的锻炼机会。

我们提倡小婴儿采取各种卧姿,每天不能总固定一个姿势,因为这样不利于婴儿很好生长发育。平躺、侧卧,家长往往能够接受,但是让小婴儿趴着,却非常担心。其实,刚出生的新生儿就具备自身防御的能力。如果仔细地观察就会发现,当婴儿趴着的时候,他会本能地想方设法使自己舒服一点,并将口鼻露出来,舒畅地呼吸。但由于婴儿自身保护能力有限,在趴着的时候,家长应给予关照。初次趴时,要因人而异,掌握一定的时间。

婴儿趴着有许多好处。当婴儿趴着的时候,为了自身保护,他就需要支撑手臂、努力抬头。这样的运动锻炼了颈、臂及胸部的肌肉,是在平卧时很难得到的运动练习。更重要的是,趴着压迫胸部,婴儿需要有力地呼吸,这样不仅提高了肺活量,促进了呼吸系统的发育成熟,同时也增强了对抗呼吸道感染的抗病能力。再有,当婴儿趴着的时候,如果出现漾奶、吐奶时,会顺着嘴角流出,不易发生平躺时误吸入气管,造成意外窒息的危险。

　　婴儿经过一段时间趴着的练习,头会越抬越高,越抬越稳,在他眼前展现的不只是平躺时看到的那一小块天地,他的视野开阔了许多,他可以想看什么就看什么,甚至可以触摸。这对婴儿的视觉等感觉器官是一个促进发育的好机会。让婴儿多趴一趴吧,丰富他的体验,对他生长发育是大有好处的。

15. 婴儿为什么容易流口水?

　　口水也叫做唾液,是由口腔周围唾液腺所分泌的。唾液是人体不可缺少的一种生理物质,有着很重要的生理功能。唾液能使口腔黏膜保持润滑,将口内的食物溶解以便于吞咽;在唾液中还含有各种酶,其中有帮助消化食物的淀粉酶,还有具有杀菌作用的溶菌酶,在帮助消化和防止口腔内细菌生长方面起着重要的作用。唾液分泌是靠口腔内局部刺激和神经反射来调节的,如当嘴里吃着食物,或看到诱人的食品,或闻到香喷喷的气味时,就会引起唾液的分泌。

　　但是,为什么婴儿容易流口水呢?我们从不见新生儿流口水,这是由于新生儿的唾液腺及神经反射功能尚未完全发育成熟,唾液分泌量很少,不会流出口水来。在出生4个月以后,婴儿的唾液腺发育逐渐趋于成熟,唾液分泌增加,4～6个月的婴儿每天可分泌唾液200毫升左右。但是,此时婴儿的口腔相对较浅,吞咽功能没有发育完善,闭唇和吞咽的动作不协调,不会调节口内过多的唾液,所以容易出现流口水的现象。

　　特别在4个月以后,婴儿开始出牙了。出牙时的神经刺激和开始学习咀嚼,会促使唾液的分泌明显增加,常常表现为婴儿的下巴不停地流着口水、围嘴湿透的现象,家长为此很烦恼。其实,这是一种正常的现象,这一年龄阶段流口水的现象称为"生理性流涎"。当婴儿逐渐长大,吞咽功能进一步协调完善时,流口水就会减少,个别婴儿可能会流的时间稍长些,但大多数2岁以后就不再流口水了。只有当患咽喉疾病、口腔溃疡或疱疹时,才会出现口水增加。医治痊愈后,流口水现象就会消失。

16. 怎样评价婴儿的健康状况?

　　一个婴儿的健康状况如何,应该怎样来评价呢?从健康的正确定义来看,婴儿要达到健康的标准,应在体格发育、运动发育、语言和适应能力上都处于最完好的状态,才能算得上真正的健康。婴儿的健康与本身的体质及喂养有关,同时还与家庭对婴儿的教养,婴儿与社会环境的接触都密切相关。

　　在评价婴儿健康状况时,首先,要从外貌上看。健康的婴儿应该是活泼、健壮的。婴儿的小脸、口唇应红润,面色比较好看,头发密黑有光泽,双眼有神,在

103

和生人的接触中能很快地适应,不哭不闹。健康的婴儿每天吃得好,睡得香,玩得美,不磨人,不爱生病。当用手捏一捏,皮下脂肪丰满,称一称体重,量一量身长、胸围、头围,再摸一摸囟门,数一数乳牙,按其月龄,都符合正常生长的标准,说明婴儿长得很好。再看看婴儿抬头、翻身、坐、爬、站、走的本领掌握得如何,按照标准,婴儿应该学会了许多动作,能够理解爸爸妈妈的要求,并会表达自己的需求,语言发展得也很好。从整体上看,婴儿生长发育正常,这便是健康的。

由此可见,婴儿健康的表现不只是长得胖,不生病,而是要求婴儿不仅体格、运动发育要良好,语言发展要正常,而且要在日常生活里,在与人交往和各种环境中都能很快地适应,并表现得比较出色,这才是一个健康婴儿的理想标准。我们的社会和每一个家庭,都应努力创造条件,使婴儿能够健康地成长。

17. 婴儿肚子大是否有病?

工作中常见家长咨询宝宝的肚子很大是否为病态。其实这是一种生理状态。婴儿的腹壁较松弛,腹部肌肉发育尚不完善,当饱饮和饱餐后就显得腹部较膨隆。饥饿或排便后腹部会略显平坦。腹部的外形随肠内容物的多少而变化。

104

一般情况下,只要婴儿吃睡正常,发育良好,腹部外形大也不必担心,随着婴儿年龄的增长,腹壁肌肉发育逐渐完善,腹部会变平坦。

18. 婴儿动作的发育有规律吗?

婴儿出生后,随着神经系统逐渐发育成熟,他们的动作发育也由简单变为复杂。婴儿动作的发育是遵循以下规律的:

首先是头尾规律,即婴儿的动作发育顺序是自上而下进行的。婴儿先能将头抬起,5个月左右时会伸手拿玩具,6个月时会坐,9个月会扶床站立,1岁时牵着一只手能行走。其次,有积极意义的动作一般优先于相反方向的动作发育,人们常称之为正反动作规律。婴儿先会由坐位站起,然后才会由站立姿势变成坐位;先会向前走,后能退着走;先会抓握东西,后能将其放下。另外,婴儿对外界刺激所做出的反应,起初是全身性的动作反应,如3~4个月的婴儿见到色彩鲜艳的玩具时会高兴得手舞足蹈,却不会伸手去拿。随着神经系统的不断发育,他们的动作发育将渐趋集中和准确。9~10个月的婴儿见到喜欢的东西则会用拇指和食指去捏取,这是集中规律的典型例子。婴儿身体各部位动作的发育还需相互配合,相互协调。如4~5个月的婴儿坐在床上,想伸手拿面前的玩具,当够不到时,身体不会向前倾。婴儿到了7个月时,就会通过弯腰来缩短手与玩具之间的距离,以得到玩具,这就是协调规律。

婴儿动作的发育与神经系统的成熟程度直接相关,同时也与后天的训练有关。训练方法得当,将有利于婴儿动作的发育。

19. 婴儿什么时候能坐?

能够自由地抬头是婴儿独坐的先决条件。满月的婴儿当被扶至坐位时,常常头向前垂,背部始终是弯弯的,直不起来。3 个月的婴儿被扶坐时,头能抬起一会儿。5 个月的婴儿坐位时,头就稳多了。到了 6 个月,婴儿能在较硬的木板床上独坐一会儿,但有时两手还要在前面支撑着,否则就会左右摇晃。此时,坐在婴儿车里已不成问题。7 个月的婴儿不用手支撑也可坐得相当稳了,8～9 个月的婴儿能独坐 10 分钟,两只手可以自由玩耍,拿取玩具时身体前倾不会跌倒。10 个月时,身体向两边倾斜也不会跌倒,并能由坐位改成俯卧,或由俯卧变成坐位。11 个月的婴儿已经坐得很稳,可以随意将身体向两侧转动。

婴儿躺在小床上眼能看到的、手能抓摸到的只是一个很小范围,坐起来却不同了,他的视野扩大了,手能接触的东西也多了。家长可以根据不同月龄婴儿动作发育特点,帮助婴儿练习坐。但在他们还不能坐稳时,不要使他们长时间处于坐位。

105

20. 爬行对婴儿的发育有什么好处?

人是直立行走的动物,婴儿从仰卧到直立行走的过程中,爬是很关键的一步。但目前有些家长在带养孩子的过程中怕孩子从床上掉下来,从来不让孩子爬,从小剥夺了孩子爬的机会,主要原因是不知道爬对幼儿的发育究竟有什么好处。

爬行本身是婴儿运动发育的一个过程。爬行是一个四肢运动的交替模式,这对正在发育的大脑是一个新的刺激。在爬的过程中,婴儿的躯干和大腿相继离开地面,最后脚掌接触地面来支撑全身重量,完成直立姿势。爬行动作对婴儿身体的全面活动、四肢的协调动作,以及全身各关节的运动都起着重要作用。因此可以说,爬行活动了全身,锻炼了全身的骨骼、关节、肌肉和内脏各器官。此外,通过爬行,孩子开阔了视野,能接触到更多的外界环境,有利于他感知觉的发育。总之,会爬的孩子在这个年龄阶段,他的运动协调能力、对外界事物的反应能力和认知水平,都比不会爬的孩子好得多。

因此,家长千万不要因怕脏、怕摔而不给孩子爬的机会。当婴儿 6～7 个月时,父母就应经常教他爬的动作,8～9 个月时训练他用手和膝盖爬行,使他愈爬愈好,愈爬愈快,直到他能自行站立和行走为止。

21. 怎样训练婴儿学习爬行？

爬行这个训练项目是父母最容易忽略的,但它对提高婴儿全身的协调性非常关键。因此,每一个婴儿均应在相应的月龄进行这个训练。

一般的训练方法是:婴儿6个月以后,应经常让他俯卧(趴着),在他面前放个鲜艳的玩具逗引他,使他有一个向前爬的意识。开始时他不会爬,家长可用手顶住他的脚,促使他的脚向后用力蹬,这样他就能向前挪动一点。在学习爬行的最初,首先要求婴儿的双臂及肩部要有一定的支撑力,没有支撑力就不能爬行。随后他的双臂和肩能够调换重心,在他向前爬时,身体的重心能从一侧上肢移至另一侧。其次,要求婴儿的腿应缩到腹部下面,这时我们看到的婴儿是手和膝盖着床,这时的爬才能叫真正的爬。当婴儿手膝着床爬有困难时,家长可用两手轻轻托起孩子的胸脯和肚子,帮助他的手和膝盖着床,然后再向前稍微送一下,让他有一个爬的感觉。不断地练习俯卧,反复锻炼双臂、双腿的力量及重心的移动,婴儿很快就能学会爬。当然,不是学会爬几步就行了,还应继续锻炼婴儿爬行的速度。训练爬行速度需要大一点的场地,可在孩子练习爬行的房间铺上地毯、或塑胶地板,或者让婴儿穿厚一点的裤子在地板上随便爬,这对婴儿非常有好处。当孩子爬得比较好时,还可让他练习爬越障碍物,如成人躺在地上,让孩子从身上爬过去。

训练婴儿爬行,就等于训练他全身运动的协调性和灵活性。随着爬的进展,婴儿逐渐就能学会跪、转移重心和站立,然后很快就能学会行走了。

22. 婴儿什么时候会站？

婴儿运动功能的发育是循序渐进的。同时,与肌肉的发育,特别是中枢神经系统的发育有着密切的关系。婴儿在经历了抬头、坐、翻身、爬行等运动发育的过程,慢慢过渡到要开始学习站立了。

婴儿腰部和下肢运动功能的发育是站立的基础。在新生儿时期,当扶其直立时,下肢仅稍能负重,可出现踏步样反射。至婴儿3～4个月时,扶他站立后,往往膝关节和髋部呈屈曲状,显得无力。只有到5～6个月时,用手支撑着婴儿的腋下让其站立时,下肢才能够负重,并能上下跳跃。8个月时,婴儿才能较好地支持身体,搀扶时能站立片刻,背、腰、臀部也能伸直了。一般在9～10个月时,婴儿就能独自站立了。

家长应抓住婴儿运动发育的时机,在此阶段帮助和训练婴儿站立。站立不仅仅是运动功能的发育,同时也能促进婴儿的智力发展。当婴儿站起来了,视野就更加广阔,看得远了,摸得多了,新奇的探索会使婴儿增加更多的尝试,有

106

利于婴儿的成长。

训练婴儿站立时，要由易到难逐渐进行。刚开始时，可用双手扶着婴儿的腋下，让其练习站立。在比较稳定后，可让婴儿扶着床栏站立。慢慢地婴儿就能很稳地扶栏而立，并能自如地站起坐下或坐下站起。经过一段时间锻炼，婴儿就能较好地掌握重心，最后脱离栏杆独立站立了。

在婴儿刚开始学站时，家长应注意给予保护，同时要注意检查床栏，防止发生摔伤、坠床等意外事故。

23. 婴儿总爱站立会不会腿弯？

婴儿到了8～9个月时自然就想站立。此时又站立不稳，往往借助床栏扶栏而站。也许因为站着比躺着好玩，看得广，摸得多，活动范围大，所以婴儿总喜欢站着玩，不愿坐下或躺着。但家长们见到此情景时常常很担心，婴儿喜欢扶栏站立，以后会不会腿弯？

回答这一疑问是需要根据具体情况来分析的。可以这样说，婴儿站立是运动发育的自然生长过程，一个健康的婴儿在正常的发育月龄学站，是不会因为站立而压弯腿的。如果此时阻止婴儿站立，反而会有碍婴儿运动的正常发育。但是，在婴儿患有某些疾病时，如佝偻病，就容易发生骨骼畸形。佝偻病是因婴儿生长过速，没有注意多晒太阳或补充维生素D，造成体内缺乏维生素D，从而出现钙、磷代谢的异常，引起骨质软化。当婴儿站立时，下肢负重大或持重时间久，就会引起下肢的变形，造成下肢日后的畸形，如"O"形腿或"X"形腿。因此，对患有佝偻病的婴儿不宜长时间站立，应积极治疗。另外，过早的站立也会产生不良的影响。在婴儿早期，他的骨骼尚没有正常骨化，如果此时久站，身体重量必然会加重下肢的负担，特别是比较胖的婴儿更为明显，容易引起下肢的弯曲。为此，我们提倡婴儿应按照生长发育的规律，适时开始练习站立，并且注意各种运动姿势的转化，即站一会儿，再爬一会儿，再躺或坐一会儿，以免孩子疲劳。

24. 为什么婴儿站、走能促进智力发育？

能站、会走是婴儿大运动发育中的一个飞跃。每一位父母都盼望着自己的宝宝能早日独自站立、成为一个会行走的小人。然而对婴儿站立、行走为什么能促进婴儿智力发育缺乏明确的认识。

儿童的智力主要表现在大运动、手的精细动作、语言、适应性、生活自理及社交5个方面。其中的"大运动"包括俯卧抬头、翻身、坐、爬、站、走、跑、跳等一系列身体动作发育过程。

107

婴儿大运动方面的每一个进步都与中枢神经系统的成熟有关,同时,运动又能反过来促进中枢神经系统功能的进一步完善。站立和行走不仅涉及全身多个关节和四肢肌肉的运动,还需要身体重心的调整以及躯干与四肢的协调配合。因此,站立和行走增强了婴儿身体的协调性,锻炼了婴儿的平衡能力,在促进大脑发育的同时,也促进了小脑的发育(小脑是维持平衡和肌张力的协调中枢)。

好奇是婴儿的天性,宝宝对周围的一切事物都充满了兴趣。能站、会走后,宝宝的视野范围广阔了,活动范围扩大了,接触到的新事物成倍地增长。可以到处行走后,宝宝对他感兴趣的东西可以走过去看一看、摸一摸、闻一闻……视、听、嗅、味、触觉刺激明显增多,促进了大脑的发育,从而对婴儿智力的发育起到了良好的促进作用。

因此,婴儿站、走对宝宝运动协调性和认识能力的发展有很好的促进作用。所以,当孩子到了学站、学走的月龄时,家长要为宝宝提供充分的锻炼机会,既要大胆鼓励孩子尝试,又要注意循序渐进,逐渐增加站、走的次数和时间。在婴儿学站、学走时,大人要给予适当的保护,防止发生意外。在室内学习行走时,注意避开有棱角的家具;在室外,应选择平坦、开阔的路面,避开机动车和自行车。

108

25. 怎样教婴儿学走路?

可以说,"学会走路"是婴儿大运动发育的一个里程碑,它往往会给父母带来莫大的欣喜。

行走时两条腿交替向前迈进,每走一步身体重心就会发生一次变换,只有四肢配合协调了,重心调整能力完善了,宝宝的步伐才能稳健。因此,在婴儿学走路的过程中,掌握身体重心的调整是个关键。

在宝宝 7～8 个月大的时候,父母要鼓励婴儿爬行。因为爬行既能训练宝宝的四肢协调配合能力,又能为婴儿提供初步尝试身体重心调整的机会。爬行对婴儿行走的协调性很有帮助,千万不要忽视走路的准备阶段——爬行。

宝宝能熟练爬行以后,当他爬到家具(如沙发、床栏等)旁边时,他会扶着家具站起来。这时的宝宝往往很喜欢站立,家长每天可以给孩子提供一些扶栏站立的机会。

婴儿最初扶物站立时还不会自己坐下。家长可以通过让婴儿重复"拉物站起"的动作,逐渐增强宝宝上、下肢肌肉的力量;还可以把玩具放在婴儿脚旁,逗引他低头弯腰去捡拾玩具,教他学会低头弯腰、降低身体重心,然后坐下。随着婴儿四肢力量和协调性的增强,宝宝掌握了拉栏杆下蹲到坐下的动作,并能完成一手扶栏杆低头弯腰捡拾玩具的动作,身体平衡能力不断增强。

宝宝长到10个月左右,能扶着床栏挪步了,但从扶走到独走还需要一个较长的过程。随着孩子腿部肌肉力量和重心调整能力的增强,他逐渐能够不依赖于其他物体的支撑,靠自己的力量站立和坐下。这时,父母可以在孩子前面拉住婴儿的双手(要同时握住婴儿的前臂和腕部,以防脱臼),让他学习迈步,也可在孩子的后方扶住其腋下或用毛巾绕过婴儿的前胸,大人在背后牵拉着,让他向前走,还可以让婴儿推着婴儿车学习向前迈步,此时家长应掌握好车子前行的速度,以防车速过快导致婴儿摔倒。经过一段时间训练后,可以试着让孩子独立迈1~2步,先让孩子靠墙站好,家长退后两步,伸开双手叫孩子过来找妈妈(爸爸)。当孩子第1次迈步时,家长应向前迎一下,以免孩子第1次尝试时摔倒,使其对独立迈步感到恐惧。第1次独立迈步后,家长要及时夸奖、鼓励他再次尝试,用喜悦的气氛冲淡孩子第1次迈步的紧张感。此后,经过反复练习,逐渐延长距离,使孩子在独步中逐渐掌握身体重心调整和四肢协调配合,用不了多长时间宝宝就学会走路了。

在教婴儿走路时,有几点值得注意:①学走路时,婴儿的鞋子大小要合适,鞋底软硬适中,服装轻便适于活动。②学习走路的场所,地面要平而不滑,活动范围较大,四周没有障碍物;如在室内学步,要注意避开炉灶、暖气和桌椅等有棱角的东西,防止发生意外。③引领婴儿学习迈步时,应避免家长的错误引领动作(如家长在孩子身后拉着孩子双手)导致孩子走路时身体重心偏后,呈现后仰姿势。此种错误姿势将影响孩子独走的进程,且因婴儿重心后倾致站立不稳,极易向后倾倒而导致颅脑损伤。④避免过早或长时间使用"学步车",以免宝宝因缺少身体重心调整及平衡能力锻炼的机会,造成孩子独走时间的推迟。

26. 婴儿听到声音后有什么反应?

听觉系统发育正常的新生儿一出生就能听到声音,但是由于刚出生时新生儿外耳道中胎脂和中耳腔的胎性残积物的影响,故听力低下。出生3天后,新生儿听觉的敏锐度明显提高,当听到悦耳的声音(如摇铃声、铜铃声)时,新生儿可出现眨眼、皱眉、睁眼、呼吸变化、吸吮停止、四肢活动减少等反应;如果声音的出现比较突然、比较刺激,还可引起惊跳反射,表现为双臂打开、手指张开、背部伸展或弯曲、头朝后仰,然后前臂又迅速收回胸前、紧握拳头,呈现出全身突然的抖动。

2~3个月的婴儿听到柔和、悦耳的音乐时面露笑容,并很安静地听。在哭

109

闹时听到声音,会短时间停止哭闹;活动时听到声音,常常会突然停止活动、睁大眼睛、闭嘴,愣一下神儿,好像在想"这是什么声音?",之后出现定向反应,慢慢地将头转向声源(即发出声响的方向)。

4～5个月时,婴儿的头部控制能力增强,对声音的定向能力也有了进一步提高,听到声音后能够比较迅速而准确地将头转向声源。

6～8个月时,能区别熟人与生人的声音,听到妈妈的声音就笑,把头转向妈妈,并主动发音;"对叫名字有反应",当有人叫婴儿的名字时,他听见后会转向呼叫人并友好地微笑,表示应答。

9～12个月时,婴儿逐渐学会了倾听声音,并能寻找视野以外的声音;可根据声音来调节、控制行动;听到音乐声,会高兴地舞动手脚,随着音乐节奏摇动身体;能理解简单的语言并做出反应,如依照大人"再见"的命令,小儿做出"再见"的动作等。

婴儿期正是利用听觉、视觉、触觉等各种感觉器官来促进宝宝认知发育的时期,也是通过听觉学习语言的关键期。父母应让婴儿多听各种各样柔和、美妙的声音,刺激他的听觉器官,训练小儿的反应速度;用柔和的语调多跟孩子说话,促进婴儿主动发音和对语言的理解,为宝宝语言的发展打下良好的基础。

27. 婴儿最爱听什么声音?

婴儿是很好的倾听者,他喜欢听的声音是人声。在众多的人声中,婴儿最爱听的是妈妈的声音,尤其是小月龄的婴儿。

当宝宝还是一个胎儿、生活在妈妈肚子里的时候,他就天天听着妈妈心跳的声音,伴着妈妈温柔、甜美的歌声成长。

出生后宝宝躺在妈妈温暖的怀抱中,贪婪地吸吮着香甜的乳汁,耳边不断传来妈妈温柔的话语,宝宝的内心充满了甜蜜和温馨。在以后的日子里,妈妈无微不至地照顾着他——洗澡、喂奶、换尿布、做游戏……每当这时妈妈总是用温柔的语调跟他说话、逗他笑。细心的人可以注意到,妈妈在和婴儿说话时往往会升高音调、减慢语速、加重某些音节,眼睛和嘴也要比平时张得大;这种夸张的表情通常可以吸引孩子的注意力,使孩子微笑。

渐渐地婴儿对妈妈产生了依恋,哭闹时,只要听到妈妈的声音,他就会立即停止哭泣,转头去寻找妈妈;玩耍时,只要有妈妈的声音陪伴在身边,宝宝就有安全感,就会心情愉快。因为妈妈的声音常常与食物、安全、温暖和舒适联系在一起,妈妈的声音是他最熟悉、最喜欢的声音。

因此,妈妈应多陪伴孩子,经常跟宝宝说话、给他唱歌、与他逗笑,使宝宝心情愉悦、情绪良好,有助于宝宝形成健康的依恋和安全感,从而促进宝宝心理的健康发展。妈妈经常跟宝宝说话和逗笑还可以提高婴儿的反应速度、促进语言理解能力的发展,为宝宝开口说话打下基础。

如果妈妈因为忙于工作或家务,白天没有时间陪孩子玩,可以把妈妈说的话、唱的歌录下来,在妈妈不在身边时放录音给宝宝听。当然,最好还是妈妈面对面地对婴儿说话,这样宝宝不仅可以听到妈妈的声音,还可以看到妈妈的笑脸,与妈妈有目光的交流。

28. 婴儿怎样表达自己的情绪?

婴儿有自己的情绪,表达方式相对于其他年龄阶段的儿童来讲比较简单,除了用微笑、目光、身体姿势表达以外,更为常用的是声音。

在新生儿期,哭是他们表达自己情绪的主要方式,无论是饿了、困了、尿布湿了或者有什么不舒服的地方,他都会用哭声来表示,他的哭声具有生存适应意义。2个月以后的婴儿,情绪逐渐丰富起来,当你对他微笑、发音时,他会发出喉音来回答你,对你微笑;3～5个月的婴儿可以咯咯笑出声音来表达自己的快乐,也可以发出"啊"、"噢"等元音或辅音表示他的愉快心情,同样,拉长声音的高声叫表达了极端兴奋的情绪。如果婴儿在心理、生理方面的需要均能得到合理满足,则孩子很少哭,即正性情绪占主导位置。因此,哭是孩子负性情绪的表达,具有很多的含义。当婴儿渴了、冷了、饿了时,他会以哭表达需要;当他感到寂寞时,会哼哼唧唧的哭闹;当他生病时,则会伴发精神发蔫或烦躁的持续哭闹;当想要的玩具没有得到时,他会发怒的大声喊叫。总之,除了生病的情况外,哭声越多,表明孩子的需求未得到满足的情况愈多,间接反映了父母的养育方式可能存在问题。

一般来讲,在五六个月以前,孩子的哭闹多因生理需求未得到满足为主,在此之后要顾及孩子的发育及心理需要。婴儿不会说话,他愉快、生气、不高兴或痛苦等各种情绪是用各种不同的方式来表达的,父母需细心观察和领悟孩子情绪表达的特点,理解他的生理、心理需求,给予正确的应答。同时要注意与婴儿进行感情交流,与他面对面地说话,给他唱歌、说歌谣,培养成为快乐的孩子。

29. 妈妈应如何促进婴儿的语言发育?

妈妈首先应有这样一个概念,即孩子语言的发生、发展是一个生物成熟的自然过程,需要适宜的语言环境才能正常发育。因此,语言环境的丰富是非常重要的。1岁以内是孩子语言理解期,在此基础上才会有1岁以后言语表达的快速发展。在语言门诊中常遇到一些父母,认为在这个时期与孩子说话他也听

111

不懂，便自己忙自己的，很少与孩子交流，结果到孩子应该会说话却还不会说时，才引起父母们的重视。但因错过了孩子语言理解的关键期，父母可能要付出更多的时间和精力，才能帮助孩子改善语言的问题，有的甚至造成孩子终生的残疾，得不偿失。因此，从孩子出生后，妈妈只要养成与孩子说话、交流的习惯就能很好地促进孩子语言的发育。

需要妈妈注意的另一个问题是要给婴儿提供一个愉快的生活环境。与孩子交流时，要与他面对面，经常有眼睛的对视；口形应夸张一点，以便吸引孩子，有利于他模仿；语句要简短一些，便于孩子的理解。当孩子进步时，如会发某个音、会做某个动作时，应亲亲他以示鼓励。自然，为了促进孩子语言能力的发展，给孩子讲故事是不可缺少的环节。

30. 婴儿不爱发音是否有问题？

正常婴儿的发音有一定的发育规律。一般来讲，在出生后不久，父母会听到孩子发出的轻轻的喉音，在2～3个月时，婴儿会发出"啊—"、"哦—"等元音，5～6个月时，可以发出b、p、m等辅音，并开始咿呀作语，无意识的发出ba—ba、ma—ma等音节，到1岁左右，一部分孩子可以有意识的叫爸爸或妈妈，以上发音的过程基本上是婴儿期的语音发育规律。如果父母发现孩子不爱发音或很少发音，则需留心观察他的发育情况，必要时到医院进行检查。

需要观察的内容：①孩子对外界的声音是否有反应。②孩子是否能够与父母有交流行为。③孩子是否能够理解相应的简单指令，如问及"灯在哪？"时，9～10个月的孩子会有看灯的动作等。④孩子的动作，尤其手的动作是否与年龄相符。如果以上问题有回答"否"的情况，父母则应带孩子及时就医，并进行相应的听力检查、语言理解能力的检查以及孩子的发育水平测试，以早期发现疾病或存在的发育问题，达到早期治疗、早期康复的目的。

另外，除了以上的观察外，父母还需要做到：①增进亲子交流，给予孩子更多的关爱，如提供与年龄相符的玩具，与孩子一同游戏及玩玩具、常拥抱孩子等。②改善语言环境，经常与孩子说话、读故事、带孩子与人交往等均是很好的丰富语言环境的途径，避免长时间地让孩子看电视或独处等，否则容易导致或加重相应的发育问题。

婴儿不爱发音可能是孩子发育的个体差异或者存在发育问题，也可能是养育环境的问题，为了能使孩子更好地发展，父母对这个问题不可掉以轻心。

31. 经常咀嚼固体食物对婴儿语言发育有何益处？

儿童咀嚼的能力不仅与吃食物有关，而且与语言的发育有一定的关系。说话时,需要上下唇、牙齿、舌、鼻、咽、腭、喉等部位的协调活动,也就是说需要有发达的口腔肌肉和协调的吞咽功能、良好的呼吸控制等条件,在此基础上,才能发音清楚,讲话连贯。咀嚼与婴儿口腔肌肉的发育有密切的关系,不善于咀嚼、不会咀嚼的婴儿,口腔肌肉往往欠发达,活动的协调能力欠佳,常表现为嘴里含住食物不肯下咽、囫囵吞枣、将食物吐出、拒绝具有一定硬度的食品等;在说话方面,婴儿可能表现为一定的构音问题,如发音不清等。经一定的口腔功能训练,包括咀嚼功能的训练,这类婴儿的发音会有一定的改善。因此,不能忽视婴儿咀嚼能力的培养。

婴儿咀嚼功能的锻炼在4～6个月开始添加辅食时就开始了。在此之前单纯吃奶的阶段,口腔运动的方式以用舌卷住奶嘴,用力吸吮为主,而辅食添加后,逐渐出现了咀嚼的动作,这意味着父母需要给婴儿提供适当的食物,使其获得此能力。到婴儿7～10个月时,是锻炼小儿咀嚼能力的敏感时期,父母需要注意逐渐改变食物的质感,给婴儿提供需要咀嚼的食物,如饼干、馒头、碎菜饭等,以配合婴儿的进食技巧与胃肠发育,避免只用泥糊状食品喂养婴儿,使其口腔功能得不到充分锻炼,以致错过这个时期,发生以后的一系列问题。

32. 怎样教婴儿有意识地称呼人?

113

婴儿到了七八个月后,具有一定的语言理解能力,而且会无意识地发出不少音节,如 ba—ba、ma—ma 等。因此,具备了一定的条件学习称呼人,那么在此阶段应如何教孩子有意识地称呼人呢?

婴儿有意识地叫人、说话,是在理解的基础上进行的,也就是说,孩子有意识的叫人需要有一定的过程,不是即教即会的。在婴儿后期仍然处于前语言期,以语言的理解发展为主。因此,如果希望孩子能够有意识的叫人,提供必要的语言环境是非常重要的。例如,当孩子发出"ma ma"或"ba ba"音节时,父母可以重复重复孩子的发音,并与实际人物相对应,建立联系,如指着妈妈说:"妈妈"。又如当爸爸回来时,可以指着爸爸说"爸爸回来了,叫爸爸"等等,经常这样不断地重复,逐渐的孩子会将固定的发音与人物联系在一起。当问他:"妈妈在哪里?"时,他就会转头找妈妈了。在这个基础上,孩子有意识地叫妈妈就为期不远了。

其实,以上教孩子有意识地称呼人的方法仅仅是孩子语言发育所需的环境之举例,如果语言环境丰富,孩子回馈给父母的将是更多的惊喜。

33. 婴儿多大开始学说话?

小儿说出他第一个字的年龄范围是比较大的。早一点的 9 个月左右就能有意识地叫家里人,晚的到1岁半才会说话。当然,大多数1岁左右的婴儿能有意识地说出1个字,可能是"爸"或"妈",也可能说出只有家人才能听懂的1个字,如"哥"(哥哥、鸽子)或"不"字。

如果婴儿1岁还不会说任何字时,应首先检查一下他的听力是否正常。其次,了解孩子是否会发音,先要了解他是否经常咿呀作语。因为婴儿的咿呀声是语言的先驱表现,他只有在会发音的基础上,才能够学习说话。再次要了解小儿对成人语言的理解程度。如果婴儿的认知能力发育不成熟,不理解成人的语言,或不会模仿成人发音,那么他就不懂得将成人所说的词与实际的人或物联系起来,就无法学会有意识地叫人。如果孩子在以上3个方面的发育均正常,家长就不必着急。请耐心地、反复地教孩子说话,过不了多久,孩子就能学会叫"爸爸"、"妈妈",或者说出家里人能听懂的某个字了。

34. 婴儿认生怎么办?

婴儿从4个月起就能认母亲,6个月开始认生,8～12个月认生达高峰,以后逐渐减弱。多数8个月以后的婴儿,见到生人都有些拘谨或惊慌失措;有的婴儿尤为严重,见到生人就哭。父母对这样严重认生的孩子总是头疼:"没出息,怎么见不得人?"

其实,认生是婴儿发育过程的一种社会化情绪的表现。婴儿在母亲和家人的精心照料下,产生了一种依恋之情,只要在母亲或家人身旁就觉得安全。而陌生人的出现打破了原有的格局,婴儿就会出现焦虑,甚至恐惧。认生的程度(即对恐惧的耐受力),与婴儿的先天遗传素质有关。性格内向、胆子比较小的婴儿,认生情况较严重;而性格外向、乐于交往的婴儿,认生表现较轻。

对婴儿认生的表现不能斥责,否则会加重他的紧张与恐惧。我们常常采用"系统脱敏"这一心理疗法来克服婴儿的胆小、认生的行为。具体做法是:先由妈妈抱着让孩子在远处观望陌生人,然后离得近一点让他与陌生人接触,以后逐渐靠近,鼓励他与陌生人说话、与陌生人相处,慢慢地使他的焦虑或恐惧程度降低。家里来了陌生人,不要让他一开始就抱或亲孩子,而应相互交谈一段时间,当婴儿与他熟悉之后再亲热,以免引起不必要的恐慌。随年龄的增长,婴儿独立能力的发展,社会适应能力增强,认生的现象会很快好转。

35. 为什么婴儿总爱拿东西往嘴里放?

过了半岁,婴儿学会坐了,他的视野比躺着的时候开阔了许多。随着视野的扩大,他的双手也开始活跃起来,到处抓东西。但令人奇怪的是,孩子总喜欢把抓到的东西放进口中吮一吮、舔一舔、咬一咬。爱清洁的父母总是着急地拿下玩具对孩子说："太脏了,不要放到嘴里!"可爱的小宝宝才不理那一套呢!抓住另一个玩具照样放到口中。父母们忧心忡忡:"孩子总爱把玩具放到嘴里怎么办?"

其实,如果知道了婴儿在这个年龄为什么喜欢把玩具放入口中,那么可能就不会像现在这样担心了。孩子的发育遵循头尾规律,即从头部开始,向脚发展。运动的发育规律是这样,感知觉的发育也是如此。6~8个月的婴儿,正值探索事物的萌芽期,当他抓到一个东西时,除了看一看,敲一敲,他总是马上把物体放入嘴里,通过吮、舔、咬等方式来尝试,来探索。这是他在这个时期非常重要的一种探索方式。在探索的同时,婴儿还能获得无比的欣慰。

如果父母们了解婴儿的这种发育行为,恐怕就不会太阻挠孩子的探索活动了。不过应该注意的是,玩具应经常清洗干净,以免因不卫生而引起婴儿肠道的疾病;有毒的或有危险的玩具不要让孩子往嘴里放,比如上了漆的积木、有锐边的铁制玩具汽车等。

36. 为什么婴儿总爱吮手指?

婴儿吸吮自己的手指,会使家长不高兴。有的孩子还吸吮脚指头,更使家长吓一跳。他们纷纷责备孩子:"又吃,什么时候才能改掉这个坏习惯!"

其实,婴儿吮手指或脚趾这一现象,体现了婴儿用嘴对手指、脚趾的一种探索行为;这一现象还说明婴儿支配自己行动的能力显著提高,达到了能使手(脚)一口动作相互协调的智力水平;此外,心理学家认为这一行为对稳定婴儿自身的情绪有很大作用,即所谓的自慰行为。如婴儿饿了、寂寞的时候,通过吸吮亲密的手指、脚趾,很快就能安稳下来。

当家长认识到婴儿为什么吮指后,可能就不会整天为孩子的这一行为而烦恼。随着婴儿的成长,五彩缤纷的世界会使他目不暇接,使他的注意力转移到别的事物上,吮指(趾)这一现象会自然减少。家长应尊重婴儿的主张,理解他发育中的特点,培养他的自信心,不要因盲目地干扰吮指(趾)而影响了他正常的心理发育。

37. 婴儿为什么总喜欢敲打东西?

婴儿快1岁时,大多数都喜欢拿东西当鼓敲。有的家长专门为孩子买了电动玩具,没想到孩子拿起来就往桌上敲,几下就敲打坏了。有的妈妈无法忍受这种声音的刺激,抱怨说:"真是太吵了,嘭嘭嘭,一天到晚像做木匠活。"

请家长们理解婴儿的这种行为,这同样也是婴儿在发育过程中的一种探索行为。8~12个月的小儿,要了解各种各样的物体,了解物体与物体之间的相互关系,了解他的动作所能产生的结果。通过敲打不同的物体,使他知道这样做就能产生不同的声响,而且用力强弱不同,产生音响的效果也不同。比如,用木块敲打桌子,会发出啪啪的声音;敲打铁锅则发出当当声;一手拿一块对着敲,声音似乎更为奇妙。婴儿很快就学会选择敲打物,学会控制敲打的力量,发展了动作的协调性。

如果家长能理解婴儿为什么爱敲打东西的原因,就会积极地帮助他发展这一探索性活动。我们有一个小建议:对这个年龄的孩子不必去购买高档的新玩具,只需找一些带把的勺子、玩具锤子、玩具小铁锅、纸盒之类的东西就足够了。愿您在与孩子的游戏交往中关心他,理解他,帮助他找到发展各种技能的方法来。

38. 婴儿为什么总爱往地上扔玩具?

不知您是否留心过快到 1 岁婴儿的玩法,他总喜欢往地上扔玩具,然后大叫,让成人捡起来给他。没等你转身,他又把玩具掷到地上,等待你再捡起给他。

116

这种恶作剧的行为就是 1 岁左右婴儿的游戏方式。婴儿小一些的时候,手的伸肌发育不成熟,不会主动将手中原有的玩具放下,再去取第 2 件玩具,而是无意识地将玩具滑落或扔掉。逐渐地婴儿对玩具的抛落运动感兴趣,对玩具的着地点和着地时的情形感兴趣。这时,小儿手的伸肌发育趋于成熟,能随意松手,思维也有很大进步,能有意识地抛掷玩具来观察落点和着地时的情形,并且学会让成人捡起,再允许他扔,以此发展与成人的交往游戏。

家长对孩子的这一游戏行为要耐心配合。在这个时期,多给孩子准备一些有不同弹性而又经得住摔的玩具,如木块、吹塑玩具、皮球等,让他自己尝试和区别物体的性质。随着思维的继续发展,扔玩具的行为很快就会结束。

39. 是否应训练婴儿用手指捏东西?

用拇指和食指对指捏取物品,这是人类区别于其他动物的特征之一。正常情况下,婴儿从 6 个月起就会大把抓握物体,8 个月时能用几个手指一起抓东西,9~10 个月就学会用拇指与食指对指捏取小物品了。然而,有些家长发现自己的孩子到了 10 个月仍不会用拇、食指对捏取物,往往有些着急。那么,是否应该训练用小儿拇、食指抓捏呢?

是的,应该训练。因为婴儿手指的动作对大脑的发育有很强的刺激作用。训练的关键首先在于提供孩子抓捏小物品的机会。开始先用大一点的东西(直径约 10 毫米),如玉米花、蚕豆、小饼干等,当手指抓取得比较顺利时,可再提供小一点的东西(直径约 5 毫米),如葡萄干、大米花、小糖豆等。每次给 1 粒,不要多了,否则他会大把抓。教他用拇、食指捏,当他成功地用拇、食指捏起小物品时,应及时给予表扬,并允许他吃,以增加他对捏的兴趣。另外,左右手均要训练,不要偏于某一侧。

经过手指捏、大把抓、再捏、再抓这样反复练习,对婴儿手的灵巧性和手眼协调能力将大有好处。只要有足够的锻炼机会,婴儿很快就能用拇、食指灵巧地捏住小物品了。

注意,训练必须在大人的帮助指导下进行,不可让婴儿自己抓颗粒物,以免放入口内,发生危险。

40. 如何与 1 岁的婴儿玩耍?

1 岁左右的婴儿开始学会动脑筋,模仿力也很强,父母利用游戏对孩子进行智力训练,和孩子一起创造温馨环境,一起享受游戏的快乐,是一件非常有益的事情。在这里向家长推荐 3 个小游戏。

(1)藏与找:家长当着孩子的面,将 1 个玩具放到枕头底下或衣服下面,或者用布、纸将 1 个小玩具包起来,让小儿去寻找,加深他对"看不见的物体依然存在"这个概念的理解。可经常更换玩具和遮盖物,以引起孩子的兴趣。

(2)指身体部位:母亲与孩子面对面,先指着自己的身体部位告诉孩子:"这是眼睛,眼睛能看见宝宝;这是耳朵,耳朵能听见声音……"也可用玩具娃娃或小儿本身来做。然后问孩子:"眼睛在哪里?"让孩子自己指。经常玩此游戏,不仅可以训练他的反应能力和自身协调动作,还可以增加他对自我的认识和与他人的交往能力。

(3)学利用工具:在桌子远端放几个小玩具,给孩子一根短棍,教他如何使用棍子把玩具拨过来。此游戏还可放到床面或床下来做。婴儿对此游戏有极大的兴趣,反复拨来拨去,逐渐理解使用工具的好处和重要性,从而扩展到想办法使用其他工具。

游戏的种类很多,家长可根据孩子的爱好和需求来选择,并在游戏中发展孩子的智力、体力,培养他良好的品德和习惯。

41. 应该为婴儿选择什么样的玩具?

孩子一诞生,父母开始为宝宝准备玩具了。但究竟选择什么样的玩具好呢,心里往往没数。有些父母不惜花很多钱买来长毛绒的大狗、电动火车等,宝宝不见得喜欢。那么,怎样为婴儿选择玩具呢?

首先,要考虑适合婴儿的年龄特点。1 岁内的婴儿主要是感知觉和运动的

117

发育,所选择的玩具应符合婴儿生理、心理的发展水平。3个月以内的婴儿多躺在床上,这时可买一些色彩鲜艳的吹塑玩具和带悦耳声音的玩具挂在小床四周,刺激和发展他的视觉和听觉;4~6个月的婴儿开始学习抓握,那么就可以准备一些细柄的声响玩具,如拨浪鼓、花啦棒、摇铃等,让他练习伸手、够抓、握及摇的动作,另外还可利用这些玩具引导婴儿练习翻身;6~9个月的婴儿会坐、会爬,两侧肢体出现配合动作,这时可买吹塑的大球、娃娃等玩具,训练他两臂合抱的动作,同时训练他坐着左右转身及爬行;10~12个月的婴儿会玩捏响玩具、会搭简单的积木,喜欢把积木放到杯子里然后又倒出来,父母可准备一些积木、塑料杯子和小瓶子,让他多摆弄这些玩具,从中发展手指的动作和手、眼协调的能力,同时教他这些玩具的名称,促进其语言的发育。

其次,挑选玩具时要注意符合安全、卫生的要求。小婴儿多喜欢将玩具放入口中,因此要求玩具材料应无毒无害;玩具外形要能保障安全,避免孩子在玩耍中刺伤、划伤;最好挑选能够经常清洗的玩具,以防止肠道疾病的发生。此外,易损坏的玩具容易使婴儿失望,带来不快,所以选择的玩具应尽量坚固耐用,耐敲打耐摔碰。注意了以上几点,您为宝宝选择的玩具就会真正成为婴儿的朋友了。

118

(二)婴儿的喂养与衣着

1. 何谓营养与营养素?

根据我国营养学家周启源教授对古今中外关于"营养"一词所做的全面考证,把生物或使生物从外界(指动物的食料、植物的肥料)吸取适量有益的物质以谋求养生,这种作用或行为称为营养。换句话说,营养就是为取得机体生命活动所需的各类物质而进行的活动。目前在许多科普文章里,常把营养和营养素混为一谈。营养是一种活动,营养素是物质,是营养活动中的物质基础。营养素是食物中具有某种营养作用的物质。面对纷繁的营养素,国内外作者使用的分类方法和名词不尽相同。中国营养学会编著的《中国居民膳食营养素参考摄入量》采用如下分类,即能量,宏量营养素(蛋白质、脂类、糖类),微量营养素(无机盐、维生素)和其他膳食成分(膳食纤维、水,其他生物活性物质)。这些营养素在体内都有各自的生理作用,但归纳起来可概括为以下3个方面的主要功用:

(1)作为能源物质,供给人体所需要的热能。蛋白质、脂肪、糖类在体内均可氧化供能,称为热源质。

(2)作为"建筑"材料,构成和修补身体组织,如蛋白质。

(3)作为调节物质,以维持正常生理功能,如维生素。

要使人体保持良好状态,在人类的营养物质中,营养素缺一不可,在人体的营养活动中发挥各自的作用。

2. 怎样认识膳食营养素的参考摄入量?

早在1938年,中华医学会公共卫生委员会就制定了中国人民最低营养需要量,从1952年到1988年,期间多次对人群营养素摄入标准进行修改,直到2000年,中国营养学会制定了最近的《中国居民膳食营养素参考摄入量(Dietary Reference Intakes)》,简称DRIs。

DRIs的初衷是为了确定为保持健康所需摄入各种营养素的量,并作为判断人群是否得到良好膳食的根据。现在的膳食营养素参考摄入量是不同人群每日平均膳食营养素摄入量的参考值,它包括4项内容:平均需要量、推荐摄入量、适宜摄入量、可耐受最高摄入量。其中推荐摄入量代表了可以满足某一特定性别、年龄及生理状况群体中绝大多数(97%～98%)个体需要量的摄入水平。如果长期摄入营养素能达到此水平,就可以满足身体对该营养素的需要,保持健康和保持组织中有适当的储备。一般医生在建议儿童每日营养素的摄入水平时,往往是以该值作为建议水平的。如8个月的孩子每天应该补充多少钙? 医生首先要知道8个月儿童每天钙的推荐摄入量是400毫克。然后医生要询问家长儿童每日的膳食情况:吃多少配方奶或吃多少鲜牛奶。用推荐摄入量减去奶中的钙含量和其他可知的食物钙含量,就是儿童每日应该补充的钙量。下面是1～6岁儿童主要营养素的推荐摄入量(表6)。

119

表6　1～6岁儿童每日膳食中营养素参考摄入量

年龄 (岁)	热能		蛋白质 (克)	钙 (毫克)	铁 (毫克)	锌 (毫克)	视黄醇当量(微克)	维生素 B₁ (毫克)	维生素 B₂ (毫克)	维生素 C (毫克)
	(千卡)	(千焦)								
1	1 075	4 500	35	600	12	9	500	0.6	0.6	60
2	1 175	4 915	40	600	12	9	500	0.6	0.6	60
3	1 325	5 535	45	600	12	9	500	0.6	0.6	60
4	1 425	5 945	50	800	12	12	600	0.7	0.7	70
5	1 550	6 485	55	800	12	12	600	0.7	0.7	70
6	1 650	6 885	55	800	12	12	600	0.7	0.7	70

3. 热能是什么？

在维持生命和保证人体正常生活中，人体需要从外界摄取各种营养物质。一切生物都需要热能来维持生命活动。热能在支持人体活动、维持体内各种生理功能中也是至关重要的。但热能不是真正的营养素，它是一些营养物质在体内代谢过程中释放出来的能量。人体所需要的能量来自食物中的产能营养素：糖类、脂类、蛋白质。热能需要量是指机体能长期保持良好的健康状况，具有良好的体型、组织构成和活动水平的个体，达到热能量平衡并能满足维持从事生产劳动和社会活动所必需的能量摄入。如果机体摄入的能量不足，就会使用机体的储备热能乃至消耗自身的组织以满足生命活动的需要，长此以往，就会出现生长发育迟缓、消瘦，甚至死亡。相反，如果热能摄入过剩，则以脂肪储存的方式蓄积在体内，出现肥胖，产生某些综合征，甚至危及生命。

在儿童的生长发育中，热能的消耗主要体现在以下 5 个方面：

（1）机体基础代谢：基础代谢是指人体在清醒、安静、空腹条件下，在 18℃～25℃的环境中，维持生命基本活动所需的最低热能。儿童的基础代谢率相对比成人的高，基础代谢将消耗掉全部热能的 50%。

（2）生长发育：儿童处在不断生长发育过程中，各器官的增大与功能的成熟均需消耗热能，所需热能约占总热能需要量的 1/3。

（3）儿童活动：儿童活动时需要消耗热能。耗能的多少与身体大小、活动强度、持续时间、活动类型等均有密切关系。

（4）食物特殊动力作用：机体摄入食物引起体内热能消耗。这种热能消耗多与食物在体内的消化吸收及利用有关。

（5）排泄物中的丢失：当食物被人体消化吸收并排出体外时，同时也将一部分未完全消化吸收的糖类、蛋白质、脂肪排出体外，一般这部分丢失的热能约占摄入量的 50%。腹泻时粪便中热能丢失增加。

4. 喝水对人为什么重要？婴儿每天需喝多少水？

水是一切生命必需的物质，是由 2 个氢原子和 1 个氧原子组成的化合物。它是人体内含量最多的成分，约占成人体重的 60%。体内含水量与年龄和性别有关。水占婴儿体重的 75% 左右，是营养素中最重要的一种。人体是由细胞组成的，水是机体细胞和细胞外液的重要组成成分。作为细胞内的水分，已成为细胞的重要构成材料；作为细胞外液，要从血管中输送营养和代谢产物到细胞中。还有约 10% 的水循环于身体各器官中，它输送氧、营养素和代谢产物至身体的相应部位（如肾、肺等），并在体温调节中枢的控制下参与体内的体温调节。

因为机体每日都要经由皮肤、呼吸、尿、粪中排出相当数量的水分,所以每日都必须从膳食或饮料中补充丢失的水分。体内水的来源包括饮水、食物中的水及内生水三大部分。通常每人每日饮水约1 200毫升,食物中含水约1 000毫升,内生水约300毫升(每克糖类代谢产水0.6克,每克蛋白质产水0.4克,每克脂肪产水1.1克)。人体每日摄入的水量应与排出体外的水量保持大致相等。人体每日的需水量与年龄、体重、摄取的热能及尿的比重均有关系。我国尚未提出水的需要量标准,可以借鉴美国的推荐摄入量标准。成人每日消耗1千卡热能,水的需要量为1毫升,婴儿生长发育旺盛,体表面积较大,对水的需求相对比成人高得多;婴儿每天消耗水分占体重的10％～15％,而成人仅为2％～4％。因此,以1.5毫升/1千卡为宜。以1岁女童为例:女孩热能需要为1 050千卡,按1.5毫升/1千卡计算,其水的需要量约为1 600毫升。也可以按照每千克体重需水量120～160毫升计算。

5. 儿童营养需求与成人营养需求有什么不同?

儿童与成人对营养需求的不同取决于各自不同的生理需要。成人的营养供给用于维持生命和一切生理活动及修补组织损耗,儿童的营养供给除了上述用途外,还要满足不断生长发育的需求,而且生长发育越迅速,所需的营养素就越多。婴儿期是人一生中生长发育最为迅速的时期,所以婴儿期的营养供应一定要全面充足,以保证体格和智力良好发育的营养基础。一旦营养供给不当,就容易发生热能供应不足或某些营养素的缺乏,继而发生营养缺乏性疾病,导致生长迟缓、体重不增、骨骼畸形及抵抗力低下,严重营养不良甚至会造成婴儿死亡。为了满足不同发育阶段儿童对各种营养素的特殊需求,我国营养部门专门制定了不同年龄儿童营养素供给标准,家长可参照标准合理安排儿童的喂养和膳食的平衡,保证其健康成长的物质需要。

需要注意的是,儿童对营养的需求也有个体的差异,有的需求多,有的需求就较少,而且即使是同一个儿童,在不同的身体条件和状态下,需求也不是固定的,时多时少也很常见。所以,家长在喂养时一定要把握孩子的规律性,不要凭主观愿望盲目给予。

6. 什么是婴儿最好的营养品?

毋庸置疑,母乳是婴儿最好的天然食物。随着母乳喂养在全社会广泛的宣传,这一观点已越来越深入人心。

为什么这么说呢? 首先,母乳自身的分泌规律最能适应婴儿生长发育的需要:从最初的抗体含量高的初乳,逐渐过渡到营养均衡的成熟乳;从量少稀薄逐

121

渐过渡到量多浓稠,不论是母乳的质和量,都是随着婴儿不断变化的需要而变化的。其次,母乳的营养成分最利于婴儿的消化吸收:母乳中蛋白质构成比例适宜,胃内凝块小,易消化;富含花生四烯酸和亚油酸,有利于神经系统发育;所含乙型乳糖有利于婴儿肠道健康内环境的建立;母乳中钙、磷比例适当,乳钙吸收率高;母乳中含有大量免疫细胞、抗体和溶菌酶等抗感染成分,还含有对婴儿生长发育起重要作用的激素和生长因子。再加上母乳恒温、无菌、取用方便,所以说它是任何代乳品都无法比拟的最适合婴儿需求的营养品。

7. 什么叫混合喂养?

因各种原因母乳不足不能满足婴儿需要,或者母亲不能按时给婴儿哺乳时,须加喂牛奶或其他代乳品,这种喂养方式叫做混合喂养。

混合喂养中如果喂哺次数不变,每次先喂母乳,等乳房吸空后再给还没吃饱的婴儿加喂牛奶或其他代乳品,叫做补授法。这种方法每次仍能让乳房吸空,有利于持续的刺激母乳的分泌,不至于使母乳分泌量日益减少。家长在采取补授法喂养婴儿时,要根据婴儿的食欲和母乳量的多少渐渐摸清需要补充的奶量,掌握规律便于准备。

如果母亲因外出或其他原因不能按时哺乳,可以用牛奶或其他代乳品代替1次或几次的母乳喂养,这种混合喂养的方式叫做代授法。采用这种方法的母亲要注意在不能母乳喂养时一定要按时将乳汁挤出,或用吸奶器将其吸空,这样有助于保持乳汁的顺畅分泌。有条件的情况下还能将挤出的乳汁低温保存,需要时温热后还可以再喂给婴儿。

混合喂养虽不如母乳喂养效果好,但相比人工喂养还是要好得多,适当的混合喂养也能使婴儿获得足够的营养,保证正常发育所需。

8. 人工喂养婴儿如何选择代乳品?

如果因为某些原因不能母乳喂养时,妈妈就只有为宝宝选择合适的代乳品了。一般来说,动物奶像牛奶、羊奶、马奶等都可以选用,但必须要经过严格的消毒和适当的调配。随着科技的发展和生活水平的提高,目前最适于人工喂养婴儿需要的,也是最被广大父母接受的还是婴儿配方奶。

随着研究的深入和制造工艺的不断改进,现在市场上的配方奶在营养成分和消化吸收上已愈来愈接近母乳。它优化了蛋白结构,加入必需的不饱和脂肪酸,降低无机盐浓度,更利于消化吸收和减轻肾脏负荷,同时还加入各种婴儿必需的多种维生素和微量元素,充分满足宝宝生长发育所需,有的还添加核苷酸、双歧杆菌以增加抵抗力,添加 DHA、AA 促进智力和视力的发育。妈妈可以在众多品牌的配方奶中根据经济条件、宝宝的口味和消化吸收的适应性以及年龄阶段多方考虑,加以选择。

另外,还有一些特殊配方奶粉,用以满足宝宝的一些特殊需要,妈妈可在医生指导下选用。主要有包括适合早产、低出生体重和体弱宝宝适用的早产儿奶粉,半乳糖血症或乳糖不耐受宝宝适用的不含乳糖的配方奶,腹泻、过敏宝宝适用的水解奶粉和元素配方奶粉,苯丙酮尿症宝宝专用奶粉等。

9. 直接给婴儿喂鲜牛奶好吗?

鲜牛奶虽然营养丰富,但对小婴儿并不十分合适。如:牛奶的蛋白质含量虽比人奶高,但以酪蛋白为主,饱和脂肪酸多,脂肪球较大又无脂肪酶,不易消化吸收;而糖类比人奶少,无机盐含量较高且吸收差,维生素 C、维生素 D、维生素 E 含量较低,在热能和营养素均衡提供上都有限,因此妈妈应尽量避免用鲜牛奶喂养 2 周岁内的宝宝,而应选择更合适的配方奶粉。

如果只能为宝宝提供鲜牛奶,哺喂时必须根据牛奶的特点进行适当调整,使之适合宝宝的需要。具体配制方法包括加水、加糖和煮沸 3 个步骤。加水标准:新生儿食用鲜奶(市售鲜奶)要加等量水,也就是奶、水比例 1:1,1~2 周后,可调整为 2:1,再逐渐增加至 4:1,至 1~2 月后逐渐改为全奶。这样,可冲淡鲜奶,降低无机盐和蛋白质含量,减轻新生儿消化和肾脏负担。加糖标准:每 100 毫升中加糖 5~8 克,这是为给宝宝供给热能,同时改变牛奶中宏量营养素的比例,利于吸收、软化大便。煮沸:可直接放在锅里煮,也可装入奶瓶中煮,时间为 5~8 分钟,消毒同时改变蛋白质性质,便于宝宝消化。

10. 怎样调制奶粉?

冲泡婴儿配方奶最关键的步骤是做好清洁消毒工作,如果奶具消毒不好或调配过程中不注意清洁操作,都有可能使奶中混入细菌,给婴儿的健康带来伤害。所以冲泡前必须用肥皂与流动水清洗双手;奶瓶、奶嘴、瓶盖等冲调器具应煮沸消毒,通常需在蒸锅内煮沸 10 分钟后灭火;冲泡用水必须完全煮沸,冷却至适当的温度(以 40℃~60℃为宜)备用。

调制时预先按宝宝平时规律估计需要的奶量,一般来说可按照配方奶包装上指示(配方奶的推荐浓度大都为奶粉和水重量比 1:8)来计算冲调所需的奶粉量及水量,最好用随包装附带的量勺量取,奶汁过浓或过稀都会影响宝宝的健康。但对于新生儿和消化不良的宝宝,消化功能较弱,可以适当加水稀释,一定时期后还原至标准浓度。

如果一次冲泡量过多,宝宝没能吃完,则需将泡好的奶汁立即放入冰箱内贮存,并于 1 天内吃完,千万不可将奶汁放在室温中,防止细菌滋生。

11. 婴儿期除母乳外还应吃些什么?

1 岁以内是人的一生中生长发育最快的时期,它要求有足够的蛋白质来提供氨基酸,以合成机体的蛋白质,满足机体蛋白质不断更新的需要。同时,婴儿对热能也有很高的需求。热能供给充足与否可影响蛋白质的利用。因为当热能不足时,蛋白质将转而用于代谢过程,从而削弱了蛋白质合成组织的功能。所以,要使婴儿发育良好,在提供充足蛋白质的基础上,必须有足够的热能加以保证。当然,其他的营养素也不能忽视。在婴儿期,由于其特殊的生理结构和发育水平,决定了这个时期的孩子饮食一定是以奶及奶制品为主。

对 0~4 个月婴儿要实施母乳喂养。母乳内的营养成分完全能满足此时期婴儿的生长需要。但待婴儿 4~6 个月时,仅靠母乳就不能完全满足婴儿的发育需要了。首先,奶中的热能就不足以满足机体的需要,需要额外给予粮食类食物补充热能。机体造血所需要的铁元素基本用尽,也要从食物中补充。但奶及奶制品中铁元素极微。以往,我们通过给孩子添加蛋黄的方式以补充体内铁的缺乏。但现在研究提示,蛋黄中的铁并不太好吸收。由于现代化儿童辅食工业的发展使得婴儿喂养已不再复杂。可以选择强化铁的米粉作为奶之外的食品加以补充,一般每天要加 25 克左右的米粉。3~6 个月期间,每天可以给婴儿提供菜水和水果汁。当婴儿 7~8 个月时,就可以增加肝泥、肉泥、菜泥、果泥等。9~10 个月时,面片粥、豆腐、碎菜、鸡蛋羹都可以食用。待婴儿长到 11 个月时,可以试着给他做点小饺子、小馄饨等花样食品了。切记:纯母乳或其他动物奶喂养是有一定时间的,母乳不是万能的。在孩子应该加其他食物的时候只一味的单纯喂奶,将严重的影响他们的生长发育。

12. 未满 1 岁婴儿饮食中易缺什么营养素?

1 岁内的婴儿是生长发育最快的时期,对各种营养素的需求也相对旺盛,一旦缺乏,很容易引起各种不良后果,势必影响正常的生长发育。

婴儿的营养素供应取决于他(她)的喂养方式。母乳喂养的婴儿在未添加辅食前,其营养素完全来自母乳。母乳充足情况下,即使是营养条件很好的母亲分泌的乳汁中维生素 B_1、烟酸、维生素 C、维生素 D 和某些微量元素如铁含量均较低,不能满足婴儿的日需要量,需要额外补充。所以通常建议给婴儿加喂果汁、菜汁、果泥、菜泥以补充维生素 C,同时注意及时口服维生素 D 制剂,4~6 个月时还要及时添加含铁丰富的辅食。而在母乳不足情况下,婴儿更容易出现蛋白质的缺乏,会出现消瘦、生长发育迟缓、抗病力弱等现象。而对于选择配方乳喂养的人工喂养儿来说,配方乳中本身已添加了很多的维生素和微量元素,基本能满足 4 个月以内小婴儿的需要。但相对来说,配方乳中钙的吸收率低,所以吃配方乳的婴儿应该注意及时补充钙剂。婴儿到了可以添加辅食的年龄后,供应各种营养素的食物来源增多,但仍然要注意营养的全面均衡,不可偏食,否则仍然有可能造成某些营养素缺乏。由于中国传统饮食习惯的影响,中国婴儿较易缺乏维生素 D 和钙、铁、锌等微量元素。所以,较大婴儿应继续口服维生素 D 制剂,同时注意多吃含钙、铁、锌丰富的食品。必要时也可根据缺失情况进行药补,以满足婴儿日渐增长的需要。

13. 母乳充足还要加辅食吗?

母乳充足的情况下是否要加辅食,这取决于婴儿的年龄特点和自身生长发育的需要。大量的科学研究证明,母乳所提供的营养素能够满足 4 个月以内的婴儿的需要,也就是说,4 个月以内乳汁充足的纯母乳喂养儿不需要添加任何的辅食。随着月龄的增长,4～6 个月的婴儿对营养物质的需求量开始相应地增加,而乳汁的分泌无论从质还是从量上都不可能随之无限的增加,其热能和营养素的提供已不能满足婴儿生长发育的需要了。况且这时的婴儿无论从自身的消化系统的发育成熟度而言还是从认知发育而言,他都有足够的条件去接受完全不同于母乳的,需要他去咀嚼和吞咽的非液体食物了。所以,应该在这时候给他添加辅食,以满足其不断增长对热能和营养的需要,这对孩子的神经和心理发育同样有良好的促进作用。

如果母乳喂养的婴儿本身营养条件非常好,体型比较肥胖,身高体重已超出正常范围,这时建议适当推迟添加辅食的时间,可于 6 个月后再考虑;如果婴儿到需要添加辅食的年龄时恰恰出现消化系统或别的疾病,身体不在良好状态,这时也不要一味给他添加辅食,仍旧继续母乳喂养至完全康复后再试加。

14. 怎样安排婴儿的哺喂次数?

对于婴儿哺喂次数的安排,母乳喂养与人工喂养是不尽相同的。目前的研究表明,母乳喂养的新生婴儿没有定时的哺喂安排,哺喂次数取决于婴儿的要求,什么时候饿了,什么时候就可以哺喂,换句话说,就是要提倡按需哺乳。一般来说母乳喂养的新生儿两顿奶间的间隔时间不应超过 2.5 小时。随着新生儿期的结束,婴儿逐渐与乳房相互适应后,慢慢具有一定的进食规律了,通常会每隔 3～5 小时就会有吃奶要求。在满 4 个月后开始增加辅食时,一般可考虑全天安排 4～6 次哺喂时间,在 2 次喂奶的间隔中,可添加 1～2 次菜泥、蛋黄、米粉等食物。随着婴儿年龄的增长,可根据婴儿情况逐渐增加辅食次数,并逐

125

渐开始尝试用辅食代替一次吃奶量。10个月以后,可将喂奶次数减少为3次左右,喂辅食的次数增至3～4次。

如果是人工喂养儿,由于牛奶不如人奶易消化,在新生儿期,一般可考虑每日安排喂哺6～7次,每次喂奶间隔约为3.5～4小时。2个月以后可以加喂果汁、菜汁了,一般在喂奶的间隔中每天加1次,以补充牛奶中维生素的不足。婴儿到了4个月,与吃母乳的孩子一样需要添加辅食时,喂奶次数也同样可以酌情减少,辅食喂养次数随之增加。

15. 怎样为婴儿添加辅食?

食物添加期喂养即指婴儿由4～6个月以乳类食物为主,至1岁半甚至2岁逐渐转换为以固体食物为主的过程。乳类在过渡期仍是热能和营养的主要来源。添加辅食的目的是改变婴儿饮食结构,补充母乳营养素不足;锻炼婴儿胃肠道的消化和吸收能力;锻炼婴儿咀嚼能力,并通过咀嚼促进牙齿萌出、头面骨骼与肌肉发育及发音能力的发展;在学吃关键期扩大婴儿味觉感受范围,防止日后挑食、偏食等不良进食行为;帮助婴儿认识食物的色、香、味、形,促进婴儿认知发展。

世界卫生组织建议添加辅食的时间应从6个月开始。不应早于4个月或晚于8个月。添加的频率为4～6个月时1～2次/天,7～9个月时2～3次/天,10～12个月时3～4次/天。如果不再母乳喂养,孩子也不吃其他乳制品,还应适当增加进餐次数。添加辅食应遵循一定的原则:①从少量逐渐增加,如蛋黄由1/4→1/2→1个。②由稀到稠,米汤→稀米粥或米糊→稠粥→软饭。③从细到粗,菜水→菜泥→菜末→碎菜→块状菜。④从一种到多种,从添加一种食物开始,观察3～7天,如无腹泻、皮疹和呕吐等变态反应,再增加另一种;如果出现上述反应,立刻停止喂该种食物。如果发现新食物原样从大便排出时,暂时不要加量,直至大便正常。⑤应先给单一食物,后给混合食物。⑥少盐不甜。8个月内婴儿食物中不要加盐;少给孩子高糖食物和饮料。⑦不吃油炸食物。

此外,每餐不能喂得太多,应少量多餐。应使用汤匙和杯子或碗喂辅食,不要用奶瓶喂。增加新的食物应在婴儿健康时进行;婴儿生病时、天气炎热时不应添加新种类的食物。婴儿患病期间应坚持有规律的进食,增加母乳喂养的次数,给婴儿进食软的、多样化、开胃的食物。病愈后要提供平时婴儿最喜欢的营养丰富的食物,并鼓励他尽可能多吃。

食物添加期是一个较长的过程,应按照添加的原则并根据婴儿的反应逐渐改变食物的性状和丰富食物的种类,循序渐进。

16. 辅食的添加次序如何?

精细的谷类很少引起变态反应,其中米粉比小麦粉较少引起过敏,是首选的最适宜的添加食品。4～6个月婴儿生理性缺铁性贫血的发生率较高,故最好选用为婴儿特制的含强化铁的米粉。在添加米粉1个星期后,可开始添加蔬菜和水果。水果较甜应在添加了蔬菜后再添加,以免婴儿由于偏爱水果而不愿接受蔬菜。鸡蛋含有优质的蛋白质、卵磷脂、维生素和铁、钙、磷等无机盐,是优质蛋白和铁的良好食物来源。7～9个月左右,当添加了强化铁的米粉及蔬菜、水果后,可酌情添加鸡蛋。蛋黄比蛋清较少引起过敏,所以先从蛋黄加起。当宝宝接受了谷类食品、蔬菜、水果、鸡蛋后,在8～10个月时可以试着给予肝泥、鱼泥、肉泥、动物血等动物源性食物。

7～9个月时,当宝宝适应了泥糊状食物后,可以试着给他吃一些碎末状食物,锻炼咀嚼能力。10个月后,可增加肉末、肝末等。还可让宝宝练习自己拿着饼干、苹果吃,这样既锻炼了咀嚼能力,又培养了他的手眼协调能力和生活自理能力。

在8～12个月时,随着婴儿肾脏排泄功能的增强,可在食品中加少量盐(2克/日)。原则上婴儿期食品不要添加香、辛料及味精等调味品,更不应选择含香精、色素的食物。这些添加剂会妨碍婴儿体验食物本身的味道,而且会损害婴儿的健康。植物油主要供给热能,在烹调蔬菜时加油,利于蔬菜中脂溶性维生素的溶解和吸收,可酌情、适量添加,一般1岁内每日少于10克为宜。

127

17. 给婴儿制作辅食应注意些什么?

随着婴儿不断地生长发育,所需要的营养物质仅从奶中获取已远远不够了。因此,辅食添加就成为保证婴儿获得必需营养素的必要途径。

烹饪食物必须注意三大要素:卫生要素——满足安全与健康的需要;营养要素——满足生理、劳动消耗的需要;美感要素——满足感官、精神的需要。在制作婴儿辅食时也应参照此要求,而卫生上的要求在制作过程中尤其应该给予重视。因为婴儿的消化系统非常娇嫩,免疫系统的发育又不完善,一旦摄入了不洁食物,特别容易引起腹泻。这样一来,非但没有补充新的营养素,还会使体内原有的营养素丢失,真可谓得不偿失。所以,制作婴儿辅食时一定要把住卫生关,如制作原料要新鲜干净,肉类烹煮时要熟透,盛辅食的容器要严格消毒,制作人的手要清洗等。由于不同年龄的婴儿有不同的咀嚼和消化能力,在选材、备料、烹制方式的选择时要注意适应婴儿的这些生理特点。如婴儿在1个月后加的辅食是果汁、菜汁,为流质食物;4～5个月的辅食是菜泥、蛋黄、米粉等泥糊状食物;7个月后则是如肉松、肉末、菜粥等碎末状食物;8~9个月时可以提供小碎块的食物了。为婴儿制作辅食时还需要注意千万不要因迁就婴儿一时的喜好导致辅食种类或口味太过单一,这样会导致孩子的偏食偏好,继而导致某些营养素的缺失。要尽量选择更多的原材料,多变换烹饪的花样,在口味上切忌偏甜。对本身较为肥胖的婴儿来说,辅食的添加更应当注意以蔬菜为主,为以后形成健康的饮食习惯打好基础。

18. 4个月内的婴儿应经常喂果汁、菜汁吗?

维生素C具有保持人体正常生理功能、促进健康、增强机体抵抗力的作用,体内如果缺乏维生素C可引起坏血病。新鲜的蔬菜和水果中含有较丰富的维生素C和其他有益于健康的微量营养素。4个月内吃母乳的婴儿,因为母亲膳食中维生素C含量直接影响着母乳中的维生素C含量,所以只要母亲多吃一些富含维生素C的蔬菜、水果,婴儿就能从乳汁中吸取足够的维生素C而无需额外补充;而人工喂养的婴儿,由于牛奶中维生素C的含量极低,即使是喂已添加维生素C的配方奶,在冲调过程中维生素C极易被破坏,实际进入体内的量有限,所以应该经常喂一些果汁菜汁,以补充体内维生素C的不足。

在制作果汁、菜汁时要注意:果汁要选用橙、橘、西瓜等新鲜多汁的水果用榨汁机进行鲜榨,加入少量温开水就可给婴儿喂服。为了达到最好的营养补充目的,最好不要购买市售的瓶装果汁饮料代替。带叶菜汁制作时可先将洗净的菜叶切碎,以一碗菜放一碗水的比例往锅中放水,水开后放菜,开后煮3分钟即可关火,冷却后滤渣取汁,酌情加入少量白糖即可食用。如果是果实类蔬菜,比如胡萝卜,须焖煮更长时间,待胡萝卜软烂后再取汁效果更好。

19. 米粉能作为婴儿的主食吗?

现在市售的婴儿米粉主要以大米为原料,经一定工艺研磨成极细的粉状物,再酌情加入一定量的蛋白质、脂肪、维生素、微量元素等营养素制成。因米粉淀粉类糖类含量丰富,能提供给婴儿更多的热能来源,并能在一定程度上补充必需的营养素,同时好储存,易冲调,口感细滑,非常适合作为4~6个月婴儿的辅食。但是它主要由淀粉类糖类构成,其中蛋白质、脂肪的含量非常低,即使有人工添加,也不能与母乳和牛奶的营养价值相提并论。如果婴儿此时以米粉作为主食,而不给予足够的奶营养,婴儿就会出现热能够但蛋白质不足的表现:虽然外观不瘦,但肌肉不结实,体型呈"泥膏样",不仅生长发育迟缓,还会影响神经系统、血液系统和免疫系统的发育,平时体质弱,抗病能力差。所以,不能把米粉这类淀粉类食物作为小婴儿的主食。对于1岁以内的婴儿来说,奶类一直是最主要的营养来源，其他食品只能作为辅食以补充奶类营养和热能的不足。否则，势必影响婴儿的正常生长发育。

20. 如何给婴儿添加蛋黄?

蛋黄是一种营养比较丰富的食品。它含有一定量的优质蛋白质、卵磷脂、维生素，还含有一些婴儿生长发育所必需的铁、钙、磷等微量元素。同时，它较易被婴儿消化吸收，所以被认为是婴儿补充铁的良好食物来源之一。在婴儿满4个月后，来自母乳的体内储存铁即将耗尽，就需要添加蛋黄补充铁了。作为一种新添加的辅食，应从少量开始，给婴儿一个慢慢适应的过程。添加时先将鸡蛋带壳煮熟，取出 1/4 个蛋黄，碾成粉末状，与开水或奶混合后调成糊状，用小勺喂给婴儿食用。这样连续几天，注意观察吃了蛋黄后婴儿的消化情况，如大便正常，无腹泻等不适，可将蛋黄从 1/4 加至 1/2 个，再观察 1 周，如无异常反应，6 个月左右就可加至 1 个整蛋黄。在添加过程中，如出现消化不良，可暂时停止添加蛋黄或维持所能接受的蛋黄量，待大便正常后再继续少量增加，不能操之过急。婴儿到了 8 个月左右，随着消化吸收功能的进一步完善，这时就不用单挑蛋黄，而可以吃整鸡蛋了。蒸鸡蛋羹是婴儿较喜欢的一种方式，同样可以由少到多循序渐进地添加。

21. 如何掌握婴儿食盐的用量?

一些家长在给婴儿制作辅食时，往往以自己的口味来调制，很容易让婴儿处在被动的高盐状态。这样不仅会增加婴儿的肾脏负担，一旦发生钠水潴留，血压会随之增高，心脏负担也会加重，对其健康极为不利。

当然，适量的食盐对维护人体健康起着重要的作用。它不仅仅是调味品，有助于刺激和增强食欲，同时还给机体提供钠和氯两种重要的营养元素，帮助维护体内电解质和酸碱平衡，促进胃酸的合成，增强消化酶的活性。所以在婴儿 6 个月以后肾脏功能许可的情况下，可以也必须在婴儿食物中适当添加食盐，但咸度一定不能以成人标准衡量，必须比成人口味淡，一般推荐用量应控制在每天 2.5～5 克。

22. 为什么要给婴儿吃碘盐? 使用时要注意什么?

碘盐是按一定比例把碘酸钾制剂混入食盐中的食用盐。吃碘盐的目的就是要补充人体中必不可少的碘元素，以有效预防碘缺乏病的发生。碘缺乏症为不同程度的碘缺乏在人类不同发育时期造成的损伤而引起的一系列疾病的总称。婴儿期碘缺乏，就会患甲状腺肿及克汀病，出现智力障碍、运动发育落后、

129

语言障碍、生长缓慢或矮小和(或)听力障碍、瘫痪等严重危害。碘缺乏症几乎在所有国家都有发生,其根本原因就是人类生活环境和食物中缺碘,在农村和边远山区更为突出。因为食盐是人们每日生活的必需品,通过食盐补碘是最方便、最经济的防止碘缺乏的措施。食盐中添加的是碘化钾或碘酸钾,两者都是人体可以直接吸收的碘化物,通过吃碘盐即可起到补充碘的作用。但因为碘是一种不稳定的元素,容易挥发。所以,家庭买盐一次不要多买,只买小包装的碘盐,将盐买回来后应该储存在较密闭的坛罐里,加盖盖好。此外,碘遇到高温时会立即升华出来,因此在做菜时应后加盐,不可以用碘盐"爆锅"。

23. 为什么泥状食品不宜久吃?

其实,孩子从吃流食到向普通固体食物过渡的过程是很短暂的。大约就是6个月左右。一般出生的前4个月只吃母乳就可以了。从4个月以后开始添加辅助食品。4～6个月为泥状食品,7～9个月是颗粒状的食品,硬度应该是看起来是成形的颗粒状或小块状,但用牙或牙床一咬就成泥状;然后在孩子10～11个月以后,就可以开始吃带馅的小饺子、小包子、软饭、面条等基本成人化的食品了。

目前工业化制作的泥状食品种类越来越多,既营养丰富,又方便可口,家长很愿意选用,所以存在着过度使用泥状食品的问题。经常有家长述说自己的孩子已经三四岁甚至更大,吃东西不会嚼,整吞,因此食物都要捣碎了吃,这与婴儿期和幼儿早期食物做得过细、过烂有重要关系。婴儿在6个月左右是学习咀嚼的关键期,在此期间,应开始有意识地给孩子提供咀嚼的机会,如给孩子一些烤馒头片、磨牙饼干等,并按要求逐渐将食物性状向成人饮食过渡。泥状食品虽好,但只是辅食添加中很短暂的一个阶段,不宜久吃。

24. 为什么要让宝宝从小就熟悉各种味道?

从理论上讲,人对婴幼儿期接触过的食物容易接受,而不易拒绝,所以从婴儿4～6个月开始添加辅助食品开始,就应该尽量让他熟悉各种不同的食物。在此期间孩子每种食物不一定能吃很多,主要目的在于让他了解和熟悉食物的味道。几乎可以选择各种蔬菜,根据情况以不同形式喂给孩子,包括苦瓜、茴香、芹菜等比较特殊味道的。这样,在短短几个月的时间里孩子就有机会接触了多种他将来要经常接触的味道。而对于在婴儿期尝过的味道,即使有一段时间不吃,再遇到时,她仍然能顺利接受,这样可以有效避免将来可能出现的偏食。

130

25. 钙在人体内有什么作用？

钙是构成人体的重要组分，是人体内含量最多的无机元素，占体重的1.5%～2.0%。钙是机体骨骼和牙齿的主要成分。一般情况下，人体内钙含量的99%集中于骨骼和牙齿中。婴儿正处于机体的全面生长发育中，钙在儿童体内的作用显得尤为重要。在成人，骨骼钙的更新为10～12年1次；幼儿的骨骼钙每1～2年就更新1次；婴儿则1年更新1次。如果不能及时足量地补充机体所需的钙，必将引起骨骼发育的障碍，佝偻病就是最明显的病例。2000年，在中国营养学会制定的《中国居民膳食营养素参考摄入量(Dietary Reference Intakes)》中，对不同年龄人群钙的摄入量制定了新的参考标准。适宜摄入量为6个月内每天300毫克，6个月后每天400毫克，1～3岁每天600毫克。钙也是维持体内多种正常生理状态所必需的：钙与蛋白质有协同作用，维持着组织细胞的渗透压；钙作为碱性的无机离子，与其他的酸性、碱性无机离子适当配合，维持着机体的酸碱平衡，使机体的各种生理活动得以顺利地进行。钙参与细胞活动及维持神经兴奋性，血钙降低，神经肌肉兴奋性增强，可引起手足抽搐；血钙浓度过高，则可损害肌肉收缩功能，导致心脏和呼吸衰竭。钙离子还参与血液凝固过程等。

131

26. 婴儿只吃奶不吃饭怎么办？

奶类，尤其是母乳，只是婴儿一段时期内的主要食品。4～6个月内，婴儿只吃母乳就可以满足生长发育的需要。但随着年龄的增长，奶类所提供的营养素已无法满足小儿生长发育的需要了。首先缺乏的、对体格发育影响最大的就是热能。因此，4～6个月后，婴儿就必须接受其他食品。如果只吃奶，拒绝其他食品，必将导致生长发育迟滞。在保健门诊里，经常可以遇到因为婴儿的体重增长不足而前来就诊的家长，经过询问，基本可以判定是因为没有适时添加谷类食物而导致热能不足引发的体重不增。长此以往，随着年龄增长，婴儿养成了只吃奶，不吃饭的坏毛病。其纠正方法是：

(1)按照辅食添加程序，加辅食。

(2)每日的进食时间固定，先喂饭，后喂奶。进食时间固定，可形成有益的条件反射，使婴儿食前就产生饥饿感(即使这是由吃奶而建立起来的也无妨)，然后，先喂饭。此时已经感到肚子饿了，他就有可能接受除奶以外的食物。在开始加饭时应从少量开始，使他有个适应和品味的过程，不能操之过急。

(3)食物的制作要精细，颜色有适当调配，要适合婴儿消化系统的发育水平，使之能够接受。婴儿对色彩鲜艳的东西有较高的兴趣，在提供食物时可利用这一心理特点,将饭菜的颜色调配适当,使他更容易接纳这种食物。切忌把食品做得颜色很深,那样会引起反感。

(4)家长要有信心和恒心。婴儿在开始吃饭时恐怕会用哭闹等方式进行对抗,家长不能因为哭闹就不坚持了,一旦"妥协",就更不容易纠正这一毛病了。

(5)对1岁以后的孩子可以采取"极端"方式,断奶。即使不吃饭也绝不给奶。在孩子建立起正常的饮食方式,奶作为一种营养补充品再给予恢复。

27. 婴儿能喝酸奶吗?

酸奶是在鲜牛奶中加入乳酸杆菌,在40℃～45℃环境下发酵至 pH 值3.5～4.0时制作而成的奶制品。因其酸度高,一般不适合给6个月以下婴儿服用。但酸奶中含有大量活体乳酸杆菌这一肠道益生菌,且发酵后蛋白凝块变小,乳糖含量降低,同时保留与鲜奶相同的其他营养素的含量,更有利于胃肠道的消化吸收。对于乳糖不耐受或对乳糖短暂消化能力差、胃肠消化功能下降、肠道微生态环境紊乱的婴儿可以在6个月后替代鲜牛奶服用,对有轻微肠道感染、腹泻、腹胀、便秘的婴儿还有一定的治疗作用。但因其酸度高,且制作过程中由于调味需要往往要加入很多的糖分,要完全代替鲜奶给婴儿大量服用是不合适的。一方面胃肠刺激较大,另一方面热能也偏高,容易发胖。还要注意的一点是,千万不要将酸奶与酸性乳饮料混为一谈,后者蛋白质含量低,营养价值远不及前者,且各种添加剂含量多,并不适合给婴儿服用。

28. 什么是豆类蛋白配方乳,如何喂?

豆类蛋白配方乳选用大豆蛋白为主体蛋白质,采用一定工艺对大豆蛋白进行热处理,改善蛋白质量,使其更有利于消化吸收,同时也跟普通婴儿配方乳一样加入了一定量脂肪、维生素和微量元素等其他婴儿必需的营养素,优化营养构成和配比,用它作为代乳品也能完全满足小儿生长发育的需求。豆类蛋白配方乳蛋白结构的不同和不含乳糖成分是它与牛奶最大的区别所在。正因为它有这样的特点,所以它最大的功用还是作为乳糖不耐受症、半乳糖血症或牛奶蛋白过敏、长期腹泻婴儿的代乳品使用。因为它不含乳糖,避免了乳糖对乳糖不耐受症、半乳糖血症患儿的危害;它不含容易引发过敏的牛奶蛋白,去除了牛奶蛋白过敏患儿的致敏原,同时还能提供患儿生长发育所必需的营养素,对患儿来说再合适不过。豆类蛋白配方乳的哺喂方法与其他人工喂养儿一样:新生儿每日哺喂次数6～7次,哺喂量每次40～60毫升;满月后至4个月每日可哺喂6次,哺喂量每次70～80毫升;4个月以后可每日减少1次,并相应添加米

132

粉、蛋黄、菜泥、水果泥等;7～8 个月可每日喂 4 次,给婴儿逐渐添加肉末、全蛋、米粥等其他的辅食。随着年龄的增长,豆类蛋白配方乳可逐渐被主食取代。另外家庭内制作的豆浆也是豆制代乳品的成员,在边远地区,因条件限制不易获得奶类制品时也可用它喂养 4 个月以上的婴儿。

29. 断奶期应注意些什么?

断奶指的是婴儿由母乳作为惟一食物过渡到用母乳以外的食物来满足全部营养需要的转变过程,从添加泥糊状食物开始算起,大约需要 1 年左右的时间完成。当婴儿吃奶时不专心总是东瞧瞧、西看看,嘴里含着乳头不吸吮,或还没吃完就要离开妈妈时,提示可以试着断母乳了。

为使婴儿顺利度过断乳期,应注意以下几点:①逐渐减少母乳的喂养次数和量,逐渐增加母乳外食物的种类和数量。②采用勺子和杯子喂母乳以外的食物以使婴儿适应断奶后的喂养方式。③如果婴儿总想摸妈妈的乳房,可采取转移注意力的方法,与他玩他喜欢的游戏或玩具。④不要采取训斥的方法或在乳头上涂辣椒水,这样不仅不利于断奶,可能使婴儿出现恐惧不安,影响心理发育。⑤断奶期间不必让母亲与婴儿分开,以免引起焦虑,心理受到伤害。⑥母亲可带孩子去公园游玩,教他认识外界事物,家里其他人也要多与婴儿做游戏、玩玩具,丰富他的生活,使其感到虽然妈妈喂奶的次数减少了,但母亲和家里其他人的关爱没有改变,从心理上逐渐适应断奶。

断母乳是一个漫长的过程,心理学家称之为第二次母婴分离。完全断奶的时间以 1～2 岁为宜,如遇宝宝生病,特别是消化道疾病,应等病愈后 2 周左右再断母乳。最好选在春、秋季节断奶。因为冬季是呼吸道传染病发生和流行的高峰期,夏季是肠道疾病多发季节,断奶在一段时间内会影响的食欲,得病会更严重地影响食欲,进而影响婴儿的生长发育。

30. 给婴幼儿购买衣服要注意什么?

随着经济水平和生活条件的提高,现在大部分的家庭都不再给婴幼儿自制服装了,而选择购买现成的婴儿装。但若是选择不当,有可能会对婴幼儿造成损伤。因此,在购买婴幼儿服装时要注意以下几点:

(1)服装的材料:婴幼儿的衣服,特别是直接接触皮肤的衣服,要选用质地柔软的纯棉制品。因为纯棉制品透气、吸湿,并且对皮肤无刺激,一般不要选择化纤制品。

(2)服装的色彩:鲜艳复杂的色彩虽然看上去美丽,但却会增加衣料中残存的染料量。一般来说,颜色越深越复杂,染料的残存量就越大,也越难以通过清

133

洗去除。大部分染料为化学合成物质,对皮肤会有刺激,而且有可能导致特殊体质婴幼儿过敏,出现湿疹、过敏性咳嗽、甚至哮喘等。因此,婴幼儿的服装颜色最好选择白色或浅色,并且图案简单。

(3)服装的款式:婴幼儿经常因为吐、尿、便而更换衣服和换尿布,因此要选择购买宽松、式样简单、易穿脱的服装,如小和尚衫等。连身衣和连脚裤因为可能会影响孩子的发育,故最好不要选择。

(4)服装的尺寸:婴幼儿生长发育迅速,因此购买衣服的尺寸宜稍大一些,这样既有助于保暖,又不会影响孩子的体格发育,但衣服的袖子不要太长,以免遮盖手指而影响孩子触觉的发育。

(5)服装的装饰:有一些服装上会有小的装饰品,如小塑料动物、金属或塑料珠子等,这对孩子来说是非常不安全的。因为婴幼儿手-口动作较多,这些小饰品松动脱落后容易被孩子放入口中,发生伤害,严重时甚至会有生命危险。此外,装有金属拉链的服装也尽量不要给孩子穿。因为金属拉链较坚硬和粗糙,会划伤孩子的皮肤。

31. 为什么不宜给婴儿穿过多衣服?

婴儿体温调节中枢功能尚不完善,对过热、过冷的调节能力较差,而且又缺乏生活自理能力,因此他的冷暖寒热需要家长的照料。但是许多家长总怕孩子受冷挨冻,给他穿很多很厚的衣服,殊不知这样对孩子弊大于利。

首先,婴儿基础代谢率比成人高 $10\%\sim15\%$,并且由于婴儿好动,只要是醒着手脚总是不停地活动,再加上哭闹较多,因此千克体重产生的热能相对较成人更多,而婴幼儿主要通过皮肤散热,不适当地包裹过多,会使热能聚积无法散出,反而让孩子感觉不适,烦躁不安,甚至可能引起"婴儿闷热综合征"。孩子可出现大汗、发热、尿少等表现,严重时会危及生命。

其次,衣服穿得太厚,包裹过严,会影响孩子身体的活动,时间久了可能会妨碍其运动功能的发育。如同为 10 个月的婴儿,夏天时,衣服穿得少,活动灵活,会很快学会站立和扶走;而在冬季,穿衣多,动作不便,显得笨拙,上述运动功能的发育会延迟。

实际上,一般健康的婴儿平时穿得和大人一样或稍微增加一点就可以了,体质差的孩子比成人多穿 $1\sim2$ 件衣服也足够了,不必穿得过多。但是在气候多变的春秋季,家长要注意根据气温的变化,及时为孩子增减衣服。

32. 为什么新买的婴儿装不能直接给孩子穿?

现在市场上出售的各种婴儿服装不但品种齐全,而且款式新颖漂亮,吸引了越来越多的年轻父母甚至祖父母。但是这些服装若不经处理直接给孩子穿，有可能会对孩子造成损害。因此对新买的婴儿服装要注意以下几点：

(1)先洗后穿：新服装虽然表面看来干净，但是衣料中多有残余的染料、漂白剂或其他化学成分。这些化学残余物不仅可造成孩子皮肤的局部刺激，而且对一些特异体质的孩子可能导致过敏症状。服装要经过生产、运输、销售等诸多环节，在任何一个环节都有可能被致病微生物污染。婴幼儿皮肤娇嫩，防御能力差，机体免疫功能不成熟，病原体容易从皮肤乘虚而入导致感染。因此新买来的婴儿服装一定要先彻底清洗，有条件的家庭还可用家用消毒液浸泡(之后一定要很好地清洗)或在阳光下暴晒，然后再给孩子穿。

(2)检查和再加工：买来的衣服，在给孩子穿之前，一定要仔细检查有无可能伤害孩子的细节并加以处理。如可能划伤孩子皮肤的标签或洗涤标志要去除；衣服特别是袜子拼接处游离的长线头可能会缠绕孩子的手指或足趾造成损伤，因此一定要去除；衣服上容易脱落的纽扣和小饰物需要重新钉牢，没有必要的饰物最好去掉，因为这些小物件脱落后容易被孩子吞入口中，严重时可能造成意外窒息。

135

(三)婴儿的护理与保健

1. 婴儿应进行哪些健康检查？

为了了解婴儿生长发育情况，为了早期发现尚未被家长注意到的各种异常情况，并及时予以处理，家长应该定期带孩子到妇幼保健部门接受健康检查。一般1岁内婴儿至少接受4次健康检查。有条件的家长应在孩子6个月内每月接受一次检查，6个月后每2～3个月一次。检查的内容主要包括以下几个方面：

(1)测量体重、身长：体重是反映婴儿近期营养状况的敏感指标，每次检查都应测量体重。每2～3个月测量1次身长。体重和身长是最佳的儿童体格发育监测指标。

(2)全身系统检查：及早发现佝偻病、贫血、营养不良的早期体征，以便及时予以治疗。

(3)检测末梢血血红蛋白含量：协助诊断有无贫血，确定贫血的程度。一般1年检测1次。婴儿期6～8个月间做首次血红蛋白检测。如果在体检中怀疑婴儿贫血，可随时检测婴儿的血红蛋白含量。

(4)做骨强度检测：可以监测小儿骨骼的发育状况，同时，在婴儿期如果维生素 D 和钙摄入不足易患佝偻病,骨强度的检测有助于客观诊断。

(5)健康咨询:利用每次体检的机会,保健医生可以了解家长在喂养、护理婴儿方面存在的问题,及时给予指导;家长可以通过向医生咨询,学到科学育儿知识,如何时添加辅食,何时断奶,怎样在喂养过程中开展早期教育等。

通过定期健康检查,既使家长获得了科学育儿知识,又提高了家长对婴儿的自我保健意识。家长能自觉地与医生配合,早期发现异常情况,及时就诊,使婴儿得到及时治疗,对促进婴儿心身健康成长是极为重要的。

2. 婴儿要做哪些预防接种?

预防接种是通过注射或口服的方法,把预防某种疾病的疫苗接种到人体,使人体产生对这种疾病的抵抗力,从而不得这种疾病,达到预防这种疾病的目的。根据我国卫生部的规定,婴儿实行计划免疫。其程序见表 7。

表 7　婴儿计划免疫程序

年　龄	接种疫苗名称	预防疾病
出生	注射卡介苗 注射乙肝疫苗第 1 针	结核病 乙型肝炎
1 个月	注射乙肝疫苗第 2 针	乙型肝炎
2 个月	口服第 1 次小儿麻痹糖丸	小儿麻痹症
3 个月	口服第 2 次小儿麻痹糖丸 注射第 1 针百白破疫苗	小儿麻痹症 百日咳、白喉、破伤风
4 个月	口服第 3 次小儿麻痹糖丸 注射第 2 针百白破疫苗	小儿麻痹症 百日咳、白喉、破伤风
5 个月	注射第 3 针百白破疫苗	百日咳、白喉、破伤风
6 个月	注射乙肝疫苗第 3 针	乙型肝炎
8 个月	注射麻疹疫苗	麻疹
1 周岁	注射乙脑疫苗	流行性乙型脑炎

除了以上的疫苗,根据各地防疫部门的要求,有的地方要接种流脑疫苗和伤寒疫苗。在流感流行季节,有的地区还要进行流感疫苗的接种。为了婴儿的健康,每位家长应积极配合做好预防接种工作。

136

3. 预防接种会出现哪些不适反应?

大多数孩子在接种疫苗后,会出现程度不同的反应。一般发生在接种后的当天或第2天,主要有正常反应和异常反应。

正常反应又分为局部反应和全身反应。常见的局部反应表现红、肿、热、痛,局部淋巴结也可能肿痛。全身反应可有发热、全身不适、恶心、呕吐、腹泻等。这些反应多在2~3天后渐渐消退,无需进行处理,可给孩子多喝水,并注意休息。如发热超过38.5℃,可服退热药。但发热持续不退,或局部淋巴结肿痛很严重,应带孩子到医院进行诊治。

异常反应很少见,主要是晕厥。孩子多在空腹、恐惧状态中进行注射时发生。主要表现在接种后几分钟出现面色苍白、手脚冰凉、心率加快、突然晕倒。应立即让孩子平卧,保持安静,可喝糖水,一般短时间内即可恢复。

为了保证孩子的安全,各种预防注射应在孩子身体健康的时候进行。如果孩子有病,暂时不要接种。在接种前应给孩子吃点东西,并消除紧张心理。

4. 婴儿在什么情况下不能进行预防接种?

为了孩子健康地成长,每位家长都应带孩子及时到防疫部门进行预防注射。但应注意,在某些情况下不宜进行,否则,会引起严重反应。

(1)发热、腹泻。

(2)急性传染病。

(3)接触急性传染病未超过检疫期。

(4)有严重的慢性疾病,如心脏病、肝肾疾病、结核病等。

(5)先天性免疫缺陷。

(6)有过敏史。

(7)患有神经系统疾病,如癫痫、癔病、大脑发育不全等。

(8)接种部位有严重的皮炎、湿疹及化脓性皮肤病。

如果某些孩子不宜接种疫苗而又必须进行接种时,如被狂犬咬伤者必须注射狂犬病疫苗,一定要在医生指导和密切观察下进行。

5. 怎样培养婴幼儿良好的卫生习惯?

卫生习惯包括大小便、饮食、盥洗等。培养婴幼儿良好的卫生习惯不但可以避免一些疾病的发生,促进孩子的身体健康,而且在一定程度上也是发展婴儿智力、培养良好行为及独立生活能力的有力措施。对卫生习惯的培养应从小开始,需要家长和保教人员的长期培养与教育才能养成。

新生儿脐带脱落后就应养成每天洗澡的习惯,若因天气寒冷或居住条件有限无法洗澡也应做到每天入睡前给婴儿洗脸、洗脚、洗屁股;早晨起床后洗脸、洗手;定期剪指(趾)甲;衣服要勤洗、勤换,保持整洁。

通常婴儿到了4~6个月时开始出牙,但在牙齿长出之前就应该采取一些清洁口腔的措施,以保持口腔卫生,如在婴儿每次吃奶后,喂些白开水,冲走口中的食物残渣,以防其在口腔中发酵产酸。出牙后,每天晚上用棉签或纱布蘸温开水轻轻地擦婴儿牙齿和牙龈。

虽然婴儿一般不能自己进餐,但每次吃饭前也应给他们洗手,使他们逐渐形成饭前洗手的习惯。

从2~3个月开始可以根据孩子的情况,训练小儿养成定时大小便的习惯。

总的来说,各种习惯的培养要根据小儿神经、精神发育的程度,适当有所提前。但习惯的形成需要长期的培养和教育,家长需要有耐心。

6. 怎样安排婴儿的一日生活?

1岁内的婴儿是大脑发育的关键期,又是培养进食、睡眠等良好习惯和情感发展的初始阶段。因此,家长应在婴儿一日生活的每个环节给以良好的条件刺激,促使他们建立良好的条件反射,并且生活有规律。一旦养成良好的生活习惯,身体各器官组织(包括神经、消化、心血管等)的兴奋和抑制活动有节奏,从而在最低消耗的基础上,收到理想的生理效果。同时,家长带养起来也会感觉比较省心省力。

在这一时期,吃和睡是婴儿生活的主要内容,合理安排至关重要。6个月以下的婴儿以母乳为主,喂奶次数和时间根据婴儿需要而定,没有固定限制。一昼夜的睡眠时间为16~20小时,月龄越小,睡眠时间越长,其中白天可安排3~4次睡眠,每次1.5~2小时;夜间让孩子安睡,尽量减少因清洁或哺喂而唤醒孩子,并逐渐减少夜间喂奶次数,保证睡够10小时。6个月以上的婴儿开始添加辅助食品,并由以乳食为主逐步过渡到以固体食物为主,此时婴儿1天至少吃5餐,两餐相隔时间3~4个小时。一昼夜睡够13~15小时,其中白天安排2~3次睡眠,每次2小时左右,夜间睡10小时。具体的生活安排还应根据季节适当调整。冬季可早睡晚起,适当缩短白天的睡眠时间,利用中午气温较高,阳光充足的时间段进行户外活动;夏季可晚睡早起,适当延长白天尤其是中午的睡眠时间。表8为7~12个月婴儿一日生活作息表(夏季),供参考。

表8 7~12个月婴儿作息时间表(夏季)

时　　间	作息内容
6：00~7：00	起床、把屎、把尿、洗手洗脸
7：00~7：30	喂奶
7：30~8：00	户外玩耍、做婴儿操
8：00~10：00	第1次睡眠
10：00~10：30	起床、把尿、洗手、喝水
10：30~11：00	午饭
11：00~12：30	室内玩耍
12：30~14：30	第2次睡眠
14：30~15：00	起床、把尿、洗手、喝水
15：00~15：30	喂奶
15：30~17：00	户内外活动
17：00~18：00	洗手、喝水
18：00~19：00	晚饭
19：00~20：00	把尿、盥洗
20：00~次日晨6：00	睡眠(22：30喂奶,喂少量开水)

139

7. 能训练婴儿养成定时排大小便的习惯吗?

婴儿2~3个月之后,神经系统逐渐发育成熟,家长就可以根据孩子的实际情况,开始训练他定时排便、排尿了。

排尿习惯的训练可先减少夜间的哺喂次数,从而减少夜间的排尿次数,白天在小儿睡前、睡后或吃奶后(一般婴儿在吃奶后10~15分钟就有尿了)给婴儿排尿,并采取一定姿势,发"嘘嘘"声,使时间、姿势和声音联系起来,形成排尿的条件反射。9~12个月后,可以训练坐盆排尿,每次3分钟左右,并开始夜间按时将婴儿叫醒坐盆,避免尿床。

从两个月左右开始,就可以训练定时排大便的习惯了。首先要摸清小儿每天大便的习惯(包括时间、排便前的异常表现等)。3个月以上婴儿一般在大便前会有面红、使劲、发呆等表现,此时可以把大便。待婴儿能坐稳后,可选择合适的排便时间(如早晨起床后、晚上入睡前、或吃饭前等)让孩子坐盆,再加上使劲时"嗯嗯"声音的配合,每次坐盆时间不要太长,如果超过5分钟还未排便,可先让婴儿起来,过一会儿再坐。婴儿坐盆时不要玩耍或吃东西。经过反复多次训练,婴儿形成条件反射后,每天到了这个时候就能坐盆大便。

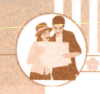

8. 怎样培养婴儿良好的睡眠习惯?

足够的睡眠是保证婴幼儿健康成长的先决条件之一,而良好的睡眠习惯是保证足够睡眠的前提。那么如何让孩子养成良好的睡眠习惯呢?

(1)习惯的养成要抓早,婴儿出生后就可以开始有意识地训练,白天与孩子游戏和交流的时间多些;夜间任孩子熟睡,不要因喂奶而故意将他惹醒。大些的婴儿可根据其习惯制订可以接受的作息时间,掌握好白天和夜间的睡眠时间,养成按时入睡、按时起床的习惯。

(2)安排安静宜人的睡眠环境。婴儿睡眠的房间应保持安静,空气清新、温度适宜,光线较暗。衣服不宜穿得太多,被褥柔软,厚薄适宜,枕头高度适宜。

(3)每天应在同一时间上床睡觉,睡觉前不要阅读与观看紧张刺激的故事书或电视节目、不做剧烈的运动或游戏,上床睡觉可以从盥洗(如洗脸、洗手、洗澡)开始,让婴儿意识到要睡觉了,而逐渐安静下来。睡前少喂或不喂水,以免因小便影响睡眠质量。睡前常规把尿,夜间定时把尿。较大婴儿根据实际情况逐渐减少夜间喂奶次数,直到不喂。

(4)避免形成不良的睡眠习惯,入睡时不拍、不摇、不哄、不抱,更不能嘴里叼着毛巾、奶头或安慰奶嘴等入睡,要培养婴儿自然入睡的习惯。如果出现不良行为,应该及时纠正。

(5)婴儿偶尔有几天睡眠不好,家长也不要过度紧张,又拍、又摇,甚至恐吓威胁,这样只会加重婴儿的心理负担或变得更加兴奋,而难以入睡。

9. 婴儿夜里哭闹不睡觉怎么办?

有的婴儿白天睡得还好,一到夜里就哭闹不安。这样不仅婴儿休息不好,还吵得四邻不得安宁。

遇到这种情况,不要急躁,应认真分析原因,并设法去除。首先考虑是不是白天睡得太多了。一般6个月以内婴儿白天睡3～4次,每次1.5～2小时;7～12个月婴儿白天睡2～3次,每次2～2.5小时。白天睡得过久,必然影响夜间睡眠。如果婴儿白天睡得过多,家长可以有意识地叫醒他,或逗他多玩一会儿。通过几天的调整就会逐渐养成白天少睡,晚上睡长觉的习惯。

有时婴儿吃得过饱,造成腹部不舒服;或吃得不够,感到饥饿,也会哭闹不睡。如属这种原因,应该不断摸索规律,使婴儿吃得适量,不要过饱或过饥。

如果尿布尿湿了没有及时更换,或衣服过紧、被子太厚,使婴儿感到不舒服,他也会通过哭闹不睡表示"抗议"。因此,应尽量给婴儿穿宽松、柔软的衣服睡觉,被子厚薄要适宜。尿布湿了应及时更换。目前家长们时常选择市场销售的"尿不湿",尽管"尿不湿"有一定的通透性,但比起自己用棉布做的尿布来说,其透气性还有一定差距,尤其是用于夜间。在除外其他原因后,可试着调整一下尿布。

假若不是上述原因,家长要细心观察。比如检查一下婴儿身上是否被蚊虫叮咬或是否有湿疹,因为这会使他皮肤瘙痒难忍,尤其夜间安静时较为明显。婴儿不会表达,只能靠哭闹不睡来引起家长注意。

白天高度兴奋也是婴儿哭闹的一个原因,也许是一种梦境。如果孩子的哭闹每天是定时的,不妨在哭闹前15～20分钟将孩子叫醒,打断孩子的睡眠过程,进入一个新的睡眠程序。现在可以通过给孩子做睡眠呼吸监测,分析孩子的睡眠脑电波形,解释和解决孩子的睡眠哭闹。

当婴儿哭闹不睡时切忌不找原因,只是通过又抱、又拍、边走边哄勉强使其入睡,经常如此,将会养成不良的睡眠习惯。而且由于这样做并未去除影响婴儿睡眠的根本原因,使婴儿得不到很好的休息,日久将会影响婴儿的健康。

10. 婴儿每天应在户外活动多长时间?

阳光、空气和水是自然界的恩赐,是人类赖以生存的基本条件。适宜的户外活动不仅可让孩子有更多的机会认识大自然,而且机体不断受到阳光、空气和风的刺激,可以增强体温调节功能及对外界环境突然变化的适应能力,还可以达到促进生长及预防佝偻病的目的。因此,不要把婴儿养成"温室里的花朵",应让他们多接触大自然,充分利用自然条件锻炼身体,增强体质。

141

一般来说,健康的新生儿满月后,即可抱到户外接触新鲜空气。而在夏季出生的可提前至生后2～4周,每日1～2次,每次从15分钟逐渐增加到1小时。随月龄的增加,逐步增加户外活动的时间,6个月以内的婴儿逐渐增加到2小时,6个月至1周岁可延长到3小时,分2次进行。再大些的婴儿在户外的时间可以更长,次数也可增加,只要风和日丽,室外温度在0℃以上就可以让孩子经常在户外活动。如遇到大风、大雪、气温骤降等恶劣天气,可暂停1次。

此外,还要根据不同季节灵活掌握在户外活动的时间。夏季应延长早、晚在户外活动的时间,中午11:00至下午3:00最好不要在户外活动,因为这段时间太阳射出的紫外线最强,易伤害婴儿稚嫩的皮肤。冬季可适当缩短午睡时间,利用阳光充足,室外温度较高的时候在户外玩耍。

11. 婴儿体重增长有何特点?

体重是衡量婴儿体格发育的最灵敏指标。

新生儿出生时平均体重为3 000克,在出生后的3～4天,由于奶、水摄入不足,还要排出大小便,再加上全身的皮肤也会蒸发水分,所以会出现暂时性体重下降,在医学上称之为生理性体重下降。下降的体重一般为出生体重的 3% ～ 9%,不超过 10%,7～10 天又恢复到出生时的体重。在这期间,如果母乳充足,又能按需哺乳,可以减轻或避免新生儿生理性体重下降的发生。

出生后第 1 年体重增长速度最快。出生后 3 个月的体重是出生时的 2 倍,1 岁时的体重是出生时的 3 倍。在出生后头 3 个月,每月体重增加 800～1 000 克,4～6 个月每月平均增加体重 600～800 克,7～12 个月每月平均增加体重 200～400 克。因此,1 岁内体重估算公式为:

小于 6 月龄婴儿体重(千克)＝出生时体重(千克)＋月龄×0.7(千克)

7～12 月龄婴儿体重(千克)＝6(千克)＋月龄×0.25(千克)

体重的测量比较容易,家长可带婴儿去保健部门测量,也可在家进行。测量前,先将秤调到"0"点,检查是否平衡,测量时尽量脱去婴儿的外衣、裤、鞋、帽,并去掉纸尿裤;冬季测量时,应注意减去衣服的重量,以保证测量的准确性。婴儿最好每月称 1 次体重,小于 6 个月的婴儿如果月增重不足 600 克,7～12 月的婴儿月增重不足 300 克,则应请医生帮助查找原因。

12. 怎样给婴儿喂药?

给婴儿喂药是很困难的,许多家长都深有体会。但只要掌握好喂药的要领,也会很顺利。

首先,要尽量减少药的苦味,以便使孩子能够接受。若药为片剂,把药研成粉后,可用温开水将药溶解,适量加白糖再喂。但溶解的水不要用得太多,以免孩子看到很多的药,而产生畏惧心理,拒绝服药。

其次,应选择在喂奶前或饭前喂药。孩子容易接受,同时可避免呕吐。除非药物注明饭后服用,否则不必担心空腹服药会对胃有伤害。

还有,喂完药后立即喂点糖水,或给吃块糖,不要让孩子哭闹,以免呕吐而前功尽弃。

常用喂药方法如下:

(1)使用奶瓶:简单快捷,婴儿肚子饿时最容易接受。

(2)使用小匙:喂药时可让孩子坐在妈妈怀里,妈妈用一只手把孩子的身体和手抱紧,另一只手扶住下颏,使孩子不晃动脑袋。爸爸用小匙将要送入孩子口中,待咽下药后,再抽出小匙。如果孩子不张口,可捏住孩子的鼻子。但要注意,不能半途松手,否则会呛着孩子。

(3)使用吸管:用吸管吸上药水,从孩子嘴角喂入。注意不要将吸管探入孩子的喉咙深处,否则容易呛着。

13. 婴儿能做哪些体操?

婴儿操不仅促进婴儿动作的发育,同时对身体各器官的发育以及智力的发育均有较大的影响。下面介绍的婴儿操共十六节,其中八节被动操,适合于2～6个月的婴儿,完全由成人帮助完成。另八节为被、主动操,适合于7～12个月的婴儿,在家长的稍加帮助下让婴儿自己努力完成。

(1)婴儿被动操:共8节,每节4拍,重复做4次。

第一节:上肢运动。预备姿势,婴儿仰卧,家长双手将拇指放在婴儿掌心轻握婴儿双腕,放于婴儿体侧。方法:①两臂左右分开,掌心向上。②两臂前伸,掌心向对。③两臂上举,掌心向上。④还原。婴儿两臂上举、前举时距离应与肩同宽。动作要轻柔。

第二节:肘部运动。预备姿势同第一节。方法:①弯曲婴儿左肘,左手触肩。②左肘伸直放下还原。③弯曲婴儿右肘,右手触肩。④右肘伸直放下还原。

第三节:扩胸运动。预备姿势同第一节。方法:①两臂胸前交叉。②两臂左右分开。③两臂胸前交叉。④还原。

第四节:上肢放松运动。预备姿势,婴儿仰卧,母亲双手将拇指放在婴儿掌心。方法:①左臂轻松向上举至45°。②左臂放下还原。③、④换右臂。

第五节:下肢运动。预备姿势,婴儿仰卧,母亲两手轻握婴儿脚腕(踝部)。方法:①把婴儿两腿同时屈曲至腹部。②两腿伸直还原。

第六节:两腿轮流屈伸。预备姿势同第5节。方法:①左腿轻松向上举至45°。②左腿放下还原。③、④换右腿。

第七节:两下肢伸直上举。预备姿势同第五节。方法:①把婴儿两腿上举与躯干成直角,臀部不离开床面。②两腿放下还原。

第八节:下肢放松运动。方法:①轻抬左腿与床面成45°。②左腿放下还原。③轻抬右腿与床面成45°。④右腿放下还原。

(2)婴儿被主动操:共8节,每节4拍,重复做4次。

第一节:预备姿势。婴儿仰卧,母亲双手将拇指放在婴儿掌心轻握婴儿双腕,婴儿两臂放于体侧。方法:①把婴儿左臂拉向胸前。②、③左臂由向外上方环绕后回至胸前。④左臂放下还原。左右两臂轮流交换做。

第二节:扩胸运动。预备姿势同第一节预备姿势。方法:①两臂胸前交叉。②两臂左右分开,掌心向上。③两臂胸前交叉。④还原。

143

第三节:提两臂坐起。预备姿势同第一节预备姿势。方法:①婴儿两臂拉向胸前。②轻拉婴儿坐起。③轻放婴儿仰卧。④两臂放下还原。

第四节:桥形运动。预备姿势,婴儿仰卧,母亲用左手按住婴儿两脚腕(踝部),右手托住婴儿腰部。方法:①托起婴儿腰部,头脚不离开床面,使身体成桥形。②还原。

第五节:体后屈运动。预备姿势,婴儿俯卧,母亲用双手握住婴儿两脚腕。方法:①提起婴儿两腿与床面成45°。②继续提起两腿使婴儿腹部离开床面;还原。③放下两腿同第1拍。④还原。

第六节:体前屈运动。预备姿势,婴儿背向母亲站立,母亲右手扶住婴儿腹部,左手按住婴儿双膝,在婴儿前放一玩具。方法:①让婴儿弯腰拾桌上玩具。②拾起玩具站立还原。

第七节:下肢环绕运动。左右两腿轮流交换做。方法:①将婴儿左腿屈曲至腹部。②、③左腿以髋关节为轴心向外侧环绕。④放下还原。

第八节:跳跃运动。预备姿势,婴儿面向母亲站立,母亲双手扶住婴儿腋下。让婴儿脚跟离开床面轻快跳跃,轻轻落下。

14. 为什么婴儿的衣着要适宜?

衣服被称为人的"第二层皮肤"。婴儿由于其特殊年龄阶段的生理特点,对衣着的要求也相应更高,因此为他们选择适宜的衣服就尤其重要。

婴儿的皮肤很娇嫩,出汗较多,服装用料应具有柔软、吸湿、透气性能好和洗涤方便的特点,以浅色的纯棉制品为宜。不同的季节选择不同的用料,夏季用汗衫、短裤、背心等容易散热;冬季棉衣棉裤中的棉花要保持松软,不宜过厚,这样保暖性好。化纤织品透气性差,一些婴儿穿后可能引起皮炎或湿疹,因此最好不要用化纤织品作婴儿的内衣裤;毛织品、呢绒织品最好不要给婴儿穿用,因为这类织物可使原有的湿疹加重。

婴儿关节和骨骼发育尚不成熟,加之活动量较大,服装应样式简单、宽大、穿脱容易、活动方便,不宜穿得太多、太重。新生儿以斜襟式最好,无领无扣,衣缝向外,婴幼儿时期上衣以背面开口为好,袖子应宽松,袖口不长过于手。裤子以较肥大宽松的背带裤为宜,以免用带子束住胸廓而影响发育。

婴儿体温调节能力较差,对外界适应性差,因此要根据气候的变化及时增减衣服。但是婴儿新陈代谢旺盛,产热多,因此平时穿的和大人一样或稍微增加一点就可以了。通常婴儿安静时身上有汗就说明穿多了,应适当减衣服;如果手、脚发凉,说明穿得不够,可再加些衣服。

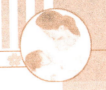

15. 为什么要经常给婴儿剪指甲？

婴儿处于生长发育最迅速时期,相应指甲也长得较快,一些父母担心剪指甲会伤害孩子,而惧怕给他们剪指甲。殊不知长指甲对孩子才会真的造成许多伤害。首先,婴儿的自主运动能力较差,双手经常会无意识地乱抓,长指甲可能会划伤面部或躯干部娇嫩的皮肤。婴儿的抵抗力较低,这些破损的皮肤很容易成为致病微生物侵入的途径,而导致孩子感染,严重时甚至危及生命。其次,每天婴儿的手会触摸到许多东西,衣服、被褥、玩具等,长指甲容易成为藏污纳垢的地方,且不易清洗。而婴儿的手口动作较多,当他把手放进口中时,可能会将指甲下的污垢吃进去,引起胃肠道疾病或寄生虫。因此,婴儿不宜留长指甲,应定期修剪,保持手的清洁卫生。

为婴儿修剪指甲要注意安全,尽量选择在其熟睡时,用圆钝头的剪刀或婴儿专用指甲刀,小心不要刺伤孩子,同时注意指甲不要剪得过短。

16. 怎样为婴儿洗澡？

婴儿易出汗,皮脂分泌旺盛,大小便的次数也较多,因此应经常洗澡,保持皮肤清洁。一般新生儿脐带脱落后就应养成每日洗澡的习惯,冬季也要经常洗头洗澡。

洗澡的室温以 26℃～28℃ 为佳,不要低于 22℃。室内不要有对流风。

婴儿洗澡可以在浴盆中进行,洗澡水的温度保持在 37℃ 左右,大致与体温相当,若无温度计,可用成人的肘部试水温,不烫为好。每次洗澡的时间不超过 5～10 分钟。使用柔软洁净的小毛巾为婴儿擦洗,手法要轻柔,浴巾要经常清洗消毒,定期更换。

洗澡时先洗头部,用一只手托住婴儿的头、颈部,使面朝上,拇指和中指压住耳郭,以防水流进耳朵,另一只手把头发打湿,打上洗发水,轻揉,再洗净,迅速用干毛巾把头擦干。洗躯干时可将婴儿的头枕在成人的胳膊上,用手托住婴儿的臀、背部,或将婴儿放在专用浴网上,先洗脖子、前胸、腹部、胳膊、手足、大腿,再翻过身洗背、臀部,所有皱褶处都要洗干净。

洗完后用柔软的毛巾迅速将皮肤上的水分擦干,并在颈部、腋下及大腿根部的皮肤皱褶涂擦适量的爽身粉,夏季可扑些痱子粉,冬季可适当涂擦润肤油。尽快给婴儿穿上干净的衣服并注意保温。

给婴儿洗澡时可用婴儿专用浴液或无刺激性的中性香皂,但不必每次洗澡都用,一般每周用 1 次即可。湿疹较重的婴儿尽量少用沐浴液、香皂或护肤品,以免使湿疹加重。

145

17. 婴儿头皮的乳痂需要清洗吗？

有些婴儿的头皮上,特别是囟门部位,有一层黄褐色的乳痂。这是婴儿期常见的头皮病。婴儿头皮乳痂是由头皮皮脂腺的分泌物和脱落的头皮不断堆积而成。由于受旧观念、旧习俗的影响,家长在给孩子洗头时,不敢碰囟门部位,以免将来婴儿会变成哑巴或着凉生病等,所以乳痂就一天天增厚了。乳痂不但非常不卫生,同时也影响婴儿外表的美观,应当洗除。

洗除乳痂最简单方便的方法是用植物油清洗。为保证植物油的清洁,要先将植物油加热消毒,放凉,以备使用。然后用棉签蘸油,轻轻地将冷却的清洁植物油涂在头皮乳痂表面,不要将油立即洗掉,需滞留数小时,头皮乳痂就会被植物油"闷"得松软,比较薄的头皮乳痂会自然脱落下来,比较厚的头皮乳痂可能需多涂些植物油,多"闷"些时间。当松软没有脱落时,可用小梳子慢慢地轻轻地梳一梳,厚的头皮乳痂就会脱落,然后再用婴儿皂和温水洗头。清洗时,动作要轻柔,不要用手指甲去硬抠,更不要用梳子硬刮,以免损伤头皮而引起感染。清洗后还要注意用干毛巾将婴儿头部擦干,冬季可在洗后戴上小帽子或用毛巾遮盖头部,防止婴儿受凉。

如果婴儿的乳痂不易洗除或像是患有其他皮肤病,应带婴儿到医院请医生诊治。

18. 婴儿能睡凉席吗？

凉席物美价廉,在炎热的夏天,家庭中使用比较普遍。那么,婴儿能否使用呢？婴儿神经系统发育尚未成熟,体温调节功能不好,对冷、热的适应力较差,所以当天气特别热时,给婴儿使用凉席无疑是一种很好的防暑措施。但如果使用不当,婴儿可能着凉感冒或腹泻。因此,应注意以下几点：

(1)挑选草编或竹编的凉席均可,质地要松软,且光滑无刺。目前市面上的亚麻凉席也是一种很好的选择。

(2)婴儿不要直接睡在凉席上,应在凉席上铺上棉布床单,以防太凉,另外避免凉席划伤婴儿皮肤。

(3)草编或竹编的凉席内容易滋生螨虫,使用前先将凉席洗净,再用开水烫几遍,然后在阳光下晒干,以防婴儿皮肤过敏。凉席尿湿后要及时清洗,保持清洁干燥。

(4)应随时注意气温变化,气温下降应及时撤掉凉席。

19. 怎样护理腹泻的婴儿？

腹泻是婴儿的常见病。主要因为婴儿消化系统发育不成熟,生长发育又

146

快,所需的热能和营养物质较多,一旦喂养和护理不当,就容易发生腹泻。

对于腹泻的小儿,护理中应注意以下几点:

(1)首先让小儿多休息,注意腹部保暖,以减少肠蠕动。排便后用温水清洗臀部,防止发生臀红。并注意食具的清洗消毒。

(2)及时补充水分,预防和纠正脱水。腹泻的最大危害是脱水,所以补充水和电解质是必需的。家长可给婴儿喂家庭自制的糖盐水、盐米汤等及医院配制好的口服补液盐。2 岁以下的小儿,每 1～2 分钟喂 1 小勺,约 5 毫升。如喝后呕吐,可停 10 分钟后再慢慢喂服;改每 2～3 分钟喂一小勺,直到腹泻停止。如果出现眼睑水肿时,就要停用口服补液盐,改用白开水。

(3)给婴儿营养丰富的食物。腹泻大多存在营养障碍问题,且腹泻的小儿肠道仍能消化和吸收食物。因此,进食是必要的治疗措施。继续母乳喂养,应延长喂奶时间和增加喂奶次数;6 个月以下,且还没有吃固体食物,可用等量水稀释牛奶或其他代乳品喂养,每天至少喂 6 次,以保证热能的需要。没有异常情况时,2 天后可恢复正常饮食。6 个月以上的婴儿,可吃已习惯的、想吃的、爱吃的食物,如稠粥、面条等,有条件的加些蔬菜、鱼、肉末、熟植物油,宜少量多餐,3～4 小时喂 1 次。

(4)不要乱用抗生素,应在医生的指导下,按时喂服各种药物。

(5)如婴儿 3 天腹泻不见好转或出现发热、频繁呕吐,不吃不喝、精神差、嗜睡、大便带血等情况,应送医院进行诊治。

20. 怎样护理患肺炎的婴儿?

肺炎是婴幼儿常见的呼吸道疾病,在冬、春两季或气候骤变时患肺炎较多,多因细菌和病毒感染引起。本病常继发于上呼吸道感染及其他感染性疾病。营养不良、佝偻病、贫血、先天性心脏病等抵抗力较低,容易患病,往往病情较重或迁延不愈。

轻症肺炎常表现发热、咳嗽,同时伴有食欲不好、精神差、睡眠不安等。重症肺炎表现气急、鼻翼翕动、口周发绀等呼吸困难的症状,甚至并发呼吸衰竭、心力衰竭、中毒性脑病等,此时可危及婴儿生命。因此,加强肺炎的护理是很重要的。首先应卧床休息。室内应保持空气新鲜湿润,阳光充足,室内温度保持在 18℃～22℃,湿度保持在 55％左右。每天开窗通风,但避免对流风。母乳喂养的患儿仍以母乳为主,可适当喂点水。人工喂养的患儿,要把牛奶稀释得稀一点,每次要少喂,每天多喂几次。年龄大一点的能吃饭的患儿,可吃易消化富有营养的流食或半流食,以保证热能的需要,并注意多吃青菜和水果以补充维

147

生素。若患儿发热达 38.5℃以上时，家长除遵医嘱给患儿服药外，还应采用物理降温，如酒精擦浴、温水擦浴、冰枕等。患儿体温若低于正常体温，或体温不升，或寒战时，应注意保暖，可增加盖被，或放热水袋于包被的两侧或脚下，直至体温回升到正常为止。患儿咳嗽时，应使患儿侧卧，用手轻轻拍背，这样有利于分泌物的排出。

此外，应按医生的要求，定时给患儿服用各种药物，并注意观察病情的变化，患儿一旦出现面色发灰、口唇发绀、喘憋等表现时，及时送医院检查治疗。

21. 怎样护理长痱子的婴儿？

痱子是婴儿夏季常见的皮肤病。主要由于气温过高，气压过低，使婴儿汗液排泄不畅，引起皮肤毛孔发炎。经常哭闹、体质虚弱多汗的婴儿及肥胖儿，更容易长痱子。如果护理不当，痱子抓破后很容易引起皮肤感染。所以，在护理长痱子的婴儿时，应注意以下几点：

（1）若痱子不太严重，应勤洗澡、勤换内衣，洗完澡后擦干，扑上薄薄的一层痱子粉。既保持了皮肤干燥又能止痒。但痱子粉要扑撒均匀，不要过厚。忌用碱性肥皂和热水烫洗痱子。

（2）若出的热痱较多，应使用止痒水，或专治痱子的药膏，但应清洁皮肤后再搽上药膏。此时应停用痱子粉，如果使用，不但达不到治疗的效果，反而增加毛细孔的污垢，引发新的皮肤病。

（3）应给宝宝穿柔软的棉制内衣，避免过厚过紧，既要保持皮肤干燥，又要减少出汗。注意活动场所及居室要通风，不要让宝宝在日光直晒处活动时间过久，不吃过热的食品，以免出汗太多。另外，可将宝宝指甲剪短，防止搔抓。

如果家长注意了以上几点，您孩子身上的痱子很快就会治愈。

22. 婴儿发热时怎样降温？

婴儿中枢神经系统发育不成熟，高热时常可发生抽风。因此，当婴儿发热时，应首先明确发热的原因，除针对病因治疗外，常采用以下两种降温方法：

（1）物理降温：当患儿面色红润，四肢温暖时可以进行物理降温，但要注意让患儿避风，避免着凉，并要随时观察患儿的精神状态。通常体温降至 38℃即可。如出现皮肤发花等异常情况，应立即停止。

①冷湿敷。将在冰水或冷水中浸湿的毛巾放在患儿额头上，或将蘸湿的毛巾放在冰箱内冷却也比较方便，两块小毛巾可交替使用。高热时还可以放在颈部、腋下、大腿根部。

②冰袋。将冰块捣碎，放到热水袋的 1/3 或 1/4 满的程度，加冷水放到 1/2

满的程度,将空气压出后,拧紧盖子,外边用干毛巾包好,将冰袋按平,放在婴儿头枕部。

③酒精浴。酒精是一种挥发性液体,同时也具有刺激皮肤血管使之扩张的作用,从而有利于热量的发散,是一种简便有效的降温方法。可将纱布浸透在75%的酒精或白酒中(均加等量温水),拧成半干后进行擦浴。擦浴的部位有肘窝、腋窝、腘窝、大腿根部、颈部等处。

④温水浴。用小毛巾在温水(32℃~34℃)中浸透,给婴儿进行擦浴。擦浴的部位与酒精浴相同。

(2)药物降温:应在医生的指导下服用退热药物。如果您的宝宝有高热抽风史或药物过敏史,应及早告诉医生,以便尽早、合理使用退热药物。

23. 健康的婴儿还需要常吃些"小药"吗?

有的家长在孩子没病的情况下经常给吃些去火的或滋补的"小中药",认为这样可以强身健体,使孩子少得病。其实这种做法是错误的。人们服用的任何药物都要在肝脏解毒,由肾脏排泄。婴儿正处在生长发育过程中,许多脏器的功能尚未发育完善,肝脏解毒功能差,肾脏排泄的功能也不完全;还有,各种药物除了具有治疗疾病的主要作用外,都有一定的不良反应,俗话说得好,"是药三分毒"。因此,应尽量少用药,更不要随便给孩子滥服药物。如很多家长熟知的中药制剂"至宝丸",也有一定的不良反应。至宝丸粉红色的外衣是由朱砂做成的,中医用来镇惊,而朱砂主要成分是硫化汞,长期服用会引起慢性汞中毒。所以,家长平日应注意增强婴儿体质,给予充足的营养,经常带婴儿出去晒太阳,进行户外活动,使机体抵御疾病的能力增强。如果婴儿生病了要服药物必须在医生指导下应用。

24. 婴儿容易患感冒的原因有哪些?

婴儿期处于快速生长发育阶段,因其具有的解剖、生理特点和各器官系统发育尚不完善等因素致婴儿易感冒。

(1)婴儿面部的颅骨发育尚不健全,鼻腔相对狭窄短小,鼻黏膜薄弱,血管丰富,又没有鼻毛,易受感染而致鼻塞或呼吸困难。婴儿耳咽管短而宽,且呈水平位;鼻泪管也短,开口处的瓣膜又发育不全,感冒后容易并发中耳炎、结膜炎。婴儿喉腔较窄呈漏斗状,黏膜薄弱又有丰富的血管和淋巴组织,感染后的炎症水肿可导致喉头狭窄,呼吸困难,且易向周围组织扩散。因此婴儿的鼻、咽、喉部的解剖生理特点使进入呼吸道的病原菌等不易被排除体外,而易发生上呼吸道感染即感冒。

149

（2）婴儿体内的免疫系统发育不完善，免疫细胞水平很低，而且出生时从母体获得的抗体也在逐渐耗尽，因此对疾病的抵抗防御能力较差，当病原菌侵入时很易患病。

（3）婴儿神经系统发育不完善，体温调节能力和对环境温度变化适应能力弱，若不注意随温度变化随时增减衣被等，可使婴儿冷热不均而患感冒。此外婴儿胃肠消化吸收功能较差，又处于快速增长期，每天必须摄入足够的食物才能满足机体对营养的需求，因此胃肠道处于紧张状态。若喂养不当就会出现腹泻，从而致各营养素吸收不良，抵抗力降低等使婴儿易患感冒。

25. 如何预防婴儿感冒？

感冒多是由病毒引起，经空气而传播，主要是因为呼吸道吸入带有病原体（病毒、细菌）的飞沫和尘埃而发病。因此，预防感冒首先要保持居住和活动场所空气清新，房间要经常开窗通风；打扫房间用湿布擦地或擦桌椅，避免尘土飞扬。经常带婴儿到户外活动，一般情况下户外活动时最好不要戴帽子、口罩，充分利用日光、空气、水进行三浴锻炼，提高机体对疾病抵抗的能力，同时注意孩子抗寒能力的锻炼，如早晨到户外活动，从夏季坚持到冬季等，以提高抗寒能力。但在感冒流行期间，不要带孩子去公共场所活动或去患感冒的病人家串门。

加强婴儿护理，注意随环境温度变化，及时增减衣服；出汗时及时擦干，防止因出汗后受凉而感冒；不要让婴儿在风扇直吹处或穿堂风处睡觉、玩耍；房间空调温度不能过低等。还要科学合理的喂养婴儿，注意膳食营养的平衡，增强身体抗病能力。

对感冒患儿要与正常婴儿分开，减少病原体的传播。同时进行空气消毒，如开窗通风换气，或室内采用紫外线照射等。对于易患感冒的体弱儿，要加强营养和锻炼，还可服用中药，如玉屏风散加减等来提高机体的免疫功能。

感冒是常见的疾病，只要做好预防就能防止或减少其发生。

26. 婴儿患佝偻病的原因是什么？

佝偻病是由于维生素D量不足，使体内钙、磷代谢失常，钙盐不能正常地沉着在骨骼生长的部位，而致骨骼发生畸形，影响婴儿健康成长。

体内维生素D的来源有3条途径：一是内源性（同源性），贮存在皮肤的7-脱氢胆固醇经阳光中紫外线的照射后转化为维生素D_3。二是外源性，即从食物中摄取的维生素D，如动物肝脏、牛奶、鱼子、蛋黄等或是服用维生素D制剂。三是母体-胎儿的转运，胎儿通过胎盘从母体获得维生素D并贮存体内，以满足出生后一段时间生长发育的需要。

引起佝偻病发生的主要原因是维生素 D 来源不足。首先阳光中的紫外线照射不足,如户外活动缺乏或阳光中的紫外线有时被尘埃、煤烟、雾气、衣帽、玻璃所遮挡而影响了人体的照射。因此,不经常晒太阳者或晒的方法不妥,如戴着有沿帽、隔着玻璃晒等均易患佝偻病。还有在婴儿饮食中未注意添加富含维生素 D 的食物或未适时的补充维生素 D 制剂等,使婴儿维生素 D 摄入不足;或母亲在妊娠后半期没有适当补充维生素 D,又较少户外活动,阳光照射不足,致胎儿体内维生素 D 贮存不足等,均是婴儿患维生素 D 缺乏性佝偻病的原因。

此外,有些婴儿生长速度过快需要维生素 D 的量较大,如果供应不足,也容易发生佝偻病;患病的婴儿如慢性呼吸道感染、胃肠道疾病和肝、肾疾病等可影响维生素 D 和钙磷的吸收和利用而易并发佝偻病。还有,食物中的钙、磷含量不足或比例不适宜,也可导致佝偻病的发生,如母乳中钙、磷比例 2:1 易于吸收,牛奶中钙、磷含量虽高,但比例不恰当,磷过多,吸收差。所以,牛奶喂养儿的佝偻病的发生率高于母乳喂养儿。谷类食物中的钙不易吸收。如果婴儿以牛奶喂养,添加辅食时以谷类食物为主,便容易出现佝偻病。因此,由于综合因素的影响,导致婴儿体内维生素 D 缺乏是引起本病的主要原因。

151

27. 佝偻病有哪些表现?

佝偻病是一种婴儿常见的全身性疾病,是由于体内维生素 D 缺乏引起钙、磷代谢失调,血钙降低使骨骼发生改变,同时还会影响到神经、肌肉、免疫等器官的功能,对婴儿健康危害较大。

小婴儿佝偻病发病缓慢,开始时常易被忽视。发病早期骨骼变化不明显,常常表现为易激惹、哭闹、烦躁不安、夜惊、多汗、对周围的事情不感兴趣等神经精神症状;随病情进展可出现肌肉和肌腱松弛,肌张力低下,腹部膨隆;前囟门闭合延迟,出牙晚,甚至 1 岁时还未出牙;因为患儿肋软骨增生,肋骨与肋软骨交界处成圆形隆起被称为肋骨串珠,可摸到或看到;膨大的肋软骨可向外隆起也可向胸腔内隆起,使肺部受压造成局部肺不张;有的胸骨柄前突称为鸡胸,胸骨剑突内凹称为漏斗胸。上述情况均会影响到婴儿胸腔的发育,使婴儿易并发肺炎;由于骨质软化,1 岁婴儿站立行走时因身体重量作用使下肢弯曲,出现"O"型腿或"X"型腿,脊柱的后突侧弯等骨骼变化;严重佝偻病时还会影响到婴儿运动功能的发育,如坐、站、走等运动发育时间延迟等。

维生素 D 缺乏性佝偻病对婴儿身体的影响是多方面的,虽然很少直接危害生命,但因其发病缓慢而不被重视,一旦发现明显症状后,机体抵抗力已很低,容易并发肺炎、腹泻。佝偻病患儿并发腹泻、肺炎时,则病情重,病程长,病死率高。特别是胸部骨骼的改变,极大地影响了孩子的心肺功能。女孩子骨盆的改变长大后会出现难产。因此必须给予足够的重视,预防本病的发生;若怀疑婴儿有上述症状表现时,要及时带孩子到保健医疗机构进行检查,以便及早诊断和治疗。

28. 怎样预防佝偻病?

预防佝偻病首先要从胎儿期抓起,母亲在孕期要注意营养,多吃蛋类、动物肝脏等含维生素 D 及蛋白质多的食物,经常晒太阳,并在医生的指导下服用维生素 D 和钙剂。

合理喂养对预防佝偻病是十分重要的。宝宝出生后应尽量采用母乳喂养,因为母乳中的维生素 D 及其他营养物质易于吸收。晒太阳是预防佝偻病最方便经济、最安全有效的方法,因为紫外线照射在皮肤上,可使皮肤产生维生素 D_3,这是人体内维生素 D 的主要来源。因此婴儿过了满月后,可逐步增加日晒时间,在正常天气下,每日晒太阳 2 小时左右就可以满足维生素 D 的需要。夏季避免阳光直晒,可在树荫下玩耍,也可以达到晒太阳的目的。晒太阳时讲究阳光与皮肤接触,不要隔着玻璃、戴着帽子或口罩晒,否则达不到预防佝偻病的目的。

因为膳食中维生素 D 的含量较少,所以按时服药也是必不可少的预防措施。宝宝出生 2 周应在医生指导下服用维生素 D 和钙剂,并定期到保健单位进行健康查体,在医生的监测下增减药物剂量。一般婴儿每天需要维生素 D 约 400 国际单位。

也有研究认为,晒太阳的比单纯吃维生素 D 的预防佝偻病的效果好。

对体弱生病的孩子和生长速度较快的孩子,如早产儿、双胞胎、低出生体重儿、肥胖儿要格外注意,因为这些孩子需要维生素 D 及钙的量大一些,如补充不足,极易发生佝偻病。此外,也要加强疾病的防治工作,因为反复生病的孩子,特别是患有脂肪代谢异常性疾病的孩子,更容易得佝偻病。

定期的健康检查在预防佝偻病上意义也很大。在门诊见到 2 岁的孩子已经是佝偻病后遗症期,孩子的骨骼发育已受到影响,出现"罗圈腿"和"鸡胸"。原因是家长从来没带孩子做过体检,不知道要如何预防。

29. 婴儿为什么容易发生腹泻?

人们吃进的食物需先在胃肠道内经过机械性和化学性的加工,使之变成机体可吸收的物质后,再经肠黏膜上皮细胞吸收进入体内,成为机体的营养物质而被利用,这一过程需要胃肠道的蠕动和分泌的各种消化酶的参与等。我们知道胃肠道能分泌许多酶,如唾液淀粉酶,能把食物中的淀粉变成可消化的麦芽糖;唾液中的溶菌酶可以杀灭病原菌;胃液中的蛋白酶可把蛋白质变成能吸收的氨基酸;胰腺中的胰脂肪酶,可使脂肪分解成可吸收的甘油和脂肪酸。此外,肠道本身还有一定的免疫功能,对某些病原体具有防御能力,尤其是6个月以前吃母乳的宝宝,这种免疫功能更强。

婴儿处于快速增长期,需要充足食物保证营养的供给,因此婴儿胃肠系统的负担较重,并且婴儿的神经系统发育和胃肠道功能均不够成熟和完善,如神经系统的调节功能较差;胃液中的胃酸较少,消化酶的活性差等,均是婴儿易发生腹泻的因素;若日常不注意科学合理的喂养婴儿或不能细心的护理婴儿就很容易引发腹泻。因此,喂养不当是引起婴儿腹泻主要的原因,如奶量过多,奶粉冲调比例不恰当,添加辅食过早、过快,过多地喂一些淀粉类或者脂肪类的食物等,使婴儿出现消化功能的紊乱而发生腹泻。此外,婴儿期体内免疫功能很不成熟,对病原体和疾病的抵抗能力较弱,当病原菌随污染的食物进入婴儿体内就会引起胃肠道感染而发生腹泻。婴儿易发生腹泻的影响因素很多,根据婴儿时期的生理发育特点,进行科学喂养和护理,是防止小儿腹泻发生的关键。

153

30. 婴儿腹泻有何危害?

婴儿腹泻是一常见病,主要因喂养不当,护理不好或者肠道被病原菌感染而引起。腹泻时因消化功能紊乱,食物的消化吸收能力降低,使婴儿不能获得足够的营养而影响其正常的生长发育和机体的抵抗能力,严重者会威胁着婴儿的健康,甚至危及生命。

长期腹泻或反复发生腹泻的婴儿,则会引起肠道吸收障碍以至发生营养不良和各种微量元素、维生素的缺乏,如小儿缺铁性贫血、维生素D缺乏性佝偻病、维生素A缺乏症、锌缺乏症等。这些不仅影响婴儿的体格发育,还会影响其神经系统的发育,甚或影响终身。例如,没有及时治疗的严重维生素A缺乏可造成失明等。由于营养状态不佳,机体抗病能力降低,使婴儿更加容易感染和腹泻,由此形成恶性循环,最终婴儿体弱多病、生长发育迟滞。

此外,婴儿腹泻时,除了丢失大量的营养物质外还丢失了的大量体液,很容易出现脱水和电解质的紊乱。体液中包含着水和电解质,它在机体内不停的移动、交流,这是生命物质交换的必然过程。当腹泻丢失的体液量超过了机体的调节功能时,就会出现脱水和电解质紊乱,若不及时进行补液,就会发生酸中毒。脱水、酸中毒抢救不及时或不得当,将会有生命危险。因此,家长对婴儿腹泻的预防和诊治要给予重视。

31. 如何早期发现婴儿脱水和酸中毒？

　　婴儿腹泻是引起脱水和酸中毒最常见的原因。随着大量稀便的排出，体内水分和电解质（钾、钠等离子）也随之丢失，而且水分的丢失后血容量下降，使肾脏灌流量不足，不能将体内酸性代谢产物排出，加之婴儿腹泻时常伴有呕吐、食欲下降等，使患儿很快出现脱水、酸中毒及电解质紊乱，严重者可导致休克，威胁生命。因此，在婴儿频繁呕吐、腹泻时，应密切观察患儿表现，以便及早发现患儿有无脱水酸中毒症状，并给予及时纠正。

　　脱水时患儿表现为烦躁、乏力、口渴、要水喝。同时，尿的量和尿的次数减少，严重者可无尿。仔细观察患儿口唇干燥、颅囟和眼窝凹陷。严重脱水时，宝宝哭闹时无泪水，大腿内侧和肚皮的皮肤表现松弛，失去弹性。病情进一步发展，不但体液量减少，体液的成分也发生了变化，于是便出现了酸中毒。此时出现精神委靡，昏睡，呼吸深长，口唇呈樱桃红色，甚至发生抽搐。因此，当婴儿呕吐、腹泻时，家长要仔细观察病情变化，千万不可大意。如果出现了上述情况，应及早送往医院进行治疗。

32. 如何预防婴儿腹泻？

　　（1）科学合理地喂养：首先提倡母乳喂养婴儿。母乳无菌，对6个月内的小婴儿还有明显的保护作用。如不能母乳喂养就要特别注意喂食的奶量、冲调的浓度和温度要合适，奶中糖量不能过多，按时喂养等。合理添加辅食，孩子到4～5个月后，开始添加辅助食品，因为婴儿的消化功能较差，开始添加的食物要少，并易于消化。要从小量开始，适应一种后，再添加另一种；从半流食开始，慢慢过渡到固体食物。若添加辅食量过多或过快，容易引起婴儿的消化不良而发生腹泻。而进食量过少，会使肠蠕动加快，也可发生腹泻。

　　（2）加强护理：要加强对婴儿的日常生活护理。在炎热的夏天，婴儿胃肠道的消化液分泌减少，消化能力减弱。因此，吃的食物要易于消化，清淡一些，且量不宜过多，以免发生腹泻；在冬季气候寒冷，若不注意保暖，婴儿胃肠蠕动加快，就容易出现腹泻，因此要注意防寒保暖。

　　（3）养成良好卫生习惯：预防感染性腹泻最重要的是防止病从口入。因此，婴儿母亲或看护人要有良好的卫生习惯，应注意饮食卫生。如喂奶前或做饭前要洗手，还要将餐具消毒，注意婴儿食物存放时间不能过长，以防变质或病原菌的污染等。

　　（4）合理使用药物：婴儿生病时，要在医生的指导下服用药物，特别是抗生素的服用,千万不可滥用,以防止肠道菌群失调而引起腹泻。

33. 造成婴儿缺铁性贫血的原因有哪些?

铁是人体内合成血红蛋白的重要元素,它与球蛋白结合形成血红蛋白。当体内铁缺乏时,血红蛋白合成减少,便出现了贫血,被称为缺铁性贫血。此病多见于婴儿时期。引起的主要原因有以下几点:

(1)体内铁储备不足:孕期胎儿从母体获得铁储存于体内(尤其在妊娠期的最后 3 个月)以备生后应用。新生儿体内储铁多少与其出生时的孕周和体重密切相关。早产儿、低出生体重儿、双胎儿体内储铁相对不足。如双胞胎从母体获得的铁应是正常胎儿需铁量的 2 倍,如果母体供给不足,则储铁减少,生后易发生贫血;母亲在孕期贫血,胎儿体内储铁减少,生后也极易出现贫血。

(2)饮食中摄入铁不足:这是引起缺铁性贫血的主要原因。婴儿以乳类食物为主,虽然母乳和牛乳中铁含量均小于 0.2 毫克/升,但铁的吸收率母乳(50%)明显高于牛乳(10%),母乳中的铁好吸收,因此,非母乳喂养的婴儿容易出现缺铁性贫血。而且母乳喂养儿也应在生后 4～6 个月添加辅食,若没能及时合理的添加辅食及富含铁和蛋白质的食物,就会使婴儿铁摄入不足。此外,大年龄孩子的不良饮食习惯,如偏食、挑食、厌食等,均使食物中铁摄入不足,而容易发生缺铁性贫血。

(3)铁需要量增加和疾病引起铁的消耗或丢失过多:婴儿处于快速生长期,对各种营养素需求也相对较高,如果铁供应不足就可出现缺铁性贫血。当婴儿患有某些疾病时可使体内铁消耗或丢失增加,如婴儿经常腹泻、反复感染或患一些失血性疾病,如鼻出血、肠息肉、肛裂、钩虫病等引起肠道慢性失血,均可出现缺铁性贫血。

34. 婴儿缺铁性贫血的表现及危害有哪些?

铁是人体重要的营养素之一,是合成血红蛋白的重要原料。当铁缺乏时可引起缺铁性贫血,同时对机体的组织代谢和消化、免疫、神经等系统带来严重的不利影响。当婴儿缺铁性贫血发生时,体内储存铁已经耗尽,血红蛋白降低。婴儿表现为皮肤黏膜苍白,尤以口唇、甲床、口腔黏膜苍白明显;婴儿不活泼、不爱动、精神委靡;食欲不佳甚至厌食;烦躁不安、多动、注意力不集中、反应迟钝、记忆力差、智力减退;机体抵抗力降低,反复感染等。

由于缺铁性贫血引起消化道胃肠黏膜细胞萎缩,使患儿出现厌食或消化吸收不良综合征等,造成机体内铁摄入减少、吸收障碍和铁丢失增加,进一步加重了缺铁性贫血的程度。由此形成恶性循环,最后导致小儿体格生长发育迟缓或停滞,智能发育的落后及免疫功能低下等严重后果,极大危害着儿童的健康成长。因此,积极预防和治疗婴儿缺铁性贫血,是保证儿童健康成长的重要内容,应给予足够的重视。

35. 如何预防婴幼儿缺铁性贫血?

缺铁性贫血影响儿童的健康成长乃至终生健康。因此,要做好如下预防措施:

(1)注意妊娠期和哺乳期饮食营养,以保证供给胎儿和婴儿充足的造血原料即铁和蛋白质。首先饮食营养要均衡,多吃含铁、蛋白质丰富的食物,如动物肝脏、瘦肉及蛋类、豆制品、新鲜蔬菜和水果等。孕期应监测血红蛋白浓度,以便早期发现贫血,给予及时治疗。

(2)提倡母乳喂养及时合理地添加辅食。由于母乳中铁的吸收率明显高于牛乳,所以宝宝出生后应尽量母乳喂养。婴儿在生后4～6个月时开始添加辅食,辅食应选择富含铁及蛋白质的食品,如蛋黄、菜泥、肝泥、肉泥、鱼肉、铁强化食品等,以保证铁的供给量能满足小儿生长发育的需求,防止缺铁性贫血的发生。

(3)科学合理地搭配膳食,以促进食物中铁的吸收和蛋白质的互补作用,饮食要注意荤素搭配、粗细粮搭配。维生素C可以帮助铁的吸收,因此在小儿饮食中还要注意选择富含维生素C的食物,如新鲜蔬菜和水果等。尽量避免食物中抑制铁吸收的成分,如蛋黄要煮熟,以破坏蛋黄中的磷酸铁;吃菠菜时应先用开水烫一下,将草酸盐破坏;添加辅食时,不要以谷类或含纤维素多的食物为主;因茶和咖啡中含有的鞣酸可抑制铁吸收,所以不要给小儿喝茶水或咖啡。此外,还要培养婴儿良好的饮食习惯,不挑食、偏食等。

(4)对患有腹泻等疾病的婴儿在积极治疗原发病的同时,要注意饮食调整和加强营养。对于体质虚弱爱生病或生长速度较慢的孩子,如早产儿、双胞胎、低出生体重儿等,在科学喂养、合理膳食的同时,定期监测血红蛋白浓度,做到早预防早治疗,避免缺铁性贫血影响婴儿健康成长。

36. 婴儿为什么易咳嗽?

咳嗽是一种正常的生理防御性反射,是清除呼吸道异物,保持呼吸道的清洁与通畅的好方法。我们知道,在呼吸道黏膜上有无数细小的纤毛,这些纤毛不停地来回摆动,像扫帚一样,把吸入呼吸道的灰尘、异物、病原体及呼吸道的渗出物等清扫到喉部,然后通过气管黏膜的神经把信号传入大脑,大脑便发出一系列的信号从而产生咳嗽。通过咳嗽将废物排出体外,因此对身体是有利的。

婴儿时期咳嗽是一种很常见的症状。由于婴儿期呼吸系统的解剖生理特点,如面部颅骨发育不健全、鼻腔短小、狭窄,没有鼻毛,鼻黏膜柔弱且血管丰富等,使其容易发生感染;同时有利于空气中灰尘、异物等进入上呼吸道,刺激黏膜,反射性地引起保护性的咳嗽。正是由于婴儿上呼吸道的解剖生理特点,也使空气中的病毒、细菌等病原体等容易进入呼吸道,加上婴儿时期神经系统和免疫系统发育不完善,机体抵抗疾病能力弱,对冷热适应能力差等,婴儿容易患上呼吸道感染而出现咳嗽。

37. 小儿咳嗽的原因有哪些?

咳嗽是人体正常的生理性防御反射。一般将其归纳为生理性和病理性两大类。

(1)生理性咳嗽:主要是通过咳嗽把吸入的灰尘、病原体等异物排出体外,以保持呼吸道的清洁与通畅。因此,小儿在晨起时会有一两声的轻咳,这很正常,家长不必担心。

(2)病理性咳嗽:主要是病原体吸进了呼吸道,当机体抵抗力降低时就会引起炎症。常见的有上呼吸道感染、咽炎、喉炎、气管炎、肺炎及一些传染病,如流感、百日咳、肺结核等。为了将呼吸道中的病原体及其炎性渗出物等排出体外,小儿会出现较为频繁或剧烈的咳嗽。同时,还可出现发热、痰多、乏力等其他症状。当婴儿咳嗽声音像犬吠声一样,可能是患了喉炎,应立即去医院诊治,以免发生窒息;如果婴儿咳嗽伴有哮喘,可能因对某种物质过敏引起,应查找过敏原并尽早去除。若婴儿长期生活在烟尘较多的环境中,呼吸道经常受到异物的刺激,就会患慢性咽喉炎而常常干咳。此外,当婴儿气管吸进了较小的异物时会有长时间的咳嗽,而且服用止咳消炎药治疗无效,应尽早去医院检查。

因此,引起婴儿咳嗽的原因有很多,当呼吸道感染等疾病引起咳嗽时,常常会有其他相应的症状表现,如发热、哭闹、食欲下降等,家长需要认真观察,必要时应尽早去医院诊治。

38. 怎样预防小儿肺炎?

肺炎在婴儿时期是常见的呼吸道疾病,严重者可危及婴儿生命。因此,要积极做好预防。

(1)提高机体抵抗能力:合理的生活制度是促进婴儿健康成长的保证。因此,平时要注意科学育儿,合理地安排好婴儿一日生活作息时间,保证每天有充足的睡眠和户外活动时间,按时进餐。居住房间要经常通风换气,保持居室内

157

空气新鲜和环境清洁。

（2）科学喂养：注意儿童营养，保证膳食营养平衡，是保证孩子健康生长的基础。因此，每日要供给婴儿生长所需要的各种营养物质。

（3）加强体育锻炼：坚持每天户外体育锻炼是增强机体抵抗力的好办法，使其对温度改变有良好的机体反应。户外活动时，最好不要给婴儿戴帽子、口罩，让皮肤尽量暴露，呼吸新鲜空气，以增强机体的抗寒能力。

（4）防治疾病：当婴儿患有上呼吸道感染时，要尽早治疗，避免扩散到下呼吸道而发生肺炎。平时还要积极预防和治疗佝偻病、贫血、反复感染等疾病。

（5）加强生活护理：由于婴儿各器官发育尚不完善，对环境温度变化的耐受性差，因此加强日常生活的护理十分重要。例如，随环境温度变化增减衣被，不要给婴儿穿得太多或捂得太严；出汗时要用干毛巾及时将汗擦干，防止因出汗后受凉而感冒。

（6）避免接触呼吸道感染的病人：尽量不去人多空气污浊的场所，如超市、电影院等，尤其在流感流行季节更应注意。不要带婴儿到公共场所活动，更不要去病人家串门；大人要加强个人卫生，如回家时要清洗双手，以免将病原菌带回家，传染给孩子。家人患感冒又必须护理婴儿时，要注意戴口罩、勤洗手等。

158

39. 什么是先天性心脏病？

正常的人体心脏分为 4 个腔，好像一幢楼房的 4 个房间一样。楼上 2 个房间为心房，即左心房、右心房；楼下 2 个房间为心室，即左心室、右心室。左右心房和左右心室之间均有"隔墙"分开，即房间隔、室间隔。左心房与左心室之间，右心房与右心室之间均有瓣膜相隔，即二尖瓣和三尖瓣。如果房间隔或室间隔出现了孔洞，即房间隔缺损或室间隔缺损，血液经缺损处左右相通，使血循环的动力发生紊乱便会出现病态。此外，在胎儿期，肺循环还未建立，右心大部分血不流回肺脏，而是通过动脉导管流向左心，胎儿出生后随着哭声，建立了肺循环，此后动脉导管就逐渐闭合了。如果 3 岁以后，动脉导管仍未闭合，就会造成左心射出的血又流回到右心，久而久之会导致心力衰竭。因此，先天性心脏病主要是人体的心脏在胎儿期发育过程中出现了障碍。它包括多种类型，其中最常见的是房间隔缺损、室间隔缺损、大血管易位、动脉导管未闭、主动脉缩窄、心内膜垫缺损及法乐四联征等。引起先天性心脏病的原因是多方面的，也很复杂，多与母亲妊娠最初 3 个月内患病毒性感染或服用某些药物有关。因此，做好孕期保健和开展先天性心脏病的监测工作十分必要。

随着医学科学技术的不断发展，先天性心脏病的预防和诊治技术手段也有了很大进展,病死率明显下降,这将给先天性心脏病的孩子们带来更多的福音。

40. 婴儿心脏有杂音就是先天性心脏病吗?

常常在健康查体或看病时,会发现一些孩子的心脏有杂音,为此家长十分担心。其实,心脏杂音可分为两种,一种是生理性或称功能性杂音,另一种是病理性或称器质性杂音。

(1)生理性杂音:是心脏没有病变而出现的杂音。有些孩子在活动或安静状态下均无心慌、气短、发绀等心脏异常的表现,而在体检或生病就医时却发现了心脏有杂音,心脏杂音一般在Ⅱ级以下比较柔和,但经过心电图、心脏超声及X线等检查心脏均正常,这时的心脏杂音常认为是生理性的心脏杂音。生理性的杂音,不需要特殊治疗,但要定期到医院进行检查。一旦发现心电图或胸片不正常,就应考虑心脏是否有病了。生理性的心脏杂音往往在新生儿、早产儿及学龄儿童中多见,主要与胎儿期血循环通道在出生后未完全关闭及儿童、青少年时期的生理生长发育特点有关;一般随着孩子年龄的增长,大部分的心脏杂音会逐渐地减弱或消失,家长无需为此紧张和担忧。

(2)病理性杂音:是心脏因病变而产生的杂音。如先天性心脏病中的房间隔缺损、室间隔缺损,以及风湿性心脏病的瓣膜病变等。患这些疾病的孩子的心脏可听到Ⅲ级以上的杂音,孩子日常表现为无力,剧烈活动时,口唇、指甲发绀、心慌、气短、头晕等,不论心电图、X线胸片正常或者异常,都说明孩子的心脏是有病的。此外,如果发现孩子心脏杂音程度超过了Ⅱ级,就要进行心电图、X线胸片、超声心动等项目的全面检查,以明确心脏疾患并给予及时治疗。

因此,发现孩子心脏有杂音时不一定就是心脏病,但需要及早到医院进行全面的检查和分析,鉴别是生理性杂音还是器质性杂音,然后有针对性地采取有效的治疗措施。

41. 婴儿睡觉打呼噜是病态吗?

正常情况下,婴儿睡眠时呼吸应是平稳安静的,这是呼吸道畅通无阻的表现。当气体出入上呼吸道不通畅时才会发生打呼噜的现象。一般鼻咽部、喉部的疾病都会引起婴儿睡眠打呼噜,如鼻炎、鼻窦炎、鼻息肉、鼻中隔偏曲、腺样体肥大、扁桃体肥大及小婴儿喉软骨软化等疾病,严重时由于呼吸不畅还会迫使婴儿张口呼吸。长时间的呼吸不畅使血液中二氧化碳含量增高,加重心脏和肺的负担。同时大脑也处于慢性缺氧状态,影响婴儿智力发育。所以,当发现婴儿睡觉打呼噜时应及早就医。

159

42. 婴儿为什么会发生便秘？

大多数婴儿每天排1次大便,但有的婴儿2~3天,甚至有的4~5天才排1次大便,且大便又干又硬,这就是人们常说的便秘,便秘是婴儿时期较常见的现象。那么,常见哪些原因会造成婴儿便秘呢？

(1)喂养婴儿的膳食结构不合理。大便的性质与食物成分有关,如果婴儿以鸡、鱼、鸡蛋、牛奶等高蛋白质食物为主,则大便干燥而且排便次数少。若同时增加谷类、蔬菜和水果等富含纤维的食物就会使大便变软。

(2)婴儿未养成定时排便的习惯。有的婴儿经常变换生活环境,生活没有规律,平时家长不注意培养每天定时排便的习惯,以致排便的条件反射难以形成,从而发生便秘。

(3)婴儿食量小。消化后的食物残渣少,自然大便量也少。

(4)婴儿活动量较少,使肠蠕动减慢而出现排便困难。

(5)经常给婴儿服用泻剂,可导致肠道功能失常而出现便秘。

总之,引起婴儿便秘的原因很多,家长应根据不同的原因采取不同的干预措施。

43. 怎样预防婴儿便秘？

由于引起婴儿便秘的原因是多方面的,所以预防婴儿便秘的方法也是多方面的。

(1)首先提倡科学而合理的喂养:以奶类为主要食品的婴儿便秘时,奶中可加些糖。4~6个月的婴儿要按时添加辅食,辅食的品种要多样化。婴儿的膳食结构要逐渐做到3个搭配,即荤素搭配、粗细粮搭配、干稀搭配。培养婴儿养成良好的饮食习惯,做到不挑食、不偏食,每天除了吃蛋类、肝类、瘦肉、豆类、鱼类等高蛋白的食品外,还要添加些青菜、水果,多喝水,并适当地吃些脂肪类食品。

(2)要养成良好的生活习惯:婴儿生活要有规律,同时培养定时排便的习惯。因为排便是反射性运动,只有通过经常训练,这种条件反射才能建立。所以婴儿从2个月起,每天可以有意识地培养他定时排便。

(3)要加强体育锻炼:可以开展婴儿主、被动操或进行腹部按摩,以增加腹部肌肉的力量,并促进肠蠕动。

(4)临时处理措施:如果婴儿大便干燥而3~4天未排大便时,可采取一些临时性的措施。家长可以切一小块肥皂,把它捏成炮弹样,同时将小肥皂头湿润后塞入肛门;也可以用小指戴上橡皮手套后涂上一些液状石蜡或凡士林伸入婴儿肛门,或应用开塞露进行通便。但这些方法不宜常用。如果婴儿经常便秘,应去医院进行检查,如无异常情况,可服用一些药物进行调理,如活乳酸菌生物制剂"妈咪爱"或中药"导赤丹"等。

家长认真做到以上几点,您的宝宝就不容易发生便秘了。

44. 婴儿有了湿疹怎么办?

婴儿湿疹一般在宝宝1~2个月时开始出现,4个月左右较为严重,随着辅食的添加,情况大多开始好转,在2岁左右逐渐消失。婴儿湿疹的主要原因是对食入物、吸入物或接触物不耐受或过敏所致。可由一种或多种致敏原引起,如:毛织品、化纤制品、化学物质、肥皂、日光、食入致敏性食物、外界温度和湿度的变化等。如果婴儿父母有过敏史,则其患湿疹的可能性较大。乳母摄入鱼、虾、蟹等也可能引起湿疹。

大约20%的婴儿会对奶蛋白产生不同程度的不耐受现象,常表现为不同程度的湿疹,严重者可出现腹泻,甚至便血。一般婴儿只是对牛奶蛋白不耐受,但个别婴儿对母乳蛋白也不耐受。对奶的不耐受所导致的湿疹,直至添加辅食后,奶的需求量逐渐减少,以及婴儿对奶的耐受性逐渐增加,湿疹将缓解。有些婴儿6个月添加辅食后,皮疹不但没好,反而越来越重,出现过敏性鼻炎,甚至过敏性哮喘,可能是对食物中某些东西过敏所致。

患湿疹的婴儿初期表现一般是面颊部出现小红疹,很快波及整个面部甚至到额、颈、胸、四肢等处。小红疹亦可变为小水疱,破溃后渗出液体、结成黄色的痂皮。该病时轻时重,反反复复。急性发作时瘙痒难忍,婴儿因此烦躁哭闹,影响进食和睡眠。

治疗婴儿湿疹的最主要方法是对症治疗——消疹、止痒。消疹可以缓解皮肤的损坏,避免皮肤感染;止痒可以解除婴儿的痛苦,避免皮肤抓伤,也可预防感染。如果婴儿正处于湿疹急性期,皮肤红肿、糜烂、渗出明显,可用1%~4%的硼酸溶液湿敷(2次/日),等红疹的渗液明显减少后,再用含有氢化可的松激素的药膏涂抹,皮疹消退后即停止使用。亚急性期皮疹以小丘疹为主,有少量白色鳞屑或丘疱疹及糜烂面。可用炉甘石洗剂、氧化锌软膏及激素外用(2次/日),在皮疹好转后经常涂些润肤露。如有继发感染,需应用抗生素治疗。对于顽固性湿疹,只有通过抽血或皮肤试验检查过敏原才能真正了解过敏原因,也才能从根源上进行防治。外用激素类药物连续使用时间以不超过2周为宜,以防引起皮肤萎缩或毛细血管扩张等不良反应。

为减少湿疹的复发,预防更为重要。首先应坚持纯母乳喂养,乳母要避免

161

摄入易过敏的食物;怀疑婴儿为牛奶过敏时可改喂豆奶,或将牛奶加热多煮几开,这样可使蛋白变性而减少过敏;添加蛋黄、鱼虾类食物宜在7个月后。其次,生活护理中应避免过热、过湿。虽然湿疹并不是由于潮湿引起的,但过热、过湿往往会导致湿疹加重。内衣应选纯棉制品,避免使用易使湿疹加重的化纤和羊毛织物。用温清水洗脸、洗澡,保持皮肤清洁;避免用碱性强的肥皂和其他洗浴用品。再有,避免婴儿抓搔患处,防止继发感染。如果有可能,远离过敏原是最好的预防方法。

45. 小儿药疹是怎么回事?

药疹又称药物性皮炎,是药物通过口服、注射、吸入以及塞入等方式进入体内而引起的变态反应,表现在皮肤或黏膜上出现皮疹。引起药物疹的药物种类很多,常见有抗生素、预防接种、解热止痛药等。

药疹出现的时间有速发型和迟发型。所谓速发型是指用药后立刻出现皮疹,而迟发型是指用药后间隔一段时间后才出现皮疹。药疹的疹形很复杂,不同的药物可引起同样的皮疹,同一种药物又可以出现多种皮疹,所以单靠疹形来判断是哪一种药物引起的是比较困难的。一般常见的有固定型药疹,即在同一部位反复以同一的形式发生;还有荨麻疹型药疹,即由药物引起的荨麻疹,像麻疹、猩红热样的红斑。严重的药疹可以表现为大疱性表皮松解型及剥脱性皮炎型。药物疹病情严重时,除皮疹外还可出现过敏性休克,必须及时抢救,否则会危及生命。一旦怀疑是药疹,首先应停用一切可致药疹的药物;让婴儿多饮水,或到医院静脉输液以加速体内药物的排泄,应用脱敏药物,局部可涂止痒剂等。需提醒家长,当您的宝宝出现了皮疹,应及早去医院检查确诊,以免延误治疗。

为尽量避免药疹的发生,家长应采取以下预防措施:①严格掌握用药原则,避免滥用药物。②用药前注意药物是否变质,是否超过有效期。③就诊时向医生说明既往药物过敏史。

46. 怎样预防婴儿长痱子?

儿童新陈代谢率高,容易出汗,盛夏酷暑,如果护理不当、哭闹或运动量大很容易生痱子。新生儿或婴儿生的痱子多为细小透明的小水疱,颜色发白,分布密集,俗称白痱子。多发生于孩子突然出大汗、穿戴过多、强烈日光暴晒或服用退热药以后。白痱子一般不痛不痒,无明显不适,1~2天后可自行吸收,留下少许白色糠状鳞屑。一般不需特殊处理。大一些的孩子,痱子表现与成人相似,为皮肤表面红色小丘疹或丘疱疹,常突然出现并迅速增多。有的融合成片,以脸、颈、胸及皮肤皱褶处为多,伴有明显瘙痒感和灼热感,汗液浸湿后可有刺痛。孩子因此烦躁不安,睡眠时惊哭,乱抓乱挠。这种类型的痱子最为多见,俗称红痱子。

做好日常护理可以预防痱子和痱毒的发生。应适当控制孩子户外活动时间和活动量,夏季最好在上午9时以前、下午4时以后在户外玩耍。居室内注意保持通风凉爽。每日为孩子洗1~2次澡,水温不宜过冷或过热。过冷使皮肤毛细血管骤然收缩,汗腺孔闭塞,汗液排泄不畅,致使痱子加重;过热则刺激皮肤,使痱子增多。孩子夏天衣着应宽松、肥大,经常更换;衣料应选择吸水、通气性好的薄型棉布;枕巾、床单也应保持清洁。注意饮食卫生,给孩子吃些清淡易消化的食物,多饮白开水,适当喂服绿豆汤、金银花露等防暑降温饮料。加强皮肤护理,保持皮肤清洁,不要过多涂搽爽身粉,以免与汗液混合,堵塞汗腺口,导致出汗不畅,引起痱子。还要勤剪孩子的指甲,保持双手干净,以免因痱子瘙痒抓挠皮肤引起细菌感染。

47. 婴儿发胖是健康的表现吗?

有的人认为孩子还是胖点好,把胖当成是健康的象征。其实,胖瘦不是判断孩子是否健康的标准。只要孩子精神饱满、食欲好、睡眠正常,智力和身体发育均在正常范围之内,就算是比较健康。

做母亲的总喜欢孩子吃得越多越好,但须注意,长期的过量饮食会造成孩子肥胖症。如果体重超过按身长计算公式平均标准体重的20%,就称为肥胖。肥胖的孩子心脏和呼吸系统都增加了负担,不仅动作缓慢,稍一活动就气喘吁吁,因此不爱活动,从而限制了婴儿的活动,活动少不仅影响身体健康,使身体抵抗力减弱而容易生病,而且神经系统发育也会受到影响。婴儿时期的肥胖,还是成年肥胖的基础,将来可能成为"大胖子",在成年期更易患高血压、冠心病、糖尿病等。因此,应注意婴儿肥胖的发生,要合理喂养,同时增加身体锻炼。

此外,有些婴儿肥胖是因为患有某些疾病,如神经系统、内分泌代谢方面的疾病,还有一些与心理和情绪有关,需要到医院查明病因,针对原发病进行治疗。

48. 为什么婴儿的尿有时浑浊?

尿是人体内一部分水分和代谢过程中产生的废物经肾脏滤过后排出体外的液体。尿液中绝大部分成分是磷酸盐和草酸盐等。在一般情况下,这些盐类能溶解在尿液中,肉眼是看不见的。因此,我们平时所见到的尿是无色或淡黄色、透明的液体,很清澈,其中盐类的溶解量和体内水分的多少及外界温度的高低有关。

163

在某些情况下,由于出汗增多或喝进的水分减少时,可使尿中盐分浓缩而出现尿液浑浊。如夏季天气炎热,或患病发热时出汗多,或由于饮食结构的原因,导致进入体内水分减少,使尿中盐类增多,尿排出后因外界气温比体温低,所以盐分就沉析出来,使尿液呈现浑浊。婴儿的新陈代谢旺盛,由肾脏排出的废物较多,当饮水不足时,更容易出现尿液浑浊现象。

婴儿尿浑浊程度的差异是由于尿中盐类不同引起的。如果尿是乳白色或米泔水样,在这种尿液中加醋酸即可澄清,说明这种浑浊是含大量磷酸盐引起的;如果尿呈粉红色,经加热后即澄清是含草酸盐所致。

综上所述,婴儿尿呈浑浊,在一般情况下,家长不必担心。只要多喝水,改变膳食结构,即可正常,不必服药治疗。

如果您的孩子除了尿浑浊外,还有一些异常表现,如发热、精神欠佳、食欲缺乏、恶心、呕吐、尿痛、排尿次数增多、尿液检查不正常等,首先要考虑是否患有泌尿系统感染,应及时到医院请医生诊治。

49. 婴儿睡着后出汗多是怎么回事?

164

有些孩子在刚入睡后出汗较多,有时枕头、内衣都汗湿了。家长心里很不安,总怀疑自己的孩子有什么病症。其实,孩子睡着后出汗多,大多数是属于正常的生理现象。因为婴儿时期中枢神经系统发育尚未成熟,调节能力较差,而此年龄段交感神经的活动占优势,就容易出汗。此外,婴儿生长发育最快,新陈代谢旺盛,产热较多,而且婴儿皮肤含水量较大,微血管分布又多,通过出汗散发热能使体温维持在正常的范围。所以,出汗是婴儿生理调节的一种途径。另外,还有些家长总怕孩子着凉,过分给孩子保暖,盖得太多、室温过高也是婴儿睡着后出汗多的因素之一。

若宝宝睡后不久汗就慢慢消退了,且精神、食欲、睡眠都很好,就不算病态,家长不要误认为孩子体弱而给他乱吃补品。只需对入睡的孩子擦去其体表的汗液就可以了,汗湿的内衣待婴儿醒后再更换。

但是,如果婴儿除睡着后出汗多外,又伴有其他异常表现,如烦躁不安、睡后惊跳、睡眠不安等,应考虑维生素缺乏性佝偻病。如果伴有低热、消瘦,又有与结核病人的接触史,应考虑结核病。如果正处于某些疾病的恢复期而表现入睡后出汗多,应考虑病后体质虚弱,应加强调理。上述几种情况应及时到医院请医生诊治。

50. 先天性斜颈是怎么回事?

有的新生儿在睡眠姿势固定或固定注视某物时,头好向一边歪,但在检查时,婴儿头部转向两侧的活动又不受限,此属正常。如果新生儿脖子总歪向一侧,向另一侧活动受限,提示神经肌肉系统可能有问题。常见原因有:①先天性肌性斜颈,是因一侧胸锁乳突肌发生纤维性挛缩后形成的。检查显示新生儿病侧颈部有一个圆形或椭圆形的肿块,直径2～3厘米,质地较硬,可以移动,触之不痛,表面皮肤正常,抚之不热,头向有肿块的一侧倾斜,病侧耳接近锁骨,颜面不正,下颌和面部转向无肿块的一侧,形成斜颈。②中枢神经系统异常或周围神经病变引起的一侧肌张力增高。此时应对新生儿做全面的体格和神经系统检查,包括全身姿势和肌张力、肌力与运动、神经反射等,以便早期诊断、治疗。③其他应鉴别的有新生儿锁骨骨折、软组织挛缩症等。

51. 先天性斜颈的最佳治疗时机是何时?

目前治疗方法有物理治疗及外科手术治疗。头面部无不对称、肌肉不太紧的患儿可先尝试物理治疗,包括按摩、热敷、运动等。年龄也是因素之一,部分新生儿会随着成长,肌肉硬化程度慢慢减轻,所以年龄较小的患儿(如6个月以下)、头脸对称性尚可者,可先尝试物理治疗。方法是:①按摩肿块及变硬的胸锁乳突肌。20～30下/次,2～3次/日。②牵拉患侧。一手固定患侧肩部,另一手抓住头顶将下颌转向患侧,而后将头推向健侧,以伸展病变的胸锁乳突肌。每次50下,3次/日,坚持6个月以上。③蜡疗(电热蜡块)2个疗程以上。④喂奶时患侧着枕,戴矫形帽。⑤头脸部明显不对称、肌肉很紧的、物理治疗无效或1岁以后颈部肌肉仍明显发硬者,在1岁左右可采用手术治疗。手术通常是把硬化的肌肉切开,使它不再妨碍运动。手术后颈部大多恢复正常运动,再复发的机会在5%以下。

52. 婴儿吐奶是怎么回事?

婴儿常常发生吐奶现象,很多年轻的父母对此很是担心,不知该不该带孩子去医院看病,会不会影响孩子生长发育。鉴于此,本文对吐奶原因分析如下:

(1)功能性溢乳:为婴儿期最常见的一种表现。表现特点为喂奶后不久(多在半小时内)发生吐奶,吐物为奶块,无胆汁及肠内容物。吐奶前后孩子一般无哭闹及其他痛苦表现,食欲好。易于动作较大(如伸展肢体或换尿布)时发生,一般不影响生长发育。其发生原因主要由于此期的胃呈水平位,贲门松弛而幽门易发生痉挛,加之吮奶时常吞咽下空气,致使喂入的奶容易经松弛的贲门溢出。处理办法为喂奶前换好尿布,喂奶后及时给孩子拍背使胃内的空气排出。溢乳明显者喂奶后应采取侧卧位,以免奶误吸入呼吸道。

(2)胃肠功能紊乱或器质性疾病:吐奶伴腹泻,常提示有消化道炎症或功能

165

紊乱;呕吐物中有胆汁或肠内容物,同时伴腹胀者多提示有消化道畸形,需及时带孩子去医院就诊。

53. 发现婴儿有果酱样大便时怎么办?

婴儿时期发生果酱样大便的最常见原因是肠套叠。肠套叠是儿科腹部急症,不容耽搁,所以一旦孩子发生果酱样大便,家长一定要高度重视,及时带孩子到医院就诊,以免贻误病情。

肠套叠是指一段肠管及其系膜套入邻近的另一段肠管中,多发生于右下腹部,回盲肠套入升结肠。其发生可无任何原因,亦可继发于胃肠功能紊乱或肠道肿瘤等疾病。

婴儿发生肠套叠的典型表现是阵发性哭闹、呕吐及果酱样大便,常伴面色苍白,精神差。哭闹时屈膝缩腹,呕吐物初为胃内容物,时间长了还会有胆汁甚至肠内容物吐出。上述症状呈阵发性发作,间歇期孩子可以安静入睡或玩耍如常。果酱样大便是最重要的表现,一旦出现,无论伴否上述其他表现,家长一定要高度重视,及时带孩子去医院就诊。

肠套叠若能及时就诊,使用非手术方法即可以使套叠的肠管解开。但若耽误时间长,病程超过 48 小时则容易发生肠坏死,一般需要手术治疗。

特别提醒家长注意,腹泻的婴儿容易发生肠套叠,此时若发现孩子排果酱样大便,不要简单认为是肠道炎症所致,一定要警惕肠套叠,以免耽误病情。

54. 婴幼儿发生肠套叠的原因是什么?

肠套叠是指一部分肠管套入其相邻的肠管之中。按其发生的原因可分为原发性和继发性两类。原发性者具体发生原因不明,大多发生在婴幼儿阶段;继发性者常发生于腹泻、肠息肉或肠肿瘤等疾病的基础之上,可发生于任何年龄阶段。

婴儿肠套叠以 4～10 个月的婴儿最多见,一般多为原发性,找不到明确的致病原因。可能由于此期肠道固定性差、活动度大,加之处于食物转换时期,食物的质和量(如种类、性状及数量等)有较大幅度的变化,容易发生胃肠蠕动异常甚至胃肠功能紊乱,从而促发肠套叠。

预防肠套叠要遵从婴儿辅食"由细到粗、由稀到稠、由少量到多量、由一种到多种"的添加原则,循序渐进地添加,使胃肠道逐渐适应食物的变化,避免胃肠功能紊乱的发生。

55. 婴幼儿发生肠套叠是否都需要手术治疗?

婴幼儿肠套叠属于儿科腹部急症。但并非所有患儿都需要手术治疗,是否需要手术治疗应根据肠套叠时间的长短及肠管有无坏死而定。

非手术治疗适用于病程在 48 小时以内，无明显腹胀及腹膜刺激征者。最常用的方法是空气压力灌肠法，即用橡皮导管插入肛门，在一定的压力下灌入空气，以空气的压力变化促使肠管复位，复位率达 95％以上。非手术疗法失败或肠套叠超过 48～72 小时，或病情严重疑有肠坏死时，则需进行手术治疗。手术的目的是切除坏死的肠管，再根据情况做肠吻合术或肠造瘘术。

56. 什么叫先天性髋关节脱位？

先天性髋关节脱位是婴儿出生时就患有的髋关节疾患。但是，并不是所有的患儿在刚出生时即可得出明确诊断。它是四肢畸形中最常见的一种。有许多病例在新生儿早期表现正常，随着日龄、月龄或年龄的增长逐渐出现半脱位，此时若不及时治疗可发展为完全脱位。它常常不易被察觉，直至有些儿童出现跛行或者鸭子步态后才被发现，这时往往已延误了治疗的最佳时期。造成先天性髋关节脱位的原因不清，有的学者认为有遗传因素，因为在临床上发现 20％～30％的患者有家族史。还有人认为与韧带松弛、髂腰肌挛缩、体位等因素有关。此外，先天性髋关节脱位的患儿中有 16％～30％是臀位产。因此，也有人认为，与分娩时机械性的牵拉有关。

髋关节是人体最大、关节窝最深的关节，由股骨头和髋臼组成，还有关节囊和韧带附着。先天性髋关节脱位主要病变在髋臼、股骨头和关节囊 3 部分。髋臼和股骨头可以有先天的发育不良或异常，使髋臼浅而平坦，里面可充满脂肪和纤维；股骨头可以小而平，脱向后上方；关节囊可呈葫芦状使中间狭窄，妨碍股骨头还纳于髋臼中。

先天性髋关节脱位是影响儿童健康的常见病。有文献称其发生率约为 0.15％，女婴比男婴多（8：1）。还有报道，先天性髋关节脱位的发病率为 0.91％，女性多于男性，左侧多于右侧。中国人和韩国人的发病率较高。

57. 先天性髋关节脱位如何治疗？

早期诊断、早期治疗最为关键。先天性髋关节脱位的治疗原则是：使股骨头和髋臼恢复正常的解剖位置。先天性髋关节脱位的治疗效果与发现的年龄早晚、关节面有无变化、脱位的程度（全脱位还是半脱位）、是单侧肢体还是双侧肢体、是否与负重和走路等各种因素有关，由于情况不同，不同的患童依其不同的病情有不同的治疗方式。

如在新生儿期可以用支架固定；一般在 6 个月前使用保守疗法用帕氏吊带，它穿戴方便，适合父母自己照顾。原则上要穿到髋关节稳定，髋臼发育完成

167

（由 X 线检查认定），方可停止。治疗时间为 3～6 个月；当孩子无法用吊带约束时，需用石膏固定，一般需要维持 3～4 个月；最后是手术治疗，具体的治疗方法要听从医生的要求。

58. 如何早期发现先天性髋关节脱位？

由于先天性髋关节脱位开始时症状不明显，而且婴儿在早期尚不会走路，不易从步态上发现。大一些的孩子从步态上发现异常后，有的还被误认为是佝偻病。在自己不能判断时，带孩子到医院请医生诊断，不要耽误早期治疗的最佳时间。

在婴儿期（包括新生儿），我们可以通过看外观和皮纹的方法来早期粗筛单侧的先天性髋关节脱位：髋脱位的患儿患侧腿部倾向保持外转，呈弯曲和外展的体位；腹股沟部的皮纹短或者消失；在仰卧位和俯卧位检查时可以发现，由于患侧的臀部宽，臀部的皮纹也不相同，较正常侧的皮纹升高或者多一条，受累腿部缩短和双腿不对称（弯曲髋关节，比较双侧膝部水平）。但髋关节外展持续受限制少于 75° 是最重要体征。

168

较大的儿童可以从步态中发现，最常见的是跛行步态。在 15～21 月龄时观察感觉步态异常，也有在 18 月龄时还不会走路。如果是双侧髋关节脱位时，走路有明显的"鸭子步态"，而且臀部明显后突。2 岁后，用患侧单腿站立时，不能保持平衡。

如果做髋关节的 B 超检查就可以一目了然了。

59. 什么是先天性马蹄内翻足？

先天性马蹄内翻足是一种常见的先天性畸形，主要表现为婴儿出生后一侧或双侧脚有下垂、内翻、内收，足弓短小如马蹄状（图 3）。常合并有其他畸形，最多见为并指和多指，其他尚有髋脱位、脊柱裂、脑脊膜膨出等。

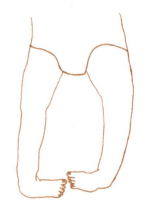

图 3　先天性马蹄内翻足

先天性马蹄内翻足发生原因尚不完全清楚，可能与遗传和宫内缺氧等因素有关。

60. 如何治疗先天性马蹄内翻足？

先天性马蹄内翻足随着年龄的增长和体重的增加而日趋严重。所以，一旦发现孩子有这种畸形，要立即到医院检查治疗，治疗的时间越早效果越好。治疗过晚,骨骼系统、肌肉系统可发生变化,会造成愈来愈重的畸形。

马蹄内翻足的治疗方式须根据年龄阶段而选择:一般1岁以内采用反复多次手法矫正,每日2次,程度适宜即可,忌手法强力粗暴。1~3岁分期手法矫正,矫正后石膏固定;3岁以上手术治疗。

61. 婴幼儿便秘、肚子特别大是什么病?

有些婴儿生后持续便秘,数日甚至10余天不能自行排大便,伴腹胀及腹大,有时伴有呕吐。追溯病史,这种孩子在出生后往往有胎便排出延迟的现象,胎便很少在生后3天内排完。如果有这组表现,提示患有先天性巨结肠。

先天性巨结肠是一种先天性消化道畸形,它的病变部位多在乙状结肠下段和直肠。由于先天发育异常,病变的肠壁缺乏正常的神经节细胞,致使肠管失去正常的神经支持和调节,从而失去正常的蠕动功能。表现为肠管的肌肉不能扩张而经常处于痉挛状态,造成这段肠管的功能性狭窄。致使肠道内容物不能及时排出而滞留在病变肠管上段的正常肠管内。时间一久,这段肠管就变得粗大、肥厚而形成巨结肠。

患巨结肠病的小儿无自主排便的感觉。如果不采取灌肠等措施是不会排便的。时间久了就会造成小儿发育不良、继发性小肠结肠炎,严重的可威胁生命,故应及时进行手术治疗。

169

62. 唇裂、腭裂何时矫治好?

唇裂和腭裂是胎儿在发育过程中由于受到不良因素的影响造成的先天畸形,俗称为兔唇和狼咽。可表现为单纯唇裂或腭裂,也有婴儿唇裂和腭裂并存。这种畸形可能与遗传和母亲在孕期受到病毒感染等多种因素有关。唇裂和腭裂的畸形不仅影响容貌,对患儿的生理功能也造成很大的不良影响。如腭裂的婴儿由于口腔负压低,鼻咽腔与口腔相同,吸吮无力且常呛奶,奶液自口腔吸入,又从鼻腔喷出易造成上呼吸道炎症。学说话时带有开放性鼻音,发音不清或很难听懂。唇裂的婴儿不仅妨碍语言学习,还严重影响外观,久之会给患儿的心理造成伤害,也给家长的精神带来极大的负担,家长都希望尽早给孩子治疗。

治疗方法只能采取手术修复。唇裂的修复时间可在婴儿6个月左右,此时有利于伤口的愈合和外貌的修复。腭裂的修复则应在3岁后至学龄前,手术过早,由于腭裂处的口腔黏膜薄弱,伤口不易愈合;手术过晚又会影响患儿的发音。3~5岁是儿童语言训练的最佳时期,手术后可以训练其的发音,不会影响学习。

63. 婴幼儿脐疝是否需立即手术?

有些婴幼儿出生后由于脐部的软组织薄弱,在腹压增加时腹腔内容物可在脐部凸出于皮下,形成球状隆起,我们称之为脐疝。脐疝在哭闹、咳嗽、排便等腹压增加的情况下明显,安静平卧状态时减轻,不伴任何痛苦表现。疝内容物为小肠、大网膜等,疝囊是腹膜,很少发生嵌顿。

随着年龄的增长,腹壁组织逐渐加强,绝大多数脐环在 2 岁以内闭锁,疝即消失。故 2 岁以内的脐疝一般不用手术治疗,只需应用一些促进疝环闭锁的措施即可。如果孩子满 2 岁,疝环直径>1.5 厘米,则需手术修补治疗。

附:促进疝环闭锁的方法(适于 6 个月以内的婴儿):剪一大小适宜的硬纸板(直径应稍大于疝环直径,以免纸板卡在脐窝里),外包纱布或一层棉花。将包好的纸板缝在孩子的围腰上,每天给孩子带围腰时,将纸板部位覆盖在脐部。这样孩子在腹压增加时肠内容物就不容易经脐部疝出,利于脐部组织的修复和加强,从而促使疝环闭锁。

64. 为什么有的婴儿肛门周围流水、流脓?

170

婴儿肛门周围流水和(或)流脓常见于肛门及其周围组织发生感染时,包括肛门隐窝炎、肛窦炎、肛门周围感染甚至脓肿及肛瘘等。

婴儿时期容易发生肛周组织感染的原因为:①肛门周围的皮肤和黏膜薄嫩,屏障功能差,容易受损伤而发生感染。②婴儿胃肠功能不完善,容易发生胃肠功能紊乱及感染而发生腹泻,此时由于排便次数多,容易导致直肠黏膜受伤和细菌留驻,造成感染。

由于肛门的特殊位置和功能,致使其发生感染后很难自愈,容易转成慢性,反复发作。所以,一旦发生肛门流水、流脓的情况,一定要及时带孩子去医院就诊,请专科医生指导治疗。

预防肛门周围感染和肛瘘形成的措施:①注意婴儿的臀部卫生,大便后及时用软布、清水擦或冲洗干净,并保持肛门周围的干燥。②忌用粗糙的尿布或纸擦拭肛门,以免损伤局部黏膜。③及时治疗腹泻。④发生臀红时应及时用鞣酸软膏等涂臀部,以保持局部干燥,促进损伤皮肤愈合。不要滥用粉剂及抗生素药膏。

65. 婴儿外耳道疖肿是怎么回事?

外耳道疖肿是发生于外耳道皮肤的化脓性感染,是由细菌侵入毛囊和皮脂腺形成的限局性炎症,多为葡萄球菌感染引起。常常发生于用不洁的手和器具掏耳损伤皮肤或游泳时污水进入外耳道使表皮浸软细菌侵入引起。化脓性中耳炎脓液刺激、外耳道湿疹引起表皮糜烂或全身抵抗力下降,亦可造成疖肿形成。

表现为耳疼剧烈,张口和咀嚼时加重;坐位时疼痛略轻,卧位时疼痛加重,影响入睡。小儿常哭闹,夜不能寐。这是由于外耳和外耳道皮肤下面除软骨和骨质外,缺乏疏松组织,软骨和骨膜表面的软骨膜和骨膜上也有丰富的感觉神经,当耳部皮肤红肿时就会刺激和压迫皮肤和骨膜上的感受器,产生剧烈疼痛。外耳道疖肿还可伴有耳周软组织肿胀和低热、全身不适等症状。当疖肿破溃耳道内有脓液流出,此时疼痛减轻,一般不影响听力。

由于外耳道疖肿的不同时期处理方法各异,故发现小儿患外耳道疖肿时应尽早就医。

66. 幼儿急疹有哪些表现?

幼儿急疹是由病毒引起的急性发疹性传染病,多见于 6～18 个月的婴幼儿。一年四季均可见到,冬季较多,但传染性不强且预后良好。发病时,小儿突然高热,体温可达 39℃～40℃,除食欲较差外,小儿精神状态较好。少数患儿在高热时伴有惊厥或有呕吐、腹泻、倦睡及轻微咳嗽等症状。高热一般持续 3～5 天,然后体温忽然下降。在开始体温下降时即出现皮疹,也有的在退热的第 2 天出现皮疹,此为本病的特点,即热退疹出。皮疹先见于躯干,很快遍及全身,但手足和面部较少。皮疹为玫瑰色斑疹或斑丘疹,直径 2～3 毫米,周围有浅色红晕,压之褪色。皮疹 24 小时出齐,1～2 天内完全消退。皮疹消退后皮肤不留色斑也无脱屑。此外在发病时可有颈后和枕后淋巴结肿大,无压痛,热退后一般要经数周逐渐消退。幼儿急疹一般能顺利痊愈,预后良好。

67. 幼儿急疹的家庭护理注意些什么?

患幼儿急疹的小儿只要加强护理,一般都能顺利痊愈。

(1)注意让患儿多休息,经常开窗通风保持室内空气新鲜。衣服被子不要太厚,否则不利于散热,尤其是发热的患儿。

(2)注意让患儿多喝水、果汁等,有利于通过汗液、尿液排出体内的有毒物质。

(3)对于断奶的患儿要给予流质和半流质为主的食物。

(4)保持患儿皮肤清洁。

(5)高热的患儿,可采取头部温湿敷等物理降温措施,并服用退热剂。持续高热并有高热惊厥史的患儿,为防止惊厥的发生,可给予镇静剂。但由于溴化物和苯巴比妥易产生药疹,造成诊断困难,故不宜使用。

68. 什么是鼠伤寒?它和伤寒有什么不同?

　　鼠伤寒是由鼠伤寒沙门菌引起的急性传染病。传染源主要是被污染的家畜、家禽和鼠类等;其次是患者和带菌者。医院内感染多发生在新生儿病室、婴儿室及妇产科病房等,常呈暴发流行。医院的交叉感染主要是通过医护人员的手、医疗用具及病菌污染空气而感染。此病多见于2岁以下的婴幼儿、新生儿和早产儿,夏秋季节多发。常常是急性起病,患儿发热,胃肠道症状明显,如恶心、呕吐、腹痛、腹泻等。大便多样易变,可呈水样、黄绿色黏液便或脓血便,并具有腥臭味。易出现脱水及电解质紊乱。病情严重者可出现精神委靡、嗜睡或惊厥,甚至昏迷、休克等。有的患儿病程较短,5～7天恢复呈自限性;有的病程迁延不愈可长达1个月之久。患儿常易并发贫血、营养不良、维生素D缺乏症及支气管肺炎等。此外,鼠伤寒沙门菌易产生耐药性。因此,应选择敏感的抗生素治疗。

　　伤寒是由伤寒沙门菌引起的急性传染病,传染源主要是患者和带菌者,通过粪—口途径传播。各个年龄段均可发病,儿童和青壮年发病率高,婴幼儿发病率较低。主要表现为持续高热,一般都超过1周。出现伤寒特殊中毒症状,如表情淡漠、呆滞、精神恍惚;重者可有谵妄、昏迷、相对缓脉。一般体温每增高1℃,脉搏应增快15～20次/分,本病患者体温的升高与脉搏的增快不成比例;皮肤出现玫瑰疹,常在胸、腰、腹、背部见到2～4毫米直径的淡红色充血性斑丘疹,有肝脾肿大、腹胀、便秘、食欲减退等。伤寒患者易出现肠穿孔、肠出血、伤寒性肝炎、中毒性心肌炎等合并症。

　　鼠伤寒和伤寒无论是在病原体、发病年龄及症状表现上均不尽相同,通过对各自特点的分析观察及必要的化验检查可加以区分。

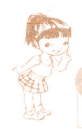

四、幼儿期(1～2岁)

(一)幼儿的生理特点

1. 1～2岁幼儿体格发育的特点是什么?

1～2岁幼儿与1岁以内婴儿相比,身长和体重的增长速度有所减慢。出生第1年身长共增长25厘米左右,1岁后身长增长速度逐渐减慢,1～2岁内全年身长增长约10厘米;2岁以后更慢,平均每年增长5厘米左右。1岁以后直到学龄期,小儿体重每年平均增加2千克左右。通常3岁以前幼儿体重增长较多,3～7岁身高的增加较体重为快。1～2岁幼儿的体型仍为躯干部较长,下肢相对短。由于活动量增加,从外表看不像婴儿期那么胖,这是正常现象。

幼儿头颅的发育与其他部位相比,处于领先地位。1～2岁内头围全年增长2厘米;以后直到15岁,仅增长4～5厘米,达到成人的头围。出生时新生儿的胸围比头围小1～2厘米;1岁左右胸围赶上头围;1岁后至12岁胸围超过头围。

牙齿的发育可反映骨骼的发育情况。1岁时大多数应长出6～8颗乳牙;2岁半时20颗乳牙应全部出齐。囟门的变化反映了颅骨发育情况,一般1岁半的幼儿囟门都应闭合。

2. 1～2岁幼儿的体重、身长是多少?

根据幼儿体格发育的规律,1岁以后幼儿的体重增长速度比婴儿期减慢。同时,幼儿开始蹒跚学步,活动量增加,所以1岁后的幼儿不像婴儿那么胖,但却显得比较结实了。那么,1～2岁幼儿的体重究竟多少才算正常呢?请参看表9。

当幼儿满1岁至不满3岁时,应至少每半年测1次体重,并把测得的数值与表中所列正常值进行比较,及时掌握小儿体重及其变化情况。当所测体重低于表中相应年龄栏的下限值时,应引起注意。尤其是当连续3次测量,发现体

173

重无明显增加或有所下降时,就要及时就诊寻找原因,采取措施,如改善喂养方法或治疗疾病等,以去除影响幼儿健康成长的不利因素。

表9　幼儿体重表(千克)

年(月)龄	男		女	
	平均值	下限值	平均值	下限值
12 月～	10.49	8.19	9.80	7.70
15 月～	11.04	8.58	10.43	8.15
18 月～	11.65	9.03	11.01	8.65
21 月～	12.39	9.61	11.77	9.17
2 岁～	13.19	10.23	12.60	9.64
2.5～3 岁	14.28	11.00	13.73	10.47

　　身长也是判断幼儿体格发育是否正常的重要指标之一。幼儿身长的正常值请参看表10。一般说来,影响身长的因素很多,使得幼儿的身长参差不齐。但只要幼儿的身长在平均值左右并高于下限值,则属正常,父母不必为宝宝比同龄儿矮一点而苦恼。

表10　幼儿身长表(厘米)

年(月)龄	男		女	
	平均值	下限值	平均值	下限值
12 月～	78.3	72.5	76.8	71.2
15 月～	81.4	75.0	80.2	74.2
18 月～	84.0	77.6	82.9	76.7
21 月～	87.3	80.5	86.0	79.4
2 岁～	91.2	83.6	89.9	82.3
2.5～3 岁	95.4	87.6	94.3	86.7

3. 正常1～2岁幼儿的脉搏、呼吸及睡眠时间是多少?

　　正常情况下,脉搏与心跳的频率是一致的。因为5岁以下小儿的心脏主要受交感神经的支配,缺少迷走神经的抑制作用,较易兴奋,所以心跳与脉搏较快,而年龄越小越明显。当幼儿哭闹、发热或运动时,心跳和脉搏也相应加快。幼儿体温每升高1℃,每分钟心跳或脉搏增加10次左右。安静状态下1～2岁

174

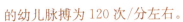

的幼儿脉搏为 120 次/分左右。

幼儿肺脏的容积较小,每次吸入呼出的气体量较少,但需要量接近成人,只能通过增加呼吸频率满足机体代谢的需要,因此年龄越小呼吸频率越快。1～2岁幼儿呼吸频率为 25～30 次/分。如果安静时 2 岁以内幼儿呼吸频率超过 50次/分;不满 3 岁幼儿超过 40 次/分,则幼儿患肺炎的可能性较大,应该及时去医院就诊。

1～2 岁的幼儿白天有 1～2 次睡眠,每次 1.5～2.5 小时,夜间需睡 10 小时,1 昼夜需睡 12～13 个小时。

4. 1～2 岁幼儿该长出多少颗乳牙?

乳牙的萌出有一定的时间范围和顺序。一般 1 岁时萌出 6～8 颗牙;2.5 岁左右 20 颗乳牙就可以出齐了。2 岁内幼儿出牙数可采用以下公式估计:出牙数(2 岁内幼儿)=月龄-(4 或 6)。

1～2 岁的幼儿已经由以母乳为主食过渡到以固体食物为主,因此牙齿对此期的小儿显得更为重要。乳牙是幼儿时期的咀嚼器官,食物经过牙齿的咀嚼变得细碎,有利于胃肠道对食物的消化和吸收。此外,乳牙还是辅助发音的重要器官。根据乳牙萌出的情况,可以判断幼儿骨骼发育的大致情况。按时出牙、牙质优良的儿童说明骨骼发育较好;患小儿佝偻病、重度营养不良、先天性骨骼发育障碍的儿童常发生出牙延迟或牙质不良。然而,在临床上我们仍然可以看到 1 岁还没有长牙的孩子,他们不是佝偻病患儿,骨骼发育也良好。这样的孩子经口腔科检查确定不是牙胚问题,可能是属于个体差异。

5. 幼儿什么时候会走路?

直立行走是人类特有的动作技能,是人类动作发展的一个里程碑。一般来说,婴儿到 9～10 个月就能扶着椅子、床栏站立了,会站后不久就能扶着床栏横着走,或被牵着双手向前走;1 岁时会独自站立,成人牵着他的一只手他就能走;到 13～15 个月龄时大部分幼儿就可以独自行走了。幼儿刚开始走路时,两腿叉开,两手抬得高高地以保持身体平衡。此时,摔跟斗是常有的事,但经过一段时间就会越走越稳了。通常幼儿先学会开步向前走,然后学会在走路过程中停下来和转身,我们说这时的幼儿真正学会了走路。当幼儿到 18 个月时,他不但走得更平稳了,还能学会拉着玩具倒退着走。

运动发育是以大脑发育为前提的,幼儿各种运动的发育都与大脑皮质的运动中枢的发育相一致,可以说,3 岁以前幼儿运动发育是其智力发育的一部分。运动的发育有利于智力的发育,反之智力发育落后的幼儿,其运动的发育将受

175

到一定影响。因此,如果幼儿到了 1 岁半时还不会走,就应及时寻找原因,看是肢体原因(如扁平足)、养育不当(如不会爬就学走)影响了幼儿的站立和行走,还是中枢神经系统发育的问题,必要时应检查幼儿的神经系统发育情况。

6. 幼儿不会爬就学走有什么不好?

有的母亲看到自己的孩子不会爬就学走,总是有点担心:别人的孩子都会爬,我的孩子不会爬,不会爬的孩子是不是不聪明? 这种担心不无道理。

爬是婴幼儿运动发育的一个关键步骤。孩子学会爬行,四肢的运动功能和全身的协调能力会得到很大的发展。在爬的过程中,婴儿还必须学习移动重心,即将身体重心从一侧上肢移到另一侧,这样才能伸出手臂向前爬,下肢也是如此。如果没有充分地让孩子练习俯卧和爬行,就过早地让孩子坐着,接着就是练习走,这样的孩子肢体动作协调不好,重心移动也掌握不好,学习走路就会有困难,所以往往独走的年龄推迟。即使学会走路,幼儿的平衡感觉和走的质量也都较差,容易摔跤,使得幼儿不敢独自走路。此外,如果幼儿很快就学会爬行,能自己接触到更多的外界环境,看多识广,有利于智力发育。因此,一般来说,会爬的孩子比不会爬的孩子对外界事物的反应更灵敏,显得聪明一些。

需要提出的是,幼儿不会爬就学会了走,当时在发育上可能比会爬的孩子在某些方面差一些,但如果后来的教育跟上的话,将来在智力上不一定差。另外,如果提供了充分的机会让幼儿学习爬行,但他到了 10 个月仍未学会,这样的孩子则要到保健医生那里做发育检查,对他的发育状况和病因做出诊断,并进行治疗。

7. 幼儿 1 岁半还不会走是不是有问题?

幼儿学走路的年龄范围是比较大的,有的婴儿 9 个月就会独走,而多数幼儿是 1~1 岁 3 个月学会走路。一般来说,如果 1 岁半仍然不会走,可能就有问题了,应及时找医生做一下全面体格和智力发育检查,发现问题,早期治疗。

影响幼儿学走路的原因很多。比如,有一种常见的畸形叫"先天性髋关节脱位",多为单侧。这样的孩子走路晚,牵着他手走时呈跛行、鸭态步伐。体格检查可发现两侧大腿皮纹不对称;患侧下肢稍短,平卧位屈髋外展下肢时发生障碍。如果在 2 岁以内被发现患有此病,不需手术,仅用复位固定疗法就可治愈。此外,脑性瘫痪也是导致小儿走路晚的一个原因。此病能导致中枢性运动功能障碍,患儿双下肢往往呈痉挛性伸直、内收,膝腱反射亢进,站立时脚尖着地,扶走时呈剪刀步态,患儿还往往伴有不同程度的智力障碍。此病如能早期发现,能进行康复治疗。其他影响幼儿学会走路的原因,如营养、环境也是不可

176

忽视的因素。有的孩子因患慢性病、长期营养不良、因病住院等原因,未能及时得到翻身、坐、爬、站等运动训练,肢体肌肉萎缩无力,站立时平衡困难,因而迟迟不能松开成人的手自己独走。对这样的孩子只要提供充足的营养和锻炼的机会,很快就能学会走路。

幼儿学走路不仅仅是一个运动功能问题,还是神经功能是否正常的一个标志。如果孩子1岁3个月不会走路,就应高度警惕,仔细观察他的异常表现,及时请医生做全面检查,不要继续等待,以免延误治疗的时机。

8. 要不要限制幼儿爬楼梯?

您知道刚学会走路的幼儿,遇到台阶或楼梯是怎么上去的吗? 对,是爬上去的。1岁的幼儿学会了独走,但他没有能力扶着栏杆走上楼梯,因而遇到楼梯就立刻俯身开始爬。

有的母亲见到孩子爬楼梯就大惊小怪:"乖乖,太危险了,楼梯怎么能爬着上?"殊不知这个年龄的幼儿在爬楼梯方面有着特殊的"天赋",他不仅能手脚并用爬上楼梯,而且还会爬下楼梯。孩子自己爬着上下楼梯,进一步锻炼了全身运动的协调性,同时也增强了他的独立性和自信心。如果一味地限制这个年龄的孩子去做他能够做的事,只会使孩子对自己的环境产生不必要的恐惧心理,无形中妨碍孩子独立性和自信心的发展。

因此我们说,千万不要限制幼儿爬楼梯。如果您不放心,可在旁边鼓励并悄悄地保护。当幼儿有扶栏杆上楼梯的能力时,爬楼梯的行为就自然消失了。

9. 为什么幼儿总喜欢在床底下爬?

多数幼儿都喜欢爬行,而且喜欢在桌子和床底下爬,尽管冒着磕头碰脑的危险也在所不惜。许多父母对此疑惑不解,"这孩子是怎么回事? 别处大的地方不玩,偏偏要到床底下去。看,头上又磕了一个包"。

幼儿游戏的选择往往不以成人的意志为转移。幼儿会走以后,除了学习跑和上楼梯以外,兴趣主要集中在钻爬方面。成人一般不愿去或达不到的窄小地方,便成了孩子绝好的游戏场所。在家中,孩子尤其喜欢钻爬到桌子下、椅子下、床下。他在这些地方灵巧地转动身体,一会儿爬进去,一会儿爬出来,向成人显示着他独特的能力,同时享受着钻爬运动给他带来的无比欢快。

孩子总在家具下面爬,有时难免要磕一下,甚至会磕破头皮。确实,育婴是一件片刻不能离开的工作,父母需时刻留心孩子的一举一动,但又不能因噎废食,而影响孩子这个阶段的运动发育。我们可以根据孩子喜好钻爬的特点,在屋子中间放几把椅子或小钻圈,让幼儿在椅子之间爬来爬去,在圈中钻来钻去。

177

这样,既满足了孩子的需求,又便于父母看管孩子。

10. 怎样训练幼儿上楼梯?

1岁多的幼儿学会独立行走后,随着行走机会的增多,身体平衡能力和重心调整能力逐渐增强。幼儿行走自如以后,独立性和主动性有了提高。由于对很多事物都充满了好奇心,幼儿总想到处走走,遇到楼梯也不示弱,没有把握时干脆改为爬行,爬上楼梯。幼儿出现上述表现时,说明他已经具备了一定的能力,可以训练幼儿上楼梯了。

开始练习时,应选择宽大且高度较低(10厘米左右)的台阶,家长拉着幼儿的一只手学习上台阶,帮助孩子掌握身体的平衡,让他体会蹬腿抬高身体的感觉。先让宝宝的一只脚蹬上一级台阶,另一脚随后踏在同一级台阶上,等宝宝站稳后再迈另一级台阶;练习时,家长可以在相隔几级的台阶上放1个宝宝喜爱的玩具吸引他主动迈步,还可以边上台阶边数数,以激发孩子上台阶的兴趣。

经过一段时间成人引领的上台阶训练,幼儿腿部的力量增强了,身体平衡能力也得到了进一步发展。这时,可以尝试让宝宝两手抓住栏杆,自己完成扶栏杆上楼梯的动作(初期应选择梯级较低的楼梯),家长应在旁边给予适当保护,以防幼儿意外跌伤。过不了多久,幼儿就会自己扶栏杆上楼梯了。这时的宝宝上楼梯时主要靠腿部的力量,手扶栏杆仅起维持平衡的作用,因此增强腿部的力量比较重要。此时,父母要做的只是多为幼儿提供锻炼的机会,住楼房的家庭可以充分利用天然的便利条件进行练习,如果居住地附近有儿童娱乐场所,也可以让孩子练习自己扶栏杆上滑梯。随着幼儿能力的增强,宝宝逐渐从两手扶栏上楼梯变成单手扶栏上楼梯,甚至可以不扶栏杆两步一级上楼梯了。

大一点儿的孩子,还可以鼓励他学习下楼梯,方法与上楼梯相似——循序渐进。到了两岁左右,多数幼儿能够独自上下楼梯了;当然,当遇到梯级较高的楼梯时,宝宝借助于扶手以获得安全感也是正常的。

11. 幼儿什么时候会跑?

幼儿对运动的控制能力随着神经系统的发育而不断完善。幼儿"跑"的动作出现在"走"的动作之后。多数幼儿1岁3个月以后走得比较平稳,很少摔跤,并逐渐开始有了跑的意识,出现僵硬地跑(小步快走);到了2岁,幼儿已经掌握了跑的动作,在跑动中,能自己观察道路情况,避开障碍,而且跑的速度还不慢呢。

幼儿出现"跑"的动作以后,活动量明显增加,就像一个上满了发条的钟表,一刻儿也闲不住,一会儿跑到东,一会儿跑到西;动动这儿,摸摸那儿……

　　刚开始学跑时,幼儿还不能拐弯跑,不能很好地控制速度,有时"刹不住车",好像"没头没脑"地乱闯,不顾周围环境,容易出现磕碰或摔跤。因此,在孩子室内活动空间中要尽量减少障碍物。此外,家长应尽可能地多带幼儿到户外宽敞、开阔的草地、公园去玩耍,一方面可以接触大自然、呼吸新鲜空气,另一方面可以为幼儿创造一个充分跑动、锻炼身体的机会。当幼儿在平坦地面跑动稳定性增强以后,家长还可以训练孩子绕障碍跑(如绕树跑),以提高其跑动的灵活性。

　　幼儿学会"跑"以后,运动速度提高了,但缺少安全意识。因此,家长带孩子出去玩时,不要任其在马路边上跑来跑去,以免发生危险。

12. 幼儿什么时候会说话?

　　幼儿一般从 12～15 个月开始说出首批词语,1 岁半后获得基本的言语能力。此阶段的语言发展基于幼儿 1 岁前对语言的感受和表达过程,是前期语言发展的延续,在 12～18 个月,孩子能称呼周围的亲人,如爸爸、妈妈、爷爷、奶奶、阿姨及叔叔等;能说出家庭日常生活用品的名称,如奶、水、盆、灯等;常说难懂的话;喜欢模仿别人的发音;用手势结合发音来表示需要;每月都能增加些名词来丰富自己的语言,例如再见、不要、谢谢等礼貌用语。在 18～24 个月,以单字表达为主,2 个字的表达增加,语言发育早的幼儿可以说出 2 个或 3 个词组合的句子,如"喝水"、"妈妈来";说话有语调;能讲 30～50 个单字;会说"我的""不要";用"不"或"不要"来表示否定;能发出以 p、m、n、b、w 和 h 为声母的词。

　　以上是 1～2 岁幼儿开始说话后语言表达和发育的一般过程。但在婴幼儿期,语言发育的个体差异非常大,有的幼儿可能在 2 岁时或更晚才开始说出首批词语。如果幼儿在此阶段不会说话,则需要分析具体情况。当幼儿能够非常明白成人所说的话,非语言交流无障碍,这样的幼儿不需要进一步检查,属于语言发育相对较晚的一类,只要注意增加与幼儿交流、增加他表达的机会就可以了;但对于对词语的理解和使用,表现为缓慢、单调甚至不理解成人话语的小儿,尤其存在不与人交流的情况,则需要进一步检查,鉴别有无其他发育性问题。

13. 如何训练幼儿张口说话?

　　一般在 1 岁～1 岁半,是幼儿言语发展的先期阶段,常表现为言语理解能力发展相对较快,而表达能力发展较慢。此期幼儿喜欢模仿,说话的积极性高。1岁半后进入言语快速发展阶段,表现为由单词句向多词句发展,使用的词多是名词,逐渐增加动词、形容词。根据以上发育特点,在对幼儿进行口语训练时,

179

原则上应注意：

(1)丰富幼儿的语言环境,增加小儿感受语言、与人接触的机会,可通过讲故事、给幼儿解释环境中的人物、动物及物品,教认图片、做游戏、背儿歌等,促进语言理解能力的发展,需避免让幼儿长时间看电视及长时间独处等。

(2)注意给幼儿提供表达的机会。虽然此阶段他们还不能把话说得很清楚,但他们有自己的表达方式,耐心等待并鼓励幼儿用自己的方式来表示需要或描述事物,并给予语言的回应,可以促进幼儿语言表达能力的发展。

在与幼儿交往的过程中,技巧上应注意：

(1)把说话的速度减慢、发音应清晰,不然会造成一些发音问题；

(2)使用正确的词汇,不用隐语,如说"汽车"时不用"嘀嘀",不用"汪汪"代替"小狗"等。

(3)用语言解释幼儿的动作。如当幼儿用手指苹果,表示想吃苹果时,父母可以用"宝宝要吃苹果呀!"翻译他的动作,给予他语言的刺激。

(4)等待小儿开口,而不能催促他,如父母常用"你说,你说,不然……",这种做法不仅不会促进幼儿开口说话,反而会有一定的反作用。

(5)学会静听和倾听幼儿"说话",这是鼓励幼儿讲话的行为。

(6)锻炼幼儿的口腔咀嚼能力,即让其充分咀嚼食物。

以上的原则和技巧并不是需要特殊的训练,而是体现在小儿的日常生活、游戏中,只要父母留心,就能达到很好的效果。

14. 1岁多的幼儿有时说一些别人听不懂的话是怎么回事?

1~2岁的幼儿不仅会称呼家里的人,而且已经会说很多词,如小狗、太阳、再见等。有的还会说2~3个字组成的句子,如"妈妈抱"、"大树倒了"。然而,母亲们发现,这个年龄的幼儿喜欢说一些大人听不懂的话,而且喋喋不休,这是怎么回事呢?

1~2岁的幼儿词汇有限,但又很想用语言来表达自己的想法和需要,因此常常说出一连串的成人难以懂听的话,我们把这些语言称为"隐语",又称"乱语"。隐语阶段对幼儿的语言及智力发育极为重要,它表明幼儿在表达思维或想法之前,思想早已产生。当他说出难懂的话时候,做父母的一定要耐心倾听,注意分析小儿讲的话是想表达什么意思,并且及时做出反应。最好经常与孩子交谈,教他使用正确的语言说出来。注意,千万不要总让他一个人独自练习,更不要为此嘲笑或训斥他。否则会将会影响幼儿将来说话及表达思想的积极性。

一般到2岁以后,孩子会说7~8个字组成的句子,基本能用语言表达自己

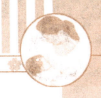

的意思,这时就不再说难懂的词语了。

15. 2岁还不会说话的幼儿是否是"贵人语迟"?

有的幼儿到2岁了还不会说话,爸爸妈妈都很着急。但老人都说:"没关系,贵人语迟,长大就好了。"果真是聪明的孩子说话晚吗?

儿童说话早晚的个体差异很大,有的婴儿10个月已能叫"爸爸"、"妈妈",有的1岁半才会说出一两个字。但一般来说,1岁时平均能说几个字,2岁时的词汇量可达100个左右。如果2岁的幼儿仍然一个字都不会说,肯定是说话晚了,应及时到医院做检查。

首先,应检查听力,听力异常的幼儿无法模仿成人的语言,就不会说话。尤其是对那些活泼可爱的孩子,往往容易忽略其听力问题。因此,尤其要注意听力检查。其次,应检查发音器官是否影响发出声音,如上腭有无隐性腭裂,舌系带短否,舌体能否灵活运动,牙齿、悬雍垂、咽后壁有无问题等。此外,要检查幼儿神经精神发育情况,有无智力障碍,因为智力低下的儿童往往伴有语言发育迟缓。如果发现问题,应针对病因及时进行治疗。若无以上问题,就要仔细观察幼儿对成人语言的理解能力,如果理解水平在正常年龄范围的话,应积极教他张口说话。

181

总之,2岁幼儿不会说话,千万不要以为是"贵人语迟",有可能是发音方面存在问题,应及早检查和训练,以免耽误正常的语言发育。

16. 怎样教幼儿看书?

首先,父母要学会买书。1岁的幼儿可给买一些画有动物、水果、日用品等方面的图画书,每页最好1～2张画,最多不要超过4张画,便于幼儿学习和辨别。因为有的幼儿往往将书当成玩具去探索,所以经常撕书,可以给1～1岁半的幼儿买一些硬纸书。另外,可以自制硬壳书,即准备几张硬纸壳,找一些儿童喜欢的画或家里人的照片贴在硬纸壳上,再把硬纸壳做的书装订起来。自制一本书比买本书更能引起孩子的兴趣!大一点的幼儿可以买几本色彩鲜艳、内容简单、带有一定故事性的图画书。

如何教幼儿看书呢?父母可将年幼的孩子搂在怀中,指着书中的图画教他名称。比如指着书说:"这是什么?是小狗。小狗怎么叫?汪汪汪!"讲过几遍后可问他:"哪个是小狗?"让他在书中找出来,然后问:"小狗怎么叫的?"鼓励他尽量发出"汪"的声音,最后才指着小狗的图问他:"这是什么?"让他模仿着说出"狗"这个名称。不但要教孩子认图画,还要让他练习翻书页。大一点的孩子,可带他一起看有故事情节的图画书,边讲边指着书中的图画来引导他看。每天都要带孩子看书讲故事，一个故事可反复讲很多遍，以便将来孩子能够复述。相信在循序渐进的诱导下，孩子一定会喜欢看书的，这对他的一生来说都将受益无穷。

17. 幼儿认生怎么办？

正常幼儿在发育过程中都有一个认生的阶段。一般从生后5～6个月开始认生，8～9个月逐渐明显，12个月达高峰，并持续一段时间。所以，1岁以后的幼儿显得更认生了，只有随着年龄长大，幼儿增加了与成人和同伴的交往，认生的情况才能渐渐好转。

不同的婴幼儿认生的程度有很大差异。有的见到生人，只是愣一下神儿，或有片刻的安静；有的表现出拘谨、退缩；而有的见到陌生人就恐惧地哭起来。这是由于幼儿的先天气质（神经活动的类型）所决定的。比较内向的，情绪易焦虑的幼儿，对陌生环境适应能力较差，认生的持续时间长，程度较重。有些父母并不了解这一点，当幼儿在客人面前表现出害羞、退缩的时候，父母则认为"没出息"，斥责孩子是"懒窝子"，极大地损伤了他的自尊心和自信心，加重了焦虑和紧张。时间长了，有可能真的变成没出息了。

因此，当您有一个比较认生的孩子时，要注意照顾他的心理特性，给他一个愉快、宽松的环境，减少不必要的紧张情绪。当家里来客人时，允许他慢慢与客人接触，鼓励他向客人问好，而不要逼着他在陌生人面前做这做那。通过恰当的诱导和鼓励，认生问题就能逐渐克服。

18. 幼儿总爱玩沙子好吗？

许多年轻的母亲都发现，带幼儿去玩，遇到沙子堆，就不想走了，总要在沙堆上踩来踩去，大把大把地抓沙子玩。如果有个小桶小铲，还会模仿着大孩子用小铲笨拙地往桶里装沙子，然后倒出来，接着再装……直到夕阳西下，满身泥沙，闹得妈妈们没办法。

幼儿总爱玩沙子好吗？回答是：非常好！沙子是一种天然的、取之不尽的游戏材料。婴幼儿的早期发育主要是感知运动的发展，沙子可以提供特殊的感知觉刺激。沙子有流动性，踩上去会下陷，从沙堆高处又可滑下，特别是当抓起一把沙时，指缝中沙粒流动会给幼儿一种特殊的感受。把沙子装进小桶，再倒出来，做"装入倒出"的游戏，更给他增添乐趣。幼儿通过铲沙子，既锻炼了手的精细动作和肌肉的力量，又对小桶（容器）与沙子（内容物）之间的关系有了初步理解，尤其是把装满沙子的容器倒扣过来，出现一个个造型时，更会进一步发展幼儿对空间关系的认识能力。

难怪有人说:"沙子堆是儿童的乐园。"如果您家附近没有沙子堆,不妨用木盒盛些沙子,为幼儿做一个沙盘,好吗?

19. 怎样教 1 岁幼儿拿笔涂涂画画?

说起让 1 岁的幼儿拿笔画画,很多家长都摇头,这么小的孩子哪里能画画?

确实,幼儿这时对笔和纸是怎么回事根本不知道,如同看待其他玩具一样看待它们。您是否观察到,他已会用食指在桌上划动?但是,如果用手大把抓住笔杆在纸上划出痕迹时,情况就大不相同了。他会睁大眼睛,就像发现了"新大陆"。因为笔在纸上划动,会产生令人兴奋的结果,又会使孩子产生一种愉快的感觉。在这种戳戳点点、划来划去的过程中,幼儿的手眼协调能力有了提高,手的肌肉也逐渐灵活起来。

因此我们说,从孩子刚 1 岁的时候就可以开始教他涂涂画画了。您会惊奇地发现,他们有能力用手指蘸颜料"作画",也有能力握笔去画。幼儿开始握笔的方式有些独特,不是大把握,就是反着拿,家长不要忙于去纠正,否则会影响他画画的兴趣。只要给他充分的机会去涂涂画画,到 2 岁左右他会正确握笔的。

183

20. 怎样为 1～2 岁的幼儿选择玩具?

玩具是儿童的天使,是儿童成长的伴侣。玩具以其鲜艳的色彩、悦耳的声音、优美的造型、奇异的活动,吸引着孩子的注意力和好奇心,驱使他摆弄、操纵,达到动手动脑、开发智能和体能的作用。玩具对婴幼儿的认知发育、动作发展、性格培养、情感陶冶等方面有着重要的作用。

1～2 岁的幼儿小胸脯一挺开始走路,尤其喜欢登高爬低、抓东抓西。给这个年龄的孩子应选择什么样的玩具呢?幼儿虽然学会走路了,但尚不够稳,最好能有个拖拉玩具,伴他向前走、侧身走及向后退着走,以锻炼他走路的平衡性和灵巧性。皮球是幼儿非常喜爱的一个玩具,它的圆形结构深受孩子的青睐,除颜色外,球的滚动和蹦跳极大地调动了孩子追逐、抓握、抛扔的兴趣,与成人之间的相互滚球又能让孩子学习一种与人交往的方式和技巧。在精细动作训练方面,可买些简单的积木、积塑、插片等结构玩具,帮助孩子手指肌肉的发育,协调手眼动作的准确性,以及培养他的想象力和创造力。绘画用的纸笔、认识物体之间关系的套碗、小桶、小铲、带盖的瓶子、发展语言需用的图画书等等,也是必不可少的。

当然,玩具不一定都要去购买,家里的棋子、小药瓶、自制的沙包,都是孩子非常喜欢的玩具,他们正是通过玩具认识了世界。父母的任务不仅是提供这些玩具,而且应参与孩子的游戏,带他一起玩耍,这才是孩子最渴望的。

21. 为什么要给幼儿准备一个玩具箱?

1岁多的孩子喜欢把玩具摆满房间,什么小瓶子、纸盒子、弄坏的小汽车、布娃娃,简直像摆战场,让大人都收拾不过来。难怪许多母亲说:"这个年龄的孩子是欺负父母的'恶魔'。"因此,许多父母也想到,是否有必要给孩子一个玩具箱呢?

给这个年龄的孩子准备一个玩具箱确实很有必要。可以买一个漂亮的物品储藏箱,也可用硬纸壳箱和彩纸自制一个玩具箱,还可固定家具的某个抽屉作为孩子的玩具箱。当孩子玩耍完毕后,妈妈招呼并教他把玩具放到玩具箱里,以后每次都鼓励他玩完后自己把玩具放回玩具箱,最后做到孩子主动把玩具放到箱内。幼儿在玩具箱内翻找他喜爱的玩具也是一种非常有意思的游戏。通过挑挑拣拣,学会比较和鉴别,提高了鉴赏力。幼儿拥有了玩具箱,就不需要母亲给他找玩具和收拾玩具,他可以自己做了,这对培养他的独立性很有帮助。

玩具箱应放在幼儿够得着的地方,便于随取随放。如果玩具太多,可以分2~3个箱分装。怕摔的玩具对这个年龄的幼儿来说不合适,最好还是先藏起来,等到2~3岁以后再给他玩。

184

22. 如何训练1岁幼儿手眼协调动作?

手眼协调能力,是指人在视觉信息的配合下,改变手的活动方向及力度以完成精细动作的能力。

幼儿手眼动作协调能力是随着大脑的发育而逐渐发展成熟起来的。5~6个月的婴儿大把(用全掌)抓玩具,7~8个月时用桡侧(手掌靠近大拇指的一侧)掌指抓握积木,而且还会两手传递,10个月时婴儿能用手指熟练地捏起米花,12个月的幼儿开始模仿乱画,能够抛出手中的球,18个月时能用积木搭"塔"3~4层,2岁的幼儿能一页一页地翻书,搭"塔"7~8层。可见,1岁的幼儿已经有了初步的手眼协调能力,可以完成一些基本的操作技能。

手眼动作协调能力的发展与儿童大脑发育的成熟度有密切的关系,是一个渐进的过程。每个孩子手眼协调动作发展的早晚不一样,这与教育、训练也有一定的关系。经常训练的孩子,其手眼协调能力的发展较快。因此,家长要为幼儿多提供锻炼机会,促进孩子手眼动作协调能力的发展。下面,我们推荐给您几种常用的训练方法:

(1)握笔画画:1岁的幼儿开始对笔感兴趣,看到大人写字,他就想"抢"过笔来模仿大人画一画。这时,不妨给他一支笔尖较粗的铅笔或彩笔,让他在纸上随意乱画。孩子1岁半左右,可以开始让他模仿画一笔,如果宝宝有兴趣,家长还可以把着幼儿的手让他体会画线的感觉。看到纸上画出的痕迹,宝宝会很有成就感,进一步激发了他学习的兴趣。同时,用笔涂抹也锻炼了幼儿手的灵活性。

(2)搭积木:给幼儿一些方木,让他模仿着大人的样子"搭塔"。初期,可选择大一些的方木,必要时可给小儿以适当的帮助,以降低操作的难度,增加幼儿成功的几率,激发他尝试的兴趣。随着幼儿能力的增强,可以减小方木的体积,提高宝宝精细操作的水平。

(3)插棍儿:可用硬纸盒和圆柱形的筷子自制插棍玩具,让孩子反复练习。方法是在硬纸盒的顶面剪几个圆洞,洞间相隔适当的距离,圆洞直径比筷子的直径略大,让幼儿练习把筷子插入洞中。经过反复练习可以提高幼儿插棍儿的准确性和速度,促进手眼协调动作的发展。

(4)学习自己用杯子喝水:开始练习时,可以在杯子中少放一些水。先让幼儿学习双手把着杯子,由家长控制杯中水流出的速度,待幼儿能力增强时,家长逐渐减少帮助,直至孩子学会自己用杯子喝水。

(5)学习自己用勺吃饭:这是提高手眼协调能力的一个绝妙项目。多数幼儿都喜欢在吃饭时学着妈妈的样子自己拿勺舀饭,并试着往嘴里放。这时,家长千万不要因为怕弄脏衣服和地板而剥夺孩子的锻炼机会,不妨给宝宝一把小勺,大胆地让他尝试一下。必要时家长可以坐在幼儿的身后,轻轻地把住幼儿的手,协助他完成把勺中饭送入口中的动作。通过数百次的拿勺舀饭、送入口中动作的重复,饭会撒得越来越少,幼儿的手眼协调动作则越来越好。

23. 怎样早期发现孩子智力发育有问题?

儿童智力发育的速度是有差异的,我们常说的"孩子多大该会什么",是指多数该年龄儿童具备的"能力"。如果孩子到了一定的年龄仍不能掌握这个年龄段应该掌握的一些技能,则可能智力发育有问题(智力低下),应及时找医生看看。研究表明,婴幼儿的大脑有较大的可塑性,如能早期发现智力发育问题、早期干预,轻度智力发育落后的儿童可以达到正常。那么,怎样早期发现智力发育有问题的儿童呢?

智力低下最早的迹象是小儿对引逗他的人或事物没有明确注视,对他周围发生的任何事都不注意,家长有时甚至怀疑孩子失明;其次是对声音无反应,但用仪器检查听力很正常;家长反映"宝宝很乖、很安静,几乎从来不哭"等。智力低下的孩子往往在早期就表现出在多个方面发育落后的现象,但常被家长忽视,如孩子1岁半还不会叫爸爸妈妈,却认为孩子是"贵人语迟"等。为了让家长尽早发现孩子智力发育的问题,现将小儿智力低下的早期表现简述如下:

(1)感觉系统反应迟钝,对环境的反应性差。如听觉,1个月时对铃声还没有反应;视觉,对周围的人或事物不注视,生后1～2个月时仍不会与成人用眼睛对视,6个月时不能注视自己的双手,不能跟踪物体;生后几个月非常安静、不哭不闹,对容易引起哭闹的外界刺激(如打针)无反应,需反复、持续刺激才引起啼哭,似乎特别"老实"。

(2)不会笑或很晚才会笑。小儿3个月时,母亲逗他,还不会笑;如果1周岁时还不会笑则是智力低下的一种信号。

(3)喂养困难。吃奶困难,不会吸吮,特别容易吐奶。

(4)流口水。1周岁后,甚至3～4岁还常常流口水。

(5)大运动发育晚,俯卧抬头、坐、站、走都比正常同龄儿童要晚,1岁时还不会坐、站。有的小儿全身很软,整天躺着,四肢很少运动;有的小儿则相反,四肢肌张力高(很"硬"),头向后仰,两只胳膊伸直内旋,给他做操时感觉"较劲儿",扶站时,双下肢呈交叉强直状,足尖着地。

(6)精细动作发育晚,5～6个月手仍握拳,不会主动抓握。

(7)语言发育比正常儿落后4～5个月甚至更多,9～10个月叫名字仍无反应,12个月对成人的语言根本无理解之意。

(8)清醒时也出现磨牙动作。

(9)有特殊的外貌。如先天愚型的孩子有眼距宽、两外眼角上翘、塌鼻梁、张口伸舌等表现;小头畸形儿头顶部小而尖;苯丙酮尿症的孩子尿味异常(鼠尿味)、皮肤异常白,毛发颜色特别浅等。

孩子有上述某个表现时,并不意味着一定有智力发育问题,但家长要引起重视,及时带孩子到医院进行全面检查,以免延误了治疗时机。

24. 如何对待智力发育迟缓的幼儿?

所谓智能发育迟缓是指智力发育明显落后于正常水平和适应生活能力缺陷为主要特征的发育障碍性疾病。2006年我国0～6岁儿童智力残疾抽样调查结果表明,儿童智力低下的患病率已近1%。如此多的智力发育迟缓儿童,不仅需要社会的关注,更需要家庭的关爱和良好的教育。少部分家长发现幼儿智力残疾不积极治疗,甚至遗弃;也有家长总是内疚,觉得愧对孩子而去无原则地溺爱,这些做法都是不应该的。作为家长首先要正视现实,以平和的心态,去理解和了解孩子,了解他所存在的障碍和能力及需要怎样的帮助。去康复机构根据孩子的实际能力拟订切合实际的学习训练计划,从生活能力学起。帮助孩子和周围的人建立良好的关系。对小儿的训练应持之以恒,才有望达到期望的效果。社会上的每一个人都应该尊重和理解智力残疾儿童,认识到他是一个存在障碍的孩子,他需要我们的帮助。

25. 2岁幼儿动作发育的特点是什么?

儿童动作的发育有一定的规律,按照由易到难的顺序进行,不同年龄出现不同难度的动作。2岁时,幼儿大运动的协调性、身体平衡能力及手眼协调能力有了较大发展,动作变得越来越精确。2岁幼儿动作发育的特点可概括如下:

(1)跑得好:幼儿1岁半以后,就能跑了。刚开始学跑时,还不能拐弯跑,需两臂伸直外展以保持平衡;2岁时,无论是直路还是拐弯都可以奔跑自如了,跑动时能灵巧地调整身体重心,两臂开始摆动。

(2)能双脚跳:2岁幼儿能两脚同时跳离地面,其后、双脚同时落地,并向前跳出一点距离。2岁半时能从第1级台阶跳到地面上。

187

(3)能独脚站片刻:幼儿能不借助于他人或外界任何物体的帮助,抬起一只脚,独脚站立1～2秒钟。

(4)能独自上下楼梯:刚满2岁的幼儿不需成人牵手,能自己扶着或不扶着栏杆两步一级地走上、走下楼梯,2岁半的幼儿还可以双脚交替走上楼梯。

(5)能骑小三轮车:2岁半的小儿能不需成人帮助,独自骑行小三轮车。

(6)会踢球及举手过肩扔球:2岁幼儿不需成人示范,自己会摆动腿踢大球;当握住小球时,能单手将球高举过肩向前抛出。

(7)会用手指握笔画画:2岁幼儿会像成人一样,用手指拿笔画画,不再是大把握笔或反着拿。

(8)能一页一页地翻书:看书时不再像以前那样大把翻书页或一次翻2～3页,能有意识地一次翻一页书。

(9)能搭积木7～8层:幼儿手眼协调能力有了较大发展,能将边长2～3厘米的方木块叠高达7～8层。

26. 怎样教幼儿双脚蹦跳?

宝宝运动能力的发展与大脑发育的成熟度有关。双脚蹦跳是2岁左右幼儿神经系统逐渐发育成熟的一个行为表现。

双脚蹦跳动作对幼儿腿部肌肉力量和身体平衡控制能力的要求较高,只有腿部力量足够时才能跳得起来;只有身体控制能力较强,落地时才不致摔倒。因此,教幼儿双脚蹦跳要从这两个方面入手。

幼儿1岁半时,平地行走能力已经非常完善,可以多让他练习上楼梯或台阶、反复蹲-起动作,提供机会让幼儿蹲着玩,这些动作对腿部肌肉力量的增强很有帮助。另外,跑步、上楼梯和踢大球动作的练习有助于增强幼儿身体重心调整和平衡控制的能力,应多为孩子提供相应的锻炼机会。

在上述练习的基础上,成人可拉着幼儿的两只手,让孩子站在楼梯最末一级台阶上,试着从台阶上跳下来,体会起跳时的蹬地动作和落地时的感觉。待孩子动作熟练后,可试着扶孩子一只手跳下。同时,还可以练习原地蹦跳动作,家长拉着幼儿的两只手,让幼儿弯曲双腿做起跳前准备,然后数1-2-3,在幼儿两脚蹬地的同时,向上拉他的双手,协助幼儿的双脚跳离地面。经过一段时间的反复训练,随着孩子腿部力量的增强和对起跳要领的掌握,幼儿很快就能学会双脚蹦跳了。

在幼儿练习双脚蹦跳时,要注意安全保护,地面不要过硬(如水泥地),最好铺上地毯或在土地上、草地上进行;从高处跳下时要注意保护大脑,避免用脚跟落地。双脚蹦跳是2岁后的幼儿所喜爱的一项活动,孩子学会蹦跳以后,非常喜欢在有弹性的床上蹦跳,成人一定要注意正确引导孩子,避免坠床事件的发生。

27. 如何训练幼儿的平衡能力?

人体的平衡能力与小脑和内耳前庭器官的功能有关,前庭感受器感知人体在空间的位置及变化,将这些信息传递到小脑,小脑发出信号对人体变化了的位置和姿势进行调节,以保持平衡。因此,要训练幼儿的平衡能力,可以通过有体位和姿势变化的运动方式对前庭感受器和小脑进行反复刺激,使其功能不断完善,使幼儿在重力、加速、减速、跳跃及旋转运动时能够保持平衡。常用的平衡训练项目有:

(1)坐摇马或荡船:家长把幼儿抱上摇马或荡船坐好,让他抓住扶手,然后开始前后摇动。开始时,大人可用一只手轻轻地扶着孩子的身体以起到保护作用,同时可以使孩子有安全感。随着不断地摇动或前后的摆动,幼儿很快就能掌握摇马前后倾斜和荡船前后摆动的规律,在活动中达到身体的平衡。

(2)迈皮筋:皮筋距离地面5厘米高,让幼儿抬高脚迈过去,不要碰触皮筋,此项目可以使幼儿有独脚站的机会,并增加活动的趣味性;通过逐渐升高皮筋的高度来增加难度,延长幼儿独脚站立的时间,提高孩子的平衡能力。

(3)走脚印:在地上画几个适合孩子步距的脚印,让幼儿踩着脚印向前走,并且示范给他看。如果孩子开始踩脚印走时有困难,家长可牵着他的一只手一步一步地走,随着幼儿的协调性逐渐增强,可以放开手让他自己走,直到能"一步一个脚印"协调地摆动身子走步。当幼儿在平面走脚印的能力基本完善以后,可以增大动作的难度,用砖摆成宽度为 20 厘米左右的"平衡木",让他在砖上走,因为离地面有一定的高度,所以走起来难一些,但也更有刺激性;其后还可以缩窄"平衡木"的宽度。

(4)翻滚:翻滚是幼儿在嬉戏时最喜欢的一个动作,也是对前庭感受器刺激比较强烈的一项运动。开始时可以让幼儿在垫子上左右翻滚,以后还可教他向前翻滚,即让幼儿的双手和头着床,抬起一条腿,向斜前方翻过去。有的家长可能担心孩子做向前翻滚时会窝着脖子,请放心,当幼儿的颈部没有结实到能够前滚翻的程度,他是不会想做的。

28. 2 岁幼儿语言发育的特征是什么?

2 岁小儿的言语发育进入了积极的、快速发展阶段,他们言语结构趋于复杂,由单词句向多词句发展,掌握了基本句型,发音状况较前一个年龄阶段改善,控制语言的能力提高。具体的特点表现在语言表达和语言感受两个方面:

(1)语言感受能力

①能较长时间注意倾听一些声音,如电视机的广告声、无线电的轻音乐等。

②能分辨身后家中成员的说话声音。

③能按指令同时做两件事,如给爸爸拿苹果和刀子来,或先到房间开电灯,再给妈妈拿拖鞋。

④能理解"大、小、一个"。

(2)语言表达能力

①会说 50～60 个左右的词。

②会使用代词"我",逐渐学会代词"你"的使用。

③不再说难懂的话,以 2～3 个字的短语表达为主。

④会背出简单的儿歌。

⑤说话具有适当的语调。

以上为一般孩子的发育特征,有些孩子达不到以上水平时,可能与个体发育差异有关,但父母不能掉以轻心,需要观察孩子的整体发育状况,必要时应带其到医院进行检查,排除可能存在的发育问题。

29. 2 岁幼儿在语言方面能表达些什么?

2 岁的幼儿能够掌握 200 个左右的词汇,已能表达饿了要吃、渴了要喝,以及要大小便等日常生活基本需要。2 岁前的幼儿说话犹如打电报似的,只会用

189

单词,如"奶奶我要吃奶"的意思,常用"奶"表达,而在 2 岁左右已学会用2～3 个词组合的话语来表达,如喝奶、吃饭、喝水等。在此年龄段,幼儿逐渐会从用自己的名字称呼自己,过渡到用"我"这个代词称呼自己,这种变化说明幼儿已出现自我意识,他能把自己的东西冠以"我的",例如"这是我的帽帽"、"我的娃娃",以区别他人的东西。尽管幼儿的词汇量逐渐增加,但他的句法结构还很简单,说话时常有大量的重复和停顿。

幼儿理解别人的话语远比自己会说的话多,成人还可以通过与小儿对话的方式调节幼儿的行为,如母亲说"别拿……"时,他就会停止要进行的动作。但是在这个年龄段,小儿自己还不会用语言来调节自身的行为,处于说归说,做归做的阶段。例如,大人问:"打人好不好?"回答:"不好。"可话音刚落,马上又打人。这就是此时幼儿尚不会用语言调节自身行动的特点。做父母的需要理解这种行为特点,与说话不算数没有关系。

2 岁多幼儿喜欢不厌其烦问"这是什么?",这与幼儿喜欢语言模仿有关,作为父母应认真对待他的"问题",这是很好的交流开端。

190

30. 怎样提高幼儿的语言表达能力?

幼儿语言的表达能力包括发音准确、咬字清楚、词汇丰富、用词贴切及语言简练等。这些能力的获得均需要有丰富的语言环境。

家长需给幼儿创造条件,让他多接触外界环境,边指边说,扩大小儿的视野。父母可采用提问题的方式,引导幼儿观察、理解和模仿表达。当孩子提出问题时,父母需要耐心的解释,并使用其能听懂的话,这样可以促进他词汇使用的发展。举例来说,带孩子到公园玩耍,一方面接触大自然、呼吸新鲜空气、通过走走、跑跑锻炼身体;另一方面,看到花草、树木、虫、鸟等动植物时,父母可以借此来引导幼儿认识周围环境:红色的花,绿色的叶,蓝蓝的天,白白的云,有意识地引导孩子使用形容词。

家长需经常通过语言的交流,了解幼儿的发音是否准确,吐字是否清楚,不能模仿小儿不正确的发音和吐字,以免误导孩子。在纠正孩子的错误发音时,需要由专业训练人员指导,结合日常生活进行,不能盲目训练和纠正,否则会造成幼儿害怕发错音而不敢说话的可能。另外,幼儿语音发育有个过程,有些语音说不清楚属于正常现象。因此,父母应避免因纠正发音而挫伤孩子说话的积极性。

另外,家长也可以买一些幼儿读物,与孩子一起阅读。根据幼儿喜欢反复听同样故事的特点,家长可以重复讲,直到他自己会讲为止,这是很好的促进孩子语言发育的方法。教儿歌、唱歌等也是幼儿喜欢的语言学习方式。

家长在与幼儿交往的过程中,会发现他的表达问题,如常说半句话、重复、表达混乱等,这是语言发育过程中常见的现象,与幼儿大脑发育不完善有关。出现这类问题时,父母需要耐心倾听,补充他所要说的词汇,引导他说完整的话,而非强制他达到成人要求的"标准",否则容易引起言语问题,如"口吃"、"不敢说话"等。

31. 唐诗背得多的幼儿聪明吗?

能够背很多唐诗的孩子智力发育肯定是正常的。但聪明与否还需要考察其他方面,如观察力、记忆力、思维能力、解决问题的能力等,因此能够背很多唐诗与聪明之间并不是简单的等号关系。自然,记忆力好、语言发育相对较好的孩子背起唐诗来相对轻松,背的数量也就相对较多。

让孩子背一些唐诗不失为锻炼孩子无意识记忆能力的较好方式之一,但需要注意背诵的方式和方法。一般来讲,孩子在 6 岁以前以无意识记忆为主,有意识记忆在四五岁以后才开始逐步发展。根据这个特点,让孩子能够背唐诗或其他故事的最好方法是多听、多接触要背诵的内容,而不是占据很多的时间重复背诵,这样既有利于孩子的身心发展,又可以达到训练孩子记忆力的目的。另外,需要提醒父母的是,在幼儿期,孩子的学习、发展是以游戏作为主导的,我国著名的教育家陈鹤琴先生认为"小孩子生来好动,是以游戏为生命的"。因此,父母在培养孩子的过程中,不能忽略幼儿发育的特点,应在游戏中引导、促进他们的发育,而非像成人或较大儿童学习方式似的,否则容易造成拔苗助长的悲剧。

32. 为什么说 2 岁是幼儿跑来跑去的年龄?

很多家长感觉 2 岁的宝宝像一个上足了发条的钟表,精力旺盛,一天到晚不停地跑来跑去,好像从不疲倦。

这是因为随着年龄的增长,幼儿的运动能力不断提高,尤其是满 2 岁的幼儿,神经系统发育已较成熟,对姿势的控制能力和运动的协调性明显提高,行走自如、很少摔跤,并且初步掌握了跑的动作。

自从宝宝学会了"跑"这个动作,他就对"跑"发生了很大的兴趣,很难安静下来坐一会儿。他东跑跑,西颠颠,总也闲不住,一会儿跑到床边,爬到床上拿娃娃,一会儿又钻到桌子底下藏猫猫,一会儿跑到厨房缠着正在做饭的妈妈,一会儿又跑到客厅骑上小椅子"开汽车"……

最初,幼儿对跑的控制能力还不够完善,有时跑起来不会减速,难免会出现

191

磕磕碰碰，或由于闲不住而损坏东西。家长不要因为怕危险或认为孩子多动而限制他的活动。跑来跑去是幼儿2岁这个年龄段运动发育的一个特点，如果家长过分限制孩子跑的动作，会影响他四肢的运动协调能力和感觉统合能力的发展；过分限制活动，还有可能使孩子形成胆小、畏缩的性格。

父母应针对2岁幼儿爱跑的特点，在家中为他腾出一席运动的天地，让他能在这个空间里自由玩耍。同时，要注意把家中的热水瓶、玻璃器皿等危险物品放在孩子触及不到的地方。桌子、沙发等家具不要靠近幼儿经常过往的通道，以免孩子摔倒后磕碰在家具的棱角上。当然，让幼儿跑动的最好的场地在室外。因此，父母要经常带孩子到室外活动，可以教他绕树跑的游戏，以训练跑动中的转弯动作，提高孩子跑动的灵活性。家长应创造条件让幼儿多跑，如与孩子一起玩踢球、扔球、追球等游戏，增加孩子来回跑动的兴趣，使幼儿在活动中强健肌肉，增强运动平衡能力。

33. 2岁幼儿会画些什么？

一般来讲，1岁左右的孩子就开始对笔有偏好了。因此，从那时起，就应该给孩子备好容易握住的各色笔，让他们大展绘画的才能。到2岁时，孩子已经非常喜欢画画，他们只要拿到笔，就开始作画，并且百画不厌，父母稍不留神，家里崭新的床单、雪白的墙壁、干净的桌面都会留有他们画出的点点、线条或杂乱的图形，心理学上称这个时期为"涂鸦期"。

其实，2岁的幼儿不仅能够握笔无目的地乱涂乱画，而且具有一定的模仿能力，他可以模仿画点点、画直线，但教他画一个圆时，就可以看出他的模仿水平有待提高，他要么画个合不拢口的圆圈，要么就是周而复始、无休止地在一个地方画圆圈，很难画好一个完整的圆形。对于这个年龄的孩子来讲，他们的画并不是表达什么意义，而是通过涂鸦，促使上肢的肌肉得到活动，手部肌肉的灵活性逐渐提高，大脑、双手的协调性增强，并在活动的过程中获得快感，从而促进孩子的智力发育。

从发育的角度讲，幼儿的涂涂画画是他们成长发育过程中的必然经历。因此，父母们需留意观察孩子这个行为特点的出现，提供条件，想方设法地让他去画、去创作、去享受涂画活动带来的愉悦，以促进他更好的发育。需要提醒父母的是，在这个涂鸦的过程中，如果孩子们在墙上或床单上乱画时，家长还是应该给予制止，引导他在能画的地方画，养成良好的行为习惯。

34. 怎样教2岁幼儿画画？

从本质上讲，2岁孩子拿笔涂鸦是发育的自然过程，只要提供给他图画的笔和纸,这个过程就能自然出现,只要经历这个过程,孩子的动作、想象、思维能力就能得到相应的发展。因此,无需家长刻意教孩子怎样画画、如何画好画。但如果作为与孩子游戏的方式,则是父母们明智的选择,因为这样做不仅可以引起孩子的画画兴趣,还可以增进亲子交流,一举两得。父母如何与孩子做画画的游戏呢?

首先,父母应该与孩子一起准备纸和笔,在画画的过程中,引导他画出各种各样的线条、圆圈,并且形象地为他的画命名。如孩子画了很多的竖线,妈妈可以夸张地说:"呀! 下雨啦! 下雨啦!"当他画了一个大圆圈时,就说:"太阳公公出来了!",如此引导,不仅可以引起孩子对画画的兴趣,还可以让他体会成就感,并逐渐地学会对自己的画进行命名,对促进孩子的发育非常有利。另外,父母可为孩子准备不同种类、颜色的笔,如大蜡笔、水彩笔、铅笔等,不仅可以调动孩子画画的积极性,还可以造成不同的感官刺激,促进孩子感知觉的发育。如果是在室外玩耍,父母还可以与孩子一起用树枝在土地上画画,用粉笔在水泥地上涂鸦,用手指在成人背上写,随时随地与其一起做游戏。

需要强调的问题是在幼儿涂涂画画的过程中,父母要尊重他的意愿,以自由涂画为主,尽量减少干涉行为,只是在必要时给予恰当的介入和引导,千万不能强迫他必须模仿画出什么图形,或者讥笑、斥责他,如果这样做了不但不符合孩子的发育特点,而且会将孩子的各种能力扼杀在摇篮之中,不利于其良好性格的培养。

35. 要想使幼儿手更灵巧应如何训练?

幼儿手的灵巧性属于精细动作,其发育水平与孩子脑发育的成熟度、肌肉的功能有关。此外,还与生活环境中所提供的锻炼机会密切相关。俗话说"心灵手巧",聪明的孩子往往有一双灵巧的手;反过来说,手巧的孩子往往聪明伶俐。这说明训练幼儿有一双灵巧的手可以促进孩子大脑的发育。

那么,要想使幼儿手更灵巧应如何训练呢? 原则只有一个,就是提供丰富的锻炼机会让幼儿多动手。适合于1～2岁年龄段幼儿的常用训练项目有:

(1)搭积木:积木是幼儿喜爱和不可缺少的玩具之一。给幼儿一些积木,让他模仿着大人的样子"搭塔"、"盖楼房"。初期,可选择大一些的方木,以增加幼儿操作成功的几率,激发孩子的兴趣。此项活动能锻炼幼儿手的稳定性和随意性,提高手眼协调能力。

(2)握笔画画:握笔画画是幼儿非常喜欢的一个活动。此项目可以训练幼儿手的控制能力和手眼协调能力。1岁多的幼儿喜欢模仿大人的样子,大把握

193

着笔在纸上点、戳或乱画。2岁以后，幼儿学会了用手指拿笔，家长可以教他画直线和圆圈，必要时可以把着幼儿的手让他体会画线的感觉。记住，每天要给他充足的时间去享受"绘画"的乐趣呦！

（3）玩沙子：幼儿对玩沙子有着长久不衰的兴趣，给孩子一个小桶和一把小铲儿，他可以在沙堆旁玩上半天儿。家长可以一边儿陪着孩子玩，一边儿给孩子一些指导，教他如何用小铲儿把沙子铲起来再倒入小桶中。此游戏可以训练幼儿翻转手腕的动作和手眼协调能力。

（4）捡豆豆：这个游戏可以训练幼儿手眼配合及拇、食指对捏能力。在桌面上分散地撒一些黄豆，让幼儿一粒一粒地捡起豆子放入塑料杯（瓶）中。最好是几个孩子一起玩，比赛看谁捡得多，以激发幼儿捡豆豆的兴趣。

（5）给玩具上弦：这个游戏可以训练幼儿腕部和手指旋转能力及两手协调配合地操作一个物体的能力。给孩子一个容易上弦的玩具，手把手地教他上弦的方法，让其体会手腕旋转的动作，待小儿熟悉之后，尝试着让他自己上弦，以增加成功的可能性，避免幼儿因第一次尝试失败而丧失信心。

36. 动作发育与智力发育有关系吗？

人常说"生命在于运动"，智力的发展也在于运动。所谓运动包括大运动和精细动作。坐、爬、站、走、跑、跳等属于大运动；手的动作，如抓握玩具、捏小物品、搭积木、画画等属于精细动作。运动能力是反映婴幼儿智力发育水平的一个方面。运动可以使婴幼儿变得动作协调、反应灵敏、健康活泼。

运动是感知的源泉，是认知能力发展的基础。婴幼儿通过运动来感知周围的世界，通过在运动中的不断尝试和调整来掌握一个动作（如爬、走）。运动时，大脑不断接受外来的刺激信息，根据这些信息做出判断，并发出调整的指令，使动作更协调。如此反复，促进了脑细胞的发育，使婴幼儿的反应和判断能力逐渐增强、记忆力加深，认知能力得到发展，从而促进了智力发育。所以说，运动与智力密切相关。在婴幼儿期，由于脑细胞功能的可塑性，运动与智力发育的关系更为密切。

为了促进儿童的智力发育，应该抓住婴幼儿这个关键时期，从小就要注意儿童运动能力的训练。

在大运动方面，2岁的孩子应该会跑、会跳了，家长要减少抱他的机会，锻炼孩子自己上下楼梯，不要因为怕磕碰而限制他的活动，鼓励小儿每天跑一跑，也可以让他光着脚在沙地上跑，沙子可以强烈地刺激宝宝足底的神经末梢感受器，从而反射性地刺激大脑，有利于大脑的发育；而且沙地比普通地面松软，对孩子的平衡能力要求较高。因此,幼儿常在沙地上跑,还可促进小脑的发育。另外,还要让孩子双脚跳一跳,跳可以增强孩子全身运动的协调性。通过这些运动和动作的训练,可以使孩子变得动作灵活,反应机敏。

在精细动作方面,2岁小儿可以玩搭积木、插片、穿串珠、绘画、折纸等游戏。这些游戏,可以锻炼孩子的手眼协调能力,使小手的动作越来越灵巧。通过接触不同材质的玩具,可以使小儿的触觉变得更加灵敏。另外,这些游戏,还可以激发孩子的求知欲望、扩大知识面,增强幼儿对环境的适应能力。俗话说"心灵手巧",只要让孩子多动手,相信您的孩子一定会变得越来越聪明。

37. 如何与2岁幼儿做游戏?

2岁小儿发育处于幼儿期,此期是小儿语言、思维、动作和社会交往能力发育较快的时期。家长要根据小儿的生理发育特点,安排适当的游戏促进小儿知识的学习和运动、语言及交往能力的发展。在大运动方面安排捡拾滚动的小球、蹲下站起、双脚跳等游戏,促进幼儿蹲、站、走、跑、跳等动作发育进一步协调、灵活、敏捷。通过投沙袋、传球等游戏发展幼儿上肢活动、练习传递和投掷的准确性;通过做游戏使小儿动作协调,行动敏捷,遵守规则。还可以玩"过家家"之类的角色游戏,在游戏过程中扮各种角色,孩子之间发展了语言,增进了情感交流,同时也认识了一些生活用品及其用途。还可以玩打电话游戏,模仿成人说话,训练小儿用词汇来表达自己的意思。也可以玩拼图、插片、搭积木、穿珠子、套碗等游戏,使小儿认识大和小,还促进了精细动作和手眼协调能力的发展。这些游戏都是促进小儿智力发展不可缺少的活动。

38. 如何教幼儿认识图形?

1～2岁的幼儿不具备抽象思维的能力,学习认识事物要具体化、形象化。认识图要从具体的物品去认识。教幼儿认识圆形,先从圆形的物品开始,可用皮球等各种球类、圆形饼干、圆形杯子盖、圆形沙发垫子、圆形的水果柑橘、西瓜、苹果,教他依次去看,同时告诉他这些物品是圆形的,还可以看车轮子,告诉他车轮子是圆的,玩推皮球游戏,让孩子知道圆形的物体可以滚动。让小儿观察桌面、门、窗、方形的包装盒,方形积木认识方形。生活中三角形的物品较少见,三角形的蛋糕、粽子、积木,用纸折成三角形,带房脊的房顶,带小儿去古建筑群中,通过观察认识三角形。玩具益智盒,有多种形状,可以教小儿玩。也可以用纸板挖出一些形状,如方形、三角形、圆形等,教小儿将这些形状的纸板放入相应洞中,边说边做认识形状。多次实践后小儿就会形成对形状的概念。

195

39. 2岁幼儿对颜色感兴趣吗？

婴儿2～4个月时，已能分辨各种基本颜色。对颜色的偏爱开始于生后4个月，最能引起婴儿兴奋的是红色。如果我们想了解婴儿跟踪追物的情况，就可使用一个红色绒线球来观察。

到了2岁，有的幼儿可以识别并匹配几种颜色，这时父母可以让幼儿先认一些颜色，告诉他日常生活中的这种颜色的物体，然后让幼儿手拿一张颜色卡片，让他与食物、玩具等进行匹配。例如：拿一张红颜色的卡片去与红旗、红花、红色的积木相匹配。当他匹配正确时，可加以表扬。刚开始学习颜色，幼儿容易混淆，父母不要着急，不要认为幼儿怎么这么笨呀，简单的颜色还认不好。父母要有耐心，在日常生活中、在与幼儿游玩中教他认识颜色，如在草地上，教幼儿认识绿色。在学习颜色过程中还会出现一些情况，如幼儿很可能今天认识了某种颜色，明日问他又不知道了，这是自然的，父母需要反复地使用具体的实物来教他认识颜色。

2岁6个月时，幼儿能够匹配的颜色数量增多，有红、白、黄、绿等8种颜色。父母可为幼儿购置色彩鲜艳的画报，采取"颜色＋实物"的命名方式，一边指着图，一边大声说："这是红苹果、这是黄香蕉。"以帮助幼儿提高辨别颜色的能力。

40. 如何提高幼儿的认知能力？

婴幼儿心理的发育伴随着体格功能的发育而发展。因此，认知能力主要表现在感知觉的发育、手的精细动作和语言的发育等几方面。如果父母希望提高孩子的认知或智能水平，则需要从以下几方面入手：

（1）感知觉的发育：皮肤是人体最大的感觉器官。在婴幼儿期也是各种感知觉发育的关键时期，因此在皮肤感知觉方面，父母应准备不同质地的物品或玩具让孩子感觉。如通过他们的触摸，知道了棉花与布的区别、木头与铁的区别等，同样对于温度、大小来讲，均可以通过触摸的方式让孩子感知。

在视觉方面，幼儿已具备了认识红、黄、蓝、绿4种基本颜色的视觉条件，父母可以拿一些红、黄色积木或玩具指给孩子看，告诉他："这是红色的"，"那个是黄色的"等，逐渐使孩子建立各种颜色的概念，促进认知的发展。

在听觉方面，可以准备强弱不同的声音或者不同的音乐让孩子听，在听的过程中进行音量和音色的辨别。

（2）手的精细动作：主要通过游戏和手工活动来发展手的精细功能，如模仿或照样子搭积木、进行画画、捡豆豆、往瓶中装豆豆、串珠子等游戏，促进孩子手眼协调的发展。

(3)语言的发育:1~2 岁幼儿语言的发育正处在快速发展时期。随着孩子语言理解能力的提高,表达能力也有了质的变化,常用词汇量及词类明显增加,出现了由 3~4 个字组成的简单句子。虽然有时出现不合乎语法及逻辑的句子,但不会影响正常的交流。根据这些语言发育特点,父母应尽可能地给孩子提供良好的语言环境,增加他们与成人或同龄人交往的机会。利用睡前或固定的时间给孩子讲故事、读童话、做游戏,结合生活给予孩子一定的语言环境,可促进孩子语言的发展。

41. 幼儿与玩具娃娃的关系是怎样的?

玩具是儿童的天使,是孩子最亲密的伙伴。在幼儿认识周围世界的过程中,玩具起着重要的作用。玩具娃娃一般颜色鲜艳、形象可爱、近似真人。因此,更是被孩子们当作自己生活中密不可分的好伙伴,形影不离的好朋友。

在我国这个独生子女众多的社会中,很多家庭只有一个孩子,儿童在家时没有兄弟姐妹与其一起玩耍,因此玩具娃娃成了与孩子朝夕相处的玩伴。尤其是小女孩,家中往往有大小不一、形态、质地各异的多个娃娃,每个娃娃可能还有各自不同的名字。

197

孩子常常与自己喜欢的娃娃一起玩,玩耍中往往将他生活中经历过的场景体现出来。孩子会模仿大人的样子,给娃娃穿衣服、戴帽子,抱着娃娃去"串门";会扮作妈妈给娃娃喂饭;用自己的衣服、饰物把娃娃打扮起来;哼着摇篮曲,轻轻地拍娃娃睡觉,并给娃娃盖上小"被子"。有时候,孩子还会模仿医生给娃娃看病、打针,并说"宝宝勇敢,打针一点儿都不疼"。一方面孩子是在模仿大人说的话,另一方面是借助于娃娃在鼓励自己。通过玩这个游戏,小儿自己以后就不怕打针了。

孩子会把娃娃当成自己的好朋友,和娃娃说悄悄话,告诉娃娃自己心里的想法和令他兴奋愉快的事。在被家长批评或责打后,宝宝心情不好时,又会把娃娃当作自己情绪宣泄的对象,惩罚、甚至责打玩具娃娃,孩子通过这种方式把自己的焦虑、恐惧等不良情绪释放出来,缓解了心理压力。

在玩娃娃的过程中,孩子通过观察和比较,知道了娃娃身体各部分的名称,发现了娃娃之间的差异和穿戴的不同,增加了对人体和自身的认识。玩娃娃能激发孩子的观察力和想象力,提高其的动手能力。

玩具娃娃在幼儿眼里是有生命、有感情的,会听话也会说话,是孩子最忠诚的朋友。有了娃娃的陪伴,孩子不再感到寂寞,有利于幼儿的身心健康成长。爸爸妈妈,快给孩子买个玩具娃娃吧!

42. 家中饲养小动物好吗?

我们常常看到一些人在家中饲养了小动物,如果家里有孩子,饲养小动物好吗? 我们说在家里养了小动物,小儿通过与小动物相处可以了解小动物的生活习性,如知道这种动物如何吃食,如何活动,如何休息,在与小动物的玩耍中可使孩子逐渐产生保护动物的意识,如知道小兔子饿了该喂食,避免小动物遭到侵袭。通过密切观察小动物的活动,也为小儿描述、刻画动物提供了非常好的机会。如有的小儿通过仔细观察家中饲养的猫、狗姿态,画出的作品栩栩如生。

当然,家里养了小动物也会给幼儿带来一些问题:首先是过敏问题。有的小儿对动物的皮毛过敏,可引起哮喘等过敏性疾病。另一个问题就是安全。常常听到孩子被狗咬伤,此外家里养鸟类动物,也要注意这些动物有可能带有一些病毒,引起一些传染病。

43. 经常带幼儿到大自然中去有什么好处?

每位家长一定都有同样的感受,小孩子一旦有过被带到户外的经历,以后总是想到外面玩儿,这是因为大自然的一切对幼小的儿童都是那么神奇、美妙,充满了吸引力。

大自然中蕴藏着无穷的美景。经常带孩子到大自然中去,可以让孩子感受到大自然的美丽;在大自然中,小儿视野开阔、活动自由、心情愉快,既享受到了新鲜的空气,又增长了见识,有利于发展其想象力、激发创造性。

大自然中充满了各种美妙的声音,如鸟鸣、虫叫、小河流水声、风声、雨声等等。让孩子倾听自然界的各种声音,使他对声音有敏锐的感觉和分辨能力,为今后欣赏音乐打下了良好的基础。

经常带孩子到公园、绿地、山边、小河边、森林中玩耍,有意识地教他认识花草的颜色、气味、形状、大小等等,可以提高孩子的认知和分辨能力。

大自然有春、夏、秋、冬的更替,教孩子观察一年四季不同的景致,如春天光秃的树枝上嫩芽萌出、夏日碧绿的湖水中荷花绽放、秋天金黄的落叶铺满小路、冬日里白雪飘飘等,有意识地培养幼儿的观察能力。还可以教孩子描绘大自然,如画太阳、月亮、花草、大树等,这既锻炼了小儿的观察能力,又发展了他的手眼协调能力及创造力。

在玩耍中,让孩子观察树枝摇摆、蝴蝶飞舞、小兔蹦跳、公鸡独立等情景,并教他模仿这些动作,可以促进小儿大运动的发育,提高运动的协调性。

世间万物的生长都离不开阳光、空气和水,儿童也是如此。经常带孩子到

198

大自然中去,不仅有利于促进孩子智力的发展,也有利于增强孩子抵御疾病的能力。

爸爸妈妈们,经常带孩子到大自然中去吧,让他们享受明媚的阳光,新鲜的空气,像小树一样茁壮成长!

44. 幼儿智能都表现在哪些方面?

智力是大脑的功能,大脑是智力的器官。在婴幼儿期,智力很难从儿童的行为发育中分离出来。因此,在这个时期,我们把智力笼统地称为智能。主要表现在以下几个方面:

(1)粗大运动:指躯干四肢的坐、爬、站、走、跑跳、上楼梯、独站等方面的发育;在婴儿期,这些动作的正常出现体现了孩子神经系统发育的完整性。

(2)手的精细动作:主要是指手的握物、拿捏小物品(如小豆豆)、握笔写字、画画、折纸,使用工具,如用小刀子、锤子等行为。这方面的发展状况与孩子的智能发育密切相关。

(3)语言能力:包括语言的理解和表达及常识性知识的学习,表现了孩子思维、记忆的过程。

(4)适应性方面:如搭积木、画图、数数、玩玩具,知道大和小、上和下,进行简单的计算等,表现了孩子组织、思维、模仿、记忆、注意力的发展,是智力的早期表现。

(5)生活自理及社交:如会自己吃饭、喝水,穿简单衣服、裤子及鞋,与小朋友共同玩游戏,帮助整理好玩具,爱问"为什么"或批评别人,跟着音乐跳舞等行为。如果孩子智能发育落后,同样可以在这些方面有所表现。

以上几个方面的发育状况均反映了孩子神经心理发育的水平和状况,是孩子智能发育的早期表现。

45. 怎样查智力? 都查些什么?

虽然智力是相对抽象的,但它和人的身高、体重、体温等属性一样,是可以测量的。从测量的角度讲,智力的测量比身高、体重、体温的测量要复杂得多、难得多。心理学把这种测量叫做智力测验,针对婴幼儿的测查称为发育测查。通过智力测查,可以显示出孩子的智力水平,即正常、超常还是落后,通过发育测查,可以判断婴幼儿的发育是否正常,是否存在发育迟缓及迟缓的程度,为干预与康复提供依据。智力及发育水平的测查不能直接测量,只能通过儿童所表现出来的某些行为,如语言、动作等间接测定,这种测量特定行为的方法叫智力量表及发育量表。

199

智力量表和发育量表分别由许多项目构成,是智力理论内容的体现。通过测查结果计算智力商数及发育商数。按照常模的标准化研究结果判断智力、发育水平的情况。

一般来讲,针对婴幼儿发育水平的检查包括以下几个方面:

(1)语言发育情况:包括对语言的理解和表达两方面的内容。

(2)大运动:包括躯干四肢的活动水平,如坐、爬、站、走、跑等项目测试。

(3)手的精细动作:包括手指取物、抓握、画图和使用笔及工具等项目测查。

(4)认知发育:通过搭塔、认识图形、画人、认数、计算等项目测试儿童的组织、思维、记忆、模仿、解决问题的能力。

(5)个人生活自理及社会交往:如吃饭、穿衣服、大小便的自理程度、与周围人的交往等项目。

虽然通过使用标准化测试能够查出婴幼儿的发育水平,但是这种测查有一定的缺点和局限性,同样是一个分值,但因孩子的表现不一样,解释的结论可能会存在一定的差别,因此,在解释结论时,需要医生结合临床经验进行综合的分析后慎重得出结论。

46. 幼儿的注意力不集中怎么办?

东东2岁了,一天到晚跑来跑去,总是坐不住,干什么事情都不长久,他打开录音机要听故事,一个故事还没听完,又去玩小汽车了。妈妈看孩子总是坐不住,干事情注意力不集中、不能持久,担心孩子得了多动症。

其实,2岁的幼儿注意力不能维持较长时间属于正常现象,这是由其生理发育的水平所决定的。2岁幼儿的大脑发育还不完善,神经系统兴奋与抑制的过程不平衡,兴奋性高,抑制力差,容易受外界影响,产生新的兴奋灶,引起注意力转移;即注意力不能长久地集中在一件事上,易被其他事物吸引,发生兴趣的转移。另外,这个年龄阶段的孩子运动能力发展很快,精力旺盛,因此能够安静坐下来,集中注意的时间较短,一般只有3～5分钟,但如果经过有意识的培养、训练或孩子在感兴趣的游戏活动中,注意力集中时间可长达20～30分钟。

要培养孩子做事情时注意力集中,应注意做到以下几点:

(1)按照孩子自然的生理节律,合理安排幼儿静止性活动与运动性游戏的时间,做到动、静交替。在孩子精力旺盛时,让他跑一跑或玩一些运动性游戏;在幼儿刚睡醒、临睡前及安静状态时,可让他听故事、看图书等。

(2)注意观察孩子的兴趣,从他感兴趣的游戏或活动入手,家长陪孩子一起玩儿,逐步延长幼儿集中注意的时间。

(3)家长多与孩子一起做一些桌面游戏,如插棍儿、捏橡皮泥、翻手等,在大人的适当引导下,使小儿能在游戏的过程中安静下来坐一段儿时间。

(4)为孩子安排一个安静舒适的活动环境,在孩子自己读书或游戏时,大人不要在他周围来回走动或大声说话,以免分散孩子的注意力。

(5)活动内容要有变化、对孩子有吸引力,让他手、脑并用,避免过于单调,这样才有利于幼儿较长时间集中注意力。

(6)培养幼儿的自控能力,鼓励孩子把一件事儿做完再去干别的,做事情有始有终,从小养成良好的习惯。

47. 2岁幼儿依然离不开母亲好不好?

2岁幼儿离不开母亲,一般来说,是正常现象。这是因为幼儿从小就在母亲的关怀、爱抚和哺育下成长,从小对母亲产生一种依恋情感,只有母亲在身旁,孩子才会感到安全。随着幼儿的发育成长,渐渐行动独立,慢慢适应与小朋友交往和玩了,对母亲的依恋情感也就不像早期那么强了,但这要到3～4岁。2岁多的幼儿愿意一个人玩,即使约小朋友在一起玩,也是自己玩自己的。如果他与小朋友玩时,妈妈走开一会,他就会感到紧张,惊慌地寻找,这就是产生了"分离性焦虑"。产生的原因,一方面是孩子对母亲的依恋,这是自然的、正常的。另一方面也是父母离不开孩子,这也可说是父母对孩子的爱恋,父母总担心孩子离开他会出事,心里不安,为消除这种不安,就去过多地关照孩子,使得孩子更离不开大人。当孩子大一些的时候,这种做法是不妥的。在幼儿发育过程中,要有意培养他的独立性,让他们多与小朋友接触,去幼儿园参加集体活动,在家中也要做一些力所能及的事情,锻炼他的自理生活能力。这样慢慢地培养孩子的自信心和独立性,提高他人际交往的技巧和解决问题的能力。当孩子3～4岁以后,他就能大胆闯荡外界环境,逐渐离得开妈妈了。

48. 2岁幼儿的探索兴趣在哪里?

2岁幼儿的探索兴趣是非常强烈的,他们对周围的一切都感兴趣,都想摸一摸、动一动看个究竟。探索的兴趣主要在于物体与物体之间的关系,特别是它们的因果关系上。比如,墙上有一个洞,他要看看洞是干什么的,用钥匙、棍等去捅一捅,看看它们有什么关系。这年龄的小儿对插销、插座、录音机和电视机的开关都很感兴趣。他们通过插、按键等活动可听到不同的声音和看到不同的画面,这极大地引发起他们的兴趣。

在绘画方面,2岁幼儿已能正确握笔,喜欢模仿着画直线和圆圈,特别是喜欢在纸上、桌子上画,甚至墙上、床单上画,想看看在不同东西上画出的效果有什么不同。在玩形状板时,他们会把不同形状的板放在相对应的洞里;玩机械玩具或电动玩具时,他们常要拆开看看是哪里发出的声音,是怎么才会动的,因此这些玩具常被破坏了。这时他们能注意力集中地去玩一样东西,这就是探索兴趣。

父母要根据孩子的探索意识去为他们准备小玩具和一些小工具,如锅、铲、刀、剪、小锤子等,以及拼装玩具,不必买高档电动玩具,以免被他们的探索兴趣而摆弄坏了。家里装修时留一面铺瓷砖的墙,为孩子将来在墙上画画提供方便。此外,这个时期的小儿是非常爱动的,而且他们不知道害怕,常蹬高,爬上高处的窗台,且不知道深浅,所以要特别注意安全。

49. 为什么2岁左右的幼儿总爱与成人对抗?

宝宝长到2岁,尤其接近3岁时,常常出现"我要……"或"宝宝要……""我来做……"等行为,行为固执,当成人让他干什么时,他总对着干,令父母一时难以适应,容易恼火。心理学家把这一时期称为儿童的"第一反抗期"。

抛开行为表面现象,从本质上讲这"第一反抗期"是儿童心理迅速发展、进一步独立、成熟的表现,像正常的孩子一定会走路一样,是生物个体发展的必然过程。这个行为的出现,表明了孩子们发展到了这样一个程度:①他们身体的功能发育更加成熟,更趋于独立的个体,即行动可以独立了,可以用语言表达自己的思想了,手的功能更加灵活。②自我意识开始萌芽,并有了一定的发展,能够把自己从周围人和事物中分离出来,认识了我和别人的关系,能够区分自己的和别人的东西等。

如果父母们能够认识到孩子的这个发育特点,就不会对幼儿反抗期的行为表现横加指责、干涉,而是会因势利导,共同度过这个时期。首先,父母要尊重孩子的行为,提供条件支持和帮助他们做他们想做的事情;其次,面对孩子们种种不成熟行为所造成的后果,父母要有耐心,不以强迫命令为管理孩子们的手段,而是适当的采用协助或注意力转移、增加有意义的活动等方式,增加他们的各种尝试,促进孩子能力的发展和成熟;在这个过程中,父母更应提醒自己,当孩子提出不合理的要求时,要敢于说"不",不能一切都顺从,通过讲解和引导使他知道能够做什么,不应该做什么,逐步明辨是非,非常有益于孩子社会性的发展。

50. 要想使独生子女不"独"应怎么办?

独生子女最大的特点就是在家中独一无二,这个特殊的地位往往使他备受家人的关注。

　　独生子女并不是生来就"独"。独生子女"独"与"不独",主要取决于家庭成员对他的态度及教养方式。爱,给孩子带来温暖与安全感,使之情绪愉快,有利于幼儿身心的健康发展。但如果从小娇宠溺爱,迁就放纵,把孩子当作"小太阳",一天到晚围着孩子转,要什么给什么,想做什么就做什么,任何事情百依百顺,包办代替……这样过度的保护和溺爱,会使孩子错误地认为所有的人都应该以他为中心、为他服务、事事顺着他,从而形成骄横、任性、自私、依赖的心理——唯我独尊、爱发脾气、不听管教,稍不如意就大哭大闹,甚至在地上打滚儿……这样的孩子长大后往往经不起挫折,缺乏独立生活的能力,难以适应社会。

　　独生子女"独"的另一个表现是孩子在家中缺少兄弟姐妹,没有与兄弟姐妹一起玩耍,共同分享快乐的体验,容易形成"独"的性格,即不合群;缺少与兄弟姐妹之间互相关怀、互帮、互让、互相照顾的手足情谊,容易导致孩子独吃独占,不知道关心他人。但无论是三口之家的小家庭,还是有爷爷、奶奶等组成的大家庭,都是一个小集体;在这个集体中,除了孩子之外,还有他人的存在。家人之间如果互相关爱、尊重、体贴,为孩子树立良好的榜样,使孩子从小在良好的家庭氛围中耳濡目染,再加上父母和长辈的正确引导,独生子女一样会关心他人,表现出良好的不"独"的品德。

　　要想使独生子女不"独",家长要多提供机会,让孩子与邻里小朋友一起玩耍,分享玩具、图书、食物,弥补家庭中无兄弟姐妹的缺憾;孩子长到2岁左右应送入幼儿园,让他在集体生活中,学会与小朋友交往,获得与人交往的早期经验;在与小朋友一起游戏和娱乐中建立友谊,培养孩子的社会交往能力与互助合作的精神,使他们在友爱中成长。同时,还要注意培养孩子的同情心和尊重他人的良好品德,使孩子心中不再只有"自我"这个概念,这样就可以避免独生子女的"独"了。

51. 2岁幼儿为什么不愿去幼儿园?

　　孩子到了2岁,父母要把他(她)送进幼儿园。一提到去幼儿园,多数孩子都不愿去,不少孩子感到害怕,到了幼儿园门口就开始哭闹,第1天接回来后,第2天就更难送了。这是因为现在的家庭以独生子女家庭为多,父母对孩子的照顾无微不至,孩子在家受宠惯了,个个都是"小皇帝"、"小公主",一切都是以"我"为中心。到了幼儿园,进入了一个新的环境,周围都是新的面孔,小朋友们之间的关系都是平等的,幼儿园里作息时间使小儿感到受约束,不适应,加之有的老师态度过分严肃,加重了小儿对入园的恐惧和不适。

要想让孩子顺利上幼儿园,父母可以带他提前"预热",在心理上做准备,比如在正式入园前由父母带小儿到幼儿园的附近看小朋友们活动,试着与幼儿园小朋友接触,让他有一种新鲜感,慢慢消除畏惧,逐渐过渡到正式入园。

52. 为什么有的2岁幼儿总爱一个人玩?

大多数2岁小儿喜欢与小朋友们一起玩耍,他们在外面玩时看到其他小朋友主动就凑上甩下身旁的家长。但有的家长照看小儿时不主动让他与周围小朋友接触,或是让他远远地看着其他小朋友玩,平日里让孩子在姥姥家、奶奶家和自己家走动,只是与这几家人接触。时间长了,使他缺乏与其他小朋友沟通,交往能力得不到正常发展,逐渐地习惯于在自己的个人世界中生活。这样的幼儿表现出总爱一个人玩,当入幼儿园时,那种总爱一个人玩的表现就更明显了。这种状况对小儿的心理发展是不利的。父母们要知道交往的能力也是儿童发育的重要方面,从小要给他提供接触小朋友的环境,让他在与同龄人的玩耍中学习更多的东西。

53. 2岁幼儿吮拇指、咬指甲正常吗?

204

吸吮反射是新生儿与生俱来的一种反射,它是一种进食的活动。当新生儿的口唇与妈妈的乳头接触时就会本能地出现吸吮动作。以后不论是在饥饿还是在其他情况下,甚至在熟睡中,我们都发现有吸吮动作出现。那是因为小婴儿已经将吸吮作为自我娱乐、自我安慰的方式。

吸吮的行为随着婴儿月龄增长逐渐消失,2岁左右应该是逐渐减弱和消失的阶段,如果发现这种行为不减弱或又出现,父母可以从下述方面找找原因:

(1)幼儿将自己的手指误认为乳头而吸吮。有时还伴有咬的行为。

(2)幼儿受到了心理忽视,当他饥饿时无人理睬,他便将手指放入口中吸吮。

(3)睡眠时间掌握不合适,幼儿无睡意时,让他在床上躺着,他便开始吸吮手指,形成习惯。

(4)为幼儿选择了条棒状玩具,当他丢开玩具就会自然地用手指来代替。

咬指甲是与心理紧张和情绪不稳有关。当周围环境发生了变化,如搬入了新的居室、进幼儿园、更换了护理人。环境的改变会增加幼儿的恐慌;家庭不和睦;父母关系紧张,经常争吵,造成孩子幼小心灵的伤害,处于紧张与不安中;幼儿可以通过吸吮拇指、咬指甲缓解紧张的心情。

因此,当幼儿饥饿时我们要及时给予饮食,睡眠时间要掌握好,当他困倦时马上放到床上让他很快入睡。玩具的选择种类多样化;不要轻易改变幼儿的环境,一定要改变时最好有一个逐渐改变的过程,如要更换保姆,最好让新的保姆与原来的保姆共同护理一段时间,让幼儿有一个适应过程;父母之间的争吵要避开幼儿;平日要多关注幼儿的日常活动,满足他的心理需求,当孩子吮拇指、咬指甲时要以其他更为有趣的玩具、游戏吸引他的注意力,使其渐渐减少吮拇指、咬指甲的行为。

(二)幼儿的喂养与衣着

1. 幼儿的消化器官有什么特点?

人体消化器官包括口腔、食管、胃及肠道,是咀嚼、消化食物及吸收营养的地方。了解幼儿消化器官的发育特点,有利于针对性地进行合理的喂养。

(1)口腔:口腔黏膜比较干燥,对细菌和微生物繁殖有利,机体抵抗力下降时均易发生口腔黏膜的炎症。出生后3～4个月,位于口腔内的唾液腺逐渐发育成熟,淀粉酶的含量和活性有所增加,因此要在4～6个月后才能开始添加糖类食物。在4～6个月萌发乳牙,于6～7个月时可添加固体食物如饼干、烤馒头片等,以促进牙齿和咀嚼肌的发育。

(2)胃:婴儿出生后胃呈水平位,且贲门(入口)处括约肌较松弛,幽门(出口)括约肌发育好,于哺喂后常易溢奶或呕吐,因而喂奶后应竖着抱起,拍拍后背,使其打嗝,以便将胃内空气排出。婴儿胃排空的时间因食物种类而异,水为0.5～1小时,母乳为2～3小时,牛奶为3～4小时,混合食物为4～5小时,在安排婴儿喂哺次数及间隔时,应考虑这些特点。

(3)肠道:婴儿胃肠功能发育不成熟,消化酶分泌少,活性差,肠道微生态环境不稳定,容易发生消化道功能紊乱。而且小肠上皮细胞渗透性高,过早的引入牛奶、鸡蛋清等蛋白,容易产生过敏现象。

幼儿肠蠕动能力差,食物通过慢,为了加强肠蠕动,防止便秘,应经常给小儿吃些含果胶和粗纤维的食物,如水果、蔬菜,以及小米、玉米面等粗粮。此外,幼儿的胃肠管壁较薄,弹性组织发育差,蠕动能力也弱,食物通过比成人慢,而且胃液酸度低,消化能力弱,因此要定时、定量地进食,两餐之间隔3.5～4小时合适。经常吃零食或暴饮暴食都会影响幼儿胃的正常功能。

此外,幼儿消化腺体的分泌还受精神与情绪的影响,因此要创造安静、愉快、清洁的进餐环境,让孩子高高兴兴地进餐,以利于消化与吸收。

2. 什么叫平衡膳食?

0～4个月的婴儿以奶类为主,4～6个月时才逐步添加辅食,到了1岁半以

205

后食物的品种已向成人过渡。在膳食方面,常常提到"平衡膳食"的字眼,其概念可以这样理解:为了满足机体正常的代谢和儿童生长发育对营养素的需求,通过膳食补充,机体获得必需数量的热能和各种营养素以满足机体正常的需要。能满足机体需要的膳食结构应理解为合理结构。由于这样的膳食是由多种食物组成,它不但能提供而且还能保持各种营养素之间的适当比例,以利于吸收利用,达到合理营养的目的,这样的膳食可以称为平衡膳食。

做到平衡膳食,要遵循以下原则:

(1)品种多样化:粮食类(包括粗粮、细粮)、豆类、肉蛋类、鱼类、蔬菜、水果、油、糖等各种食物都要吃。

(2)各类食物比例适当:粮食类主要提供糖类;肉蛋类主要提供蛋白质和脂肪;植物油主要提供脂肪;蔬菜、水果多含有维生素、无机盐。人体所需要的热能来自糖类、蛋白质和脂肪,同时又对热能的来源有一定比例需求,即由糖类、蛋白质和脂肪供热占总热能的比例分别为 $55\% \sim 60\%$,$12\% \sim 15\%$,$25\% \sim 30\%$。也就是说,身体需要的热能有一半以上应该由糖类供给。由此看来,仅从热能供给的角度分析:家长不能只注意给孩子鱼、肉、蛋,一定要吃粮食,并且数量要够。按照我国营养学会推荐的食物宝塔结构,各类食物摄取应是粮食>蔬菜和水果>鱼、禽、肉、蛋等动物性食物>奶类和豆类食物>油脂类。

(3)儿童每顿饮食的量要合适:也就是说,要按在其他章节里提到的不同年龄的孩子每天应吃多少来计算,然后再安排到早餐、午餐、午点、晚餐中去吃。

(4)食物之间要调配得当、烹调合理:注意动物性食物与植物性食物搭配、粗粮与细粮搭配、干稀食物搭配、甜咸食物搭配。

3. 1 岁幼儿每天应吃多少食物?

幼儿应该吃的食物量是由营养的需求决定的,但客观上会受到胃容量和消化吸收能力的限制。营养素的需求可参考我国营养学会推荐的不同年龄每天膳食中热能与营养素的供给量标准。1 岁幼儿每日需热能为 4 602 千焦(1 100 千卡),蛋白质 35 克,钙 600 毫克,铁 10 毫克,锌 10 毫克,以及各种维生素。从以上热能与营养素推算,一般可由下面列出的食物中得到(全部以生食计算,在做成熟食时要考虑幼儿胃容量与消化能力):粮食类包括粗、细粮共 100～125 克,肉、蛋、鱼类食物 80～100 克,牛奶 300 毫升,蔬菜类约 100 克,每天 1 个水果,再吃适当的食用油及砂糖。蔬菜中有 1/2 或 2/3 是绿叶菜及橙黄色菜(如胡萝卜、红色南瓜等)。需要说明的是,该数据只能作为参考。如果小儿在目前的进食量下,体格发育良好,身高、体重达到该年龄段的参考标准,则说明进食数量是合适的,千万不要拿着上述数据硬套。

据生理学家研究,1岁幼儿的胃容量为200～300毫升,个体之间略有差异。每天进餐次数可为4～5次。为了达到能让幼儿将以上列举的食物吃下去的目的,要注意食物的调配。如早餐除喝奶外要配上一些馒头、面包等干食,容积不大,但可提高热能。中午要吃肉、蛋、鱼及蔬菜类,主食可做成软米饭。而且为了保障胃及肠有一定的消化及吸收的时间,每次进餐间隔不少于3.5～4小时。因此不加节制的零食对幼儿是不利的。在烹调蔬菜时,可用植物油如豆油、花生油、菜子油、芝麻油等。一方面植物油能提供小儿需要的脂肪酸,提高热能供给;另一方面能使蔬菜味道香美,引起食欲。

4. 2岁幼儿每天应吃多少食物?

2岁幼儿身体活动的本领增强、走路利落、会上楼梯及玩游戏等,由此所需要的热能与营养素要比1岁幼儿有所增加。一个2岁幼儿每天应供给的营养为:热能5 000千焦(1 200千卡),蛋白质40克,钙、铁、锌基本与1岁幼儿略同(参看上一问题),维生素类稍有增加。将上述营养素供给量折合成具体食物,粮食量为100～150克,鱼、肉、肝、蛋总量约100克,豆类制品约25克,每天吃300～400毫升的牛奶或豆浆,蔬菜数量与粮食量大致相同,也为100～150克,再加上适量的油及糖。有的幼儿活动量大或生长发育较快,或者是男童,食量要大些。

2岁幼儿的胃容量为400～500毫升。为了满足生理上的需要,要将上面列举的食物吃下去,至少要安排4顿,一般称为三餐一点。根据热能计算,三餐一点即早餐、午餐、午点、晚餐。各餐之间的热量比例为25%:35%:10%:30%。其原则可按照"早上吃好、中午吃饱、晚上吃适量"。食物的数量是否符合身体需要,一定要参考幼儿每月的体重增长情况。

5. 什么叫蛋白质互补作用? 生活中如何应用?

蛋白质是构成人体所有细胞的基本物质。此外,人体中最重要的活性物质如酶、激素、抗体等也都是由蛋白质组成的。因此,它是维持生命不可缺的营养素。

绝大部分食物中都含有蛋白质。在禽类(如鸡、鸭、鹅)、畜类(如猪、牛、羊)、鱼类、蛋类、奶类等动物性食品中和植物性食物中的豆类食物中,所含蛋白质的营养价值较高。食物中的蛋白质进入人体后,经消化被分解成最小的单位,叫氨基酸。蛋白质分解成氨基酸后才能被身体吸收利用。绝大部分氨基酸可以在体内合成,但有8种氨基酸是人体不能合成的,必须从食物中摄取,称为必需氨基酸。不同的食物含有不同的必需氨基酸,奶类、蛋类的蛋白质含有较多的必需氨基酸,并且各氨基酸之间配比合理,能完全为身体利用来合成人体的蛋白质。因此,这类食物中的氨基酸分值被定为100,表明生理价值高。依此类推,大米的蛋白质分值被定为65,其中赖氨酸含量较低,不能全部合成人体蛋白质。但有的食物中赖氨酸的含量就较高,如大豆。为提高蛋白质的利用率,可以在安排膳食时同时吃入几种不同食物的蛋白质,则氨基酸之间常可盈缺互补,如在大米饭中加入大豆。这样就提高了膳食中蛋白质的生理价值,这就是蛋白质互补作用。在生活中类似的例子很多,如素什锦以豆制品、蘑菇、木耳、花生、杏仁配在一起;腊八粥以大米、小米、红豆、绿豆、栗子、花生、枣等一起煮食,这样就可以起到蛋白质的互补作用,它比单吃一种食物时蛋白质的利用率高。

6. 鸡蛋是比较理想的营养食品吗?

鸡蛋含有丰富蛋白质、卵黄素、卵磷脂、维生素和铁、钙等人体所需要的无机盐,其蛋白质含13%～15%,在体内分解成氨基酸与人体蛋白质相近,非常容易被身体利用,被营养学家称为"完全蛋白质模式"。其中卵磷脂和卵黄素是婴儿身体发育特别需要的物质。蛋黄中铁的含量虽丰富,高达6%,却因有卵黄磷蛋白而影响铁的吸收,但人们看中其含量高,仍不失为婴儿补铁的重要食物来源。因此,婴儿在4个月后应及时添加蛋黄。可以说,鸡蛋是比较理想的营养食品。但是,吃得越多就越好吗? 不然。

按照平衡膳食的原则去分析鸡蛋,它不含维生素C,纤维素也接近于零。此外,鸡蛋的价格几乎相当粮食类的2～3倍,如果为人们提供热能,光靠鸡蛋就会造成经济上的浪费。幼儿消化能力差,如果让他们大量吃鸡蛋,加之蔬菜进食少,很容易引起消化不良、食欲缺乏、便秘、肠胃病、口臭、舌苔增厚等现象。同时代谢产物增加,加重肝肾负担。所以说,理想的食物是相对的,只有将鸡蛋适量的,与其他各类食物搭配着吃,才能满足人体营养的全面需要。

鸡蛋吃法多样,就营养吸收和消化率来说,煮鸡蛋为最佳吃法。对儿童来说,蒸蛋羹和蛋花汤能使蛋白质松解,易消化吸收。但要注意不能吃未煮熟的鸡蛋,以免引起细菌性中毒。

6个月以前的婴儿还应该注意不要食用鸡蛋清。因为他们的消化系统发育尚不完善,肠壁的通透性较高,鸡蛋清中白蛋白可通过肠壁而直接进入血液,产生过敏现象,发生湿疹、荨麻疹等。此外,鸡蛋具有发酵特性,儿童皮肤生疮化脓时,不能吃鸡蛋。

7. 牛奶和鸡蛋一起吃好吗?

首先来看一下牛奶和鸡蛋的营养成分,牛奶含有丰富的蛋白质、无机盐(钙、磷、钾等)。大约每100毫升牛奶可提供120毫克钙,每日喝250毫升奶可摄入300毫克的钙,因此牛奶及其制品可作为儿童钙的良好来源。鸡蛋含有丰富蛋白质、卵黄素、卵磷脂、维生素和铁、钙等人体所需要的无机盐,其蛋白质含13%~15%。牛奶和鸡蛋均是良好的蛋白质来源。

人体要维持正常的生理活动,每天必须摄入热能,热能的来源于蛋白质、脂肪、糖类三大产能营养素在体内经化学变化所释放的能量。三大营养素的供热比例应为:蛋白质12%~15%,脂类25%~30%,糖类55%~65%。蛋白质与糖类产能相同,而价格上蛋白质含量丰富的食物如牛奶、鸡蛋,要比糖类含量丰富的谷类食物贵得多,而且过多的蛋白质在消化吸收过程中,会加重胃肠道、消化腺体和肾脏负担。与鸡蛋和大鱼大肉相比,米饭和面食不但要容易消化得多,而且也有着其他食物不可代替的营养物质。因此,每日膳食安排时最好将牛奶和鸡蛋分开吃,以发挥它们更重要的作用。此外,给孩子补充足够的糖类。例如早餐可吃1杯奶,1个馒头;中餐吃鸡蛋炒西红柿、米饭;以馒头、米饭的糖类提供热能,将牛奶、鸡蛋中的蛋白质用来构成人体细胞与组织,这比用牛奶、鸡蛋来提供热能更为经济。如此看来,一餐饭中只喝牛奶和吃鸡蛋是不合适的,但这对于只会吃奶和鸡蛋的婴儿来讲则属例外。

8. 幼儿多吃猪肝好吗?

首先看看猪肝的营养成分。每100克猪肝含有蛋白质21.3克,铁25.0毫克,维生素A 8 700国际单位。与100克的猪肉比较,后者的蛋白质为9.5克,铁1.4毫克,维生素A为零。蛋白质是构成人体的重要物质基础,儿童体格的增长,器官功能的发育等生命活动都是以体内组织蛋白质的合成与积累为基础的。铁是制造血红蛋白的原料,可起到治疗和预防贫血的作用。维生素A与眼睛的正常视力有密切关系,与体表和体内的上皮细胞的形成和功能有关;又与糖蛋白的合成有关,免疫球蛋白也是糖蛋白的一种,缺乏维生素A后,可影响人体的免疫功能。婴儿4个月以后,体内贮存的铁将消耗完,需要从食物中补充。猪肝含有较多的血红素结合铁,易于吸收,是婴儿比较适宜的食物之一,经常食用可以预防缺铁性贫血、口角炎、地图舌等症。有人认为,肝脏是解毒器官,含有大量毒素,不能让幼儿食用。事实上,肝脏并不储存毒素,其作用是解毒和排除毒素。婴儿最好1周能吃上1~2次猪肝,以预防营养素的缺乏,保证健康成长。

209

由上所述,猪肝确实是儿童所需要的营养食品。但烹调方法要考虑到孩子的消化能力,如婴儿吃可以做成肝泥,幼儿可吃卤猪肝、熘肝尖等。猪肝虽好也要适量吃,如同时也服鱼肝油,要注意剂量,防止维生素 A 过量。

9. 吃菠菜能治疗贫血吗?

本文所谈的贫血是指幼儿时期最常见的营养性缺铁性贫血。其发生的最根本原因,是制造红细胞中的血红蛋白的原料即铁元素不足引起。现在研究证实,幼儿轻度的贫血即对神经系统产生影响。有哪些因素会引起铁元素不足呢? ①新生儿从母体分娩出来时铁不足,如早产儿、低出生体重儿、双胎儿等储铁量均不足。②食物中摄入的铁不足。牛奶含铁量低,吸收率也低,人工喂养儿,没有及时添加辅食的小儿易患贫血。③幼儿生长发育迅速,需铁量相对比成人多。④疾病引起铁消耗或丢失过多,如有肠息肉、钩虫病、腹泻及反复感染等疾病,影响铁的消化吸收,增加铁的消耗等,均可引起贫血。

治疗缺铁性贫血必需补铁,食物中的铁在十二指肠及小肠上端吸收。菠菜属于植物,所含的是非血红素铁,这种铁必须先被溶解、游离、还原为二价铁离子方能被吸收。它的吸收受很多因素影响,碱性溶液、肠液、胆汁,以及植物中的植酸、草酸、鞣酸(茶和咖啡中含有)及纤维素等都会妨碍其吸收。因此,植物性食物中的铁的吸收率较低,仅为 $1\% \sim 7\%$,而菠菜只有 2%。可见光靠吃菠菜治疗贫血,效果不是很好。

植物性食物中含有维生素 C,可以促进铁的吸收。动物性食物如肝脏、瘦肉和血所含的铁是与血红素结合的铁,含量高,且易吸收,将含有这些有利于铁吸收物质的食品与菠菜同时烹调,作为贫血儿童的膳食,则是可取的。如菠菜鱼肉丸子汤、猪肉菠菜馅饺子等,就是预防和治疗贫血的良好食品搭配的例子。此外,外观"红色"的赤豆和红枣含铁量低,也不能用来治疗贫血。

10. 菠菜、豆腐一起吃好吗?

菠菜属于绿叶类蔬菜,含有丰富的无机盐,如钙、磷、铁、铜等,一贯是蔬菜中的佼佼者,与豆腐配餐,绿白镶嵌,色美味鲜,是我国人民所喜爱的家常菜。但自从研究结果证实菠菜中含有大量草酸,草酸与钙能形成溶解性较低的草酸钙,钙的吸收率取决于蔬菜中草酸的含量,豆腐里又含有较多氯化镁、硫酸钙,两者若同时进入人体,会生成不溶性的草酸钙,不但会造成钙质流失,还可能沉积成结石。所以使菠菜豆腐这道菜也就大为失色。

其实这种说法没有看到问题的另一个面——菠菜包括丰富的钾、镁、蛋白质,还有维生素 K 和丰富的胡萝卜素。在补充钙的同时增加维生素 K,可以大大提高补钙的效果,促进钙沉积入骨骼当中。

人们吃食物主要是为了获取食物中的营养素,以满足身体的需要。当人类具备了一定的营养知识,就要考虑如何最大限度地利用这些营养素,对吃菠菜、豆腐也要有一定的讲究。草酸极易溶于水,只需把菠菜在沸水中焯1分钟捞出,即可除去80%以上的草酸。富含钙和蛋白质的豆腐是优质蛋白,消化吸收好,加上富含钾、镁和维生素K的菠菜,物美价廉,营养全面。此外,菠菜叶片薄而细嫩,容易煮烂,也容易做成泥、末,适合于婴幼儿食用。

11. 给幼儿吃绿橙色蔬菜有什么好处?

蔬菜类品种很多,包括叶菜类、根茎类、瓜果类、鲜豆类和鲜蘑类等。蔬菜类含水分多,含蛋白质和热能少,但蔬菜是维生素和无机盐的主要来源,而且绝大部分蔬菜含有较多的纤维素,可增加胃肠道的蠕动和消化液的分泌,使粪便容易排出。因此,蔬菜是平衡膳食中的重要组成部分,是必不可少的。绿色、橙色蔬菜还更具独特性。

菜的颜色越深、越绿,维生素的含量越高。油菜、小白菜、苋菜、菠菜、青椒、胡萝卜、黄色南瓜等可称之为橙绿色蔬菜,含胡萝卜素、维生素B_2较多。一般来说,人们将每100克蔬菜中能含0.01毫克胡萝卜素的蔬菜定为橙绿色菜。胡萝卜素是绿橙色蔬菜中的一种植物色素,它在人体小肠黏膜或肝脏细胞中受胡萝卜素双氧化酶的作用转变成维生素A,起到与维生素A相同的重要生理作用。维生素A在人体中发挥的重要作用也越来越被人们所认识。维生素A可维持上皮细胞的完整、影响正常的视觉功能、参与糖蛋白和黏蛋白合成,对儿童生长发育、铁代谢、免疫功能和生殖功能等都有重要的影响。通俗一点讲,在预防和治疗小儿上呼吸道感染中维生素A就起重要作用。食物中的维生素A,一般主要来源于动物性食物和鱼肝油。在边远地区和经济欠发达地区,人们获得动物性食物,如肝脏、蛋黄、奶类不太容易时,可以多考虑让小儿摄入一定量物美价廉的绿橙色蔬菜、野菜等,以达到补充维生素A的作用。因为维生素A是溶解在脂肪中的,在烹制绿橙色蔬菜时一定要用些油才好。

12. 幼儿也要吃粗粮吗?

从婴幼儿适应各种辅食后,就可以考虑吃点粗粮了。所谓粗粮多指除精白米、富强粉或标准粉以外的谷类食物,如小米、玉米、高粱米等。吃些粗粮的优点有以下两方面:

(1)精白米和精白面在粮食加工过程中,有相当一部分营养成分损失掉了,最严重的是维生素B_1及无机盐的损失。因为维生素B_1主要存在于谷类的外

211

层,当去掉麸皮和糠时,维生素 B_1 也就随之去掉了。所以,长期吃精白米、白面的人,易导致因维生素 B_1 缺乏患脚气病(一种有周围神经炎、心血管系统特殊症状的营养缺乏病)。

(2)各种粗粮所含的营养素都各有所长,如小米含铁及维生素 B_2 高,全麦粉含钙高,这样能使孩子获得多方面的营养素。此外,粗粮所含纤维素比细粮多,对防止幼儿产生便秘有良好作用。因此,营养学家的口号是:不要把粗粮从我们的饭桌上撤下去。

但幼儿吃粗粮时,要做成容易消化的食品,如可用小米粉做鸡蛋软饼,用玉米面做粥等。

13. 孩子便秘怎么办?

孩子便秘是父母亲很焦急的事情。便秘的主要表现是 2～3 天甚至更长时间大便 1 次,大便干燥,有时呈羊粪球状,落到地上叮当响。

(1)常见的引起小儿便秘的原因:①不良的饮食习惯,如偏食、挑食,饮食中缺少粗粮和纤维素(如水果、蔬菜)的摄入。②食量极少或饮水太少,尤其是夏季,致使大便干燥引起便秘。发热亦可引起饮食减少及水分损失增多,出现暂时性便秘。③没有养成定时排便的习惯,粪便堆积在肠内时间过长,水分被过多吸收,而形成便秘。④活动量少。

(2)为了纠正便秘,提醒家长注意点:①培养孩子良好的饮食习惯。饮食要多样化,进食量足,不偏食。主食不要太精细,吃些粗粮,多吃水果蔬菜,多喝水和多吃脂肪类食品,不宜吃辛辣、油炸食物。②多让孩子运动,以促进肠蠕动,避免少动、久坐、久卧。③养成良好的排便习惯,每天定时排便 1 次。④如果孩子便秘时间较长,可以每天早晨喝 1 杯白开水,也可每天用手掌顺时针按摩孩子腹部,都会有很好的效果。还可以在医生的指导下服用一些调节肠道菌群的生物制剂。⑤在孩子几天不解大便难受时,可以临时用一些开塞露或者凡士林,也可用小长条肥皂蘸水塞入肛门,停留几分钟,使粪便排出。但此法不宜经常使用,在孩子同时伴有腹胀、呕吐等现象时要及时到医院就诊。

(3)推荐两种可以通便的粥

①香蕉冰糖粥。取香蕉 3 条约 300 克,糯米 100 克,冰糖 100 克。将糯米淘洗净,香蕉去皮,切段,两者加适量水煮成稀粥,再加入冰糖化开,让孩子经常食用,可起到润便、补虚的作用。

②红薯粥。取红薯 500 克,大米 200 克,少量白糖。将红薯洗净切块,与大米一起置锅内,加适量水煮成稠状烂粥,加入白糖,早晚让幼儿温热食用,因为

冷后再吃易引起胃部泛酸。常吃可起到健脾益胃、通大便的作用。

14. 服维生素 C 制剂能代替吃蔬菜、水果吗?

前已述及，维生素 C 具有维持人体正常生理功能、促进健康、增强机体抵抗力的作用。蔬菜和水果是富含维生素 C 的重要食品，已为人们所熟知。在门诊时经常有家长问，我的孩子就是不爱吃菜，能否吃维生素 C 药片呢? 因孩子不爱吃蔬菜、水果，就以果味维生素 C 或其他维生素类制剂替代是不可取的。

（1）蔬菜、水果中的天然维生素 C 是以两种物质即维生素 C 与维生素 P 组成的状态而存在的。在人体中，维生素 P 起着协助维生素 C 发挥效力的作用，而人工合成的维生素 C 是纯药物制剂，效果远不如天然的。

（2）服用维生素 C 药片往往剂量偏大。如果长期服用，可在体内生成大量草酸，成为肾脏草酸盐结石的潜在危险。而吃蔬菜水果远不至于使尿中草酸过高。

（3）蔬菜、水果除提供维生素 C 外，还可提供胡萝卜素、B 族维生素、无机盐等，同时也是纤维素的主要来源。纤维素对经常吃精细食品者及儿童来说也是一种营养成分，它可促使粪便形成，是便秘的克星。

（4）品尝各种形状、不同颜色、不同味道的蔬菜和水果，是人生的一大乐趣，是丰富生活内容的组成部分，儿童也不能缺少。

（5）儿童期是行为习惯养成期，从小建立健康的生活方式与习惯会受益终生。愉快的接受平衡膳食，接受水果与蔬菜就是一个良好的行为。

15. 为什么要注意幼儿钙的摄入?

钙是人体不可缺少的重要元素。它 99% 用于构成骨骼和牙齿，1% 分布在体液和软组织中，对血液的凝固、维持神经肌肉的兴奋性、细胞的黏附、神经冲动的传递、肌肉的收缩、激素的分泌等，都有着决定性的影响。正处于生长发育期的儿童，尤其是快速生长中的婴幼儿，短暂的钙摄入不足或其他原因引起的钙减少，会导致手足抽搐，甚至惊厥。长期摄入不足，再加上日晒较少，缺乏维生素 D，就会产生佝偻病，引起一系列的临床症状甚至骨骼的畸形，还会出现牙齿发育不良，生长发育迟缓。

因此，平时应注意给幼儿选择富含钙质的食物。奶及奶制品中含有丰富的乳钙，吸收率和生物利用率高，是幼儿膳食钙的良好来源。蔬菜和豆类也是钙的较好来源，特别是绿叶蔬菜如油菜、荠菜、茴香等，以及各类豆制品，如豆腐、豆腐干、豆奶等。其他食品像海带、虾米皮、芝麻酱也含较丰富的钙。

此外，还要注意食物的合理烹调可以增加钙的摄入。如将鱼加醋慢火炖制成酥鱼，调肉馅时将虾米皮剁碎调入，都可增加饮食中的钙。

213

解决钙摄入不足的方法首推合理选择、搭配食物。若仍不能满足需要，可适当添加钙剂，还要注意补充维生素 D。现在市面上的钙制剂很多，选用时一方面应遵从医嘱，另一面也要注意一下钙的含量及其在体内的吸收情况，1～3岁小儿膳食钙适宜摄入量为 600 毫克/日。

16. 为什么要保证幼儿充分饮水？

水是一种营养素，参与身体的大部分生理过程，维持机体内环境的稳定，所有的营养素和代谢产物的转运，体温的调节都必须有水的参与才能完成。

水也是人体的重要组成部分，年龄越小，水占体重的百分比越大。胎龄 3 个月的胎儿全身含水量达体重 90％，新生儿约占 75％，1～14 岁儿童为 65％～70％，成人体内的水占体重的 59％。因此，相对于成人，儿童耐缺水能力更差。水在人体里的这种比例对维持健康同样也非常重要，一旦因腹泻使水分丢失超过身体重量的 5％，就会出现一系列人体功能紊乱的现象，如口渴、血压下降、皮肤干燥甚至意识障碍，这就是医学上常说的"脱水"。脱水如果较长时间不能纠正，会导致死亡。可见水对生命来说是何等重要。

蛋白质的代谢产物及电解质均需要溶解在尿液中，通过肾脏排出体外。婴儿蛋白质的需要量相对较多，故水的需要量也较多，不同年龄小儿每日需要的水量可参见表 11。这些水 60％～70％来自三餐的饮食，其余的 30％～40％则靠喝水来补充。人体没有用于储存游离水分的组织，每日从皮肤、呼吸、尿及粪中排出的水分必须及时得到补充，以保持生理功能及维护健康。总体来说，摄入的水量与排出的水量应该是相当的，即水分的排出和摄入是平衡的，这就是水的平衡。此外，水的需要量还应根据孩子的生活习惯、活动量和气候变化适当进行调节，白开水为最好的选择。因此，就处于生长发育中的儿童来说，要保证小儿的健康，充分饮水是必要的（表 11）。

214

表 11　不同年龄的小儿每日需要的水量

年　龄	每千克体重每日需水量（毫升）	男　孩		女　孩	
		平均体重（千克）	每日需水（毫升）	平均体重（千克）	每日需水（毫升）
＜1 岁	120～150	3.3～9.9	495～1 485	3.2～9.2	480～1 380
1～3 岁	100～140	10.2～16.5	1 275～2 065	9.5～15.8	1 187～1 975
4～6 岁	80～110	16.7～22.7	1 670～2 270	16.0～21.6	1 600～2 160
7～9 岁	70～80	22.9～31.1	1 717～2 332	21.8～32.2	1 635～2 415

17. 幼儿多喝汽水好吗?

从营养角度考虑,汽水含糖量较高,幼儿生长发育所需的蛋白质、脂肪、维生素及无机盐等营养素含量极少甚至没有;有些汽水甚至还含有导致神经兴奋的咖啡因,因此不提倡幼儿经常饮用。从健康的角度考虑,汽水比较凉并含有二氧化碳,会刺激幼儿的咽部、胃黏膜和肠道血管,造成血管收缩、胃肠道消化液分泌减少、胃肠道痉挛及咽部抵抗力下降,因而引起腹痛、腹泻、咽痛、流涕、咳嗽等症状。过多地饮用汽水对刚刚萌出的乳牙也有影响,骤冷的刺激会引起牙髓组织的血管收缩、痉挛,并易诱发过敏性牙病和龋齿。饮汽水过多还会损伤舌粘膜上的味蕾。故夏天最好不给或少给幼儿饮汽水,尤其是吃饭前后30分钟内、清晨不宜饮汽水。为达到消暑解渴的目的,可适当给幼儿提供绿豆汤、鲜果汁等饮料。

18. 幼儿应喝什么样的饮料?

水是仅次于氧气的重要营养素。婴幼儿每日每千克体重需补充水110~150毫升。饮料是膳食外水分的主要来源。市场上饮料的种类繁多,包括含糖饮料如果汁饮料、碳酸饮料、茶饮料和不含糖饮料如矿泉水、纯净水等。含糖饮料不仅不能解渴,反而会使人感到更加口渴。因为含糖饮料进入体内后不但需要水分溶解,还要连同部分水分一起排出体外。此外,常喝含糖饮料会影响幼儿一日三餐的入量,还可因过量食糖导致肥胖,如果睡前饮用不刷牙易造成龋齿。矿泉水中含有一些无机盐,如果长期饮用易导致某种元素超量影响健康。所以,不提倡经常给幼儿含糖饮料或矿泉水。白开水能促进人体的新陈代谢,增加血容量,改善人体的免疫功能。因此,经济、方便的白开水应作为幼儿的首选饮料。

215

19. 如何选择强化食品?

现在无论是家长还是社会都非常注重儿童的健康成长,于是市场上充斥了大量的儿童强化食品。所谓强化食品就是为了补充天然食品中某些营养成分的不足,而人为添加一种或几种营养素的食品,小到糖果饼干,大到面粉食油,强化的内容从各种维生素、无机盐到氨基酸,还有现在非常时髦的 DHA、AA等,真是应有尽有。那么,孩子是否真的需要吃这些强化食品吗?

首先,我们应该认识到,自然界中各种食物,如五谷杂粮、肉、禽、鱼、蛋、奶、蔬菜及水果等,完全可以提供人类所需的全部营养素,除非某些特殊的地理环境或特殊生理及疾病状态,按照前面所介绍的平衡膳食,科学喂养,在正常情况下一般不会出现营养素的缺乏。因此,应提倡给孩子吃各种自然的食物,培养孩子不挑食、不偏食的良好习惯。这样一般孩子会获得全面合理的营养供给,强化食品不是非吃不可,各种补品对幼儿来说也不必要。

但是,并非所有家长都能掌握科学喂养的方法,而且也不是所有的孩子都能养成良好的饮食习惯,再加之这个年龄段孩子的生长发育迅速,因此仍可能会有一些幼儿出现一种或多种营养素摄入不足,可以选择一些强化食品进行补充。在选择强化食品过程中要避免盲目选择,更不能滥用,应根据孩子实际情况有针对性地选择一些强化食品。如在经济比较好的地区,食物过于精细,孩子可能会出现维生素 B_1 缺乏,可以适当选择维生素 B_1 强化食品。如果家长不能很好判断,最好咨询儿科医生或专业营养师,来确定孩子的营养状况和是否需要额外的营养素补充。

在选购强化食品时,应仔细阅读食品包装上标明的营养素含量及其每日用量,以免进食过多引起中毒或造成各种营养素之间的不平衡,影响身体的消化、吸收和利用。必要时请医生做健康检查和营养咨询。同时也注意食品的安全和卫生,家长一定要在正规商店购买强化食品,选用有国家批准、卫生部门验收合格、没过保质期的食品,防止孩子受到意外的伤害。

216

20. 你知道幼儿的健脑食品吗?

人的饮食营养对智力有明显的影响,摄入充足的营养素,对孩子的智力发育有重要作用。在婴幼儿时期,母乳是最好的健脑食品。因为母乳中含有大量牛磺酸,对促进婴儿神经系统和视网膜的发育有重要作用,对婴儿大脑的发育具有特殊意义。在儿童长大后,对脑的健全发育有重要作用的营养素有以下 8 种:不饱和脂肪酸、维生素 C、钙、葡萄糖、蛋白质、B 族维生素、维生素 A、维生素 E。这 8 种营养素的任何一种对大脑的健康发育都很重要,缺一不可。因此,首先要做到平衡膳食,合理搭配。

大脑除去水分外,一半是脂肪,1/3 是蛋白质。所以,脂肪和蛋白质是最基本的健脑物质。各种鱼类含有丰富的不饱和脂肪酸和蛋白质;动物内脏含丰富的优质蛋白、磷脂及多量的胆碱和铁、锌;鸡蛋除含有大脑新陈代谢不可缺少的蛋白质、脂肪、无机盐和维生素等营养物质外,还含有较多的卵磷脂,是构成神经组织和脑代谢的重要物质,提高人的记忆力和接受能力;牛奶含蛋白质和钙相当丰富,尤其是脑所必需的氨基酸,在牛奶里几乎都有;坚果和果仁,如核桃、花生、芝麻等含脂肪丰富,可提供脑磷脂、胆固醇;豆类及其制品含有丰富的优质蛋白和不饱和脂肪酸,以谷氨酸的含量最为丰富,它是大脑活动的物质基础,是脑细胞生长和修补的基本成分,大豆中含卵磷脂、硫胺素、核黄素、钙、铁也较多,对健脑有重要作用;无机盐与各种维生素,其中尤其是维生素 A 和 B 族维生素,是脑力活动不可缺少的重要物质;新鲜的水果、蔬菜中含有较多的维生素和葡萄糖,能够给大脑提供热能。这些都是很好的健脑食品。

此外,还要注意在饮食习惯上要注意吃好早餐,少吃含有添加剂的食物,避免铅等重金属的摄入,这些都利于儿童神经系统的发育。

21. 幼儿饭量小需要看医生吗?

幼儿的饭量没有一个绝对值。但是,营养学家们根据不同年龄的小儿需要多少营养,以及参考孩子的胃容量可以制定出一个供参考的进食量。如果孩子平均进食量与参考量相距甚远,达不到这个参考数值的 2/3,再除外一些特殊情况,如小儿患病、气候格外炎热等,同时具备下列情形,家长就应对此给予关注。

食量小到了已经影响孩子的生长发育。如婴儿期前 6 个月每月体重约增长 700 克,后 6 个月每月约增长 250 克,身长全年约增长 25 厘米;生后第 2 年体重增长 2.5～3 千克,身长增长 10 厘米;2～6 岁期间每年体重增加约 2 千克,身高增加 5～7 厘米,以上数值在医学上称为生长速度。如果孩子的生长速度不正常,就需要看医生。

导致食量小的原因,可以有胃肠道、肝脏的疾病,有微量元素锌缺乏、维生素 B_1 缺乏等问题。但在门诊时基本每天都可以遇到这样的家长,他们都是以孩子吃得"少"来就诊,但是通过身高体重加以判断,孩子的体格发育是在正常范围,还有一些孩子都是均值以上的发育水平,因此基本可以认定孩子食量少是家长的期望值过高在作祟。

22. 幼儿厌食是否要纠正?

厌食是指较长时间的食欲不振,这是目前幼儿中比较普遍存在的问题,也是家长们普遍关心的事。

如果是 1 岁前后的孩子,在辅食添加期间没有得到较好的过渡,孩子恋母乳或牛奶,造成厌食,对这样的孩子必须矫治。停母乳或牛乳,不能因孩子的哭闹而放弃努力。但是有的家长咨询时说,他的孩子只是在吃 3 顿正餐时表现为食欲不好。再追问一下是幼儿平时零食太多。只要孩子哭了闹了,家长就变着花样给零食吃;有的则认为舍得给孩子买好东西吃,才算体现了父爱母爱。因此,只要一看孩子饭吃得少一点,马上就以巧克力、奶油蛋糕来补充,这样孩子的肚子总是没有空,到吃饭时自然就不想吃了。这样的育儿方式也必须纠正,所以要减少或停止吃零食。

还有一些家长,营养知识较为缺乏,只知道蛋白质重要,每顿饭让孩子吃鸡、鸭、鱼、肉,而不是给平衡膳食。七大营养素(蛋白质、脂肪、糖类、无机盐、维生素、纤维素和水)没有按比例吃,只吃蛋白质含量高的食物,时间长了,就会影响食欲。对此,必须改变观念。此外,有的家长对不同年龄的儿童究竟吃多少食物合适,还不太清楚;而且不同人之间也有差异,不能强求自己的孩子与别的孩子一样,有些情况未必是小儿厌食。真正食欲不好的幼儿肯定会影响生长发育,也就是影响体重和身高有规律地增长。因此,家长一定要定期带孩子到儿童保健部门去检查身体,如果儿童体重和身高评价都较差,同时确实表现为厌食,平时也容易生病,这就不能忽视了,一定要请医生诊治,以免延误。

23. 怎样增进幼儿的食欲?

到了吃饭时间,孩子喊肚子饿了,坐在饭桌前,看见什么都想吃,这时家长一定很高兴。因为这证明孩子有健全的消化功能和良好的食欲。在增进孩子食欲方面,我们成人能做什么呢?

(1)保证孩子每天的活动量:运动是刺激、增进孩子食欲的基本要素。运动对促进孩子的生长发育有不可替代的作用。运动时的热能消耗使孩子对营养素的补充产生需求,同时胃排空也得到促进。

(2)食物的品种要多样化:单调的食品不仅影响食欲,也可造成营养素的缺乏。以粮食类为例,大米、白面、玉米面、小米都吃,对提高营养素的利用率有好处。

(3)变换食物的烹调方法:要注意食物的色、香、味及形状,并且要适合幼儿的消化能力。如鸡蛋,在幼儿的早期可做成蛋羹、鸡蛋软饼、青菜蛋花面条;稍大一点可做蛋糕、蛋炒饭、荷包蛋、猪肉炖蛋等。同样是面食可以做成小白兔形状再用红小豆做两只眼睛;做成青蛙状,用绿豆做两只眼睛。小儿感到好奇,也会增进食欲。

(4)让幼儿有选择的自由:幼儿所选的食物往往适合他自己的口味和生理需要。每天或每餐饭的食欲也会有所波动,但在较长一段时间里,各种营养素会自动平衡。只要他不是过分挑食、偏食,或者拒食基本食物如乳类、蛋类、菜类等,成人就不必强迫孩子一定吃什么。

(5)创造一个良好的进食环境:让小儿在安静、清洁、整齐的环境中进食。饭前不吃糖果、甜点心,不喝过多饮料。食物温度冷热合适。进餐时不要让孩子哭闹,保持情绪愉快。

需要指出的是,应当允许孩子有胃口不好的时候,这就像我们大人自己一样。胃口不好一定有机体内在的原因,但未必是我们很快就能判断出来的,可以给孩子几天自己调整的时间。在门诊时确有不少给孩子吃得太多而导致孩子食欲不佳的。只要是一个健康的儿童,成人又为他创造了以上条件,他的食欲一定会好。如果食欲差伴有精神状态不好,就一定要找医生了。

24. 零食可以吃吗?

有的家长由于担心吃零食会影响正餐,或担心甜的零食会引起龋齿而不让孩子吃零食。其实,随着孩子与外界的接触越来越多,迟早要学会吃零食的。况且,孩子处于快速的生长发育阶段,相对来说,比成人需要更多的营养素和热能。同时,儿童的胃容量有限,消化吸收功能相对较弱,每餐的进食量较少。所以,儿童两餐的间隔时间应该比成人短。零食正好可以作为营养素,特别是热能的一种补充。如果一开始就为孩子选择有利于健康的零食,并合理安排好吃零食和进正餐的关系,养成良好的口腔卫生习惯,零食可以成为孩子健康饮食的一部分。

对于小年龄儿童可选择的零食有各种奶制品,如酸奶、奶酪、蛋奶布丁、花色奶等;各种水果(也可以将水果切成小块,放入酸奶或蛋黄酱做成水果沙拉);果仁中含有较多的不饱和脂肪酸和各种微量元素,有利于儿童的生长发育和预防微量元素的缺乏,但小年龄儿童要注意安全,最好研碎吃;蒸白薯或南瓜可提供较多的纤维素,可预防便秘。普通的饼干、豆馅小面包虽然含有较多的糖,但作为热能的来源也是可以的。

零食也要相对定点,绝不能零食不离口。对于小年龄儿童,零食可以选择在两次正餐之间,特别注意不要与下一餐距离太近。应该从孩子开始进食,甚至只吃奶时,就应该养成良好的口腔卫生习惯,进食后及时用清水或淡茶水漱口,小婴儿喝一些白水。如果进食含糖量较高或黏性大的食物后,应由家长帮助或让孩子自己刷牙,以保证口腔的清洁。

25. 怎样纠正幼儿挑食、偏食?

幼儿挑食、偏食的不良习惯,会影响他获得全面的营养,影响身体的正常生长发育,家长应该帮助他纠正,这是正确的。但也不能操之过急,如采取哄骗打骂等强制手段,就更会引起孩子的逆反心理,其效果反而不好。因此,要讲究一定的方式方法。以下方法可供家长参考运用:

(1)不在孩子面前谈论某种食物不好吃,或者有什么特殊味道之类的话。

要充分利用小年龄儿童模仿性强的心理特点,对孩子不太喜欢吃的食物,多讲讲它们有什么营养价值,吃了以后对身体有什么好处,而且家长应在孩子面前做出表率,大口大口香甜地边吃边称赞哪些食物吃起来味道有多好。当孩子表示也想吃一点时,要及时表扬孩子。

(2)让孩子与全家人一起吃饭,或是与不挑食、不偏食的小朋友一起吃饭,创造一个愉快的进餐环境,并且鼓励他要向大人或小朋友学习。

(3)严格控制孩子吃零食。两餐之间的间隔最好保持在 3.5～4 小时,使胃肠道有一定的排空时间,这样就容易产生饥饿感。古语说:"饥不择食。"饥饿时对过去不太喜欢吃的食物也会觉得味道不错,时间长了,便会慢慢适应。

(4)改善烹调技术,不让小儿把不太喜欢吃的食物挑拣出来。如有的孩子不吃鸡蛋黄,可以把生鸡蛋与面粉调和,烹制鸡蛋软饼或是鸡蛋面条;不吃胡萝卜的,可以做成胡萝卜猪肉馅包子或饺子。等吃完饭,再告诉孩子他所吃的食物。

(5)给孩子安排丰富的户外活动,如骑小自行车、玩球、跑步比赛等,到了吃饭时间,让他洗洗手,安静一会,等有了食欲再吃饭。此时桌子上摆了各种食物,其中也有孩子不太喜欢吃的,但家长不要提醒他。孩子经过活动,肚子已很饿了,吃起来会觉得很香。只要他吃了以后没有恶心、呕吐或过敏等表现,说明这种食物对他是合适的。如果食后确有身体不适的表现,则要向医生请教,那就不属于挑食、偏食了。

(6)寓教于乐。在孩子的游戏中融入趣味性的营养科学教育。

26. 怎样预防幼儿挑食、偏食?

人的口味主要是由后天培养形成的,最明显的一个例子就是生活在不同环境的人群有不同的食物口味偏好。因此,从理论上讲,只要是适合于人类的食物,都可以通过反复接触而逐渐适应。

随着宝宝逐渐长大,他在能够很好吃饭的同时,对食物的喜恶也开始了。但是这种喜好并不固定,每天都可能变化,今天完全不吃的食物,明天有可能成为他的最爱,并且,与烹调的方法有很大的关系。这一阶段,是培养宝宝不挑食、不偏食的最关键时期。

首先,不要在孩子第一次不吃某种食物后就不再尝试。特别是在吃饭时,孩子还未说话,大人先说他不喜欢吃这个菜。这样一来,等于已经认定了他不爱吃,孩子便会一口都不尝了,从而让他向偏食的方向发展。其实,孩子可能只是有几次不喜欢吃某种食物,这时候不要强喂,但也不要轻易放弃,除非孩子对这种食物出现过敏反应。家长可以过一段时间,变一个做法,再喂给他。这样反复几次,孩子就会接受的。如果孩子喜欢吃某种食物,也不要吃得太频繁,因为这样一方面会导致孩子对这种食物的厌烦,另一方面也失去了品尝其他食物的机会,使可供孩子选择的食物品种越来越少。

27. 在讲营养方面父母如何起表率作用?

众所周知,父母亲是孩子的第一任老师,他们的言语行为、表情动作、饮食习惯等都在对孩子起着潜移默化的作用。在年幼无知的孩子眼里和头脑里,父母亲是最亲近、最值得信赖、最有权威和最应该受尊敬的人。因此,父母不论在行为道德方面、还是在讲营养、摄入食物方面,都应该严于律己,起表率作用,因为身教重于言教。在讲营养方面,父母应如何起表率作用呢? 我们认为,主要应从以下几方面入手:

(1)要学习、了解有关营养学知识,并联系实际,落实到日常生活中。当孩子刚能听懂父母亲的话,就要给他灌输正确的、易懂的营养知识。比如,要告诉孩子什么食物都应该吃,不能只挑自己爱吃的食物。

(2)在孩子面前从不谈论自己喜欢什么食物或不喜欢什么食物;从不谈论什么食物很难吃或有特殊味道等。当发现孩子不喜欢吃某种食物时,父母在孩子面前要故意地把这种食物大口大口地吃下去,并赞不绝口地加以称道。

(3)要为孩子准备平衡膳食。根据经济情况、季节与市场供应,为孩子提供多种多样食品,并做到比例合理,如粗粮与细粮要搭配着吃。当孩子不爱吃玉米面时,父母不要粗暴地训斥,可以把白面与玉米面混合发酵后,做成发糕,上面再撒些红枣,以诱导孩子;或是做玉米面粥,放些葡萄干,来引起孩子的兴趣。经过几次尝试,孩子大多均能适应。有的孩子不吃鸡蛋黄,则可以做鸡蛋羹或是将生鸡蛋与面粉调和后,做成鸡蛋饼等多种花样。等孩子吃下去以后,告诉他鸡蛋黄不是也很好吃吗? 这样孩子就不会再拒绝吃鸡蛋黄了。

28. 腹泻患儿的饮食应如何安排?

腹泻是婴幼儿常见的病症之一,可由多种原因引起,通常是喂养不当,饥饱失度,添加辅食过急或种类过多,环境温度过热、过冷等。由病毒、细菌感染引起的腹泻,主要和照看、护理婴幼儿人员的手和喂养用具等的污染有关。

不论何种病因的腹泻,每日大便次数可达 5 次以上乃至数十次不等,也常有恶心、呕吐等症状,部分还可有腹痛。腹泻时尽管幼儿食欲不好或拒绝食物,仍要坚持喂食,因为幼儿的胃肠道功能虽然降低,但仍可消化吸收部分营养素,如水、糖等。过去曾有医生主张先禁食,让胃肠道休息,现在认为这种观点是错

221

误的。为维护幼儿肠道功能并部分满足其对热能的需求,每日摄入食物总热能不低于往日的 70%。所以,母乳喂养要坚持,只要幼儿想吃,就可以喂;喂牛奶的孩子,每次奶量可以减少 1/3 左右,如果减量后小儿不够吃,可以添加含盐分的米汤,或哺喂胡萝卜水、新鲜水果或蔬菜水,以补充无机盐和维生素;辅食在腹泻期间可以暂停,待病症消除后再慢慢由小量逐渐添加,但要少增加脂肪量,原来添加的鱼肝油也可暂停;年龄稍大吃普通饭食的病儿,可吃粥、面条、软饭,里面可加些瘦肉末、鱼末、鸡蛋、豆腐和新鲜蔬菜末,这些食物均要切碎、煮透。特别要注意的是,腹泻患儿一定供给充分的液体,如果有世界卫生组织向各国推荐口服补液盐,可以按其说明配成液体,根据小儿情况分多次用匙喂食,没有口服补液盐时也可自配盐糖水(配制方法:温凉白开水 500 毫升+蔗糖 10 克+细盐 1.75 克)。此外,适当饮用胡萝卜汤和苹果泥,对于清除肠道细菌、帮助大便成形也由一定的作用。

　　一般孩子只要注意液体的充分供给,都能安全度过腹泻期。但在这期间家长一定要密切观察孩子的情况。一旦发现患儿口唇干燥、面色发灰、眼窝和囟门下陷、皮肤失去弹性(也就是在肚皮上捏起皮褶后放下,很长时间不恢复原状)、尿少,说明有脱水发生,应当尽快就医。

222

29. 贫血的幼儿应如何调整饮食?

　　营养性缺铁性贫血是小儿常见病之一。它不仅影响小儿的生长发育,削弱身体对疾病的防卫功能,严重者可致记忆力减退,智能发育障碍。面对营养性缺铁性贫血首先应从预防入手。其方法是:在婴儿期要合理添加辅食,补充含铁丰富的食物。5 个月左右的婴儿体内的铁元素基本耗竭,仅靠奶和奶制品已不能提供足够的铁,同时奶中提供的热能也相对不足。如此幼小的年龄可接受含铁米粉的补充。到 8 个月大时,可吃鸡蛋羹、猪肝泥、鱼泥、瘦肉泥等,以得到铁的补充;蔬菜和水果中有较丰富的维生素 C,它能促进食物中铁的吸收。幼儿期一定要纠正挑食、偏食和吃零食的不良饮食习惯。由于动物性食品中的铁较好吸收,同时肝中含铁量又最高,所以每日要吃一定量的动物性食物,可将卤猪肝、熘肝尖、鱼丸子等编入孩子的食谱中。瘦肉可切成肉丝与各种蔬菜一起炒,如肉丝青椒丝、肉丝扁豆、肉末芹菜等,既好吃,也能促进蔬菜中铁的吸收。动物血也是铁的良好来源,可切成方块与豆腐一起炒,称为红白豆腐。此外,还可按照说明补充一些铁强化食品,现在已有含铁饼干及用强化铁面粉做的各种面食。最重要的一点是持之以恒。

　　如果发现孩子患了营养性缺铁性贫血,家长不必惊慌,因为治疗缺铁性贫血的药物很多,而且疗效显著。最常用的是硫酸亚铁制剂,如血宝、宝宝福等;含有血红素铁的制剂有维血冲剂。对于轻度贫血,甚至不用服药,仅调整饮食,就能达到贫血治愈的目的。调整饮食的效果以血红蛋白上升到正常,并且隔1～2个月复查时仍然保持正常为指标。通过调整饮食,小儿免去了吃药的烦恼,贫血也得到了纠正,是非常切实可行,行之有效的方法。

30. 怎样为感冒发热的幼儿安排饮食?

　　1岁多的幼儿从母体获得的免疫力已消退,自身免疫系统又不完善,加之与外界接触增多,感冒发热的次数明显增加。在生病期间,除需要药物治疗外,孩子的饮食也应作出相应调整。发热是机体与入侵的病毒或细菌作"斗争"的表现,这时幼儿经常伴有食欲减退,胃肠的消化功能下降,而发热时心跳、呼吸增快,身体表面的水分蒸发也增多,造成了机体对营养物质及水分需要量的增加,这就形成了一个矛盾。针对这种情况,安排膳食的原则有以下几点:

　　(1)发热期间根据幼儿食欲可给往日食量的70%左右,供给水分应当充足。吃母乳的可以继续坚持,能吃多少就吃多少;食物选择和配膳应以易于消化及流质食物为主,如牛奶、藕粉、米汤、鸡蛋羹、菜汤、蛋花汤、稀粥等。用少量多餐的方式喂养;餐间佐以酸性鲜果汁,如山楂、红果、鲜橘汁等,不要用罐头水果或瓶装果汁,因为其中大部分的维生素C已被破坏了。米粥、菜汤不要太热,果汁不要太凉,均以温热为宜。

　　(2)退热后的恢复期,根据患儿的一般情况和食欲好转情况,逐渐从流质饮食向半流质或软食过渡,如面片汤、鸡汤挂面、肉末菜粥、馄饨、饺子等。

　　(3)病愈初期,为弥补幼儿患病期间所亏损的营养需要量,可适当增加热能和蛋白质摄入,合理的喂养方法是增加喂养次数,可以每日增加1餐饭,但要注意两餐之间的时间间隔,以3小时左右为宜,不要增加单次的食入量,以免加重幼儿的胃肠负担。待患儿食欲已恢复到生病前的状况,加餐可停止。

　　(4)遇到发热患儿的口腔有溃疡、疱疹或扁桃体化脓等引起咀嚼和吞咽疼痛时,最好先将食物晾温凉后再吃,这样可以减轻疼痛。面条汤、菜汤不要太咸,可加些味精和香油,以起到调味作用,促进食欲。奶和饮料不要太甜。饭后用凉开水漱口,这些均有利于口腔病灶的愈合。

　　对食欲较差的孩子,家长要有耐心和信心,如果孩子在退热后1周仍无食欲,应请医生检查,因为可能另有病因存在。

223

31. 为什么幼儿不宜穿松紧带裤？

新生儿至学龄前，不宜穿松紧带裤，最好能选择背心式连衣裤或背带裤。这是因为：

（1）此时期的孩子正处在快速生长发育阶段，肋骨较软，松紧带裤会影响胸腹部发育，容易形成肋外翻。尤其秋冬季节，内裤、衬裤、外加罩裤，从里到外有1～3条松紧带紧紧箍在孩子的胸腹部，大大限制了他的胸廓发育和呼吸运动。在夏天，松紧带部位由于透气性差，容易导致孩子出现痱子、皮炎、湿疹、接触性过敏等皮肤问题。

（2）容易出现衣裤分离现象。由于幼儿腰段尚未发育，随着他跑跳、下蹲，裤子常常滑脱下来而致衣裤分离，往往前面露着小肚脐，后面露着小腰板。衣裤分离不仅妨碍孩子活动，而且长期暴露腰腹部容易受凉，引起孩子脾胃不和、消化不良或腹痛、腹泻，直接影响孩子的健康。

学龄前儿童也不宜穿松紧带裤，而最好穿背心式连衣裤或背带式童裤。背带裤制作并不复杂，只要在裤腰前片左右两端及中线左右旁开7厘米处各钉上扣子，前片两端再各钉一布背带，该带端锁一扣眼，两条背带在后背左右交叉，绕过肩扣在前片中线旁的扣子上，而裤腰后片两端各锁一扣眼，搭扣在前片两侧扣上。这样当孩子上厕所时，只要将左右侧前后片搭扣解开，从后面将裤子往下拉，即可大小便。

在钉背带时，背带要相对长些，或用宽的松紧带作背带，以防孩子长高后勒着肩部。这种样式既可防止衣裤分离，又便于运动和较好的保暖。

32. 为什么要给幼儿穿满裆裤？

1岁内的婴儿尚不能控制大小便，尿布便成了婴儿不可缺少的特殊"服装"。为了便于更换尿布，家长常给小婴儿穿开裆裤。随着孩子渐渐长大，应注意培养孩子自主排便的能力。一般1.5～2岁的幼儿已能示意要大小便，应开始穿满裆裤，其原因如下：

（1）这时孩子独立活动能力增强，活动范围扩大，户外活动也增多，穿开裆裤冷风直灌入裤筒，孩子容易受凉生病。

（2）穿开裆裤使臀部、阴部暴露在外，极易感染或造成阴部外伤，尤其幼儿嬉要时常常席地而坐，如果穿开裆裤，很容易使地面上的细菌从小儿的肛门、阴道或尿道进入体内，容易患尿道炎、膀胱炎、泌尿系统感染，特别是女童尿道短，更容易患病。地面上的脏东西也会停留在外阴部刺激皮肤，引起局部瘙痒，手抓破后会继发皮肤感染。

(3)开裆裤还是婴幼儿常见的肠道寄生虫——蛲虫症的感染途径。患儿的手可因肛门瘙痒抓挠沾染虫卵,使虫卵经手-口入消化道而引起再感染。再说大型玩具如滑梯、坐椅、板凳上均可有蛲虫卵,如幼儿穿开裆裤,也会直接感染。

(4)穿满裆裤也可以防止男孩子玩弄生殖器而养成不良习惯。

因此,对较大婴儿、幼儿,特别是女童,应尽早改穿满裆裤,这样既安全又卫生。夏秋季天气较暖和,一条裤头或一条长裤就可以了,幼儿大小便时穿脱也方便。冬春季节气温较低,里面的毛线裤、棉裤可以是开裆的,外面的罩裤做成满裆的,穿脱起来比较方便。

(三)幼儿的护理与保健

1. 如何安排 1~2 岁幼儿的一日生活?

随生长发育和神经系统的日趋成熟,幼儿睡眠时间越来越短,清醒时间越来越长,逐渐有了一些生活规律。1 岁幼儿大脑皮质发育差,神经细胞分化不完善,神经髓鞘没有完全形成,任何小的刺激,都很容易引起泛化而产生疲劳,因此必须有充足的睡眠时间。1 岁幼儿的新陈代谢仍比较旺盛,加之活动能力增强,为保证正常的生长发育必须有足够的营养摄入。因此,在 1 岁宝宝的生活中,吃和睡是中心环节。一般而言,白天应睡 1~2 次,每次 2 小时左右,夜间应睡 10 小时,一昼夜应睡 12~14 小时。因其消化功能尚不够完善,应安排富有营养易消化的饮食,一日内可吃 4 次饭,两餐相隔 3~4 小时。活动及游戏时间3~4 小时,活动内容可灵活掌握,应注意动静结合,活动量要适当。

例如:一个 1 岁宝宝的一日生活大致可以这样安排

6:00~7:00	起床,坐盆,洗脸
7:00~7:30	早饭
7:30~8:30	室内外活动,游戏,做婴儿体操
8:30~10:30	喝水,第 1 次睡眠
10:30~11:00	起床,坐盆,洗手
11:00~11:30	午饭
11:30~13:00	喝水,游戏,室内外活动
13:00~15:00	第 2 次睡眠
15:00~15:30	起床,坐盆,洗手
15:30~16:00	进餐
16:00~18:00	室内外活动,游戏(17:00 喝水)

225

18:00～18:30　　　洗手,晚饭
18:30～19:30　　　室内外活动
19:30～20:00　　　盥洗,小便,准备睡眠
20:00～次日晨6时　夜间睡眠(根据具体情况,睡前可给一次晚点,但要注意吃后漱口)

在安排活动时,要注意饭前、饭后30分钟内不要剧烈活动;室内外活动、运动与安静的活动应交叉进行。

应该说明的是,每个孩子的生物节律是不同的,因此一日生活制度也不应千篇一律,上例仅作为参考。家长可以根据孩子的实际情况和家庭生活习惯做适当调整,为孩子量身定做一个既科学又容易执行的生活制度。

2. 幼儿出汗就一定是有病吗?

处于生长发育较迅速时期的幼儿,新陈代谢旺盛,体内产热能多,通过出汗可帮助散热,维持体温恒定。

正常情况下,当剧烈活动、天气炎热、穿衣过多、饭中和饭后、喝过热的饮料或恐惧害怕时,可引起小儿出汗。在幼儿刚入睡时,头面部、颈部、背部出汗,熟睡后不久出汗自然停止,这是由于控制小儿出汗的中枢神经系统尚未发育完善所致,也属于正常现象。汗多同时会伴随一些微量元素从汗中丢失,应加以补充。

假如幼儿在安静状态下,无任何原因而表现全身或局部出汗增多,甚至大汗淋漓,则应引起注意。当幼儿夜间出汗过多,伴有睡眠不实、夜惊,应考虑有佝偻病的可能;如幼儿夜间出汗过多,尤其是下半夜出汗,同时有低热、消瘦等症状,接触过结核病病人,则应想到是否患有结核病。

在除外幼儿疾病状态后,建议看中医,通过对幼儿体质进行辩证施治,解决出汗问题。

3. 培养1～2岁幼儿清洁卫生习惯要注意什么?

清洁卫生习惯直接关系到小儿的心身健康,随身体和心理的日益成熟,1～2岁小儿除坚持婴儿期的良好卫生习惯(如勤洗澡、勤换衣、定期剪指甲等)外,还应注意以下几点:

(1)这个年龄段的小儿会走、会跑,活动范围比婴儿期大了许多,而且好奇心强,对什么都感兴趣,地上的小石头、小木棍、小纸片、沙土等,都可让他们玩得不亦乐乎,小手也时常弄得脏兮兮的。因此,要培养小儿外出回来、饭前、便后用流动水洗手的习惯和正确的洗手方法,教会小儿用手绢儿擦鼻涕和眼泪。

226

(2)此时小儿乳牙已经萌出,可开始培养口腔卫生习惯。睡前及早晨漱口刷牙,开始由成人帮助,逐渐过渡到自己完成。睡前不进饮食,知道使用自己专用的盥洗用具,用完后放在固定地点。

(3)1岁半左右训练不用尿布,开始白天不用,逐步晚上不用。为小儿准备一个儿童用坐便盆或儿童马桶圈放在固定地点,逐渐培养孩子不随地大小便。

4. 1～2岁幼儿可以进行哪些体格锻炼?

体格锻炼是促进儿童生长发育、增进健康、增强体质和促进心理成熟的积极措施。一方面,锻炼能改善心肌供血,心脏收缩力加强,增加肺活量,促进新陈代谢,提高肌肉收缩力和耐力,促进骨骼生长,而且还能改善体温调节能力,增强机体对外界的适应和抵抗力。另一方面,通过长期的锻炼,有助于儿童勇敢、顽强、坚毅、自强、自信、自制、机智灵活、果断、沉着、开朗、热情等心理素质的发展,还可以培养在社会生活中的责任感、义务感,从而全面提高儿童的心理素质和促进个性的完美发展。所以,从小经常进行体育锻炼是非常重要的。

小儿的生长发育是有规律性的,因此要根据其年龄特点来科学合理的安排小儿的体育锻炼。正常1～2岁的小儿基本上具有独立行走的能力,活动范围较大,体格锻炼可有:

227

(1)要保证每天有2小时以上的户外活动,只要风和日丽,室外温度在0℃以上,就可让孩子经常在户外。

(2)根据孩子情况安排锻炼内容,对不会走路或刚走还不稳的孩子,主要锻炼走、前进、后退、平衡、扶物过障碍等动作,如捡皮球、扶杆蹲起、扶杆走路、拉小鸭车走、推车前进等活动;对走路较稳的孩子,重点锻炼跑、攀登和跳跃等动作,如追皮球、玩"藏猫猫"、学小白兔跳等,跳跃锻炼时先练双脚跳,再练单脚跳。

(3)在成人的带动下做竹竿操。方法:两名操作者分别坐在竹竿两端的小椅子上,两手分握两根竹竿端,孩子站在竹竿中间,两手分握竹竿,在两名操作者协调动作的带动下做竹竿操,内容由简到繁,使小儿全身得到锻炼。

(4)儿歌模仿操。早早操:两臂经胸前斜上举。做早操:原地踏步,双臂自然前后摆动。伸伸腿:双手叉腰,左(右)脚向前伸出。弯弯腰:身体前屈,反手拍打小腿。两手向上举:站直后,两臂上举。两脚跳一跳:双脚同时跳几下。边唱儿歌边做动作。

(5)有条件的家庭,还可带小儿去游泳和郊游,充分利用空气和水等自然因素进行锻炼。

5. 1～2 岁幼儿应接受哪些健康检查?

定期体检是对儿童按一定时间间隔进行的健康检查,它能让医生和父母系统地观察儿童的营养状况、体格生长和神经精神发育状况,了解在护理、喂养、教养和环境中存在的问题,尽早发现异常,采取相应措施进行预防和治疗。同时在体检过程中,医生还可针对每个孩子的具体情况给予个体化指导,面对面地解答家长的问题,进行科学育儿的宣教。

在北京市,按照要求出生后第 2 年的小儿应接受 2 次定期体检,一般安排在生后 18 和 24 个月(不同地区根据实际情况可能略有不同)。健康检查的内容包括:

(1)问诊:①喂养情况,家庭饮食习惯、喂养行为、有无挑食、偏食等不良习惯。②神经心理发育,大运动、精细运动、语言、情绪、自我意识、独立性等发育情况。③生活习惯的培养,如睡眠、体格锻炼、大小便控制、口腔卫生等。④预防接种完成情况。⑤曾患何种疾病,特别是传染病。

(2)体格测量:包括身高、体重、头围、胸围等。

(3)全身体检:检查小儿的发育、营养和精神状态、反应、内脏器官、脊柱和四肢等。

(4)智力发育监测:目前北京市已经开展了儿童的智力筛查(DDST),部分保健科可完成智力诊断性检查,智力监测时间可结合定期体检的时间。

(5)实验室及其他检查:根据体格测量和全身体检结果确定相应的检查项目,一般血红蛋白的检查至少 1 次,必要时可做尿常规、粪常规、肝功能、乙肝病毒表面抗原、X 线及微量元素检查等。

6. 幼儿肥胖的危害有哪些?

随着社会发展和生活水平的提高,肥胖已成为严重危害我国儿童身心健康的新问题。目前我国小儿肥胖症发病率有逐年上升的趋势,已经从 5% 上升到 10% 以上,单纯性肥胖的发病率为 5%～8%。判断超重和肥胖的标准有很多,目前临床常用的标准是与 WHO 同性别身高(长)的标准体重值比较:>15% 为超重,>20% 为轻度肥胖,>30% 为中度肥胖,>50% 为重度肥胖。

儿童特别是幼儿的肥胖并不是健康的表现,事实上它对儿童的健康产生极大的危害。一方面,肥胖可造成循环、呼吸、消化、内分泌、免疫等多系统的损害,使儿童出现脂质代谢异常、免疫力低下、呼吸道和消化道疾病患病率增加、性早熟等表现;另一方面,肥胖使幼儿的智力得不到充分发育,动手能力、辨别能力、认识事物的能力均不如普通儿童。因此,肥胖儿童的总智商和操作商常低于健康儿童。而且肥胖的孩子在交往中容易表现出抑郁和自卑感,他们对人际关系敏感、性格内向、社会适应能力低,最终在很大程度上影响儿童心理健康。此外,在幼儿期出现的肥胖,常常同时存在脂肪细胞的肥大和数目增加,若不加控制,易延续为成人的肥胖症,并与成人期高血压、冠心病、糖尿病的发病有明显的关系。

7. 幼儿入睡时有坏习惯怎么办?

经常会有父母抱怨他们的孩子睡觉有各种各样的坏习惯。如要咬着毛巾手绢等物品或含着手指才能睡觉,睡觉要摸着妈妈的乳房或抓着妈妈的耳朵等。这些坏习惯不仅会让父母感觉不适,还会影响孩子的身心发育。要杜绝这些坏习惯,应该从孩子一出生就开始培养其良好的睡眠习惯。

但是,如果小儿已经出现了这些坏习惯,就应及时给予纠正。如果任其发展下去,形成顽固性的习惯再想改正就非常困难了。

为了帮助小儿改掉这一入睡的坏习惯,很重要的一点就是全家人的意见应该一致,不要让孩子有可乘之机。平时家长可多和小儿讲讲这些习惯的坏处。如睡觉时咬着东西既不卫生,时间长了还会使小嘴和牙齿变得很难看等,也可以把这些道理编成小故事讲给他听,使小儿认识这些坏习惯的危害。

戒除小儿坏习惯需要一个过程,常用的方法是设法分散小儿入睡前的注意力,使他能对坏习惯逐渐淡忘,取而代之以良好的入睡方式。刚开始时可以试着让小儿在疲劳、有睡意时再入睡。有些小儿由于太困,一时顾不上就迷迷糊糊睡着了,慢慢地小儿就会忘掉那些坏习惯。对一些已形成很顽固习惯的小儿,要采取转移、更换的办法,可以先让他入睡时抱娃娃、布动物等玩具,以代替摸妈妈乳房、叼乳头、吃手指等不良习惯,以后逐渐过渡到不需要任何物品安慰就能自然入睡的良好习惯。常常是采用了一些适合小儿心理特点的办法后,小儿就会逐渐自然而然地改掉自己的坏习惯。当然,早发现早纠正更容易促使小儿改正。

8. 如何预防蚊虫叮咬?

随气温的升高,各种蚊虫也逐渐活跃起来,小儿被蚊虫叮咬后不仅会因局部痛、痒等症状而感到不适,还可能会感染疟疾、丝虫病、流行性乙型脑炎(简称乙脑)等传染疾病,危害健康。要想保护小儿不被叮咬需注意以下几点:

(1)全社会动员,搞好环境卫生,消除蚊虫的孳生地。

(2)家庭中可使用燃烧蚊香、电蚊香或杀虫剂来驱除和杀灭蚊虫,但一定要选择对人体特别是对儿童无毒害的。也可以悬挂蚊帐来防蚊。

229

（3）晚上蚊虫大量出现时，让孩子尽量待在室内，破损的纱窗和纱门要及时修理。避免带孩子接近沟渠、灌木丛等蚊虫孳生地区，若实在无法避免，要给孩子穿好衣服，尽量盖住暴露的皮肤，也可在皮肤上涂抹风油精、防蚊液等具有驱蚊效果的药品。

（4）教育小儿户外活动时不要捕捉蜜蜂或黄蜂，以免被蜇伤，房屋附近的蜂窝或黄蜂窝要及时清除。

小儿一旦被蚊虫叮咬，可在局部涂以清凉油、风油精、虫咬水等止痒药，以减轻炎症反应及皮肤瘙痒。还要避免小儿抓挠，以免引起继发感染。如果局部反应较重或出现全身症状时应及时去医院。乙脑流行地区的小儿要按时接种乙脑疫苗。

9. 怎样预防小儿烫伤？

幼儿是最容易发生意外的年龄。一方面此时孩子已能独立行走，活动范围扩大，而且好奇心很强，对所有碰到的东西都感兴趣，喜欢探个究竟；但另一方面，由于其运动功能尚不完善，动作不协调，容易发生磕碰。加之此期的儿童尚无能力预知其周围环境潜在的危险。所以此期的孩子最容易发生各种意外。

烫伤是幼儿期最常见的意外。家庭或托幼机构等幼儿养育环境中的日常用品如水壶、汤锅、油锅等常是造成烫伤的主要原因。烫伤严重危害孩子的健康，甚至危及生命，造成孩子和家庭极大的痛苦。

预防烫伤的措施：

（1）去除各种隐患：热水瓶、汤锅、油锅等不要放在过道或孩子够得到的地方；吃饭时应有专人照顾孩子，刚出锅的饭菜不要让他接触到；做饭时不要让孩子在厨房玩耍活动；孩子在外玩耍时家长要保证孩子远离有火及热源的地方。

（2）满足孩子好奇心：给幼儿提供一个安全的玩耍空间，准备些锅、碗、盆、匙，让他充分地玩耍，这样既满足了他的好奇心，又保证了安全。

（3）不要对孩子有过高的估计：幼儿期的孩子还不足以控制自己，亦无能力意识到危险的存在，所以家长不要期望通过训斥或订立规矩来使这一时期的孩子避免诸如烫伤一类的危险。

10. 小儿烫伤了怎么办？

一旦孩子被烫伤，家长不要惊慌失措，一定要冷静完成初步的处理，然后及时送至医院。

家庭初步处理原则：①去除原因、保护创面、避免污染：首先应去除造成烫伤的原因,将小儿抱离原地,用清水冲淋烫伤部位,此举即可降低局部温度,避免烫伤加重,又可止痛,减轻孩子痛苦;然后将被热水浸透的衣服脱下来,去除衣物时注意保护创面,切忌强行撕扯,以防加重创面损伤。如果衣服与皮肤紧紧粘在一起,可用剪子将未粘的部分轻轻剪掉。不要挑破皮肤上的水疱。为了保护创面,防止污染,可用清洁的被单等包裹。不要随便涂抹药膏,尤其是有色药膏,避免污染创面及影响烫伤程度的判定。②简单处理后及时送医院治疗。运送途中要让小儿平卧,可喂些淡盐糖水。

11. 怎样防止小儿坠床?

随年龄的增长,小儿的活动范围越来越大,各种各样的意外事故也越来越多,其中坠床是家中常见意外之一。轻者软组织损伤,重者骨折。如果一旦损伤颅脑,可能造成残疾,甚至危及生命。为避免事故的发生,建议家长做到以下几点:

(1)家居布置合理、安全:家长应意识到家居环境中有发生儿童意外事故的可能性。通常大多的家居设计和家具摆放都只满足成人的需要,很少考虑儿童的生理和心理特点,因此存在发生事故的隐患。家长只有清楚地意识到这一点,才能有意识地去避免。

(2)给孩子选择合适的小床:小儿的床应稳当牢固,床面距地面的高度最好<50厘米,这样即使掉下来,也不致摔得太重。床的四周要有围栏。当小儿在床上睡觉或玩耍时,应注意拉好床栏;床栏的插销应安装在小儿摸不到的地方,以防小儿在玩耍中无意将插销打开而坠床。床栅的间隔要紧密,或者可用毛巾被将床栅的缝隙盖起来,以免小儿从较大的缝隙中跌下。

(3)好好看管孩子:即使有了围栏,也非万事大吉。1～2岁的幼儿探索欲很强,已经不满足于在小床上玩耍了,他们可能很快就学会了登梯爬高,凭借这个本领,想翻过护栏并不困难。所以不要让小儿单独在床上玩,就是孩子睡着了,也应经常照看一下。尤其当床栏不够高或小儿已能轻易翻过床栏时,更不能麻痹大意。

总之,家长应对孩子的安全格外留心,虽然不必要每时每刻都陪在孩子旁边,但一定要尽可能让孩子在视野可及的安全范围内活动。

12. 1～2岁幼儿应打哪些预防针?

1岁以内婴儿所进行的各种预防接种是非常必要的,家长们往往也比较重视和配合。当小儿长大些,家长被通知带小儿打预防针时,有的家长会不解地问:"不是已经打过这种针了,怎么又要打呀?"实际上1岁以内打的一些预防针

231

是基础免疫,为了增强预防接种的效果,使免疫力的水平在原有基础上有所提高,有效的时间再延长,还需要经过几次加强免疫。加强免疫同基础免疫一样重要。

1～2岁幼儿需进行的加强免疫为百白破三联疫苗的预防注射。此外,在乙脑流行地区每年还应注射1次乙脑疫苗;流行性脑脊髓膜炎(简称流脑)流行地区每年注射1次流脑疫苗。未接种过乙肝疫苗的小儿,最好补种乙肝疫苗,应接种3次,第1次与第2次间隔1个月,第2次与第3次间隔6个月。在常规的预防注射之外,不同地区根据不同的疫情,防疫部门会建议适龄儿童做相应的免疫接种。

13. "春捂秋冻"的说法对吗?

随季节更迭及时增减衣物是保证孩子健康的重要手段。春秋两季是一年中气候变化最大的两个季节,春天气候由冷渐暖,秋季则正相反,天气逐渐转凉,此时孩子的衣服加减是很有学问的。那么,传统的"春捂秋冻"的说法究竟对不对呢?

春天到底该不该"捂着"点呢? 要回答这个问题应具体情况具体分析。入春后虽然总的趋势是气温转暖,但易出现寒流,气温变化大。因此,给小儿减衣服要慢慢减,并注意气温变化,当气温下降时应及时添加衣服。而不是不问青红皂白一味地"捂"着。通常小儿手心、后背或鼻尖有汗时,说明穿多了,应减衣服。而若有手脚发凉时则说明衣服穿少了。

那么,秋天孩子要不要"冻"着点儿呢? 一般说来,秋季的特点是昼夜温差大,尽管白天还比较热,但早晚会感到一丝凉意,尤其秋雨过后,气温会明显下降。此时要根据天气情况及时给孩子添加衣物,尤其是晚上若外出活动时一定要给孩子添加衣服。但也不要一感到有点凉,就大件套小件地都给孩子穿上。因为衣服过多或过少都容易导致孩子患病。

总之,小儿穿衣服应根据气候的变化适当增减。由于小儿衣服的多少与成人差不多,所以父母可把自己穿衣的情况作为孩子的参照。但当小儿活动较多,尤其是不停地跑动时,可以穿得比成人少些,因为小儿活动时易出汗,穿多了反而容易着凉感冒。

所以"春捂秋冻"的实质含义应是在季节变换时根据实际情况慢慢增减衣物,而不是简单地根据字面的理解一味地"捂"和"冻"。

因此,"春捂秋冻"的说法没什么错误,重要的是要正确理解其中的真正意义。

14. 幼儿冬天会长痱子吗?

痱子也叫汗疹。其发生多由于出汗较多,不能及时蒸发,排泄不畅的汗液阻塞毛孔而致。表现为皮肤上针尖大小的丘疹或丘疱疹,疹尖为白色,伴瘙痒,常成批出现。

痱子在炎热的夏天或高热潮湿的环境下易发。冬天虽然气候较冷,但室内如有取暖设备,温度也可能较高,如果这时衣服穿得也较多,孩子就可能出许多汗。如不及时清洁,时间长了也会长痱子。因此,冬天室内适宜温度为18℃～20℃,小儿的衣被也不要过多过厚;在室外玩耍时,也没必要穿得太多,一般以小儿手不凉,身上无汗为宜。如果活动时出汗,应及时用干毛巾擦干,条件允许时洗个澡更好。

如果冬天小儿身上长痱子,除去除原因外,要正确清洁局部皮肤,去除阻塞毛孔的汗液。切忌不充分清洁皮肤就反复应用痱子粉,那样会加重毛孔的阻塞,使痱子加重。

15. 1岁多的幼儿如何预防佝偻病?

佝偻病是由于维生素D缺乏引起的骨骼代谢性疾病,2岁以内的婴幼儿多发,是我国重点防控的疾病之一。佝偻病轻症表现为多汗、夜惊、睡眠不安等精神神经症状,重症可导致骨骼畸形,影响孩子的生长发育。

人体维生素D的来源有二:一是自食物中摄取,二是皮肤经阳光照射产生。2岁以内的婴幼儿食物中含维生素D均很少,如果日光照射再不足,就容易发生维生素D缺乏而发生佝偻病。

预防佝偻病的关键是保证每日有足量的维生素D供应。一般情况下,婴幼儿每日维生素D需要量为400国际单位,只要满足此用量就很少发生佝偻病。因此,我们也称每日补充400国际单位为维生素D的预防量。通常,天气晴好的情况下,孩子即使只裸露脸部,只要在户外活动累计2小时就足以产生足量的维生素D。但在阴雨天、雾天或北方的冬天,空气中的尘埃、水滴会对阳光中的紫外线产生折射,此种情况下须应用维生素D制剂,用量根据日光照射情况适当调整。没有户外活动者每日口服维生素D 400单位,有户外活动者根据户外活动的时间和天气情况选择适当的剂量。在应用维生素D的同时,家长应给孩子补充钙剂,一般每日应补充元素钙100～150毫克。

另外,对生病的孩子,尤其是一些体弱多病、晒太阳较少或生长速度较快的孩子,如早产儿、双胞胎、低出生体重儿、肥胖儿,维生素D及钙剂的用量较普通婴幼儿要大,家长应在医生的指导下用药,以免用量不足而致佝偻病。

16. 1岁多的幼儿在什么情况下容易出现低血糖？

糖是人体最主要的热能来源,血糖几乎是许多重要脏器如心、脑、血管等的惟一热能来源。因此,维持血糖稳定是保证这些脏器功能正常的必要条件。

血糖稳定取决于四个方面的因素:即食物中足够的摄入、胃肠道正常的消化吸收、肝糖原的正常储存和分解及正常的激素调节。通过这些因素的共同协调作用使人体血糖浓度保持稳定的动态平衡:既能保证向全身各组织提供足量的葡萄糖,又可将多余的葡萄糖转变成肝糖原在肝脏中贮存起来。当人体血糖下降时,肝糖原经过分解,可转变成葡萄糖进入血液,使血糖保持正常水平。

1岁幼儿由于胃肠道功能不成熟,容易出现功能紊乱,导致食物消化吸收不良,致使糖的吸收不足。同样,由于肝脏功能尚不成熟,1岁幼儿肝脏的糖原储存和分解等代谢作用较差,容易出现肝脏贮存糖原不足或释放葡萄糖不足,而导致低血糖。因此,在有进食不足或进食间隔过长、胃肠消化和吸收功能紊乱及肝脏疾病等情况时,孩子容易发生低血糖。

17. 怎样预防婴幼儿出现低血糖？

234

引起低血糖的主要原因是糖摄入不足或消耗增多。婴幼儿时期低血糖最常见于进食过少或进食间隔时间过长、胃肠功能紊乱等情况下发生。预防低血糖的措施:

(1)合理安排孩子的日常饮食:根据不同年龄阶段婴幼儿的特点安排适宜孩子一天的饮食,如对4~6个月内的婴儿尽量母乳喂养,按需哺乳;6个月以上的婴儿及时添加辅食;幼儿阶段每日定时进餐,饮食多样化、营养丰富、容易消化吸收。一般安排三餐二点较为适宜,这样可以保证有足够的糖摄入。

(2)选择适宜的进餐种类和方法:对于体质弱或患有疾病的孩子,应根据疾病情况,选择适宜的进餐种类及方式,如腹泻患儿可以选择易消化的食物少量多餐。

一旦小儿出现脸色苍白、出汗、无力伴饥饿感时,应想到低血糖发生的可能,立即给孩子喝杯糖水,并尽快送医院检查治疗。

18. 幼儿体内缺锌会导致哪些疾病？

锌是人体所必需的微量元素之一。它的功用很多,可涉及机体中几乎所有细胞的代谢。现已证实,体内有80余种酶的组成和代谢与锌有关,特别是蛋白质、核酸分解与合成代谢的酶都有锌的参与。锌对婴幼儿的生长发育、智力发育、免疫功能等也起着重要作用。当人体内锌缺乏或过量时,都会引起生理变化或病理改变而发生多种疾病。

每个人体内都含有一定量的锌，以保证机体生理功能的正常运行。通常小儿血锌的正常值为13.95±1.81微摩/升（91.14±13.43微克/分升）。如果体内锌低于正常范围值，在医学上称锌缺乏症，也就是人们常说的体内缺锌。锌缺乏症并非一独立疾病，其临床表现是多方面的，常使机体产生某些疾病，出现某些症状，如缺锌性侏儒症、肠原性肢体皮炎、小儿厌食症或异食癖、某些感染性疾病等。小儿缺锌往往是由于喂养不当、偏食、挑食等使锌摄入不足；或由于腹泻等原因使锌吸收不良而造成。

19. 幼儿缺锌有什么表现？

锌像其他营养素一样，在机体中发挥着重要的生理功能，影响着机体的生长发育及生殖器官、皮肤、胃肠系统和免疫等多方面的功能。小儿体内锌缺乏时最早的表现是食欲缺乏、味觉异常、偏食、厌食、异食癖甚或拒食，有的可反复发生口腔溃疡。如长期体内缺锌的小儿表现为生长发育迟滞、身材矮小，部分患儿还有智力发育落后、不规则脱发，口周、肢端及生殖器部位皮肤发炎并难以治愈，年龄较大儿童可有性发育延迟等。此外，由于锌的缺乏使机体的抵抗力降低，小儿往往易患感染性疾病，如反复的呼吸道感染及消化道感染等。

235

婴幼儿正处在生长发育旺盛时期，机体对锌的需要量也相对增多。但由于含锌高的食品多为海产品、硬壳类食物和瘦肉类食品中，使婴幼儿的获得受限；加上有些小儿饮食习惯不良，在婴幼儿期较易出现锌缺乏症。值得一提的是，目前运用在临床上的微量元素检查还不足以做出某种微量元素缺乏症的诊断。故当您的孩子有可疑表现时，应到医院就诊，由医生根据孩子临床表现并参考微量元素检查结果做出诊断，并给予及时恰当的治疗和饮食指导。

20. 怎样预防幼儿缺锌？

我们知道，锌在人体健康中发挥着重要作用。当其缺乏时，机体会发生生理或病理改变，从而造成不良后果。为了促进儿童的健康生长发育，应注意预防锌的缺乏。

（1）锌缺乏的预防首先应从母亲孕期开始。孕妇应科学合理地安排饮食，注意在各种食物中摄取足够的营养素。应食用含锌量较高的食物，如肉、蛋、肝、牡蛎、鲱鱼、花生、核桃、杏仁等。

（2）应提倡母乳喂养。婴儿出生后尽早哺乳。母乳中的锌易于吸收，尤其初乳中锌的含量较高。在母乳喂养的同时，适时合理地添加辅食，也是非常重要的。

（3）应注意婴幼儿良好饮食习惯的养成。不挑食、偏食，提倡饮食多样化，不要经常食用精制的米和面，如精白米、富强粉、巧克力等精制食品。因为在精细的加工过程中，食物的营养成分会丢失。

（4）饮食中应供给含锌量较高的食品，如鱼肉、蛋类、豆制品、坚果类等食物。含锌的食物很多，动物性食物含锌量高于植物性食物，吸收利用率也高。

（5）对于低出生体重儿、营养不良儿、长期腹泻、反复感染的幼儿，在饮食补充的同时，可服用适量的锌剂。

（6）已确诊为锌缺乏症的幼儿，应在医生的指导下服用锌剂，但不得滥用。锌剂服用过量也会影响体内其他微量元素的吸收利用，如导致铜缺乏或贫血，故应科学合理地使用锌剂。此外，治病要治本，应找到小儿缺锌的原因，给予病因治疗；饮食的补充和调整，在预防锌缺乏症中也是不容忽视的。

（7）我国营养学会推荐的每日锌元素摄入量为半岁内 1.5 毫克，半岁后 8毫克，1～3 岁 9 毫克，4～6 岁 12 毫克。由于产地不同，产品的含锌量也不同，以下数据供参考：每 50 克牡蛎含锌 5 毫克。每 50 克鸡肝含锌 1.2 毫克。每 50克花生米含锌 1.25 毫克。每 50 克猪里脊含锌 1.2 毫克。每 50 克特级稻米含锌 0.5 毫克。

21. 小儿"瘦"都是有病吗？

"胖"和"瘦"往往是人们判定孩子营养是否良好的指标，消瘦的孩子往往提示有营养不良或疾病的存在。那么，什么是真正的"瘦"，怎样正确判断孩子的胖瘦呢？

一般说来，孩子的身高、体重及体态等受遗传、环境等先天和后天的多方面因素的影响。因此，判定孩子是否"瘦"不能凭任何人的主观感觉，必须通过正规科学的医学测量，并将测量结果与正常同龄健康人群比对才能确定孩子的体格发育情况是否正常，有否"消瘦"存在。也就是说，"瘦"是医学诊断，属于"营养不良"的范畴，是科学概念，而不是任何人的主观印象或臆断。

对于看起来"瘦"的孩子，家长要注意观察孩子是否易患病，进食情况（包括进食种类、次数、饮食习惯等）是否良好，注意其与周围同龄孩子在体格和智力发育和能力上有无差异，并进行必要的医学检查。如果医学检查正常，孩子进食情况良好，与同龄孩子一样有活力，说明孩子正常，家长不必有不必要的担心；如果看着"瘦"的孩子虽经医学检查尚不能诊断"消瘦"及其他"营养不良"，但确实有进食不好，易患病等情况，就应在医生的指导下改变不良的饮食习惯，寻找病因，积极治疗疾病，并动态观察孩子体格发育情况，防止发展成为真正的

"消瘦"患者；对于经医院确诊"消瘦"的孩子，家长一定要在医生的指导下寻找病因，采取正规的综合的治疗方案。

总之，孩子是否"瘦"，一定要经过医生检查才能定论，不要妄下结论。

22. 小儿肝大是不是有病？

肝脏位于右上腹部。正常情况下，1岁以内小儿肝脏下缘在右锁骨中线肋缘下2厘米处，2～6岁在1～1.5厘米处可触及，质地软如口唇，边缘锐，表面光滑，无触痛。7岁以上肝脏在右肋缘下不应触及。超过上述范围即是肝大。

肝脏肿大并不是一个独立的疾病，而是许多疾病所共有的一种表现。引起小儿肝肿大的疾病可分为感染性疾病和非感染性疾病两大类。

（1）感染性疾病：包括全身感染和肝脏本身的感染，是最常见的原因。它可以由病毒（如病毒性肝炎）、细菌（如肝脓肿、肝结核等）、寄生虫（如血吸虫病、疟疾、肝包虫等）以及螺旋体（如肝梅毒、钩端螺旋体病等）引起。

（2）非感染性疾病：其中包括遗传代谢性疾病，如肝豆状核变性、半乳糖血症、肝糖原累积病等；血液系统疾病，如白血病、淋巴瘤、营养不良性贫血等；免疫性疾病，如儿童类风湿、皮肤黏膜淋巴结综合征等均可以引起肝肿大。另外，发生充血性心力衰竭时，因血液回流障碍引起肝肿大。

237

除此以外，在有些体质瘦弱，营养差的孩子由于脏器下垂、肝脏位置下移而表现为"肝肿大"的假象。

因此，如果发现孩子有肝大的情况，家长一定要及时带孩子到医院就诊，以免贻误病情。

23. 小儿脾大是不是有病？

人体的脾脏位于左侧第9～11肋间。小儿若在1岁以内能触到脾尖，且质地较柔软，属正常现象。若1岁以后在左肋下摸到脾脏则属于脾脏肿大。

脾脏属于免疫器官，还具有造血和贮血功能。是人体很重要的造血、储血器官。引起脾脏肿大原因很多，常见的有以下几种：

（1）机体造血需要增加时：脾脏具有潜在的造血功能，在婴幼儿时期，当出现贫血、大量失血、溶血及严重缺血或缺氧时，脾脏恢复其造血功能，以满足机体对血液的需要，此时可出现脾肿大。

（2）感染：当全身有急性或慢性感染时可出现脾肿大，其病原体可以是细菌、病毒或原虫。常见疾病有败血症、病毒性肝炎及多种全身病毒感染性疾病。是细菌或者病毒感染，也可以是寄生虫感染。常见的有全身败血症、风疹、麻疹、黑热病、疟疾等，都可引起脾脏肿大。

（3）血液病：由于脾脏有造血功能，当有严重的贫血、溶血、白血病等时，脾脏的造血功能加强而造成脾肿大。

（4）白血病及肿瘤性疾病：常见的有恶性淋巴瘤、何杰金病、恶性组织细胞增生症等，恶性细胞侵及脾脏而致脾肿大。

（5）遗传代谢性疾病及免疫性疾病：常见有酪氨酸代谢病、肝豆状核变性、类风湿等。

俗话说"脾大无小病"。因此，当发现孩子有脾脏肿大时，一定要及时带他到医院做全面的检查，以便查找病因，避免耽误病情。

24. 有的小儿为什么会出现"鸡胸"？

常见一些小儿解开衣服就看见胸部突出，称之为"鸡胸"。所谓"鸡胸"是指胸骨前突，肋骨也随之前突，如同鸡的胸脯一样。造成"鸡胸"的原因很多：

（1）维生素 D 缺乏是最常见的原因：维生素 D 缺乏可使钙、磷代谢发生障碍，不能将钙盐沉积在骨骼上，而致骨骼发育障碍，也称之为维生素 D 缺乏性佝偻病。当小儿患维生素 D 缺乏性佝偻病时就容易出现"鸡胸"。

（2）胸部疾病，特别是慢性胸部疾病：最常见的有慢性支气管炎、心脏病、慢性支气管哮喘等。这些疾病均可造成肺气肿和心脏扩大。由于小儿骨骼较柔软，扩大的心脏和肺气肿使胸部膨隆，便可造成"鸡胸"，有的可造成胸部的其他畸形。

（3）先天因素：有些小儿在出生时就有"鸡胸"，这是小儿先天性胸骨发育畸形的表现。

25. 小儿"鸡胸"怎么治疗？

小儿患了"鸡胸"后，首先要确定其产生的病因，再看"鸡胸"的严重程度如何。

如果"鸡胸"是由于慢性支气管哮喘病引起的，那么首先要治疗慢性支气管哮喘。对于由佝偻病引起的，就要补充维生素 D 和让小儿多晒太阳，佝偻病好了，"鸡胸"也就不再发展了。这在医学上称之为治疗原发病。

如果是由于疾病或先天性因素造成的"鸡胸"，只要是轻度的，都可以通过加强体育锻炼，特别是扩胸运动得以纠正，因为这时小儿的骨骼较柔软，还有恢复的可能。对于重症的则需手术治疗。手术的年龄一般以 5 岁左右为宜。如果患儿是第 1 次看病应该去内科，以确诊疾病的原因，需要手术治疗的再看外科。由于医学的进步，外科手术的最佳时间也会发生变化，最好在内科确诊后即到外科，听听外科大夫的意见。

238

26. 什么是先天愚型?

先天愚型又称 21-三体综合征或唐氏综合征,属染色体病。染色体病是由于染色体的数目异常或结构畸变所引起的疾病,可发生在常染色体上或性染色体上。我们都知道,在正常人体细胞内有 23 对染色体,其中第 1 对至第 22 对为常染色体,男女都一样。第 23 对染色体为性染色体,它决定人的性别是男还是女。

先天愚型的人是在第 21 号染色体上多了 1 条,所以称之为 21-三体。在活产新生儿中的发病率是 $1/700～1/1\,500$,随孕母年龄的增高而发病率增高,35 岁以上孕母的新生儿先天愚型的发病率可高达 $1/300～1/45$。

先天愚型的特征为特殊面容和智能发育落后,并可伴有多种畸形。典型的面容为眼距宽、眼裂小、双眼外眦上斜、耳小、面部平、塌梁鼻、舌常伸出口外。生长发育落后、头小体矮。四肢无力、手短宽厚,指纹异常,掌褶常呈通贯手。精神发育落后,智商低下,且部分伴有先天性心脏病、免疫功能低下、无性发育等。

先天愚型儿多发于高龄孕妇,或在孕期接触化学物质、放射性物质以及患病毒感染性疾病等。目前对先天愚型尚无特殊治疗,只能对其进行智能发育训练以提高智商水平。为预防先天愚型的发生,要做好孕前和孕期保健,如孕期的定期检查和先天愚型的筛查等。

27. 什么是先天性甲状腺功能减低症? 如何治疗?

先天性甲状腺功能减低症(先天性甲低)是儿科常见的内分泌疾病之一。由于某些先天性因素的影响使甲状腺激素合成障碍,分泌减少,最后导致患儿身材矮小、智能落后。发病率为 $1/4\,000～1/3\,000$。引起先天性甲状腺功能低下的原因很多,多见于甲状腺缺如(无甲状腺)、异位(甲状腺在胸腔或舌下等)、甲状腺发育不良和甲状腺激素合成障碍(酶的缺陷)等。

甲状腺激素是人体不可缺少的一种激素。人体正常的生理活动如机体的新陈代谢,生长发育(尤其骨骼发育),水盐代谢,以及蛋白质、糖、脂肪代谢等均离不开甲状腺激素。当甲状腺激素缺乏时,小儿可出现智能发育落后和体格生长障碍。出生时大部分患儿无明显症状,部分患儿可有黄疸时间延长,便秘,腹胀、脐疝、吃奶差等,随着年龄增长逐渐出现智力低下、体格生长迟缓或停滞的表现并出现黏液水肿等,患儿可有两眼间距宽、塌鼻、厚嘴唇、舌常伸于唇外的特殊面容及四肢短小,个子比同龄小儿矮小,走路如鸭子步态等。

由于先天性甲状腺功能减低症对患儿脑发育的损伤是不可逆的,因此需要

239

早期的发现和诊断治疗,治疗的越早效果越好。新生儿疾病筛查是早期发现和诊治此病的最有效的方法。只要患儿经过早期和规律的治疗,其智能和体格发育均可达正常同龄儿的水平。

先天性甲状腺功能减低症的治疗方法为口服甲状腺激素,以补充体内甲状腺激素的不足,故也称为激素替代治疗。由于患儿处于生长发育阶段,需随小儿的发育而调整药量,因此服药后要进行定期的复查监测。至于治疗时间的长短,则需根据患儿的病情而定。如果患儿根本无甲状腺或异位或激素合成障碍等,则需要终生替代治疗;如果是暂时性甲状腺功能减退,则治疗一段时间后医生会酌情考虑是否停药观察。因此,患儿一旦被诊断此病,应立即在医生的指导下开始正规系统的治疗。

28. 什么是苯丙酮尿症?如何治疗?

苯丙酮尿症属遗传代谢病。主要由于苯丙氨酸羟化酶及其辅酶的基因突变导致苯丙氨酸羟化酶及其辅酶的活性减弱或消失,使苯丙氨酸代谢紊乱,苯丙氨酸及代谢产物在体内蓄积,致使患儿出现智力低下、惊厥发作、头发黄、皮肤白、尿有特殊的鼠尿臭味等。

240

苯丙酮尿症为常染色体隐性遗传,患儿父母各带有1个致病基因其表现正常,但他们将各自的致病基因传给了患儿,因此患儿携带了1对致病基因而发展成为病人。此病发病率大约是万分之一,若不能早期诊断治疗可造成患儿中枢神经系统的不可逆损伤,最终发生智力残疾。新生儿疾病筛查是使患儿得到早期诊断、早期治疗,避免智力残疾发生的最有效的方法。

苯丙氨酸是人体必需的氨基酸,也是合成蛋白质的氨基酸之一。人体获得的苯丙氨酸主要来源于食物中的蛋白质。因此,对于苯丙酮尿症的治疗,目前采用的是低苯丙氨酸饮食控制的方法,即限制食物中蛋白质的摄入,以减少和限制苯丙氨酸的摄入量。同时,用经过特殊工艺加工的不含苯丙氨酸的治疗奶粉或蛋白粉提供机体所需的蛋白质,以满足患儿生长发育的需要。此种特殊饮食治疗需要在医生的指导进行,医生将根据患儿的具体情况,调整特殊奶粉的入量及添加天然食物的种类和量,制订出个体化食谱,使血中的苯丙氨酸浓度保持在允许范围内。此外,患儿在低苯丙氨酸饮食治疗过程中需定期进行监测,随时调整食谱以保证满意的治疗效果。此病需要长期治疗甚至终生,要树立治疗的信心。患儿只要早期诊断、早期治疗,智能和体格完全可以达到正常同龄儿的水平。

29. 什么是小儿异食癖?

小儿对一日三餐中能吃的食物不感兴趣,却经常喜吃些诸如泥土、棉花、旧纸、糨糊等非食物性的东西。对于进食这些非食物性东西的嗜好,医学上称之为异食癖。

患有异食癖的小儿多有食欲差,挑食、厌食;头发常干枯而发黄,面色苍白而无光泽;有的小儿有腹胀、腹痛、消瘦等症状。如果不及时治疗,久之可以影响小儿的生长发育,致使小儿生长发育迟缓、抵抗力下降,很容易经常反复发生呼吸道感染、消化道感染或其他系统的疾病。

小儿异食癖多发生在患有营养不良,营养不良性贫血,微量元素缺乏(如锌、铜的缺乏)和肠寄生虫病(蛔虫症多见)等的儿童中。

发现小儿有异食癖后要及时到医院进行检查,确定病因,及时治疗。不要打骂小儿,以避免增加小儿精神压力而加重病情。对于年龄较大的小儿可以通过给他讲道理或讲故事,说明吃异物的危害性,帮助其改掉异食的嗜好,但是最重要的还是病因治疗。

30. 为什么有的小儿夜间肛门发痒?

常常可以看到有些小儿晚上睡觉时表现出不安、烦躁或夜惊,同时出现手不停地抓挠肛门。如此时家长能够查看一下孩子的肛周,就会发现在肛门的皱褶处可以看到许多白色的细小线虫,这是患了肠道寄生虫病——蛲虫病的表现。

蛲虫细小如线头,乳白色,雌虫大,长8～13毫米,雄虫小,长2～5毫米。它的虫卵很小,但接触空气后约6小时就可发育为成虫,而且具有感染性。患有蛲虫病的小儿大多无明显症状,但由于雌虫在夜间会从肛门爬出,在肛门周围产卵,容易引起肛门周围和会阴部奇痒。蛲虫病的传播主要是通过污染虫卵的手指经口传播。小儿用手搔痒肛门时,在手指上沾染虫卵,再经口导致自身感染。也可经过污染虫卵的床单、被褥、内裤、便盆、玩具等传播。也有可能随含有虫卵的尘埃被人体吸入,经鼻咽进入消化道而传播。由于蛲虫的生活史简单,又不需要中间宿主,因此蛲虫病极易传播。本病儿童多于成人,在集体儿童机构生活的儿童感染率更高,可达到70%。

预防本病方法很简单,就是要教育儿童养成良好的卫生习惯,饭前、便后洗手,患儿每次排便后,用温水洗净肛门。纠正小儿吸吮手指的不良习惯,注意个人卫生,经常修剪指甲。不喝生水,不吃生的蔬菜与未洗净的瓜果。幼儿应穿松、软、宽的满裆裤,临睡前戴好手套。每日更换内衣、内裤,并用开水烫泡,再

241

在日光下曝晒。被单、被里要勤晒、勤洗。

蛲虫在人体内寿命不超过 1 个月，如能避免重复感染，即使不用驱虫治疗也可自愈。药物驱虫应与预防措施同步，才能达到根治的目的。因蛲虫的雌虫每天夜间到肛门口排卵，在临睡前洗净肛门后，将蛲虫膏涂抹于肛周皮肤上，不但可以起到止痒的作用，还可以杀虫以减少自体的重复感染。还可配合服用驱虫药，但应听从医生的医嘱。

31. 小儿哭闹为什么有时会背过气去?

有些小儿在哭闹剧烈时往往一口气好长时间缓不上来，俗称"背气"。此种现象医学上称之为"屏气发作"，是婴幼儿期较常见的一种神经官能症。

背气发作常见于婴幼儿时期，一般于小儿负性情绪剧烈时发生，愤怒、恐惧是常见的诱发原因。背气发作表现有轻有重，大多情况下仅表现为剧烈哭闹后出现呼吸暂停，发绀可有可无，不到 1 分钟即好转，恢复正常；极少数严重者则有明显的发绀及意识丧失，有的甚至可继发惊厥(俗称"抽风")。

背气发作的诱因和发作特点一般有明显的特征，家长容易识别。但重症病例则需要及时送到医院进行治疗并和癫痫进行鉴别。

本病一般不会产生后遗症，无特殊的治疗措施，强调预防为主。预防措施包括营造良好的家庭氛围、培养孩子良好的生活习惯，及时帮助孩子解决问题等措施。

32. 2 岁以下幼儿发现腹痛要注意些什么?

腹痛是小儿时期最常见的症状之一。当发现小儿腹痛时要注意以下两方面的情况:

(1)腹痛发作的特点:若腹痛为慢性反复性，发作时孩子虽有哭闹，但无明显痛苦表情，一般情况较好，很少或不伴有其他症状。腹壁软，喜揉按，间歇期一切正常，则多为功能性腹痛。常见于肠痉挛和肠蛔虫症等，一般不需要紧急特殊处理，择期去医院检查有否蛔虫症即可。但对有慢性胃肠疾患的家庭要注意查一下孩子的剑突下(心口窝)的位置有无固定压痛，以除外慢性胃炎或十二指肠炎。急性持续性腹痛伴阵发性加重多提示外科急腹症，此时腹痛剧烈，孩子表情痛苦，往往不敢伸腰，腹部拒按，有明显压痛，同时往往伴有其他症状，一般情况差。需及时到医院检查，以免延误治疗。

(2)腹痛的伴随症状:急腹症往往伴有发热、呕吐、腹胀排便及排气异常等。因此，对有腹痛或疑有腹痛的孩子，一定要注意有无这些伴随表现，注意全身情况是否良好，并及时带孩子去医院就诊，避免耽误病情。

33. 小儿得了脑膜炎、脑炎对智力有无影响?

儿童时期由于血脑屏障发育的因素,使得小儿的中枢神经系统易受到侵袭。人体的中枢神经系统是由脑和脊髓组成。脑的外面又有一层被膜包裹,称为"脑膜"。我们说的脑膜炎、脑炎是指病原体侵犯了脑膜或脑实质而引起发炎,可使中枢神经受到损害。这两种病的症状都有发热、头痛、呕吐,严重者还会出现抽风。至于得了脑膜炎、脑炎对智力有无影响,取决于病原体的毒力、数量、病变的范围和病情的轻重程度。如果小儿发生抽搐、频繁发作,持续时间长,脑缺氧严重,或者有的病毒直接侵犯脑组织,就会造成脑细胞损伤,日后影响智力的可能性就大一些。

34. 如何发现小儿食管异物?

意外情况的发生往往是在看护人未注意时。当看护人照看小儿临时走开一会,可能就会出现不该发生的事。比如小儿玩耍时不慎吞入花生、瓜子等小粒食物,这在儿童期是常有的事,关键在于父母要及时发现,避免给小儿造成更大的损伤甚至出现生命危险。

根据解剖学的特点,小儿的食管不同于成人食管,它的管道细长,有的部位非常狭窄,当误吞入花生米、瓜子这类食物,常常会卡在狭窄处,表现为哽咽的症状,流口水,吃东西后呕吐,严重者会出现咳喘、憋气。这时要马上去医院,医生通过听诊、X线检查,确定所吞入异物的位置,及时采取手术取出。

243

35. 小儿食管有异物怎么办?

如果发现小儿食管可能吞入异物时,先不要慌,迅速向看护人了解可能吞入的异物情况,如是金属、还是食物,了解吞入物的大小。观察小儿表情是否很难受。同时带小儿尽快赶到医院,请医生检查一下。有些异物体积小,非尖锐物,可自肛门排出体外。自肛门排出的时间一般在2~3日之间,但也有数周才被排出。有些就必须在医院请医生使用专门的器械取出。还有的吞入物可能会嵌顿在食管最狭窄的部位,引起食管炎,还可能因为嵌顿时间过久发生胸膜炎或脓肿、食管气管炎。因此,照看小儿时一定要细心。

36. 男孩阴囊里有水是怎么回事?

为保证睾丸的自由活动,在睾丸周围的鞘膜囊中有少量的黄色液体。当这种液体过多,摸阴囊有水波感时,我们称之为鞘膜积液。这就是有的小男孩的阴囊较一般正常小男孩的阴囊大(特别是在站立时)的原因。

按是否与腹腔相通鞘膜积液分为两种,一种是鞘膜有一细管与腹腔相通,小儿平卧时间长后,积液可以进入腹腔,阴囊中的液体消失,但消失较慢,站立后又会出现,这种称之为交通性鞘膜积液;另一种则为非交通性鞘膜积液,即阴囊中的积液不论是多是少,其形态不随体位的改变而改变。按积液位置的不同也分为两种,位于睾丸鞘膜的称为睾丸鞘膜积液;位于精索段的称为精索鞘膜积液。两者都主要表现为阴囊肿物,一般无触痛亦无自觉痛。

还需注意的是腹股沟疝的形成。小儿鞘状突未能自然闭合时,当剧咳或便秘时导致腹压增高,易将其他脏器,如小肠等,挤压至腹股沟形成疝气。鞘膜积液和疝气是不同的:用手电筒透照阴囊部位时,可见肿物是全部透光红亮的,我们称之为透照试验阳性,而疝气则为透照试验阴性。婴儿和新生儿的鞘膜积液有自愈的可能,应随诊观察至1岁。如果1岁后不见缩小或肿得更为严重或伴有疝气,则需手术治疗。但非交通性鞘膜积液如肿块很小,张力又不大,不妨碍小儿的正常活动,可不必手术治疗。

37. 幼儿碰伤头部后怎样判断有无脑震荡?

1～2岁的幼儿走路不稳、协调性差,又对危险认识不足,容易发生各种意外,如摔伤等。

脑震荡是指外伤后发生的暂时性脑功能障碍,一般脑组织无可见的组织损伤,是脑外伤中比较轻的一种情况。

轻型脑震荡一般表现为短暂的意识丧失(不超过30分钟),伴呕吐1～2次及轻微头痛。一般休息2～3天就可恢复正常。重度脑震荡呕吐、头痛及意识丧失情况则较重,有时不容易与颅内出血等严重颅内损伤相鉴别。

因此,对发生脑外伤的孩子,家长最好不要存侥幸心理,要及时带孩子去医院就诊,听从大夫的诊治建议,避免耽误病情。

38. 幼儿碰伤头部后如何判断伤情的轻重?

1～2岁的幼儿走路不稳,头重脚轻,容易摔倒发生头部磕碰而致脑外伤。小儿头部碰伤后,要注意观察以下几方面的症状,以判断病情的轻重程度:

(1)要注意小儿的意识有无改变。若小儿碰伤头部后,神志一直清醒,说明伤较轻;若有意识丧失,且持续时间较长(超过半小时)则提示伤势严重。

(2)要注意小儿伤后有无头痛、呕吐现象及其程度。如果在碰伤头部后无头痛、头晕,亦无呕吐者,为轻伤;若有头痛、呕吐,则提示病情较重,一般呕吐及头痛的程度与伤势的严重程度呈正比。

(3)注意观察孩子伤后有无惊厥。头外伤后只要发生惊厥,则高度提示伤情严重。

(4)对头外伤的小儿,家长一定要在第一时间检查鼻道及外耳道有无流水和(或)流血,若有这些情况提示有颅底骨折。

需要说明的是:让家长们掌握一些孩子脑外伤相关的要点知识的目的并不是让他们根据自己对伤情的判断决定是否带孩子去医院,而是为了有效帮助他们在孩子受伤的第一时间里能冷静而有序地记住孩子受伤后的初始表现,以便向医务人员提供可靠的第一手资料,为医院及时做出正确的诊断和治疗方案提供宝贵的依据。

39. 小儿麻痹症是空气传染的吗?

小儿麻痹症在医学上称脊髓灰质炎,民间俗称"小儿麻痹"。

脊髓灰质炎是由脊髓灰质炎病毒引起的急性消化道传染病。患者及无症状带毒者为本病的传染源,其排出的粪便中含有大量的病毒,通过污染的食物、水、手及生活用具传播。传播主要经粪—口途径,只在发病初期(约1周内)病毒在咽部繁殖时也可由飞沫传染。未接种脊髓灰质炎疫苗的人群对此病普遍易感,以1～5岁的小儿较为多见。人群感染病毒后大多数表现为隐性感染,发病者仅占少数。发病主要在夏秋季。

随着我国计划免疫工作开展和不断完善,很多传染病已消灭或接近消灭。目前,脊髓灰质炎在我国已接近消灭。

245

40. 小儿麻痹症有哪些表现?

小儿感染了脊髓灰质炎病毒后,90%～95%为隐性感染,只有少部分小儿发病。

本病的典型过程分为5期:前驱期、发热期(瘫痪前期)、瘫痪期、恢复期及后遗症期。目前典型病例已非常少见。

前驱期主要表现为发热、头痛、咽痛、恶心、呕吐、腹痛、腹泻,以及呼吸道、消化道症状,往往被误诊为感冒或肠炎,一般持续1～4天症状消失。前驱期后1～6天体温再度升高(亦称"双峰热"),同时头痛加重、烦躁、出汗、全身肌肉疼痛,以颈背四肢肌肉为甚,伴肌肉颤动、感觉过敏、不愿让大人抱,进入瘫痪前期。病情若继续发展,在第2次发热3～4天后,出现逐渐加重的弛缓性瘫痪,则进入瘫痪期。此期瘫痪的特点是不规则、不对称,多见单侧下肢的瘫痪。瘫痪出现后1～5天退热,体温正常后瘫痪不再进展。瘫痪后1～2周进入恢复期。2个月内瘫痪恢复最快,患儿多数在1年内完全恢复。如2年后肌肉瘫痪不能恢复,可出现畸形,表现为肢体萎缩变形、脊柱前凸或侧凸、足内翻或外翻等,是为后遗症期。

临床上,可根据其病情的发展情况将小儿麻痹症分为顿挫型、无瘫痪型和瘫痪型。前驱期后不再发展称为顿挫型,停止在瘫痪前期者称为无瘫痪型,进入瘫痪期者,称为瘫痪型。

41. 如何预防小儿麻痹症?

小儿麻痹症是一种严重的消化道传染病,可造成患儿终身残疾,严重危害儿童健康。因此,预防此病的发生是非常重要的。

传染病的总的预防原则是消灭传染源、切断传播途径和保护易感人群。具体到不同的传染病,其预防的措施不尽相同。

预防小儿麻痹症最有效的方法是服用小儿麻痹糖丸疫苗,服用时一定要按计划免疫程序及要求进行,以保证效果。此外,还要注意饮食卫生和饮水卫生,养成良好的卫生习惯,饭前便后要洗手,瓜果、蔬菜要洗净。在疾病流行期间,不带孩子去拥挤的公共场所,减少传染机会。并加强身体锻炼,增强孩子的抵抗力。

42. 小儿麻痹后遗症如何治疗?

246

脊髓灰质炎后遗症期的瘫痪,是病毒感染导致脊髓神经细胞坏死的结果。神经细胞一旦坏死就不可能恢复,从而使其支配的肌群功能不能恢复,形成顽固性瘫痪。此时任何的治疗效果都是有限的,家长不应该对治疗效果有过高的期望值。

治疗小儿麻痹后遗症的方法很多。如:①穴位刺激。②针刺疗法。此两种方法适用于年龄小、肢体萎缩轻的早期患儿。③穴位结扎配合推拿及功能锻炼。④可根据肢体畸形的性质采用不同的夹板或矫形鞋以矫正畸形。⑤外科手术治疗,适用于畸形严重且有手术条件者矫治。此外,还有理疗、中草药口服及熏洗等。无论采用何种治疗,均应坚持不懈地配合按摩及患肢锻炼,以减轻肌肉萎缩并促进功能的恢复。

43. 什么是支原体感染?有哪些特点?

支原体如同我们熟知的细菌、病毒一样,也是一种常见的病原体,其可导致全身感染,引起多个脏器损伤,但最常见的还是呼吸道感染。支原体是一大类,导致人体感染的最常见的是肺炎支原体。

人感染肺炎支原体后,最常表现为肺炎。肺炎支原体肺炎的临床表现特点在近数十年来发生了很大的变化。20余年前,支原体致病力较弱,感染后肺部炎性损害较轻,临床突出症状为咳嗽,发热及其他感染症状不重。而近年的支原体感染则表现有明显的发热,且热程长、症状重,咳嗽剧烈,肺内损害明显,可有片状组织坏死。查体时肺内往往无明显啰音。血常规显示白细胞及其分类正常。胸片表现为肺内片状实变阴影。

肺炎支原体感染应用青霉素及先锋霉素类药物无效,大环内酯类抗生素如红霉素、罗红霉素及阿奇霉素等有效。

44. 百日咳有哪些表现?如何防治?

百日咳是一种由百日咳杆菌引起的急性呼吸道传染病,传染性很强。多见于5岁以下的儿童。其特征为咳嗽逐渐加重,呈典型的阵发性痉挛性咳嗽,在阵咳终末出现深长的鸡啼样吸气性吼声。本病的潜伏期一般为7～14天,最长可达21天。起病时主要表现为上呼吸道感染征象,如低热、流涕、眼结膜充血、流泪和轻微咳嗽。经过1～2周,上述征象逐渐缓解,而咳嗽不减,且日渐加重。突出表现为阵发性痉挛性咳嗽。咳嗽成串出现,每次咳嗽连续十至数十声,直至咳出黏稠痰液或将胃内容物吐出为止。连续不断的咳嗽使肺部急速换气,不得不长吸气。当空气急速经过痉挛的声门时就发出一种高调的鸡啼样长吸气声,俗称"回钩声"。常常是白天轻,夜间重。如此剧烈的咳嗽常常会导致患儿颜面眼睑水肿、鼻出血、咯血、眼结膜出血,甚至导致营养不良。在阵咳间歇时,患儿可活动玩耍如常。经过2～6周,重症者可达2个月以上,痉挛性咳嗽开始缓解,咳嗽逐渐减轻,再持续2～3周,咳嗽方止。由于长时间的咳嗽、呕吐及休息不好,患儿体质下降,容易并发肺炎、中毒性脑病等并发症,严重影响小儿的健康。

此病必须进行积极的预防和治疗。其防治措施如下:①按计划进行百白破疫苗的预防接种,必须按程序完成全部3次的预防注射,以获得有效的预防免疫效果。以后还应定期进行加强注射。这是预防此病发生的最好方法。②对于密切接触过百日咳患儿的易感儿,可口服红霉素7～10天,以预防发病。③对百日咳患儿要及早进行诊断、隔离和早期抗生素治疗。隔离期由小儿发病开始,不能少于40天。④百日咳患儿要在医生的指导下早期合理应用抗生素如红霉素。同时应对患儿加强护理,卧床休息,室内空气要新鲜。吃一些营养丰富的饮食,不可过凉或过热,以免刺激气管引起咳嗽。患儿咳嗽时,家长要尽量转移他的注意力;咳嗽引起呕吐时,要把头歪向一边,以免呕吐物呛入气管。呕吐完了,要及时给患儿漱口。注意口腔卫生,经常给小儿刷牙、漱口。年龄小的孩子可用棉花蘸淡盐水擦拭口腔,每天3～5次,以免发生口疮。随时注意患儿病情变化,以减少并发症的发生。

45. 麻疹有哪些表现?

　　麻疹是一种由麻疹病毒引起的急性出疹性传染病,具有高度的传染性。多见于 6 个月～5 岁小儿。感染了麻疹病毒后经过 10～14 天开始出现症状,最长可达 28 天出现。病的初起症状与感冒相似,发热常为首发症状,体温 38℃～39℃以上,同时出现喷嚏、流涕和干咳,咽部充血,食欲欠佳、精神不好等。咳嗽逐渐加重,呈刺激性咳嗽,并有两侧眼结合膜充血,流泪、怕光。同时在口腔两侧颊黏膜上可见直径 0.5～1 毫米的白色斑点,周围有红晕,数量不一,最初只有几个,在 1～2 天内迅速增加,似鹅口疮,称之为麻疹黏膜斑,是麻疹特有的征象,对早期诊断有特殊意义。发热 3～4 天后,出现皮疹,持续 3～5 天。皮疹先见于耳后发际,逐渐波及额部、面部,然后自上而下顺次延至躯干和四肢,甚至达手掌和足底。皮疹为玫瑰色斑丘疹,略高于皮面,其后逐渐融合一片,颜色较深。出疹时全身症状加重,体温升高,咳嗽加剧,出现嗜睡或烦躁。一般经过 3～5 天疹子出透后,皮疹也按出疹顺序开始消退,同时皮疹颜色由红色逐渐转为棕褐色。疹退处有麦麸样脱屑(除手心脚掌外),并留有褐色色素沉着,1～2 周后完全消失。这种色素斑有疾病后期的诊断意义。随着皮疹的消退,小儿全身症状好转,热度下降,精神食欲好转,上呼吸道症状也很快消失。整个病程为 10～14 天。

　　值得注意的是随着麻疹疫苗的广泛接种,麻疹也有了新的特点,如大孩子的发病逐渐增多,表现也不典型,有轻型麻疹、重型麻疹、无皮疹型麻疹和异型麻疹等,应引起家长和医生的注意,以免漏诊和误诊。

46. 麻疹主要有哪些并发症?

　　年幼体弱、营养不良及免疫力低下的小儿患麻疹后容易出现并发症。肺炎是麻疹最常见的并发症,占麻疹患儿的 12%～15%,也是引起麻疹患儿死亡的主要原因。除麻疹病毒本身可引起整个呼吸道炎症和巨细胞性肺炎外,在病程各期尚易发生继发性肺炎,以出疹期为多见。病原常为金黄色葡萄球菌、流感杆菌或腺病毒等。并发肺炎时全身症状加重,皮疹开始消退而体温持续不退,咳嗽重又加剧,出现气促、鼻翼翕动、喘憋及皮肤发绀等。麻疹并发肺炎的病情较一般肺炎为严重,胸腔并发症多,病死率也高。特别是年龄小、体质弱或原有营养不良、佝偻病等疾病的患儿,如麻疹并发肺炎,其预后更差,应特别引起注意。此外,麻疹患儿常伴发轻度喉炎,出现声音嘶哑、刺激性干咳等。重症喉炎多系合并细菌或其他病毒感染所致,出现声嘶加剧、犬吠样咳嗽、发绀、吸气性呼吸困难等,容易产生呼吸道梗阻,甚至窒息死亡。并发脑炎的患儿可出现惊

248

厥、昏迷等。有的患儿还可并发心肌炎、中耳炎等。

上述并发症的出现给患儿的康复带来了很大的影响。目前尚未发现有直接杀死麻疹病毒的特效药，一旦小儿患有麻疹，除应及时去医院就诊，还需精心护理，密切注意患儿病情的变化，如在皮疹消退时仍持续高热或体温下降后又再度升高，同时有咳嗽加重、喘憋、烦躁、惊厥等症状出现，则提示有并发症的发生，应给予及时治疗。

47. 怎样护理麻疹患儿？

目前尚未发现有直接杀死麻疹病毒的特效药，因此对麻疹的治疗主要为加强护理，防治并发症。在护理中应注意以下几点：

（1）使患儿安静卧床休息至皮疹消退、症状消失。

（2）为了使患儿休息好，应为其创造一个良好的休养环境。居室要安静温暖，空气要新鲜湿润，要经常开窗通风，避免穿堂风，不要让冷风直接吹到小儿身上。室内光线不宜过强，要避免强烈光线刺激患儿的眼睛，窗户拉上窗帘，灯泡罩上灯罩，也不要让患儿看电视。给患儿穿衣盖被要适当，穿盖过多，捂出汗，容易受风着凉而引起肺炎。

249

（3）在出疹期间，应给予患儿清淡、易消化的流食或半流食，多喝水或热汤，如可用芦根 20～30 克，或香菜根熬水喝，不但有助于将身体内的毒素排出，利于退热，还可促进血液循环，使皮疹出透。皮疹消退，进入恢复期时，应及时添加营养丰富的食物，除生冷油腻的食物外，不需"忌口"。

（4）注意患儿皮肤、眼睛、口腔、鼻腔的卫生。用温水擦拭身体。用温开水漱口并定时擦洗口腔，以预防口腔炎症、溃疡的发生。清水勤洗鼻腔分泌物，保证鼻腔通畅。遇有眼结膜炎时，可使用 0.25％氯霉素眼药水。做好患儿皮肤黏膜的清洁卫生是十分重要的。

（5）在出疹期高热时，不宜使用冷敷、酒精擦浴或较强的退热剂，可酌情给予小量退热剂，切忌大量发汗与急速降温。对伴有烦躁不安的小儿或为预防高热惊厥时可适当使用镇静剂。对于咳嗽明显的患儿可用些镇咳药。

（6）在护理的同时应注意观察患儿的病情变化，如体温、出疹情况、精神状态等，及早发现并发症，并住院治疗。

48. 怎样预防麻疹？

麻疹是麻疹病毒引起的急性传染病，传染性很强。多发生于 3 个月至 7 岁的小儿，尤其 3 岁以下的婴幼儿最为多见。麻疹病毒存在于患儿口腔、鼻腔及眼分泌物中，当患儿咳嗽、打喷嚏或呼吸时，病毒随飞沫散布到周围空气中，没有出过麻疹又没有注射过麻疹疫苗的小孩吸进了麻疹病毒,就会被传染。经过人类与麻疹的长期较量,已经发现,免疫接种是预防麻疹的最好方法。接种麻疹疫苗,可使机体获得对麻疹的自动免疫能力。为此,在我国的免疫接种程序里就有预防麻疹的免疫接种。我国早已普遍实施了麻疹疫苗的接种,不仅使麻疹的发病率明显降低,而且也使其发病后的病情大大减轻。

由于麻疹是经过飞沫散布到周围空气中而致人发病的,因此在麻疹流行时不要带孩子到公共场合,这样就可以减少接触病毒的机会。

其次麻疹患儿必须严格隔离,避免其他孩子与之接触,以阻断其传播。麻疹患儿一般要隔离到出疹后 6 天,如并发肺炎,应延长隔离期至疹后 10 天。对于密切接触了麻疹患儿的易感儿,应给予注射丙种球蛋白或胎盘球蛋白,使其获得暂时性保护而不致发生麻疹或仅发生较轻的麻疹。最后应开展麻疹知识宣传教育,了解防治麻疹的常识,提高群众防病保健的水平。

49. 风疹有哪些症状?是怎样传播的?

风疹是由风疹病毒引起的急性传染病。小儿被传染后,经 10~21 天发病,大多数病情较轻。病初有发热,体温一般在 38℃~39℃,伴咳嗽、流涕等。在发热当天或第 2 天出现皮疹,部分患儿的皮疹也可在发热前出现。皮疹为浅红色斑丘疹,从面部开始,一天之内就很快布满全身,四肢皮疹较少,手、足心多无皮疹。疹子出齐后即退热,热退第 2 天皮疹即消退,消退后皮肤不遗留色素沉着。出疹的同时,患儿可有耳后或枕后淋巴结肿大,持续 2~7 天消退。因此,家长如发现小儿发热,并在发热的当天至第 2 天,出现皮疹伴有枕后或耳后淋巴结肿大,应考虑小儿是否患了风疹。

风疹的传染性较小,但在幼儿园或学校内也可引起小的流行。传播方式主要是与患儿直接接触。病毒可由口、鼻及眼分泌物直接传播或通过呼吸道飞沫传染。由于风疹一般症状较轻,不需要特殊治疗。要注意休息。本病一般在皮疹出现后 5 日即无传染性。应特别强调的是,早孕妇女应注意加强风疹的预防,如感染了风疹,病毒可经胎盘感染,造成胎儿畸形。目前已有预防风疹的疫苗,家长可以咨询卫生防疫部门,适时接种。

50. 水痘有哪些症状?何时能解除隔离?

水痘是一种常见的急性传染病,由水痘病毒引起,主要通过呼吸道飞沫或接触传播,婴幼儿和学龄前儿童发病较多。感染了水痘病毒后一般经 2~3 周发病。病初患儿可有周身不适,有的则可无任何症状。一般均有皮疹,或同时伴有发热,多为中度发热。于 1~5 天退热。

水痘的皮疹多出现在头部、躯干,四肢较少,呈"向心性",开始为小红点,数小时或 1 天后,小红点变成绿豆大的水疱,周围有红晕,大小不等。1～2 天后水疱中央凹陷,逐渐变干结痂,经 1～3 周结痂脱落,不留痕迹。水痘皮疹的特点为分批陆续出现,在身上既可见到红色丘疹,也可见到刚形成的水疱和已干燥结痂的皮疹。病情较重的患儿不仅皮肤上出现水疱,而且在口腔、结合膜、外阴内侧的黏膜上也可见到。在水痘结痂过程中,局部皮肤发痒,因此应防止患儿把痂皮抓破而引起细菌感染。

发现水痘患儿应立即隔离,直至皮疹全部结痂脱落,才能解除隔离,时间为 2 周左右。

目前水痘疫苗已被使用多年,但尚未被列入我国儿童的计划免疫程序中。作为选择性的预防接种,家长可以咨询防疫部门,根据当地疫情确定是否要为孩子接种疫苗。

51. 水痘患儿要注意些什么?

对于水痘患儿主要是加强护理,一般无需特殊治疗。护理上应注意的事项如下:

(1)水痘主要通过飞沫或接触传染,它的传染性很强,只要没有得过水痘者,传染后约 90％会发病。因此,水痘患儿必须早期隔离,直至皮疹全部结痂脱落,无传染性时为止。

(2)患儿如有发热,应卧床休息,多喝水,进食易消化食物及多吃水果。如有高热,可服用退热剂。

(3)水痘的疱疹一般不会自破,不必涂药。如有破溃,局部可涂 2％龙胆紫。如继发感染,可给予抗生素治疗。若患处痒得厉害,可局部涂擦 5％碳酸氢钠溶液或石炭酸氧化锌药水。

(4)患儿要经常更换内衣、床单,保持皮肤清洁。经常洗手,剪指甲,避免抓破水痘痂皮引起感染。

(5)对于水痘出得多而密,病情较重的患儿,可肌内注射维生素 B_{12},以缩短病程,促进早日治愈。

(6)对于健康状况较差的患儿,要注意观察病情,如发现患儿精神差、高热不退、嗜睡、皮肤红肿等,要及时就医,因水痘偶可致脑炎等并发症。

(7)对于正在服用激素治疗其他疾病的小儿,如果接触了水痘患儿或自己出了水痘,应在医生指导下减少激素用量,同时注射丙种球蛋白。

251

52. 幼儿应如何预防传染病?

婴幼儿及儿童的抗病能力弱,而且对传染病的免疫功能不全,因此较成人易患传染病。传染病的流行往往给儿童的生长发育带来不良影响,有的导致终生残疾甚至死亡,可见传染病的防治是非常重要的,应采取早预防、早发现、早隔离、早治疗的综合措施。在预防传染病方面,应做到控制传染病流行过程中的3个环节(传染源、传播途径的消除或阻断,以及保护易感儿童),同时提高儿童自身的抗病能力。

(1)控制传染源:很多传染病在发病初期传染性最强,而且病人是主要传染源。因此要早期发现病人,早期隔离。各种传染病的特点不同,隔离期也不相同。如水痘患儿隔离期应至皮疹全部结痂脱落,腮腺炎患儿应隔离至腮肿完全消失。此外,传染源除传染病患者外,还有病原携带者和被感染的动物,也应加以注意。

(2)切断传播途径:传播途径以空气(飞沫)传染、接触传染、污染的水源和食物传染比较多见,也有以昆虫(如蚊虫)为传播媒介的。因此,居室应经常通风换气,保持空气新鲜。传染病流行期间不带孩子去拥挤的公共场所,以免与传染病患儿接触。应养成良好的卫生习惯,注意个人卫生及饮食卫生,不饮生水,瓜果、蔬菜要洗净,饭前便后要洗手。对于传染病患者的排泄物及所污染的用具、餐具应进行消毒处理。

(3)做好传染病的预防免疫接种工作,保护易感儿童:这是预防传染病最有效的方法和手段。因此应让小儿按程序要求,有计划地进行各种免疫疫苗的接种,使机体产生免疫抗体,达到预防传染病的目的。

(4)提高机体抵抗力:要给小儿提供平衡膳食,培养孩子不偏食和挑食的良好习惯,让孩子恰当的吃零食,保障孩子体内的酸碱平衡。经常到室外活动,锻炼身体,增强体质,提高机体的抗病能力。目前,选择良好天气进行户外活动,常常被家长所忽视。父母们往往更关注利用休息时间带孩子去参加某种特定的学习,忽略了孩子户外玩耍的意义和它给孩子带来的增强体质的作用。

53. 幼儿下眼睑内翻要治吗?

眼睛不仅仅是一个视觉器官,由于它位于面部的主要位置,某种意义上它还是一个人相貌特征的主要内容之一。因此幼儿眼睛发育的状况尤其受到家长们的注意。细心的家长除了看幼儿眼睛长得大小,有时还要观察到眼睑的情况,发现有的幼儿眼睑边缘向眼球方向内卷,眼睫毛也随着翻向眼球方向,这种现象在临床上称为眼睑内翻。如果是下眼睑内翻,也就是平时经常说的倒睫。

有眼睑内翻的幼儿要到医院的眼科接受专科医生的检查,确定引起眼睑内翻的原因,根据原因有些可随年龄增长逐渐自愈,有些可能还要进行手术治疗。

54. 小儿斜视应何时矫治?

当两眼向前看或向其他方向转动时,视轴不平行,一眼向内或外、上或下斜,即为斜视。生后数周内的婴儿,因缺乏双眼单视能力,可有暂时性斜视。6个月时,一般不再有斜视。如6月后仍有斜视则应注意是否为异常。

斜视分为麻痹性斜视和非麻痹性斜视,前者多因神经损伤,或因外伤、炎症所致;后者多因屈光不正。发现小儿斜视应积极查病因,尽早做相关检查。但有些检查需小儿配合,一般需在3岁之后。一部分小儿斜视同时伴有不同程度的屈光不正,此时要散瞳、验光,配戴眼镜,如小儿戴上眼镜后斜视明显好转或消失,说明斜视主要是由屈光不正引起的,属于非麻痹性斜视,则小儿应尽早配戴合适的矫正眼镜,并在医生的指导下进行必要的训练和治疗。另一部分斜视小儿矫正视力不理想且斜视无明显好转,应在散瞳验光后,配戴一段时间的眼镜,使屈光不正所致的那部分斜视得到矫正,视功能能得到恢复,待矫正视力达到或接近正常时,就可考虑手术矫正仍然存在的那部分斜视。一般实行此手术的时间以5～7岁为宜。

55. 急性化脓性中耳炎早期有何表现?

急性化脓性中耳炎是由细菌侵入中耳引起的中耳黏膜及鼓膜的急性感染性炎症。常继发于急性上呼吸道感染,临近器官鼻、鼻窦、腺样体、扁桃体炎症或急性传染病;婴幼儿及学龄前儿童多发。由于小儿中耳的生理特点,其咽鼓管几乎呈水平位,既短且直,当咽部发炎时,细菌或病毒很容易经咽鼓管到达中耳,引起中耳炎症。喂奶姿势不当也可引起中耳感染。另外,鼓膜外伤致细菌经外耳道进入鼓室及血行感染也能导致本病。当中耳感染时,临床表现为耳堵,之后迅速进展为耳疼,此时小儿多有发热、烦躁不安、哭闹等,儿童可诉说有头疼、耳疼耳鸣等症状,有时听力下降。如不及时治疗病情进展,鼓室压力继续增加,致鼓室内黏膜及黏膜下组织坏死产生大量脓液,终致鼓膜穿孔,脓液自穿孔排出。鼓膜穿孔后,疼痛减轻,体温下降。

由于中耳部位较深,发炎时不易被发现,所以当小儿发热,耳疼时,尤其是不会说话的婴儿出现不明原因的发热、烦躁、剧烈哭闹、用手抓耳、不爱吃奶等症状,要警惕中耳炎及早就医。

56. 哪些原因可引起小儿耳聋?

引起小儿耳聋的原因很多,有先天遗传因素,也有后天环境因素和药物、外

253

伤疾病等因素。先天性的因素包括父母遗传或近亲婚配生育有影响小儿听力的可能性。孕期母亲患风疹或其他病毒感染、胎儿的听觉器官畸形、出生体重不足 1.5 千克,父母患有性病,母亲孕期受到深度麻醉和孕期使用有害药物等因素均可影响胎儿听力。影响小儿听力的后天因素有:药物性耳聋,如使用耳毒性药物庆大霉素、卡那霉素、小诺霉素,长期使用后普遍损伤听力。药物性耳聋除与用药剂量和疗程有关外,还与个体对药物的敏感性有关,有些敏感的小儿仅用了小剂量的药物,有时只是局部用药即可造成耳聋。这种易感性和家族遗传有关,如果家族中曾有人发生了药物性耳聋,小儿就不要再使用同类药物。

某些全身性疾病也可导致耳聋,如流行性腮腺炎、猩红热、脑膜炎;发生于耳局部的疾病如急、慢性中耳炎,头部外伤等,一旦患病,积极治疗,同时进行听力监测。

噪声性耳聋也时有发生,尤其是鞭炮,大型爆竹。

经常生活在狂响的音乐环境中,长期使用高响度的单放机或儿童玩具也可损伤听力。这在短时间内察觉不到,随着听力损害的加重,已在爆炸的瞬间震破鼓膜或震断听骨链,导致传导性耳聋。一旦察觉时就已难恢复,家长应让小儿尽量回避噪声环境。

254

57. 发现小儿耳聋应怎么办?

当一个小儿听力障碍会出现与正常儿童不同的行为表现,如睡眠过于安静,不怕声响,对悦耳的乐曲声表情淡漠,在背后叫名字和对来自于背后的响声无反应。遇到以上情况家长应立即带小儿到医院耳鼻喉科就诊。医生会根据不同的情况,对小儿进行相应的检查,判断小儿是否为听觉障碍,通过医疗手段来帮助孩子恢复听力。如先天性外耳、中耳畸形(耳道狭窄、闭锁),外耳道肿瘤、中耳炎等疾病可以通过手术或药物治疗。如果小儿听力无法通过医疗手段恢复,就要通过听力检查小儿听力损失程度及性质,配戴助听器进行听力补偿,对其尽快进行听力的教育康复语言训练,最大限度地减少听觉障碍对孩子带来的影响。

58. 怎样为聋儿选配合适的助听器?

小儿通过学习获得语言,一个耳聋的婴儿听到的声音失真,若耳聋严重者根本听不到声音,所以学不会说话或语言畸变不清。当儿童听力障碍一经发现,应立即选配合适的助听器做听力补偿。由于小儿听力损失的程度和性质不同,所选配的助听器的放大功率不同,一般需要经过耳科医生或听力学家详细检查后才能正确选配。在选配助听器前先要进行听力测试,经过多次、反复的听力测定才能取得基本符合实际的听力图,通过听力图可判断小儿双耳听力损失的程度和性质。专业人员根据听力图为小儿选配合适的助听器才能使小儿的听力接近或达到正常。如果小儿两耳听力损失的程度不同,则根据两耳听力损失的程度分别选配相应的助听器,这样有利于听音的真实感和立体感,尤其是在充满噪声的环境中判别行车信号对于交通安全极为有利。

59. 聋儿戴助听器应注意些什么?

当儿童配上助听器后并不会立即适应助听器放大的声音,家长要耐心帮助孩子熟悉助听器,逐渐熟悉助听器的声音。

(1)当孩子刚开始戴助听器时,尽量选择较安静的环境,听一些柔和的声音,对他说一些比较熟悉的事物、收听广播或看电视,看孩子所喜欢的节目。初次戴助听器的时间不宜过长,以后逐渐延长戴的时间,逐渐接触各种不同的声音。

(2)说话会在普通的房间中产生回音,回音越大,时间越长,从助听器中传出的声音就越不清楚,所以如有条件可在房间中铺地毯、墙面贴壁纸,减少室内回音的干扰。

255

(3)在孩子对助听器完全适应以前,应避免在太嘈杂的环境中使用,如遇到喧闹的环境,孩子表现出不适时,应及时调整音量,以免使孩子感到难受,拒戴助听器。

(4)注意助听器内电池的使用时间,及时更换电池。

(5)家长还应认真掌握助听器的使用方法,熟悉各种调试开关,以便在日常生活中随时调整。

60. 小儿舌系带短何时矫治好?

舌是发音器官之一,舌系带是连接舌的一个结构,有的小儿舌系带过短,舌尖上抬达不到前牙内侧,会影响小儿的发音,个别音发不清楚,从而影响语言的表达,所以舌系带的问题也是构音异常的常见原因。

如果小儿发音不清楚,寻找原因为舌系带过短,那么就要考虑手术。2岁以前如发现舌系带过短,家长不要急于为小儿做手术,应再观察一段时间,因为正常儿童2岁以后舌尖才逐渐远离系带。如果2岁以后,经医生检查后认为不正常,可做手术矫治。

61. 小儿迟迟不出牙怎么办?

牙齿在小儿进食中起着重要的作用。由于牙齿的出现,改变了进食的种类,从流质食物、半流质到固体食物,从而使小儿获取营养的来源更为丰富。

随着小儿月龄的增长,牙齿逐渐萌出,出生后 6 个月萌出第 1 颗乳牙,至 2 岁 6 个月全部乳牙萌出。不是所有的孩子都准时萌出第 1 颗牙齿,有的小儿 6 个月时未见乳牙萌出,可继续观察。如果超过 1 岁,仍然没有乳牙萌出可考虑为乳牙晚出。在这种情况下,可询问家长给小儿补充维生素 D 和钙的情况,是否适时适量补充;询问小儿出生在分娩医院是否做过先天性甲状腺功能低下症的筛查,询问家长是否有性病史,可建议为小儿拍牙齿的 X 线片以观察牙胚发育情况,排除无牙畸形。根据上述结果来分析乳牙晚出的原因,针对病因进行治疗。

62. 怎样预防婴幼儿气管异物?

任何固体、液体进入气管就称为气管异物。气管异物多发生在 5 岁以下的小儿,尤其是 1~2 岁的幼儿,是一种非常危险的急症。如果抢救不及时,就会危及生命。

引起婴幼儿气管异物的主要原因有:婴幼儿的咳嗽反射及喉头保护性反射尚不成熟;儿童好奇心强,常把小物品(如纽扣、小球等)放入口中尝试;家长的喂养行为不当,如给幼儿喂一些不易嚼碎的坚果类(花生、瓜子等)和豆子,一边喂孩子吃饭一边逗笑或惊吓、打骂孩子,放任幼儿口含食物来回跑动等等。当小儿进食或口含物品玩耍、嬉闹、跑跳,突然摔倒或惊吓而深吸气时,就容易将异物吸入气管、支气管或其深部,形成气管异物。

预防婴幼儿气管异物的关键在家长。应从引起婴幼儿气管异物的主要原因入手做好预防工作。家长要时刻注意以下一些细节:①孩子进食时,要嘱其细嚼慢咽,不要与孩子逗笑或批评、打骂孩子,引起哭闹。②不要让孩子口中含有食物时玩耍、跑动、蹦跳。③给婴幼儿吃花生、瓜子、豆子等不易嚼碎的食物时,要先研碎。④不要让婴幼儿独自玩耍过于细小的玩具,以免放入口中。⑤当发现孩子口中含有细小的物品时,要引导孩子吐出来,不要强行用手去抠,以免婴幼儿哭闹,造成误吸。⑥在婴幼儿活动范围内不要存放小物品,以防发生意外。

63. 婴幼儿出现气管异物应怎样处理?

当婴幼儿口含食物或小物品玩耍时,异物一旦进入气管,就会引起突发性的呛咳,其后是剧烈阵咳,并伴有气喘(或咳喘)、呼吸困难、面部发绀等一系列表现。由于异物卡在气管内的部位不同,出现的症状也轻重不一。如果异物卡在喉头或主支气管则立即发生发绀、窒息,如不能及时排除气管异物,则婴幼儿短时内就会因窒息而死亡。如异物落入一侧支气管或小支气管,则经过一阵的呛咳后,小儿发绀、气喘的症状可暂时缓解一段时间,由于另一侧支气管还能维持呼吸功能,因此小儿一般不会有生命危险;但有时停留在支气管内的异物会因为体位的变化而改变位置,对支气管的内壁产生刺激,引发再次出现阵咳或咳喘。此外,异物阻塞支气管可引起婴幼儿肺不张或反复出现支气管炎、肺炎等症状。

气管异物是危险的急症,必须争分夺秒地排除。如果孩子正在咳嗽,切莫打扰他,因为咳嗽是一种生理反射,是在利用胸腔和腹腔的压力试图把异物排出。如果异物没有咳出,应尽量去除小儿口中的异物;如果异物还卡在儿童喉管中,应采取以下措施:

(1)对婴幼儿:立即抓住两腿,让婴幼儿脸朝下将其倒提起来,另一只手用力拍击背部两肩胛骨之间4次;之后让小儿仰面躺下,用两个手指猛击其两乳头连线与正中线交界下一横指处4次。如此重复多次,直至吐出异物为止。如果无法取出异物,应立即将孩子送往医院。

(2)年龄较大的儿童:站在患儿身后,用手臂环绕其腰,一手握拳,大拇指向内放在患儿的脐与剑突之间,另一手压在拳上,有节奏地快速向上向内冲击腹部(迫使胃、气管内的气体冲击异物),连续6～10次,迫使异物随气流排出。如果无法取出异物,应立即将小儿送往医院。

孩子送入医院后,耳鼻喉科医生会根据异物部位,在直接喉镜或支气管镜的帮助下很快将异物取出,危险随之解除。由于取异物时喉头受到刺激可引起喉头水肿,因此气管异物取出后,患儿还需按医嘱进行一些相应的药物治疗,同时要保持安静,避免哭闹,以免加重喉头水肿。

特别要提醒的是,如果怀疑婴幼儿发生了气管异物,则送往医院前不要再给孩子进食,以免因担心术中食物反流引起误吸而推迟手术的时间。如果孩子曾有过口含食物玩耍时呛咳的病史而未到医院就诊,其后,婴幼儿反复发生肺炎,应想到气管异物的可能性,在医院就诊时应提醒医生注意有无气管异物的可能。

64. 小儿发生外耳道异物怎么办?

外耳道异物常发生于幼儿和小年龄的儿童,他们好奇心强又很调皮,常常在玩耍时将小豆子、小石头、珠子、纸卷之类的东西放入耳朵眼内,可他们不知道放入容易取出难。真想从耳朵眼取出这些东西时,只要轻轻碰触,它就会向深处移动,越碰越深。这些异物如没有捅到耳道的深部之前及时就医,有经验

257

的医生还能较容易地将其取出,但是有些小儿因惧怕家长的责骂,常常不说,使异物滞留于外耳道。时间稍久,这些异物刺激耳道局部的皮肤,造成外耳道炎;特别是豆子,遇水后逐渐膨胀,压迫皮肤,使之红肿甚至溃烂,疼痛难忍。膨胀的豆类嵌塞在外耳道很难取出。带棱角的异物可刺破耳道上皮,甚至会穿破鼓膜损伤听小骨,造成听力损害。一旦发现异物或怀疑有外耳道异物,应及时到医院就医。

另外,如是昆虫爬进外耳道,可引起耳鸣、疼痛,小儿烦躁不安,可向耳内滴入植物油将昆虫淹死,减轻症状,然后去医院取出。

65. 为什么有时打针也能致聋?

许多耳毒性药物可通过注射的方式导致耳聋。目前已发现对耳有毒性的药物有百余种,最常见的耳毒性药物有庆大霉素、链霉素、卡那霉素、洁霉素、小诺霉素、红霉素等;还有水杨酸类制剂,速尿等强利尿剂及奎宁、氯喹等抗疟疾的药物。这些药物均可经过血液循环进入内耳,破坏内耳的毛细胞损害听力,引起感音神经性耳聋

药物所导致的耳聋目前尚无有效的治疗方法,预防就显得尤其重要。首先是要慎重用药,在不是非常必要的情况下不要使用耳毒性药物。尤其对婴幼儿须更加谨慎。如因患某些病必须使用时,要同时进行听力监测。如小儿家族中曾有因使用某类药物致聋者,应禁用该类药物。

66. 不会刷牙的幼儿如何保持口腔清洁?

口腔卫生对儿童的健康非常重要,很多口腔疾病的发生与口腔卫生不良有关,如龋齿、牙周炎等。牙齿一旦萌出,就有被食物碎屑黏附、细菌污染的机会,很容易形成牙菌斑;如不及时清洁,时间久了,牙齿就会龋坏。因此,孩子从有牙齿萌出开始,就应该注意培养良好的口腔卫生习惯。

1岁内的婴儿还不会漱口或刷牙,因此,为保持口腔清洁,应在婴儿吃奶后,让其喝1~2口白开水,冲洗一下口腔;应避免婴儿养成口含奶瓶入睡的坏习惯。婴儿刚出牙时,还可使用由硅橡胶制成的牙齿训练器(样子很像牙刷),把它放到婴儿口中,让他横嚼或竖嚼,可以刺激唾液的分泌,起到冲洗口腔的作用;同时还能锻炼他的颌骨,校正牙床,使牙齿排列整齐。

宝宝1岁以后,可以教他漱口了。先教宝宝学习喝一口水(不咽下)再吐出来,等学会后,再示范给他如何把水含在口中,闭住嘴,鼓动腮帮,咕噜咕噜地漱洗,最后吐出口中的水,慢慢地就可学会漱口了。在刚开始学习时,漱口水最好是温开水,不要使用生水漱口,以防宝宝在刚开始学习时误将漱口水咽下。宝

宝长出 7~8 颗牙时,可以使用一种橡胶刷毛的牙刷,由家长来帮助小儿清洁牙面。2 岁以后,可以开始教小儿用橡胶牙刷刷牙,一般到 3 岁左右,可用儿童牙刷让孩子自己做刷牙的模拟动作,然后主要由父母完成孩子的牙齿清洁(刷牙),并逐渐教孩子养成早晚刷牙、饭后漱口的习惯。

67. 家长怎样发现孩子视力异常?

医院中正规的视力检查多采用视力表方法,这要求幼儿要有一定的智力水平,能够指出视力表中"E"字的开口方向,或辨认出作为视标使用的不同图形。因为这些都需要幼儿的配合,所以使视力检查受到一定的限制。但家长若能掌握一些幼儿视力异常的表现,就可以在日常生活中及时发现幼儿的视力异常了。

(1)观察幼儿的视物姿势。如幼儿看书、看电视、玩玩具都靠得很近或歪着头看东西,常提示有视力异常。

(2)有些幼儿双眼视力相差很大,一眼接近正常,另一眼可能视力很低,但由于有一眼视物,所以不会影响日常生活,常不易被发现。而这种视力异常又是危害最大的,因为视力差的一眼由于受到好眼的抑制,失去了使用的机会,往往成为弱视眼。所以,在检查幼儿的视力时要两眼分别检查。对于 2 岁以上的幼儿,可以在眼前 0.5~1 米左右放 1 个画片或 1 本翻开的图书,先让幼儿用双眼同时看,指出书中的物体名称,由大到小地进行;然后再分别遮盖 1 只眼,让幼儿用另 1 只眼看,仍让他讲述书中的内容。如两眼分别看时都能讲述,说明两眼视力相似,无明显的视力下降;如遮盖 1 只眼时,常说错画片的内容,或此时小儿变得很烦躁,急于打开遮盖的眼时,可能提示未遮盖的眼视力下降。此实验要重复几次,并要注意画片的内容是幼儿所熟悉的。

利用上述这些方法就可以初步确定幼儿视力是否异常。如确定两眼视力均明显下降或两眼视力相差明显时,应及时到医院就诊,再请医生用更科学的方法进行确诊,并给予相应的治疗。

68. 幼儿看电视应注意什么?

电视作为一本活动的故事书,对幼儿具有极强的吸引力。对于婴幼儿,即使不懂其中的内容,单单是那变化的色彩,就足以使他着迷。但是,幼儿的视觉功能和屈光、眼位等调节系统尚未发育完善,如长时间看电视,对他的视力发育是不利的。因此,幼儿看电视应注意以下几方面:

(1)从眼保健角度出发,电视机与幼儿的眼睛之间要保持足够的距离,一般应达到电视机对角线的 5~7 倍。例如,您家的电视机是 46 厘米(18 英寸)的,也就是指对角线为 46 厘米,那么看电视距离应以 2.5 米左右为宜。可见,在购买电视机时,不仅要考虑电视机的价格、性能,还要考虑您家里房间的大小,以达到既娱乐又不损害健康的目的。

(2)一般 2～3 岁的幼儿每次看电视 10～15 分钟就应该休息一会儿,再大的小儿每次看电视也不宜超过 30 分钟。看完电视向远处看一看,以免视力长时间集中,眼睛过度调节,造成屈光不正或斜视。不提倡幼儿长时间玩掌中机(小型游戏机)。

(3)幼儿看电视的节目内容应经过老师或家长的挑选,不要看暴力等场面,以免影响他的心身健康。

69. 口吃是怎么回事?

口吃就是我们俗称的"结巴",是一种常见的功能性语言障碍,多见于 2～5 岁的儿童。

导致口吃的原因很多,从幼儿的主观方面来分析,一方面是刚刚发现语言的奇妙,兴奋不已,说个不停,而词汇量又很有限,常常是边想边说,而对一些刚接触的词又说不利索,因此显得很紧张,使语言表达断断续续。此外,出现口吃的小儿多属于急躁的性格类型,易冲动,往往不假思索,说话时脱口而出,缺乏必要的心理准备,也易于出现不连贯。

口吃的形成还与小儿的生活环境有很大关系。如家长对小儿的要求过高,希望刚刚学会说话的孩子就能用很正确、流利的语言来讲话,于是在小儿讲话时经常打断,进行纠正,并伴以训斥,长时间如此,使小儿一张口说话就紧张,而出现口吃;或在小儿做了错事后,强迫小儿说出原因,而很小的孩子还不知道自己错在何处,所以回答问题支支吾吾;有的孩子的好奇心很强,经常缠着家长提出各种各样的问题,难免引起成人的不耐烦而打断小儿的问话,或只做简单的回答,使小儿在与家长讲话时,心情紧张,胆怯,于是出现口吃;还有的是家长或周围的人中有口吃,孩子感觉好玩,跟着学,慢慢地自己也变得口吃。

口吃的小儿,还常伴有其他神经症状,如易兴奋、易激怒、情绪不稳定、胆小、有睡眠障碍,甚至遗尿等。

70. 口吃能矫治吗?

口吃是可以治疗的。首先应注意,在 2 岁多小儿学说话的高峰期,有时会出现音的重复和句子的中断,这是儿童发育过程中的一个自然现象,一般称为"暂时性结巴",随着小儿的发育成熟,多数能自然矫正。但家长要注意消除周围环境中有可能导致口吃的因素,并从以下几方面帮助小儿矫正口吃:

　　首先,要寻找原因,如周围人中有口吃患者,应尽量让小儿避开。如家长对小儿口吃的态度有问题,应及时纠正,切不可急躁,因为越训斥、越禁止,使小儿越紧张,则口吃越加重。其次,可以采用转移方式,用游戏或其他话题分散小儿注意力;或者通过唱歌的方式,把小儿经常结巴的字音编成歌,用曲调唱出来,让小儿跟着学;也可以由家长带着小儿说歌谣。在此过程中,可对小儿取得的进步及时给予鼓励,以增加他纠正口吃的信心。

71. 如何预防口吃?

　　预防口吃的关键是给小儿创造一个温馨的生活环境,缓解这类小儿易于紧张、烦躁的情绪,使他在一个宽松、和谐的气氛中生活。

　　(1)淡化小儿对口吃的注意力。我们都有这种体验,越想做好某些事越紧张,结果做得更糟。因此,在小儿出现口吃时,不要不断地纠正,而要让小儿放心地去说话,以免越紧张,口吃越严重。

　　(2)有意识地扩大小儿的词汇量。孩子的词汇量扩大,有了更多可供选择的词,就不必经常地卡在某个词上而使说话中断。但扩大词汇量的方法要注意,要循序渐进,要多跟孩子交谈。

261

　　(3)家长在与小儿讲话时,要尽量放慢速度,因为讲话速度往往互相影响。如家长讲话速度很快,小儿也就不由自主地想说话快一些,而表达能力又跟不上,就容易形成口吃。

　　(4)应避免给小儿施加压力。如要求孩子当着众人的面背诵儿歌、诗词等。

　　(5)从多方面关心小儿,使他在家庭生活中感到有安全感。父母闹矛盾时应避开小儿,因他还不能理解大人间发生的一切,会由此产生恐惧、胆怯的情绪,也可诱发口吃。

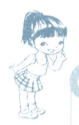

五、学龄前期(3～4岁)

(一)3～4岁小儿的生理特点

1. 3～4岁小儿的体重、身高是多少？

3～4岁小儿脑功能发育越来越完善，活动多，运动量大，除了吃和睡，几乎没有闲着的时候。随着活动量增加，小儿体内热能消耗增加，皮下脂肪减少，肌肉开始增长，身体变得瘦而结实。

3～4岁小儿体格发育速度比婴幼儿期缓慢得多，平均每年体重增加1.5～2千克，身高每年增长5～6厘米。表12、表13为我国2005年9个市城区3～4岁小儿体格发育调查体重、身高参考值。3～4岁的小儿可每年测量1次身高、体重。家长可将测量结果与下面两表对照。注意查表时要看清性别、年龄。如果小儿的身高、体重明显低于下限值，就要去医院进行检查。

表12 3～4岁幼儿体重表(千克)

性　别	男		女	
	平均值	下限值	平均值	下限值
3岁～	15.31	11.81	14.80	11.42
3.5岁～	16.33	12.39	15.84	12.12
4岁～	17.37	13.31	16.84	12.80
4.5～5岁	18.55	14.01	18.01	13.57

表13 3～4岁幼儿身高表(厘米)

性　别	男		女	
	平均值	下限值	平均值	下限值
3岁～	98.9	91.3	97.6	90.0
3.5岁～	102.4	94.4	101.3	93.7
4岁～	106.0	97.8	104.9	96.7
4.5～5岁	109.5	100.7	108.7	100.1

262

2. 3～4岁小儿一日的睡眠时间是多少?

3～4岁小儿活动量比幼儿期明显增加,活动持续时间也延长了。睡眠的次数和时间相对有所减少,白天睡1次,持续2～2.5小时,夜间睡10～11小时,一昼夜的睡眠时间为12小时左右。

睡眠有利于消除疲劳,因为睡眠过程中氧气和热能消耗最少;睡眠有利于小儿生长发育,尤其是对身高的增长有利。因为睡眠时内分泌系统释放的生长激素比平时多3倍,所以一定要保证小儿足够的睡眠时间。

由于小儿睡眠时间长短存在个体差异,不宜做硬性规定,上面所说的睡眠时间仅供参考。只要小儿白天精力充沛,心情愉快,食欲好,生长发育正常,睡得踏实,即使每日睡眠不足12小时也属正常。假如小儿睡眠时易醒,总爱翻身,睡得不踏实,白天烦躁、精神差、食欲缺乏,则可能睡眠不足,应查找原因及时处理,以提高小儿的睡眠时间、改善睡眠质量。

3. 3～4岁小儿是一个较成熟的人吗?

相对于1～2岁来讲,3～4岁小儿可以说是一个较成熟的人了。具体表现为:

263

从身体功能上分析,他已发育得较完善,生病的次数减少,可以吃的食物同成人一样,具有一定的饮食偏好和味觉习惯,并养成了一定的睡眠规律。

在生活上基本能够自理,如自己会洗手和擦手;会用杯子喝水,会用勺吃饭,不再把饭撒满桌子;晚上睡觉不再尿床,白天自己会上厕所小便,并能提上裤子;会穿简单的衣服,还能扣上扣子。

他常表现出对家务事的兴趣,比如妈妈洗衣服,他也跟着洗洗手帕;妈妈包饺子,他也帮助弄面,搞得满身满脸都是面粉。

在语言方面,他的兴趣已扩大到周围环境,他能与成人对话,喜欢听大人说话,还不时地插嘴。常用他的理解解释周围的事物,懂得一点幽默等。

他会使用工具,会用勺、筷子、笔,以及用积木搭楼、搭火车等。他可以自由地跑、跳,玩球、爬楼梯,到自己想去的地方等。

他的社会性得到一定的发展:见人会称谓,叫叔叔、阿姨;懂得讲卫生,不再随地大小便;喜欢与小朋友交往,并懂得让着比他小的小朋友;参与集体游戏,懂得一些游戏规则,并会在其中充当角色。

从以上各方面看,3岁的小儿更趋于成为一个独立的个体了。但是,他并不是成人的缩微,他的知识少,生活经验不足,手眼协调功能、肌肉的控制功能、平衡功能等等许多更高级的脑功能尚待完善。所以,他还不能很好地控制和调节自己的行动;从生理和心理上两方面分析,均欠一定的稳定性。因此,家长需对孩子的行动加以指导和保护。

4. 3~4岁小儿语言发育的特征是什么?

这个阶段是孩子语言快速发育的时期,随着理解语言的能力增强,语言的表达能力也有一个飞跃,同前一阶段相比,在理解和表达两方面更为深刻和流畅。具体特点为:

(1)语言感受能力

①能理解成人所说的大部分日常用语。

②能分辨声音的强和弱、语气中的喜和怒。

③能分辨出隔壁房间说话的家庭成员。

④看电视时,大人能听清楚的音量,他也能听清楚。

⑤按指令能分别将物品放在桌子的上、下、前、后等方向。

⑥能按指令学习1~5数字概念,甚至到10。

⑦能按实物听懂高矮、长短、多少、轻重等概念。

(2)语言表达能力

①能正确发出大部分语音,语言较流畅,很少停顿,但讲述一件事情时,比较困难。

②除家庭成员外,老师或其他人能听懂小儿所讲的话。

③能说完整的儿歌。

④能说出书中人物或动物的动作。

⑤会用"和"或"但是"来连接句子。

⑥会用"为什么?""在哪里?"等疑问词提问题。

⑦能说出自己的姓或名。

⑧能重复家长给讲得简单故事。

⑨能重复4位数字,如4—6—5—3。

⑩能学会说反义词。如大—小,多—少,男—女,好—坏,软—硬,冷—热,快—慢等。

5. 3~4岁小儿认知和手眼协调能达到什么程度?

认知能力是指接收、加工、储存和应用信息的能力。认知能力包括感觉、知觉、记忆、注意、思维和想象等能力,其中感觉包括视、听、嗅、味、触觉和运动觉;知觉有空间知觉、时间知觉。

手眼协调是由小肌肉的能力配合知觉能力而组成的。儿童的双手经常根据视知觉的信息改变活动的方向和力度,以便能有效地控制环境。这就是手眼协调能力。

随着神经系统功能的不断完善,加上实践机会的增多和知识的不断积累,3～4岁小儿的认识能力和手眼协调能力比婴幼儿期有了进一步的发展,达到了一定的水平。

(1)在认识方面:①几何图形(形状)的认知,能把同一形状的几何图形归类,例如在小儿面前放许多不同形状(如三角形、圆形、方形等)混在一起的卡片,他能将形状相同的卡片挑出来放在一堆。②颜色的认识,3～4岁小儿一般能识别2～4种以上的颜色。③数的概念,能够理解数量多少、物体的轻重、长短、声响的强弱等概念,能用手指点数3～5件具体物品。④空间概念,小儿能理解上下、前后,能说出图片上的残缺部分。⑤图画的理解,他们能说出画册中人或动物的动作,如小朋友在穿衣、吃饭、刷牙、扫地、写字、睡觉等。

(2)在手眼协调方面:①搭积木的本领有了很大的提高,能搭10层塔,能模仿搭城门或照样搭城门,甚至会搭3级楼梯。②绘画能力,能够照样画出圆形、十字、正方形等,也能画出简单的小人、太阳、气球、苹果、鱼和房子等,并能用名称命名它们(说出画的是什么)。③从开始试用剪刀,逐渐发展到能沿着直线剪,如剪下纸上已画好的三角形。④生活自理能力,自己会上厕所,夜里基本不尿床;能自己吃饭、向杯中倒水;4岁左右能自己刷牙、洗脸、扣扣子、穿脱简单的衣服,自己穿鞋(不用系鞋带的)且左右脚穿正。

6. 3～4岁小儿在大运动方面都会些什么?

小儿的大运动能力包括坐、爬、站、走、跑、跳、攀爬等能力。3～4岁的小儿大运动的发育已渐趋成熟,在这个年龄阶段主要是大运动的协调性和平衡能力的发展。在语言发育和环境教育的影响下,小儿多种复杂的动作能力逐步发展起来,为今后有目的的活动打下了良好的基础。

3～4岁的小儿已经跑得很熟练,能够灵巧地躲避道路上固定的障碍物。在跳的方面,双脚跳的能力进一步发展,不但能双脚跳、从台阶上往下跳,而且能在平地跳出一定的距离(跳远);在3～4岁阶段单脚站、单脚跳等对平衡能力要求较高的动作开始发展,小儿能单脚站5～10秒,单脚跳几下～单脚跳着走1米。能像成人一样双脚交替上下楼梯,会用脚尖走路,4岁多的小儿还能脚跟对着脚尖向前走。此外,在很多游戏活动中都能很好地掌握其运动技巧,如打滑梯、坐木马或摇马、攀爬攀登架、走平衡木、跑动中越过障碍物、双手接住从1米远处弹来的球等。儿童踢球和扔球有了一定的目的性,能举手投球(或沙包)入筐或垂手抛球等。

儿童大运动能力的发展与神经系统发育成熟度有关,也与训练密切相关。因此,要想使3～4岁小儿运动的灵活性、协调性和平衡能力得到很好的发展,就要为小儿提供充足的锻炼机会,注意游戏的多样性、趣味性,使宝宝的运动能力在游戏中得到全面的发展。

7. 如何使3～4岁小儿从小养成良好的生活习惯?

所谓良好的生活习惯就是指小儿在吃饭睡觉、大小便方面要有规律。而在小儿3～4岁时正是养成这种习惯的年龄阶段。我们可以从几个方面来要求:①吃饭。吃饭前要洗手,静坐在桌前,等着老师或家长盛饭。吃饭要自己拿筷子或勺子,细嚼慢咽,不偏食挑食,饭后帮着收拾碗筷,擦桌子。父母在整个进食过程中不要批评小儿,有多么大的事也要饭后说。②玩。平日玩玩具知道爱惜,玩完要学着整理,放回原处。如果小儿忘记整理,父母要做示范告诉小儿应该怎样做。③大小便。要让小儿养成定时排便的习惯,如睡前小便。每日大便1次。④睡眠。保证充分的睡眠时间,父母不能因自己看电视等而延误孩子的睡眠时间。总之习惯要逐渐养成,父母不要急于求成,要有耐心。

8. 3～4岁小儿知道自己是男孩、是女孩吗?

儿童对性别的认识在3岁以前还是很模糊的。有人研究发现,在24个月龄的婴儿中有70%的婴儿可以正确辨别性别图片,这个比例随儿童月龄的增长而增加,30个月龄时达83%,36个月龄时即达90%。当小儿能正确地认识自己和别人的性别时在心理学上称他(她)们有了性别认同。4岁进入了性别稳定性阶段,也就是说小儿知道自己的性别是不变的,如小女孩知道自己是女人,长大要当妈妈。

在孩子认识性别的过程中父母要顺势引导,如告诉他(她),男孩就要去男厕所;在着装打扮上是哪个性别的孩子就按他(她)的性别打扮,不要根据家长喜好、需求打扮孩子,如不要因为家里缺男孩,就让女孩穿男装,这会对孩子将来成长不利。

9. 3～4岁小儿绘画应达到什么水平?

绘画可以发展儿童手眼协调的能力。3～4岁儿童的画一般没有立体感,也没有远近的感觉。她们画画时凭着自己感觉到的东西来画,而不是自己看到什么画什么。比如,画汽车时可以把坐在汽车里的人全部画出,事实上他们并没有看到坐在里面的人的整个部分。

他们用简单的图形代表实际生活中的具体事物。他们会指着自己画的方块图形对妈妈说这是房子,指着三角形说是大山。如果让他们他们画人脸,就会画一个圆,中间点俩点,然后划一竖(鼻子),一横(嘴)。当他们拿给父母看时,父母对他们要给予热情的鼓励,为他们准备充分纸张、画笔,使她们能够随意地去画、去想象,去观察。

10. 3～4岁小儿喜欢玩什么?

这个年龄组的小儿认知能力提高了,具备了一定的生活经验,善于观察事物,精细动作和大运动发育逐渐完善,手眼协调能力较好,选择玩具的范围较广,可常带他们去各处游玩,锻炼身体,增长知识。还应准备些能表示出大小、快慢、高矮等意义的玩具或图片、人物或物品的拼图,让孩子认识形状。积木或积塑、橡皮泥、穿珠子等玩具,可以发展小儿的精细动作,促进手眼协调。还可以准备多种小动物模型,办小动物园游戏,让小儿认识动物,了解动物之间的关系,还可以玩角色游戏"过家家",创造各种生活情景,让小儿扮演不同角色。户外活动时可采用单脚跳房子、拍皮球等游戏,促进大运动的发展。

11. 如何指导3～4岁小儿"过家家"

267

"过家家"是创造性游戏的一种,是由孩子观察生活情景自己想象的生活情节,反映儿童生活中的各种事情,亦可模仿生活中的各种事情。例如:①公共汽车或火车的游戏,摆几个小板凳,有司机和乘客,报站名,随时有人上下车。让小儿了解乘公交车的过程。②抱娃娃,给娃娃做饭,小朋友分别扮演爸爸、妈妈,有人抱娃娃有人做饭,然后喂娃娃。使小儿了解家庭中人物的关系。③"开商店"的游戏,有人当售货员卖东西,有人当顾客买东西,使小朋友认识钱币的用途及购物过程中人与人之间的交往。④也可以做"上医院看病"的游戏,一个小朋友当医生,一个小朋友当病人,医生询问病情,检查病人身体,开处方及做简单的处理打针等,让小儿了解疾病和看病的简单过程。这些游戏简单易行,动静结合,趣味性强,通过游戏过程了解人际关系及与人交往的过程。

12. 怎样和3～4岁小儿玩游戏?

游戏是儿童的初步社会实践活动之一。健康的、有目的的、有系统的游戏,可促进儿童身心健康发展。通过游戏增长知识、认识世界、发展智力。家长应根据3～4岁儿童身心发育特点选择适当的游戏。这个年龄段的小儿词汇尚需丰富,动作精细的程度有待提高,大运动平衡能力需进一步发展。可选择模仿性游戏如"过家家"、"开汽车"、"当医生"等,游戏中儿童充当各种角色,有助于孩子认识世界，提高语言水平；或选择创造性的游戏如"搭积木"、"插拼板"、"堆沙子"、"捏橡皮泥"等游戏，发展儿童的想象力和创造力，促进精细动作的发展；也可适当选择户外运动，"骑小三轮车"、跑、跳，发展小儿大运动和平衡能力。

通过适当的游戏既能使小儿心情愉快，又锻炼了身体，发展了智力。家长应尽可能多和小儿开展各种游戏活动，

13. 3～4岁小儿总问"为什么"怎么办？

这个年龄段的小儿词汇比较丰富，好奇心强，对外界充满着强烈的兴趣，对任何事物都愿意去了解探索，因而常常提问"为什么"等问题，这是小儿的一种求知欲的表现。好奇心是求知的源泉，有了求知欲就产生了对知识的探索精神，也是孩子学习的动力。多数小儿是从3岁开始问"为什么"的，他们的问题种类繁多，有些问题甚至是稀奇古怪，常常弄得家长瞠目结舌。常见一些家长，嫌孩子问题多、麻烦，孩子提问时不理不睬或装没听见，或认为孩子的问题很可笑而嘲笑孩子。更有家长不愿意为孩子解答问题，对孩子提问时粗暴制止。另有些家长在对小儿提出的问题解答不了时，编一些不正确的答案哄骗孩子，这些都是不可取的。当孩子提问时，家长应注意倾听、耐心解答，还要表扬孩子的求知精神，对解答不了的问题，要诚实地告诉孩子自己不知道，寻求到正确的答案后再告诉他。正确回答问题，既能增加小儿的知识，又能锻炼其说话能力，使儿童语言充分发展。对小儿的问题不能敷衍了事，更不能嘲笑，久之会挫伤孩子探索的积极性和求知欲，甚至会影响孩子的一生。

14. 如何对待3～4岁小儿的"自作主张"？

小儿3岁左右时逐渐出现对自主性的要求，当他们的自主行动和愿望受到限制时，就会同家长的要求发生冲突，家长感到孩子不听话了。这是幼儿心理发展过程中，一种必然的反应。由于幼儿随着身体各方面的结构和功能逐渐发展，独立活动能力的不断增强，逐渐认识了自我和有了自我能力。对自我的事不希望成人帮助，出现了不服从、不合作、顶嘴、反抗等执拗行为。心理学家将这一时期称为"第一反抗期"。此时的小儿虽有独立的想法，但能力和经验不足，常常做一些力所不及的事情。对这样的小儿，要鼓励他们的自主精神，但要用合适的方式制止他们做力所不及的事情，对他们讲清楚他干不了的道理，同时用转移法引导他们去做力所能及的事。小儿有的意识也是培养其自理能力的好机会，家长不要因小儿做不好而不放手，尤其是当小儿做错事时粗暴地斥责，久之会挫伤孩子锻炼独立自理生活能力的热情。另外，家长们的教育态度要一致，不要一方批评、另方袒护，甚至当着小儿的面发生争执，这样容易造成

268

孩子无所适从。

15. 小儿有时自己摩擦会阴部是病吗?

习惯性摩擦阴部是婴幼儿较为常见的一种行为,表现为不自主地摩擦自己的外生殖器,同时出现脸红、眼神凝视等不自然的表情。例如,有些小儿两腿交叉,上下移擦外生殖器,大些小儿则在椅子角上或骑在某物体上移动身体,进行摩擦,这种现象大多发生在睡觉前或刚醒时及小儿感觉孤独时。

引起小儿这种行为的原因目前还不十分清楚。有人认为初起时与局部有湿疹、包茎、蛲虫等引起的痒感刺激有关,也可因偶然机会获得。对于这种行为习惯,有的可随着年龄增长而消失,有的则非常顽固,从婴儿期到上小学一直存在。

当父母发现小儿的这种行为时,不能过分紧张和焦急,需要放松心态,寻找原因,避免用惩罚、打骂和讥笑去制止或改变这种行为。父母需要做到的是:①丰富小儿的生活,多和他做些游戏,给予其更多的家庭爱护,减少不良情绪对其心理的影响。②当发现小儿正在摩擦阴部时,不应马上大声制止,而要采用诱导和转移小儿的注意力方式。③睡前可进行些体育活动,使小儿上床就能入睡。④穿的内裤要柔软、宽松、清洁,室温不要过高,被子不要太厚。⑤局部有病要及时治疗,平时要注意外阴的清洁及护理。⑥对年龄稍大的小儿要正面教育,鼓励其自己去控制这种摩擦;要注意维护他的自尊心,不要当外人的面说他。⑦让小儿多参加些户外活动,必要时可以看中医进行调理。

父母通过以上努力,孩子的这种习惯会逐渐改善的。

269

16. 小儿"不理人","总一人玩"是孤独症吗?

婴儿期的同伴经历有助于提高孩子与同伴交往的技能,2岁以下的小儿已经具备一些有助于发展与同伴交往的能力,如小的模仿能力。父母们带孩子与其他小朋友玩时会发现,当一个孩子拿起某种玩具时,另一个孩子也会拿相同式样的玩具。然而,有些孩子会有另外的表现。当大家一起玩时,孩子们都希望加入到其中,可有的孩子却表现为独在一旁,反复摆弄一些物件。这种小孩似乎对游戏不感兴趣。这样"不合群"的孩子是不是孤独症呢? 让我们来看一下孤独症小儿的几个特点:①孩子喜欢独自玩耍,与其他小伙伴没有眼神交往,叫之无反应。②在行为、兴趣、活动方面表现刻板、局限。③有的小儿在某一方面的能力表现突出,同正常人一样,甚至好于正常人,比如机械记忆能力。因此,家长如果怀疑小儿有孤独症倾向,应带小儿做专门的检查。不能仅靠"不理人","总一人玩"轻易给小儿下结论。

17. 3～4岁小儿生活自理能力的标准是什么?

现在许多父母对小儿的照顾无微不至,该让孩子自己做的也由家长亲自做,这样反而无助于孩子生活自理能力的培养。我们所说的生活自理指的是脱离他人的帮助,能自己独立料理其基本生活需要的能力。这种能力体现在就餐、简单穿脱衣、洗漱等方面;3～4岁小儿在饭前会准备餐具,摆放碗、筷子了,就餐时掉洒饭粒不多了,吃完饭,也能把碗筷堆放起来;饮水时会使用吸管和杯子;每天起床时能够自己穿外衣、扣扣子,自己穿鞋,还会自己洗脸、洗手、刷牙。小女孩会自己梳短发。平日里会模仿大人做一些简单的事情,如洗自己的手帕。

总之,生活自理能力是社会适应能力的一部分,是儿童成长过程中的一个方面,从小培养小儿的这种能力有利于儿童日后的成长,使小儿长大后独立性强,能很快适应所处的环境。

18. 3～4岁小儿能有明确的时间和空间概念吗?

时间概念比较抽象,不易理解,它具体可表现为4种形式:①对时间的辨认。②对时间的确认。③对时间的估量。④对时间的预测。儿童对时间的掌握是一个较缓慢的过程,比如从辨认时间看,孩子从幼儿园接回来做了一系列活动:散步、看电视、洗漱、休息。我们要求小儿能把这些活动区分开是比较难的。一般来说,儿童的时间概念是从4岁起才开始发展的。

空间知觉是一种复杂的知觉,其中有形状、大小、深度与距离、方位等,常用的就是圆形、三角形、上下、前后、左右,这里、那里、远、近。3岁时小儿能够辨认圆形、方形和三角形,能够辨认上、下方位;4岁时可以辨别前、后方位,5岁小儿开始以自己身体为中心辨认"左"和"右"方位。

19. 3～4岁小儿的记忆力如何?

记忆贯穿于儿童活动的过程中,吃饭、穿衣、走路都需要记忆。记忆分为无意记忆和有意识记忆。小儿的记忆在不同的年龄阶段是不同的,一般在3岁前的记忆大多是无意记忆,3～4岁逐渐发展出现有意记忆。也就是说小儿能为完成专门的任务而有意去记忆一些东西。往往那些能引起小儿兴趣的、有强烈印象的事物容易被记住,如休息日里父母带小儿去动物园,园中凶猛的老虎、温顺的大象、灵敏的猴子都会给小儿留下深刻的印象。有鉴于此,家长要尽可能抽出时间带小儿多看、多走,加深小儿印象,为日后学习文化知识打一些基础。此外,小儿的情绪对记忆也有影响,积极的情绪会使记忆收到好的效果,父母带孩子游玩中要创造一个宽松的环境,使孩子心情愉快。

270

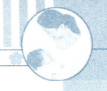

20. 3～4 岁小儿懂得"好"与"坏"吗?

儿童的道德判断和道德发展是有一个过程的。3～4 岁的小儿尚不能判断行为的"好"与"坏"。只是按照父母、幼儿园老师告诉的话来评价行为好坏。4～5 岁以后,父母可有意识地加强教育,如饭前、便后要洗手,不洗手,病菌就会从口进到身体中,小朋友就要生病,就要打针、吃药,那么很难受的。

我们要注意的是即使父母在孩子发育的相应阶段给予及时教育,但孩子的自控能力是弱的,有时也不能按照一定的规范去做,明知道打人不是好孩子,当与其他小朋友发生冲突时还是上手打人,这时父母可以引导他,对他说:那个小朋友打人不是好孩子,你打人是不是好孩子呢? 慢慢使他能够控制自己,接受道德的约束。

21. 3 岁仍不会说话正常吗?

一般来讲,受家族遗传因素影响,孩子的说话有早有晚,存在个体差异。但是如果 3 岁还不会说话,就应该引起父母的重视了。无论是否是"贵人语迟",父母都应该仔细分析原因,排除可能存在的发育问题,如智力发育落后、发音器官、情绪心理、养育环境问题等。

271

(1)智力发育落后:如果观察到自己的孩子对周围人的语言听不大懂,反应迟缓或没有反应、没有目光对视;或者没有大小、多少的概念;或者手的动作不灵巧,四肢粗大,运动笨拙,不灵活等行为表现,那么父母需要考虑孩子是否存在智能发育落后的问题,应带孩子到医院进行发育检查。

(2)语言环境贫乏:婴幼儿语言的正常发育,除了需要是正常的生物个体这个前提外,正常的语言环境也至关重要。在这个时期,贫乏的语言环境会延缓或阻止孩子的正常发育,甚至造成智力、精神残疾等问题。贫乏的语言环境包括:父母忙于家务或忙于自己的事业、自己的活动,忽视孩子发育的正常需求,缺乏与孩子的交流,"只要不烦我,孩子玩什么都可以"是这些父母带养孩子的原则;孩子由于不爱说话或不爱与人交往、或者由爱看电视的人带养时,容易使孩子生活在语言匮乏、封闭的养育环境之中,在关键期得不到应有的语言刺激,是影响其语言正常发育的关键因素;另一个不良环境容易被人们忽略,即对孩子过分保护和娇惯。在养育人周全的体贴照顾之下,孩子没必要作任何表示,没必要使用任何语言,就可以获得他所想获得的一切,惟独失去了他的语言能力和其他重要的生活能力。因此,3 岁孩子不会说话时,环境因素是不能忽略的。

(3)听力、发音器官的问题:听力异常或发音器官的疾病,均可以导致孩子语言的问题。因此,要及时到五官科进行听力、发音器官的检查。

(4)情绪障碍:如果受过重大的心理创伤,如父母离异、失去或远离亲人、经常被忽视、被虐待等,容易引起孩子精神方面的问题或障碍,不说话是其表现的特征之一。一旦确定孩子不说话与情绪障碍有关系,则父母要及时进行心理咨询,以改善孩子的生存状况。

除上述原因外,还有外伤、脑疾病后遗症等引起的生物因素问题。但是无论什么原因,3岁孩子还不会说话,就一定要及时去医院进行检查。

(二)3～4岁小儿的饮食与衣着

1. 3～4岁小儿每天应吃多少饭?

这个年龄段儿童乳牙已经长齐,咀嚼能力增强,但消化功能尚不完善,饮食要均衡合理,粗细搭配、荤素搭配、干稀搭配,注意烹饪时减少营养素的损失,尽量不吃或少吃辛辣、刺激性强的食物。大家知道,小儿的饭量与孩子的年龄、性别、季节、体格的大小、每日活动量的情况、从小吃饭的习惯等因素都有着密切的关系。下面仅就大多数小儿的平均饭量而言,家长根据自己家孩子情况可略有出入。

小儿一天膳食组成举例(以生食计算):

主食(大米、面粉、小米、玉米面等):150～200克。

牛奶:250克(也可用豆浆250克与鸡蛋半个代替)。

鸡蛋:1个。

瘦肉类(禽类、鱼、肉、肝、动物血):50～100克。

豆类及其制品:25克。

蔬菜:150～200克,其中有1/2应是绿叶菜或橙黄色蔬菜。

水果:1个。

糖:10～15克。

油:10～15克。

2. 讲营养一定要多花钱吗?

儿童时期,身体的迅速发育和神经系统的生长成熟,以及学习各种生活和社会技能,都必须有一定量的营养物质支持。因为,这个阶段也是儿童生长发育过程中最为脆弱和敏感的时期,某些营养物质的缺乏可能导致孩子身心发育障碍。但是,讲究营养和多花钱之间并不能画等号。这里所说的营养物质缺乏并不特指某一种食品,而是指所含营养物质大致相同的一类食物。这类食物之间完全可以互相替代,因此家长可以根据食物的价格和家庭实际生活情况,合理的调配孩子的食谱。在家庭经济可以承担的前提下,给孩子提供合理且充足的营养。具体选择方法如下:

(1)热能主要由粮食类提供,可以根据当地主要种植的农作物品种来选择。南方可选择稻米,北方选择面粉,其他一些农作物如玉米、高粱米、土豆、红薯、南瓜等富含糖类,也可作为很好的热能来源。

(2)动物性食物如肉、蛋、奶等可以提供优质蛋白质,可因地制宜地选择,如河流湖泊地区可多吃鱼虾,畜牧业地区吃牛羊肉和奶,农村吃鸡鸭和蛋类等。若动物性食品来源困难,一些植物性的蛋白质也可以选择,如蘑菇、大豆及其制品、核桃、花生、芝麻、杏仁、榛子等,善加选择和烹调,也能提供充足的蛋白质。

(3)尽量购买应季的蔬菜和水果,不但经济而且新鲜。经济情况允许情况下可适当选择反季节食品。北方气候寒冷,冬天可多吃些大白菜、胡萝卜、土豆等;夏季多吃黄瓜、番茄、扁豆等。水果也一样,冬天吃可贮存的苹果;夏季再吃西瓜、葡萄。

(4)发展农村庭院经济。如多养鸡鸭,或喂一两只羊,院中种棵果树、房前屋后种些绿叶蔬菜和胡萝卜等。鸡蛋和羊奶营养丰富,可作为优质蛋白质的来源;绿叶菜和胡萝卜能提供多种无机盐和维生素。

总之,掌握营养知识,灵活运用是最重要的。如果营养知识不太熟悉,只要遵循让孩子吃饱、吃得多样化的原则也可以。

3. 如何给小儿安排春季食谱?

推荐食谱:见表14。

表14　3～4岁小儿春季一日食谱

	早　餐	午　餐	午　点	晚　餐
例1	豆浆250毫升 金银糕(白面、玉米面) 酱豆腐	鸡蛋炒芹菜 土豆海带汤 米饭	苹果1个 五香黄豆	素什锦包子 荠菜粥
例2	牛奶250毫升 果丁小窝头 酱牛肉片	红烧平鱼 素炒油菜 小萝卜骨头汤 米饭	苹果橘瓣粥	什锦炒面 番茄豌豆汤 卤鸡蛋

★素什锦包子:先将木耳、鸡蛋饼、蘑菇剁碎,然后加葱末、姜末、精盐,再加胡萝卜末,用熟花生油调

273

匀,即可待包。

★什锦炒面:是将面条煮成六七成熟,捞出沥去水分。将瘦猪肉丝、胡萝卜丝、菠菜叶与面条一起炒熟即可,色香味俱佳。

★苹果橘瓣粥:将去皮的苹果切成小方块,与糯米一起煮成稀粥,快熟时放上几片橘瓣,吃时加少许白糖,可起到润肺开胃,缓解便秘的作用。

4. 给小儿安排春季食谱要注意什么?

中医自古就有"天人合一"的观点,主张按照四季的不同特点来安排饮食。从现代健康理论来说,春夏秋冬四季因气候特点不同、应季农作物种类不同和人体生理功能差异,在饮食上也应适当调整。

春季正是万物生长的季节,气候温暖、阳光明媚,人体感觉舒适和伸展。小儿告别了厚重的冬装,显得更加活跃,户外活动明显增加。此季节的饮食应以清淡为主,少食油腻、煎炸、辛辣食物。小儿在此季节生长发育较快,还应适当增加维生素的摄入量。因此,安排春季食谱要多选择新鲜的瓜果蔬菜,如菠菜、荠菜、芹菜、莴笋、海带、木耳等,并加上豆制品、肉类、蛋类等蛋白质含量较高的食品。

274

5. 如何给小儿安排夏季食谱?

3~4 岁小儿夏季推荐的食谱:见表15。

表15 3~4岁小儿夏季一日食谱

	早 餐	午 餐	午 点	晚 餐
例1	小米绿豆粥 玉米面发糕 煮鸡蛋	肉末豌豆 素炒柿子椒 香菜豆腐汤 米饭	西瓜 煮花生米	打卤面(鸡蛋、黄瓜、番茄、虾皮、豆腐干作卤)
例2	鸡汤小白菜 挂面 荷叶千层饼 五香花生米	黄瓜熘鱼片 炒扁豆腐竹丝 番茄蛋汤 米饭	葡萄 蛋糕	馄饨汤(瘦猪肉、大葱馅,香菜紫菜虾皮汤) 麻酱酥火烧 拌黄瓜丝

★荷叶千层饼:将面粉与奶粉发酵,其比例为面粉 500 克加奶粉 80 克,然后以果酱制作,看上去红白相间,吃起来甜香可口。

6. 给小儿安排夏季食谱要注意什么?

夏季气候炎热,儿童容易出现食欲不振,饮食应以少油清淡为主。制作中要注意色彩鲜明、形式多样、清爽可口,如水果拼盘、红烧鱼块配柿子椒等。可适当食用增强食欲的饮料,如酸梅汤、山楂汁等。

夏季出汗多,容易造成体内水分、盐及水溶性维生素流失,因此常饮水,多吃西瓜等多汁水果,并且就餐时适当增加一些含盐较高的食品,如咸鸭蛋等。

因为天热,小儿喜欢吃冰激凌、雪糕、汽水等冷饮,这些食品含糖量高,温度低,所以不能多吃,更不要在饭前进食,否则不仅影响食欲,还会损伤脾胃,出现腹痛、腹泻。

此外,夏季气温高,食物容易变质,因此要特别注意食物的保存和饮食卫生。

7. 如何给小儿安排秋季食谱?

推荐食谱:见表 16。

表 16　3～4 岁小儿秋季一日食谱

	早 餐	午 餐	午 点	晚 餐
例1	鸡蛋小白菜疙瘩汤 小米面煎饼	鸭血烩豆腐 胡萝卜丝汤 米饭	蒸白薯	小枣三合面发糕 小葱拌豆腐 菠菜鸡蛋汤
例2	牛奶250毫升 三色糕 肉末咸菜丁	土豆炖排骨 素炒菜花 鸡蛋汤 米饭	鸭梨 五香豆腐干	猪肉珍珠丸子冬瓜汤 红豆沙馅金鱼包(呈金鱼状) 素炒芹菜豆腐片

★小枣三合面发糕:把机米面、小米面、标准粉混合,加入适量面肥发酵,面发好后,加入适量的苏打待用。将锅里水烧开,放上蒸笼,倒入一层发好的三合面,用手拍平,撒上红枣,再用筷子插几个小眼,用旺火蒸 30 分钟即可。

★三色糕:将面粉与奶粉发酵,玉米面与奶粉发酵,均以 6∶1 的比例,在两层发面中间加上果酱 1 层,做成黄、红、白三色糕,吃起来松软香甜可口。

8. 给小儿安排秋季食谱要注意什么?

秋季五谷丰收,农作物大量上市,因此食物的来源充足而丰富。这个季节气温开始下降,早晚温差大,易受凉而引发呼吸道疾病,因此饮食上要甘润平和,适当多吃些滋阴润肺的食物,如银耳、薏苡仁、白果、梨、萝卜、莲藕等,少吃辛辣煎烤食品和生冷寒凉食品。儿童因在夏季的食欲不佳,在秋季可以适当增加营养素和热能。菜肴的味道可稍浓一些,也可选食薯类和根茎类蔬菜。

275

在中国有秋季进补的习惯,但是过量吃进肉、蛋等食品,会加重儿童消化道的负担,容易出现胃肠功能紊乱,甚至引发疾病。因此,给小儿安排的食物不仅要营养丰富,还要容易消化吸收。

9. 如何给小儿安排冬季食谱?

推荐食谱:见表17。

表17　3~4岁小儿冬季一日食谱

	早 餐	午 餐	午 点	晚 餐
例1	豆腐脑 开花馒头 咸菜丁	炒三丁(香干、胡萝卜、土豆) 肉末海带汤 米饭	小米面煎饼	素馅饼(以鸡蛋、白菜、葱末、姜末、甜酱、花生油、精盐作馅) 玉米面粥
例2	牛奶250毫升 豆沙包 肉末咸菜丁	炸胡萝卜盒 白菜豆腐汤 米饭	橘子 蛋糕	鱼肉馅饺子 土豆丝

★炸胡萝卜盒:将粗的胡萝卜切成约0.5厘米厚的连刀片,用开水焯一下待用。以葱、姜、酱油、盐等将肥瘦猪肉馅调好味。把肉馅夹入胡萝卜内,在面粉糊中蘸过,放入油中炸成金黄色即可。

★鱼肉馅饺子:将巴鱼去皮,剔出鱼刺,把鱼肉剁成泥状,然后放入甜酱、葱末、姜末、料酒、味精、盐、熟花生油、香油、白菜叶末(去水),搅拌均匀即可包饺子。

10. 给小儿安排冬季食谱要注意什么?

冬季天寒地冻,外界气温较低,人体热量散失大,因此需要较多的热能以维持体温。为增强儿童的御寒能力,需要适当多选择一些含高蛋白和高热能的食物,如肉类、蛋类、奶类和豆制品等。

冬季的新鲜蔬菜水果不多,再加之日照时间短,小儿户外活动少,可适当增加一些脂肪含量高的食物,来促进脂溶性维生素(如维生素 A、维生素 D、维生素 E 等)的吸收和利用。但要少吃生冷的食品。

11. 如何从食物中增加锌的摄入?

锌是生命活动中必需的一种微量元素。人体内每天都在进行复杂的化学反应,这些反应都离不开酶,已发现正常人有100多种含锌的酶。锌在维持人的生理活动中起的重要作用就不言而喻了。

长期素食,经常腹泻,牛奶喂养,大量出汗都是导致锌缺乏的原因。小儿缺锌主要表现为:①味觉异常、食欲缺乏。②生长发育落后,个子矮小。严重缺锌

276

者影响智力发育,认知行为改变,至青春期第二性征出现晚。③免疫功能低下。④皮肤黏膜改变,易患皮炎及舌炎。⑤异食癖。

一般情况,如果儿童没有被诊断为锌缺乏症,可通过饮食来进行补充。为了让正在生长发育期间的儿童获得足够量的锌,就必须了解各种食物中的含锌量,以便安排膳食。日常饮食中含锌量高的(>10毫克/100克)的食品有牡蛎、扇贝、山核桃、小麦胚粉,含锌量较高的(<10毫克/100克)的有动物肝脏、牛羊肉、蘑菇、豆制品等。不同食品锌的吸收和利用率不同,动物性食物中所含的锌比植物性食物更容易被身体吸收。

对婴儿,预防措施主要是提倡母乳喂养,因为母乳含锌高,且吸收利用好。此外,还要注意按时添加辅食,随着宝宝咀嚼能力的加强,可加瘦肉泥、肝泥、鱼泥。幼儿要注意饮食均衡,不挑食。

锌的过度摄入会导致中毒,干扰其他营养素的吸收和代谢,出现恶心、呕吐等现象。因此,要注意适量补充。

12. 在烹饪中如何减少营养素的损失?

人类进食是为了从食物中摄取热能及各种营养素。幼儿胃容量小,进食量少,但所需要的营养素相对地比成人要多,为了使幼儿得到合理的营养,要讲究烹调方法,最大限度地保存食物中的营养素是很重要的。主要可以从下列几点予以注意:

(1)蔬菜要先洗后切,水果要吃时再削皮,以防水溶性维生素溶解在水中,以及维生素 C 在空气中氧化。

(2)用容器蒸或焖米饭,和捞米饭相比前者维生素 B_1 和维生素 B_2 保存率高。

(3)蔬菜最好旺火急炒与慢火煮,煮菜汤时应水沸下菜,时间要短,这样维生素 C 的损失少。

(4)合理使用调料,如醋可起到保护蔬菜中 B 族维生素和维生素 C 的作用。如有人研究,西红柿炒鸡蛋的维生素 C 损失率为 44.03%;糖醋圆白菜的维生素 C 损失率为 14.13%,较前者的损失减少。炒菜时不应过早放盐,宜用淀粉勾芡,使汤汁浓稠,并与菜肴沾在一起,因为淀粉对维生素 C 有很好的保护作用。

(5)在做鱼和炖排骨时,加入适量醋,可促使骨骼中的钙质在汤中溶解,有利于人体吸收。

(6)少吃油炸食物,因为高温对维生素有破坏作用,蛋白质也会因此变质而减少营养价值,脂肪也因此受破坏失去其功能,挂糊油炸常作为最佳补救措施。

277

(7)用白菜作馅蒸包子或饺子时,将白菜中压出来的水,加些白水煮开,放入少许盐及香油喝下可防止维生素及无机盐白白丢掉。

(8)少用动物油炒菜,因为含饱和脂肪酸多、熔点高、不易消化,还会影响其他维生素的摄入。

13. 小儿不宜多吃油炸食物吗?

一般油炸食物看起来焦黄可爱,闻起来香味扑鼻,大多数成人喜欢吃,然而对于儿童则要慎重。2岁以内的婴幼儿最好不吃,2岁以上的小儿也只能偶尔吃或少吃。其理由是:

(1)油的沸点比水高得多,因此高温油炸食物,会使食物中的维生素 B_1 几乎全部破坏,维生素 B_2 损失将近一半。另一方面,油炸食品含较高的脂肪,过多的摄入会有饱腹感,减少蔬菜、水果等其他食物的摄入。因此,吃油炸食物会造成营养素流失和摄入的不均衡。

(2)食品经油炸后大多含水分少,偏硬,不容易咀嚼,而小儿胃肠道的消化能力弱,难以消化吸收。此外,油炸食品中的蛋白质和淀粉被包在油脂里,减少了和蛋白酶或淀粉酶的接触,较难消化,增加了胃肠道负担,容易造成消化不良,小儿食后会感觉胃部不适。

(3)一天膳食中由脂肪提供的热能应占全天热能总量的25%～30%。但是经常吃油炸食品的孩子,每天由脂肪提供的热能明显超过上述指标,因此很容易出现肥胖。

(4)炸食物用的油,反复应用,发黑变质,而且反复使用经过高温的油会产生致癌物质,对身体有害。

因此,小儿不宜吃油炸食物,而要多运用蒸、煮的方法制作食品。

14. 吃冷饮过量对小儿生长发育有什么危害?

最好不给或少给幼儿吃冷饮,3岁以上小儿要适时适量吃,尤其要注意在吃饭前30分钟内和清晨不宜吃。可以从以下几点分析:

(1)从健康角度看,中医认为,胃喜温,一般食物在40℃左右,人们食入感觉舒服。西医认为,小儿胃黏膜非常娇嫩,吃冷饮会使胃肠道的黏膜毛细血管收缩,胃壁肌肉痉挛,消化液分泌减少,胃功能紊乱,影响消化,导致腹痛、腹泻、胃痛、胃炎等疾病。此外,对于小宝宝来说,肠系膜松弛,固定能力又差,一旦受到冷饮刺激,很容易导致肠管平滑肌痉挛和蠕动增强,进而诱发肠套叠、肠道梗阻甚而危及生命。冷饮还会损伤舌黏膜上的味蕾;刺激牙髓血管收缩,诱发过敏性牙病;含糖残渣存在于牙齿间隙或沟缝内,产生的酸性物质腐蚀牙齿,造成龋

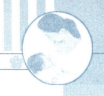

齿。因此,吃冷饮对小儿健康不利。

(2)从营养角度看,大多数冷饮含糖分很高,而生长发育所需的蛋白质、维生素等营养素极少。大量吃冷饮,会影响孩子的食欲,使他不思饮食,这样应该吃的粮食类、肉蛋类、蔬菜水果、豆制品等都不能按数量吃下去,时间长了,肯定会影响孩子的生长发育。

综上所述,可见小儿不宜多吃冷饮。在炎热的夏天,可选用绿豆汤、果汁等饮料进行防暑降温。

15. 吃捞饭不利于小儿健康吗?

婴幼儿的胃容量小,而且胃肠道消化功能不完善,因此必须提供营养素全面而且容易消化的食物,才最为理想。

给小儿做米饭最好采用蒸和焖的方法。蒸的方法是将米与适量的水放在一个容器内,然后将锅内加足水,用旺火把水烧开,用水蒸气把容器内的米饭蒸熟。焖的方法是将锅内放入适量水,把米投入,烧开,然后用慢火使水全部浸入米中,将饭焖熟。根据上述烹制过程可以看出,米的全部营养可以吃进而不被损耗。

279

捞饭是先将米放入水中煮成半熟,捞出以后再经锅蒸而成。捞饭吃起来利口不发黏,滑爽好吃,但是其缺点也就暴露出来了。因为米中所含多种维生素是水溶性的,在制作捞饭的过程中,大量存在于米汤中的维生素 B 和维生素 C、无机盐被丢弃了。有试验报道,捞饭比蒸饭多损失蛋白质 5%、维生素 B_1 18%、维生素 C 60%～70%、维生素 B_2 50%、烟酸 78%～80%,长此以往,是个不小的损失。为了减少损失,本来可尽量将米汤喝掉,遗憾的是小儿的胃容量太小,喝不下。因此,还是不吃捞饭为好。

16. 强化食品多多益善吗?

强化食品是根据膳食参考摄入量,将某些人体必需的而日常膳食不能满足需要的营养素经过特殊工艺加入到食品中而成。强化的内容从维生素、无机盐到氨基酸,还有现在非常时髦的 DHA,应有尽有。我们如何给孩子选购呢? 是吃得越多越好吗?

我们主张为孩子提供品种齐全的食品。一般认为应包括粮食类(粗、细粮搭配吃)、畜禽类的肉与内脏、鱼、蛋类、奶类、蔬菜及水果等,而且应按一定的比例搭配,按照符合儿童消化能力的烹调方式,尽量让孩子吃下去。平衡的膳食,科学的喂养,正常情况下,一般不会出现营养素的缺乏,强化食品不是非吃不可。

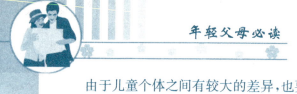
由于儿童个体之间有较大的差异,也要根据孩子的具体情况考虑是否需要添加强化食品。例如,有的孩子生长发育过快,需要的营养素多,有的胃肠道吸收功能较差,会发生营养素缺乏的情况,如缺钙、缺锌、缺铁等。家长应带孩子到医疗保健部门去检查,根据检查结果,如有无机盐或微量元素的缺乏,可在医生的指导下,采用相应的强化食品较为合适,不能盲目选择,更不能乱用。如孩子缺铁,表现为贫血,同时又缺锌,一般可先治疗贫血,也就是服用铁剂或强化铁的食品,待贫血纠正后,再吃强化锌的食品,否则含铁和锌的强化食品一起吃,二者之间有一定的拮抗作用。

此外,还应注意有些强化食品不是专为婴幼儿生产的,喂给孩子之前要注意强化营养素的量,以免进食过多,引起中毒,或造成营养素的不均衡,影响身体的消化、吸收和利用。

17. 在小儿菜谱中应增加一些海带吗?

海带含有大量的糖类和钙、铁等10余种无机盐,脂肪和蛋白质的含量也很高。500克海带中含蛋白质约41克,特别是微量元素碘含量丰富,每千克可达10毫克,这是它的营养价值高的最主要原因。

碘是人体生命中必不可少的一种微量元素,是身体制造甲状腺素的原料。因此,碘与人体的生长发育和新陈代谢有着重要的关系,尤其对大脑的发育起着决定性作用。一个人一生中所需要的全部碘加在一起,只不过1汤匙左右,但关键是这些碘必须在您的人生旅途中不断地、少量地补充、吸收和利用。

据测定,成人每日碘的摄取量应达到150微克,6岁以下的小儿应达到70微克,3岁以下50微克。碘存在于水、土、粮食、菜和空气中,人体内的碘80%～90%来自于食物,如海带、紫菜及各种海产品,它们都是碘的良好来源。我国是轻度缺碘国家,现在已广泛采取了食盐加碘的措施,以保证碘的基本摄入。但对处于生长发育期的儿童,不宜过多食用碘盐,以免过咸加重肾脏负担。为了弥补碘盐的不足,在他们的菜谱中增加一些海带,还是必要的。

18. 酸奶与乳酸菌饮料有什么不同?

酸奶是用鲜牛奶经过灭菌消毒后加入酸(如柠檬酸或乳酸)调制而成的,或经乳酸杆菌发酵制成的乳制品。鲜牛奶中的酪蛋白遇到乳酸菌产生的酸,结合成微细颗粒的凝乳,颜色白,气味清香,酸甜可口,不仅原先牛奶中的营养成分没有被破坏,而且使牛奶中的酪蛋白凝块更小。同时,酸奶还提高了宝宝胃内的酸度,对宝宝的消化吸收更有利。此外,由于人体对它的消化率和吸收率都高,奶中钙、磷、铁的吸收和利用率也有所提高。同时,乳酸菌分解乳糖,产生半乳糖,它有助于儿童脑及神经系统的发育,乳酸菌在酸奶中还产生抗菌物质,在肠道中有抑制腐败菌生长繁殖的保健作用。因此,对消化功能不好或是正在患腹泻的病儿,适当食用酸奶是有益的。正因为酸奶营养价值与牛奶相当甚至更好,所以婴幼儿都可用酸奶代替部分主食。

乳酸饮料是在鲜奶或奶粉中加入一定比例的水和酸味剂、糖等调制而成的酸甜适口的配制型含乳饮料,也有一种是加入乳酸菌的含乳型饮料。乳酸菌饮料的味道虽然也十分酸甜可口,受到儿童的喜爱,但因为是饮料,其蛋白质的含量远远低于酸奶。按照国家有关规定,酸奶蛋白质含量均不低于2.9%,而乳酸饮料为不得低于0.7%,可见乳酸饮料与酸奶、纯牛奶在主要营养物质含量方面差别是很大的。有的家长不了解这点,以乳酸菌饮料喂养婴儿,使小儿获得的蛋白质、脂肪、糖类等重要营养素都不够需要,必然影响他的生长发育。

因此,乳酸菌饮料只能用来为3岁以上儿童运动后,补充水分及品尝各种美味食品,增加生活情趣之用。当然,现在也有强化了各种无机盐及维生素的乳酸菌饮料,但无论如何,它们仍不能代替牛奶或酸奶。同时,每日食用要有定量,不能多多益善。

281

(三)3～4岁小儿的护理与保健

1. 怎样为小儿创造良好的居室环境?

随生活水平的提高,许多小儿甚至可以拥有一间属于自己的房间。但是,3～4岁的孩子,对外界的适应能力差,又缺乏安全意识,如果房间的生活环境不合适,会影响孩子的生长发育,或者引发意外危险。因此,3～4岁小儿的房间应注意以下几点:

(1)孩子居住和经常逗留的房间要尽可能向阳,这能保证室内有充足的阳光。室内的阳光不但能提高室内的温度,同时也有杀灭细菌的作用。房间要经常打扫卫生,开窗通风换气,即使在冬季和夏季开空调时,每日也应定时开窗。

(2)冬天室内最好有取暖设备,气温保持在14℃～20℃最合适,白天与夜间的温差最好不超过2℃～3℃。医学试验证明,这个温度对孩子体内的各项生理功能最好。夏天可以使用空调,但温度不宜设置过低,26℃～27℃,空调风不直吹孩子,不要让孩子全天24小时都待在空调房间内。

(3)室内要保持一定的湿度,湿度50%最合适。可以在地上喷水或用湿墩布拖地,用湿抹布擦桌椅,冬天可使用加湿器或在暖气上放湿布,以保持室内的湿度。

（4）为孩子安排一张自己睡觉的小床，床要矮一些，最好有床栏，以防孩子坠床；枕头要松软舒适，但不宜过高；床单、衣物要经常换洗，被褥要经常拿到室外拍打或日晒。

（5）3～4岁的孩子好奇心强，活泼爱动，但缺乏对危险的认识，因此要特别注意防止意外事故的发生。家中经常是各种事故的多发地。所以，家长在布置房间时一定要考虑到孩子的安全。电源插座尽可能放在孩子够不到的地方或使用安全插座，并经常检查有无松动和漏电。家具的锐角用海绵包裹或使用安全护角，可以防止孩子撞伤。火炉、开水壶、暖瓶、清洁剂、消毒液、刀剪等危险物品放在离孩子较远且孩子无法够到的地方。落地窗或较矮的窗户要装安全护栏，防止孩子爬出窗外而发生意外。居室中最好不要摆放盆栽鲜花，许多观赏花的花或叶具有毒性，孩子误服易中毒，并且花盆掉下时也可能会砸伤孩子。此外，为孩子选购玩具也要注意安全，以防止发生意外。

2. 小儿左撇子需要改正吗？

小儿自1～2岁开始有独立控制玩具及其他物品的欲望及能力，但动作尚不准确，在玩耍或吃饭时，往往表现为双手交替使用。但当到了能够熟练使用和控制自己手中玩具和工具的年龄（一般为3～4岁），孩子就逐渐固定，以用一只手为主了。通常我们称做事总爱用左手的孩子为"左撇子"，医学上称左利手。那么，"左撇子"用不用矫正呢？

首先，我们从手的活动与脑功能的关系说起。一般说来，手的活动是由大脑控制，又反过来刺激大脑的发育和脑功能的开发。人双手的活动和功能分别受左右两侧大脑半球的支配，左半球控制右手，右半球指挥左手。由于两侧大脑半球各有分工，左侧负责语言等功能，右半部则负责空间方位等功能。有些家长就认为左利手的孩子只能刺激右脑的功能开发，长期使用左手会影响左侧大脑的功能，如语言的发育等。实际上，两侧脑半球在功能上既有明确分工又有密切联系，无论右利手还是左利手都同样会刺激双侧脑半球的发育。

因此，除了从社会适用技能的角度训练孩子用右手握笔外，其他情况的左撇子均不用纠正。

3. 怎样给小儿煎中药？

中草药是调理身体、治疗疾病的重要手段之一。其中汤药属对症下药，针对性强，疗效肯定，有很大的实用价值。为保证药效，家长要掌握正确的煎药要领：

（1）煎药器皿：煎药时最好用沙锅或搪瓷器皿，不能用铁锅等金属锅具。

(2)水量:熬第1煎时,药中加的凉水应高出药面5厘米,略泡一会儿再上火煎煮;煮第2和第3煎时,药物稍低于水面,不用浸泡即可上火煮。

(3)火候及时间:一般先用大火煮,煮沸后改用小火再煎15～30分钟。

以上所述只是煎药的基本要领,具体到某一剂药,还须遵从医生及药剂师的要求煎药。

4. 儿童入幼儿园前查体有必要吗?

儿童入幼儿园前进行的体格检查主要是为了了解小儿的身体健康状况,自身是否有传染病,近2个月内是否接触过传染病病人,对其进行全面体格检查,血常规、肝功能检查,了解小儿预防接种情况。通过检查,掌握儿童体格发育情况及健康状况。托幼机构内的儿童彼此日常接触密切,吃、玩、睡均在一起,一定空间内人数比较密集,一旦发生传染病,将会迅速传播。因此,儿童入幼儿园前的查体是非常有必要的。

对在入园体检中发现的患有贫血、龋齿等疾病的儿童,可入园后集体治疗和矫治,或嘱咐家长带孩子去医院治疗。对未按规定程序进行预防接种的儿童,及时采取补救措施。对有急性传染病接触史的儿童应暂缓入园,需观察到隔离期满方可入园。有肝炎、眼结合膜炎、结核病等传染病的儿童不宜入园,应及时进行治疗,待临床痊愈病过了隔离期后方可入园。对患有蛲虫病或皮肤病的儿童应治愈后方可入园。由此可见,把好入园体检这一关是至关重要的。

283

5. 儿童吃维生素越多越好吗?

我们所吃的食物中包含七大营养素,维生素是其中之一。它虽不能产生热能,但对于维持人体健康,调节新陈代谢起到了重要的作用。维生素可分为脂溶性的,如维生素A、维生素D、维生素E、维生素K;水溶性的,如B族维生素和维生素C等。因为维生素在体内不能合成或合成的数量很少,所以人体所需的维生素主要是从食物中摄取。机体缺乏维生素可引起各种疾病,因此有人认为,既然维生素是营养素,又对身体这么重要,儿童还是多吃点比较好!

其实不然,人的身体是一个结构非常严密,功能彼此协调的机体,各种营养素用以保证机体正常的生理活动。儿童正常的生长发育对维生素是有一定的需要量的,多和少对身体都不利。正像厨师做一道美味佳肴,食盐、酱油、醋虽然缺一不可,但无论哪种用量过多,都做不成一道好菜。同样,人体在正常情况下,只需少量或微量维生素就能满足需要。维生素的量摄入不足或过多,都会使机体产生各种疾病,对人体健康都是无益的。例如,长期服用维生素A,每日

5 万单位,可导致维生素 A 中毒,表现为肝脾肿大、四肢疼痛、颅压增高、生长停滞等。长期服用维生素 D 制剂,特别是反复多次肌内注射,可发生维生素 D 中毒,表现为食欲不振、呕吐、多尿、血钙过高,严重者发生脏器钙盐沉着。钙盐沉着部位多见于肾脏。在儿科门诊,经常会看到因为过量服用鱼肝油而导致维生素 AD 中毒的儿童。因此,添加维生素时,一定要在医生的指导下进行,切忌过量服用,这样才能保证小儿的安全。

6. 维生素 A 缺乏对小儿有哪些害处?

维生素 A 在人体中有着重要的生理功能。包括:①维持眼睛正常的视觉功能,参与视网膜内视紫质的形成。视紫质是眼睛在弱光线下视物不可缺少的物质。②维持皮肤、眼睛、口腔、胃肠道、呼吸道及泌尿生殖器官等表面上皮细胞的完整性,增强抗病能力。③对骨骼和软组织的增长起着重要作用,故能促进小儿的生长发育。

了解了以上几点,对于维生素 A 缺乏对小儿的影响也就可想而知了。缺乏时可以引起干眼病、夜盲症(就是在黑暗中看不清物体);严重缺乏时可发生眼角膜溃疡和穿孔;还有皮肤干燥、毛发枯干、易患呼吸道感染、儿童生长发育迟缓等。研究还表明,维生素 A 能增强身体的免疫功能。因此,维生素 A 是人体非常必需的物质,一旦缺乏,应予补充,但维生素 A 制剂应在医务人员的指导下服用,以免发生过量中毒。此外,为避免维生素 A 缺乏,在日常生活中还要注意合理的饮食搭配,选择摄入富含维生素 A 的食物,如动物肝脏、蛋黄、奶类等。植物中含有胡萝卜素,它在人体中的小肠黏膜及肝细胞中经酶的作用可以转化成维生素 A。富含胡萝卜素的蔬菜为绿橙色蔬菜,如胡萝卜、菠菜等。

7. 维生素 B_1 缺乏对小儿有哪些害处?

维生素 B_1 又叫硫胺素,是水溶性维生素,它在体内参与糖代谢。当维生素 B_1 缺乏时,会影响身体组织的热能供应,从而降低心脏、肌肉的收缩力和神经系统的传导性。

维生素 B_1 缺乏症又称脚气病。由于体内维生素 B_1 的缺乏,使小儿神经系统、心血管系统和消化系统功能异常。患儿常突然发病,表现为食欲差、呕吐、腹泻、乏力、烦躁不安,四肢无力,有的婴儿出现神志淡漠,反应迟钝,严重者可有昏迷、惊厥或发生心力衰竭。引起维生素 B_1 缺乏的原因多是由于长期吃精白米、精白面,而其他富含维生素 B_1 的食物又摄取得太少;或是哺乳的母亲本身缺乏维生素 B_1,乳汁中的含量就更少,以致吃奶的婴儿维生素 B_1 缺乏而引起脚气病;此外,成人的饮食习惯和食物烹调方法不当也会引起儿童的维生素 B_1

缺乏。

维生素 B_1 在碾制不过细的谷类食物中,如糙米、全麦粉、黑面包等含量颇丰富;瘦肉、肝脏、豆类中维生素 B_1 含量也较为丰富,新鲜蔬菜如芹菜叶、莴苣叶的含量也不少。所以,成人应该提倡吃一些粗制谷物,米不过分淘洗,米汤要食用。煮粥时不加碱,以免维生素 B_1 被破坏。此外,维生素 B_1 易溶于水,吃蔬菜时菜汤也要吃下去,倒掉是可惜的。总之,无论大人还是小孩,每日都应有计划地吃一些富含维生素 B_1 的食物。

8. 维生素 B_2 缺乏对小儿有哪些害处?

维生素 B_2 又称为核黄素,是一种水溶性维生素。它是体内黄酶的辅酶组成成分,是蛋白质、糖类和脂肪代谢中不可缺少的物质。维生素 B_2 在动物内脏如肝、肾、心及蛋类、奶类、豆类中含量丰富,绿色蔬菜中含量次之。

生长发育期的儿童对维生素 B_2 的需要量较大。当供给不足时,如小儿膳食中动物性食物少,孩子挑食、偏食,或由于慢性胃肠道疾病吸收不好等,就会出现维生素 B_2 缺乏症。其主要表现为口角炎,即病儿嘴角处发白、糜烂,口唇干裂,舌发红,舌乳头增大,眼睛角膜充血和怕光,在皮肤皱褶处易发炎如阴囊炎、会阴炎。严重者可致生长发育迟缓。

285

因此,平时要注意给孩子提供平衡膳食,即动物性食物和新鲜蔬菜、豆类占有合理比例,加上良好的饮食习惯,维生素 B_2 缺乏症是可以避免的。如果小儿有明显的维生素 B_2 缺乏症状时,可在医生指导下服用维生素 B_2,效果极佳。

9. 维生素 C 缺乏对小儿有哪些害处?

维生素 C 为水溶性维生素,人体自身没有合成维生素 C 的能力,必需从外界摄取。维生素 C 在体内能促进结缔组织成熟及胶原的形成,对维持牙齿、骨骼、肌肉、血管的正常功能起重要作用;能促进伤口愈合,增加对疾病的抵抗力;能促进组胺的分解,故具有一定的抗过敏作用;能加强铁的吸收及叶酸的代谢,对预防和治疗营养性贫血有一定价值。

维生素 C 缺乏时,小儿常表现为食欲差、乏力、生长发育迟缓、反复感染;出血症状多见于四肢皮肤瘀斑、牙龈出血、牙松动,严重者有血尿、便血等;此外,还有骨骼的改变如骨膜下出血及骨骺脱位引起的局部肿胀疼痛,肢体屈曲等;还常伴有营养不良、贫血、伤口愈合慢等。

维生素 C 主要存在于新鲜的蔬菜和水果中。只要平时注意每天吃新鲜蔬菜和水果,在长期患病或发高热时适当补充一些维生素 C 药片,一般不至于发生维生素 C 缺乏症。

值得提醒的是,维生素 C 性质极不稳定,受热易氧化,易溶于水。因此,菜要先洗后切,急火快炒,水果随吃随切,不宜久放。对不喜欢吃蔬菜和水果的孩子,宜循循善诱,改掉不良饮食习惯。

10. 儿童经常诉说腿痛是有病吗?

造成儿童腿痛的原因是多方面的,应对孩子进行全面检查后,才能作出有病还是正常的结论。

如果儿童经常诉说腿痛,不经治疗就好了,不伴发热,全身各关节无红肿疼痛等不适感,各个关节可以自由地弯曲、伸直。常见原因有 3 种。

(1)最常见的原因是生长痛。生长痛是指发生于儿童的一种原因不明的,能自行缓解的下肢疼痛。好发于 4～12 岁儿童。由于儿童处于生长发育最快的时期,骨骼生长迅速,而肌肉发育相对较慢,肌纤维细弱,力量较小,耐力差,关节松弛软弱加之活动量大,容易产生疲劳。平日小儿活动多,大腿前侧肌力产生强烈的收缩,对膝部肌肉附着点牵拉频繁,导致膝部肌肉疲劳或纤维的细微损伤。晚上停止活动后,局部便产生酸软胀痛的症状。这种疼痛在活动时加剧,在休息时减轻。近年研究发现,发生生长痛的儿童大多缺乏微量元素钙、镁、锌。主要原因是儿童生长快,营养需求量大而补充不足所致。可嘱小儿适当休息,减少活动,并对疼痛部位轻轻按摩或热敷。鼓励小儿多晒太阳,多进食富含钙、镁、锌的食物,如牛奶、骨头汤、虾、贝类等。

(2)有些儿童患过佝偻病,出现双下肢骨骼的轻度畸形,如"O"形腿、"X"形腿或军刀腿,膝关节韧带松弛,关节面受力不均衡,出现关节松动不稳。当活动过量时,孩子会感到腿痛。腿痛的发生与劳累有关,常常发生在过量活动后的下午或晚上,在睡一夜觉或休息好后,腿痛情况就会自然好转。

(3)还有些儿童患有上呼吸道感染时,由于病原体的作用,也会引起一时性膝关节滑膜炎,因而出现关节酸痛的情况。上呼吸道感染治愈后,腿痛也自行缓解。以上 3 种原因出现的腿痛,一般不需特殊治疗。

如果孩子除腿痛外,还伴有发热、关节局部红肿、触痛或其他关节红肿、疼痛等异常情况,那么,这种腿痛是不正常的,应到医院进行检查治疗。

11. 孩子肚子里怎么会有蛔虫?

蛔虫病是儿童时期最常见的肠寄生虫病。蛔虫是寄生在人体内的大型线虫之一。蛔虫的成虫分为雄、雌两种,雌虫的繁殖能力很强,1 条雌虫每日能产卵大约 20 万个。大量的蛔虫卵随粪便排出体外,在潮湿、隐蔽、氧气充足和温度适宜的环境中,经过 2～3 周就发育成对人体具有感染性的虫卵,从而污染了环境。此时,如果小儿不注意卫生,吃了被虫卵污染的食物,就会被感染。当虫卵进入人体的小肠后,小肠内的环境促使卵中幼虫的孵化,幼虫侵入肠壁后沿淋巴管或微血管移行,经过肝脏来到肺泡,沿小支气管或气管逆行至咽部,再被吞咽入胃,回到小肠,从而发育为成虫。感染的幼虫经过60～75天,周游全身几个脏器曲折的旅程后,幼虫就变成了成虫。成虫在人体内一般要生活1年左右,这期间,孩子就感染了蛔虫病。

孩子感染蛔虫病的方式有很多种,常见为:①主要是虫卵污染环境。常见厕所粪便处理不当;或孩子随地大小便,粪便被人畜践踏;或随风伴水飘洒,虫卵随之散布四处。而孩子都喜欢在地上玩耍,双手和全身都有可能沾上虫卵,尤其指甲缝里会有很多虫卵,如果饭前不洗手或有吸吮手指头的坏习惯,虫卵很容易进入嘴里。②苍蝇也能携带虫卵污染食物。③如果用未经无害化处理的人粪施肥,会污染蔬菜、瓜果。当生吃未洗净的蔬菜、瓜果时,也有被感染的可能。总之,孩子感染蛔虫的途径是很多的,家长应特别重视,予以防止。

12. 蛔虫对儿童的生长发育有什么害处?

蛔虫虽然不大,但对儿童的健康成长影响是极大的。主要危害有:①蛔虫寄生在小肠里,以肠腔内半消化的食物为营养,不仅会夺走儿童体内的营养成分,还会分泌一种抑制小肠内消化酶,从而妨碍儿童对蛋白质的消化吸收。儿童时期正处于生长发育最快时期,每日需要摄入大量的营养物质。即使小儿饭量挺大,也会造成其营养不良性贫血,甚至出现生长发育迟缓。蛔虫损伤肠黏膜时可引起儿童腹痛、恶心、呕吐、腹泻等。有的儿童还有精神萎靡、头痛、易发脾气、睡眠不安、易惊和磨牙等表现。②由于蛔虫有游走钻孔的习性,当蛔虫寄生肠内过多,在孩子发热或使用驱虫方法不妥时,可能引起蛔虫在肚里大骚动,这会给孩子酿成大祸:蛔虫过多时,常在肠道扭结成团,部分或全部堵塞肠管,造成蛔虫性肠梗阻;蛔虫钻进胆管,可并发胆道蛔虫症、胆管炎、胆囊炎等;钻入肝脏可引起肝脓肿;侵入胰腺可引起胰腺炎;还可引起蛔虫性阑尾炎、腹膜炎等。这些都给儿童带来极大痛苦,甚至危及生命。③幼虫的移行可引起肺部的症状。特别要警惕由于疾病导致昏迷的儿童,会被上窜的蛔虫堵塞了气管,造成窒息的危险。

总之,蛔虫对儿童的危害是很大的,应大力开展防治工作。

13. 小儿睡觉咬牙是有病吗?

有些孩子在睡觉时常常磨牙,把牙齿咬得"咯咯"作响,其原因还没有完全搞清楚。目前认为有以下几种可能:

287

(1)肠寄生虫病:这是最常见的原因,尤其是肠蛔虫病。肠寄生虫在体内能分泌多种毒素,如神经毒素、过敏毒素、内分泌毒素等。它还能排出一些代谢产物。这些毒素和代谢产物在宝宝睡觉时,都可刺激大脑的相应部位,通过三叉神经,引起咀嚼肌的持续收缩。

　　(2)疾病因素:如口腔疾病、胃肠道疾病,或宝宝睡觉前吃多了及吃了不易消化的食物。宝宝睡后,上述情况都可刺激大脑而出现磨牙现象。

　　(3)神经精神因素:神经系统疾病,如精神运动性癫痫、癔病等;或白天精神紧张、情绪激动、过度疲劳等。也可使大脑皮质功能失调,而在睡觉后出现磨牙现象。

　　由于睡觉磨牙的原因很多,因此对每一个孩子要找出具体原因,针对不同的原因采取不同的处理措施。但有些宝宝因磨牙时间较长,大脑皮质已形成比较牢固的条件反射,虽然导致磨牙的原因已去除,但睡后磨牙不会立即消失。特别是患有胃肠道疾病的小儿,经治疗后,病情虽有好转,但由此产生的胃肠功能紊乱仍然存在,磨牙现象在短时间内不易纠正过来,需要较长时间才能有所好转。

14. 小儿个子矮都是有病吗?

　　身材的高矮受遗传和环境两大方面多种因素的影响。正常人群的身高也存在很大的个体差异,这种差异是内因和外因共同作用的结果,但绝大部分取决于遗传。由于影响身高的因素众多,导致身材矮小的原因很多,也很复杂。因此,对"矮小是否具有病理意义","是否提示疾病"这样的问题需要具体问题具体分析,无法一概而论。

　　面对个子矮小的孩子,需要全面了解其喂养情况和营养状况,生活条件和生活环境及疾病情况,并进行必要的医学检查,才能正确评价孩子的生长发育情况,发现可能存在的影响生长发育的因素。

　　若孩子虽然个子矮小,但不够"生长迟缓"的医学诊断标准,而且喂养科学,饮食及生活习惯良好,不伴其他营养状态不良的表现;经医学检查除外可能的疾病;其家族成员个子都不很高。此种情况的"个子矮"往往是遗传因素造成的,无任何病理意义,不提示任何疾病,也不需处理。

　　若孩子身材"矮"的同时存在喂养及生活习惯问题,如家庭生活及经济条件差,无条件提供充足的营养丰富的食物;家长喂养知识欠缺、饮食习惯不良,如挑食、偏食、饥饱无度、食无定时等;生活环境及习惯差如睡眠无规律、家庭气氛压抑紧张等。须及时带孩子去医院就诊,一方面对孩子的身高做个确切的医学评定。另一方面,家长要在专业医生的指导下,改变不良的生活习惯,纠正错误的喂养方法,从而祛除生活中影响孩子生长的因素,促使其健康成长。

对看着明显"矮小"或医学上已明确诊断为"生长迟缓者",要及时去医院查清原因并进行对因治疗。这种情况一般多见于先天性代谢及内分泌疾病如垂体性侏儒、先天性甲状腺功能低下,也可见于严重的营养不良。治疗越早效果越好。

15. 身材矮小应如何防治?

身高是反映体格发育的重要指标,是内因和外因共同作用的结果。内因即遗传因素,外因则包括营养、疾病、锻炼等多方面的环境因素。虽然不同的矮小儿童发生矮小的具体原因可能不尽相同,但防治身材矮小的原则是一样的。

一般说来,遗传是不可更改的因素。因此,防治身材矮小主要应从环境因素抓起,研究证明良好的环境因素可促使机体充分发挥最大的遗传优势。应做好以下几点:

(1)合理的营养:营养是孩子正常生长发育的物质基础。为保证孩子有足够的营养素摄入,应采取科学的喂养方法。具体措施包括:①饮食多样,合理搭配,从而保证配餐科学,膳食平衡。②饮食规律,定时定点进餐。③培养良好的进食习惯,避免挑食及偏食。

(2)保证足够的睡眠和适度的身体锻炼:人体的生长激素在深睡眠及活动时分泌较多,所以充足的睡眠和适度的身体锻炼对促进身高的生长,防止矮小也是非常重要的。

(3)营造适宜的生长及生活环境:适宜的环境可以培养乐观、开朗、大度、向上等健康的情绪,良好的心理可有效促进躯体的生长发育。反之,压抑及消极的情绪及心理状态可抑制孩子的生长。

(3)防治疾病:积极防治各种疾病,包括常见的营养性疾病、感染性疾病及其他各系统的疾病,尽可能减少疾病对孩子生长发育的影响。对已确定诊断的直接导致矮小的疾病如生长激素缺乏症、先天性甲状腺功能低下等要在专科医生的指导下积极治疗。

16. 肠梗阻的主要症状是什么? 如何避免发生肠梗阻?

肠梗阻是指由于机械或功能的原因造成的肠道蠕动异常,属于外科急症。其四大典型表现为痛(腹痛)、呕(剧烈呕吐,有时甚至吐出胆汁和粪便)、胀(腹胀)、闭(无排气和排便)。

按发生的原因肠梗阻分为两大类:一类为机械性肠梗阻,多由于肠管内、外

289

的病变使肠道阻塞,常见原因为肠套叠、肠粘连等,目前由蛔虫团造成的肠梗阻已非常少见。另一类为功能性肠梗阻,多由于感染、中毒、缺氧等重症情况导致肠麻痹。此时虽然肠道没有真正的阻塞,但由于肠蠕动功能低下甚至丧失,无法将肠内容物向下运转,形成实际上的停运状态,就成为麻痹性肠梗阻。常见病因有败血症、腹膜炎、重症肺炎及电解质紊乱等情况。

在小儿时期,积极治疗重症感染,预防和减少腹泻的发生是预防肠梗阻的有效措施。

17. 小儿在大腿根部鼓个包是什么原因?

有些女孩在咳嗽或立位时常常在大腿的根部出现一个鼓包,男孩在同样情况下则表现为一侧阴囊肿大。这种情况提示有腹股沟斜疝的存在。

腹股沟斜疝发生的原因是腹股沟处软组织先天性发育不良,腹腔内脏器在立位或腹压增加时通过薄弱的组织突出于皮下或阴囊内。其表现特点为:卧隐立现,即在安静及平卧时没有什么特殊表现,但在哭闹、剧烈活动、咳嗽或站立时在大腿根部皮下或阴囊内出现柔软的囊状疝出,可因体位和腹压的变化而反复出现,一般不伴有任何其他症状。多单侧发生,亦有双侧发生者。

小儿腹股沟斜疝如果小,在生后 6 个月内有自愈的可能。超过 6 个月未愈者则需要手术治疗。

腹股沟斜疝一般不属于外科急症,但当发生疝下降后不能用手还纳回腹腔且有恶心、呕吐及剧烈哭闹时,及表明疝在疝环处被卡住了,此时称为"嵌顿疝"。嵌顿疝容易引起肠管坏死,属于外科急症,应及时将小儿送医院检查,让医生决定是手法将嵌顿疝复位,还是采取手术治疗。

18. 小儿的前臂被牵拉后突然不能动是怎么回事?

5 岁以下小儿的肌腱、韧带和关节囊都比较松弛,上臂的肱骨外髁和前臂的桡骨头发育还不完全,使两者形成的关节不稳定。当肘关节在被牵拉时,桡骨小头容易滑出关节正常的对应位置而发生脱位。

桡骨小头半脱位一般容易发生在小儿上臂被人向上牵拉时。往往在孩子上楼梯或台阶时,或是家长为了保护孩子不摔到,或是孩子撒娇、调皮,使小儿前臂呈被向上拎起的状态,此时脱位非常容易发生;有些孩子在穿衣服时,被大人用力向外牵拉手或前臂亦可造成脱位。

发生脱位后,小儿立即哭闹,手不能动,也不能取东西。此时被牵拉的上肢悬垂于上身的侧面,肘关节轻度弯曲并向前略旋转。

如果发生上述情况,要立即带孩子到医院就诊,由外科医生手法复位。桡骨小头半脱位的复位是外科最简单也是最容易的手法复位技术,一般不需要麻醉。

需要提请家长注意的是,桡骨小头半脱位易复发。所以,一定要避免危险姿势的牵拉。

19. 小儿"O"形或"X"形腿是否需要手术治疗?

"O"形或"X"形腿是常见小儿先天性骨骼发育障碍的一种。"O"形腿是双腿呈"O"形状,医学上称之为膝外翻。"X"形腿是双腿呈"X"形状,医学上称之为膝内翻。发生"O"形、"X"形腿的原因有:①佝偻病(俗称软骨病),为由于维生素 D 缺乏造成小儿骨骼系统发育障碍(详见佝偻病有关介绍)。②其他先天性因素,如骨垢发育障碍或某些内分泌疾病。

婴儿轻中度膝外翻(O 形腿)属正常现象。在会站和走以前一般无需矫正。2～4 岁小儿有轻中度膝内翻(X 形腿)也可是正常现象。随着孩子生长发育和体格锻炼,绝大部分都能自然矫正而无需治疗。

发现孩子有膝外翻或内翻情况,应该带孩子到儿童骨外科,请专业医师结合孩子年龄,既往疾病史并通过专业测量诊断严重程度,确定治疗方法。一般来说严重到需要手术治疗的为少数,不到 10%。踝间距(膝内翻时)和膝间距(膝外翻时)大于 10 厘米才考虑手术。未经医生指导,自行采取任何"绑腿""塑形"等措施都是不科学、不可取的。

20. 小儿有"漏斗胸"是否需要手术治疗?

小儿胸部正中塌陷,民间俗称塌胸脯,医学上称之为漏斗胸。

"漏斗胸"使胸腔变窄,压迫心脏和肺,影响呼吸和血液循环。有漏斗胸的孩子肺活量减小导致不能持久活动;容易发生上呼吸道感染。有的孩子还有心动过速或心律失常。此外,外观的畸形还易导致孩子出现自卑,孤独等心理问题。

形成漏斗胸主要原因有:①佝偻病,是由于维生素 D 缺乏造成钙、磷等无机盐不能沉积在骨骼上,造成小儿胸廓畸形。②先天性漏斗胸,这种孩子在婴儿期可没有表现,随着孩子的生长发育,漏斗胸渐渐出现。

漏斗胸的治疗,要根据病因和病情的严重程度决定治疗方案。小年龄的轻型儿童可以保守观察,有可能随生长发育自行纠正。对于影响心肺功能,影响孩子正常生长发育的严重畸形,应该施行胸骨抬举术或胸骨翻转术手术治疗。一般 2～3 岁以上的病儿即能耐受手术。

291

21. 什么是手足口病?

手足口病是由病毒感染所引起的传染病,以口、手、足发生疱疹为主要特点,因此命名为手足口病。此病好发于4岁以下的儿童,一年四季均可发病,但多流行于夏秋季。可通过呼吸道传染,也可通过疱疹液、咽喉分泌物及粪便污染的手、玩具、食具等经口通过消化道传染。近年来,在托幼园所中常有流行。

孩子被感染后一般经3～8天发病。初起可有发热、咳嗽、流涕、周身不适、厌食、流口水甚或恶心、呕吐等类似上呼吸道感染的症状,常被误诊为感冒。随后出现局部特征性的表现,孩子的手、足、口腔内出现红色斑点后形成水疱,为椭圆形或梭形,周围有红晕,同时伴有比较坚硬的淡红色丘疹或疱疹。随后手足的疱疹中心逐渐凹陷、变黄、干燥、脱落而吸收;此外,在口腔内的散在水疱很快破溃而形成灰白色的小点或灰白的一层膜,其周围有红晕,在灰白色的膜下可见到点状或片状的溃疡面。此时儿童会出现进食困难,哭闹不安等症状。多数发病3～4天后皮疹渐渐消退,不留任何痕迹。基本上1～2周即可自愈,预后良好。

儿童手足口病的治疗主要是采取对症治疗措施。发热的儿童可服用清热解毒中药。保持皮肤清洁,避免继发细菌感染,局部可涂抹炉甘石洗剂以止痒。口腔有溃疡时可服用维生素 B_2,局部使用金霉素鱼肝油,促使溃疡愈合。进食困难时,应给与易消化的流食或半流食,餐后漱口。保证儿童足够的休息。手足口病最好的预防是隔离患儿。在流行季节少带孩子去公共场所。教育孩子养成良好的卫生习惯。在集体儿童机构中一旦发现此病,就要做到早诊断、早预防、早隔离、早治疗。用消毒液消毒玩具、生活用品,阻断传染途径。健康儿童可服用板蓝根冲剂进行预防。

22. 小儿大便带血是什么原因?

肛门排出的大便中带血,不管颜色是鲜红的、暗红的还是柏油样的,都称为便血。

大多数便血都是由于消化道疾病引起的,但也可以是全身疾病表现的一部分,有时因吞食来自消化道外的血液(如吃血豆腐等食品)也可引起假性的便血。

较为常见的引起3～4岁小儿便血的消化道疾病有:

(1)直肠息肉:便血特点为排便结束时出现鲜血、量少、不与粪混杂。有经验的医生做直肠指检可触及一个带蒂的肉疙瘩,如黄豆或蚕豆大小即为直肠息肉,需手术切除。

292

（2）肛裂：便血特点为肛门少量点滴鲜血，同时伴有排便痛、大便干硬。引起肛裂的原因包括先天性肛门狭窄、排干大便时撕裂肛门及肛门损伤感染。肛裂的处理包括保持肛门清洁，涂擦润滑药物，多吃润肠易消化食物。

（3）美克耳憩室：是一种先天性肠道畸形，便血特点为大量便血、先黑后红。对美克耳憩室以手术治疗为宜。

（4）非消化道因素引起便血的常见疾病有：血友病、白血病、再生障碍性贫血、血小板减少及过敏性紫癜等；全身感染性疾病，如败血症、伤寒等；鼻、咽、齿龈出血的吞入等。

另外，如果食用了血豆腐等食品或含铋制剂的药物（如枸橼酸铋——一种治疗胃炎的药物）也可引起大便呈黑色，造成假性血便。

由于引起便血的病因不同，出血部位及出血量不同，有的可一次性大出血，引起休克甚至死亡；也可反复多次小量出血导致慢性贫血。因此，无论何种原因引起的大便带血，都应到医院进行检查，以便确诊和及时治疗。

23. 流行性腮腺炎有什么症状？有哪些并发症？

流行性腮腺炎是一种由腮腺炎病毒引起的急性呼吸道传染病。其主要特点为唾液腺非化脓性炎症，尤以腮腺肿大最常见，因此又俗称"痄腮"。小儿可先有发热、头痛、厌食和身体不适等症状，在 24 小时内会出现耳垂部位疼痛，咀嚼时加剧。次日出现腮腺肿大，并在 1～3 天内达到高峰。通常一侧腮腺先肿大，然后 3 日内对侧也肿大。腮腺肿大以耳垂为中心呈马鞍形，凹陷部位贴近耳垂，触之有弹性感和压痛，张嘴或咀嚼时加重，表面皮肤不红，口腔内颊黏膜处的腮腺管口可有红肿，突起，但无脓性分泌物流出，有助于诊断。腮腺肿大于 3～7 天后逐渐消退，全身症状也消失。整个病程 7～12 天。

有些小儿可出现腮腺炎并发症，主要有：①腮腺炎脑炎。通常发生在腮腺炎后 3～10 天，也可提前在腮腺肿大前发生。表现为发热、头痛、呕吐、神志改变等，但很少出现惊厥。3～10 天后体温逐渐消失，随之症状消失。②睾丸炎，附睾炎。多见于 10 岁以后的小儿。发生在腮腺肿的前后或病程中。小儿突起发热、寒战、头痛、恶心、呕吐和下腹痛。随后睾丸出现肿胀、疼痛、变硬。女性小儿可出现卵巢炎。③心肌炎。患儿可出现心律失常、心慌、面色苍白等。④胰腺炎。为严重的并发症表现。一般发生在腮腺肿大的 3～7 天或腮腺肿前数日，在发热的同时出现腹痛紧张、恶心、呕吐等。⑤个别病儿还可出现肺炎、肾炎、甲状腺炎、关节炎、肝炎、神经炎等并发症的表现。如果腮腺炎小儿出现上述并发症，应及时到医院诊治。

293

24. 流行性腮腺炎应如何防治？

流行性腮腺炎是腮腺炎病毒引起的小儿急性呼吸道传染病。一年四季均可发病，尤以冬、春两季多见。病儿和隐性感染者为本病的主要传染源。小儿自发病前 6 日直至肿胀消退为止均有传染性。病毒主要存在于小儿的唾液和鼻咽部分泌物中，主要通过空气飞沫传播。唾液污染的食具、食物、用品也可传播，但较少见。任何年龄均可感染本病，以 5～15 岁儿童为最多见，在集体儿童机构中容易造成流行。因此，对腮腺炎的防治是很重要的。要做到：

（1）早发现、早诊断、早隔离。隔离应从发病日起直至腮腺肿大完全消失后 1 周为止。对于与腮腺炎患者密切接触的易感儿应检疫 21 天。

（2）居室要定时进行通风换气，保持空气的新鲜流通。患儿的口鼻分泌物及其污染的生活用品、玩具、文具等应暴晒或煮沸消毒。

（3）在腮腺炎流行期间，不要带小儿去拥挤的公共场所，以避免与患儿接触。

（4）平时应注意孩子的身体锻炼和合理的饮食营养，增强机体的抵抗力。患病后小儿宜卧床休息，病情轻者或退热后，可适当活动。饮食上要吃一些富有营养、易消化的半流质食物或软食，如稀饭、面片汤、鸡蛋等。不要吃酸、辣、甜及干硬的食品，以免刺激唾液腺使之分泌增多，加重肿痛。多饮水，以利毒素的排出。注意口腔卫生，经常用温盐水漱口，清除口腔内的食物残渣，防止继发细菌感染。

（5）患病小儿可服用复方大青叶、腮腺炎片等药物；局部可涂如意金黄散等药物。发热的患儿可服用退热剂。对于接触过腮腺炎病儿的小儿可用金银花、板蓝根各 15 克，水煮后代茶饮，连服 3 天能预防发病。

（6）如发现患儿发生并发症，应立即去医院诊治。

25. 为什么小女孩容易发生阴道炎？怎么防治？

一方面小女孩阴道比较直、浅，而且阴道口与尿道开口和肛门都很接近。另一方面小女孩的阴道环境发育不完善，抵抗感染的能力较差。如果再没有良好的卫生习惯，如不爱清洗或便后用纸从肛门向阴道口方向擦拭等都容易导致病菌侵入阴道，造成阴道炎。

要防止女孩的阴道炎，首先要讲究个人卫生。小女孩到 1 岁半左右就应训练她不穿开裆裤。养成每天用清水清洗外阴（小儿用的盆与大人的分开）、勤换内裤的好习惯。一旦发现孩子内裤上有分泌物或异味，要及时带她到医院检查，以确定病原体，选择适当药物。切忌不重视或自行在家滥用药物。

26. 小儿阴茎头包皮炎是怎么回事？有什么危害？

正常男孩的阴茎头由包皮覆盖着，包皮应当很容易地向阴茎头后方翻转，使阴茎头露出。如果孩子述说排尿疼痛、排尿困难。家长看到孩子包皮充血水肿，阴茎头红肿，有脓性分泌物，即可判定孩子患有阴茎包皮炎了。

患了阴茎头包皮炎后，若治疗不及时，不彻底，可以导致炎症反复发作，严重者最终形成包皮瘢痕，瘢痕挛缩后使包皮口狭窄，引起排尿困难，产生逆行压力，损害上尿路器官。

孩子得了阴茎头包皮炎，应该及时到儿外科门诊就诊。根据病情，适当应用抗感染药物，用4％硼酸溶液或1∶4 000呋喃西林溶液局部浸泡等疗法或根据病情进行手术治疗。

要预防包皮炎，就要经常保持男童外生殖器部位的清洁，每天清洗。清洗时可适当将包皮上翻，洗净污垢后及时翻回。过长的包皮可以到医院做包皮环切术。平时教育孩子养成良好卫生习惯，不要用手玩阴茎。

27. 什么叫做嵌顿包茎？

嵌顿包茎是包茎或包皮过长的一种并发症。当包皮由于外力被上翻到阴茎头上方后，若未能及时复位，包皮口勒卡在阴茎上形成水肿，造成包皮不能复位，就形成嵌顿包茎。

孩子会表现为疼痛严重，排尿困难。嵌顿日久还会发生包皮坏死、脱落。

嵌顿包茎的治疗方法是尽量尽快复位。嵌顿发生1～2天内，绝大多数可以手法复位，即可用手轻轻挤压水肿的包皮，慢慢地向下翻，或用热毛巾敷，以消水肿，使其复位。经上述处理后仍不能复位，那就需要及时到小儿外科找专业医师处理，必要时考虑手术治疗。

28. 3岁的小儿夜间尿床是病吗？

小儿的排尿是有规律的，最早出现排尿的时间是在出生后24小时内，以后随儿童饮水量的增加，排尿次数增加，随月龄增长，神经系统的逐渐发育，加之有意训练小儿自主排尿，排尿次数也减少。

有的小孩夜间熟睡时，不自觉地出现尿床，这种现象令父母担忧。其实，对于小儿尿床要从他的年龄来看，如在生后10～18个月这段时间内，家长可以有意识地训练小儿自觉控制排尿，经过一段时间的训练，大多数小儿能够控制排尿。但还有的小儿只能白天控制排尿，到了夜晚又尿床了，这是正常的。如果3岁以后，小儿夜间尿床，医学上称为遗尿症。这时就要到医院就诊，排除身体的一些疾患，寻找原因，针对原因进行调整、治疗。

心理行为和药物治疗是目前采用的方法。心理行为治疗就是为小儿提供心理支持和健康教育，帮助小儿养成良好的生活习惯，比如晚上临睡前少喝水，白天不要玩得太疲劳；加强排尿训练，父母可以定时提醒小儿起床排尿，或在小儿床边准备一个小闹钟，唤醒小儿排尿；如果小儿能够主动起床排尿，次日父母对本次行为应给予奖励。

药物治疗，目前采用的药物是丙米嗪，对 6 岁以下小儿不宜使用。

29. 小儿一到春天眼睛就发痒是怎么回事？

春天来了，在微拂的春风中飘散着花粉，空气中的花粉对于容易过敏的小儿，可引起卡他性结膜炎。表现为眼睛发痒、流泪，眼皮也略微水肿。这种病有明显的季节性，春季里如果小儿在花草茂盛的地方玩耍就会发病，也可能使病情加重。

针对以上的原因，我们采取的预防措施，就是嘱咐小儿在春季里避免去花草丛中玩耍，如病情重，应及时在医生指导下用药，同时不要让小儿揉眼睛，以免继发感染。

30. 弱视是怎么回事？有什么危害？

弱视是指眼部没有明显的疾病，远视力达不到 0.9，而且戴任何眼镜，视力均得不到矫正。它有别于屈光不正，如单纯的近视，裸眼视力可能很低，但戴上合适的眼镜后视力立即得到矫正；而弱视则不行，除不可矫正的视力低下外，患儿还伴有视功能异常，主要表现为立体视的异常。这些都会给将来的学习、生活和工作造成影响。

视力低下使得患者不能进行一些精细的操作，而立体视的不完善会造成判断距离困难，使操作机床、驾驶汽车等的事故增多，在生活中像穿针引线这样简单的操作如没有立体视也难以完成。由于考虑到弱视的诸多不便，目前高等院校及一些技术类专业学校明确规定，弱视不予录取。可见，弱视如不及时治愈，将给未来的学习、生活和工作带来不利后果。

31. 弱视是怎样引起的？

在人眼睛的视网膜上有一个视觉最敏感的部位叫黄斑，外界物体就是在这里形成影像，并转化为神经冲动传入大脑的。儿童的眼处于发育时期，黄斑区功能的完善和维持都需要外界足够强的光刺激，任何原因引起光刺激减弱，都会使黄斑区细胞功能受损，出现视力异常和视功能异常。

有屈光不正、斜视、上睑下垂等疾病削弱了视网膜黄斑区的光刺激强度,使得那里的细胞功能发生障碍。因此,弱视患儿即使戴合适的眼镜,矫正视力也达不到视力正常的标准;又由于黄斑区不能向中枢传导正常的神经冲动,影响了立体视的形成,这样就形成了以无法用镜片矫正的视力异常及视功能异常为主要表现的综合征——弱视。

32. 弱视能治愈吗?

绝大部分的弱视患儿经过治疗后,视力均可得到提高或完全达到正常水平。但视力提高之后能否保持和巩固疗效,与眼球的位置和视功能的损伤程度关系非常密切。此外,在视力恢复正常的2~3年内,患儿的配合和家长的合作程度也是关键因素。许多病例表明:有许多治疗失败和疗效不能巩固者,都与患儿及家长的放松治疗有关,如自行摘掉眼镜、放松家庭训练或不按医生要求复诊等。

总之,除极个别原因不明的先天性弱视外,绝大多数弱视都是可以治愈的。

弱视的治疗效果与年龄有很大关系。据有关统计,3岁开始治疗,治愈率为95%;4~5岁为85%~90%;5岁为74%;7岁以上则治愈率随年龄增加而明显下降。

297

33. 弱视治疗中应注意哪些问题?

弱视的治疗效果与年龄有非常密切的关系,因此一旦确诊为弱视,应立即开始治疗。有些家长顾忌小儿戴眼镜,或自认为小儿太小,再长大些自然就会好的,结果耽误了宝贵的治疗时机。

由于弱视的矫治是一项需要耐心、细致、花费时间长的治疗,家长需经常带着孩子到医院或保健机构接受矫治训练,无疑会给家长的工作和孩子的生活带来很大影响。因此,大部分的弱视训练都是在家庭中进行的。弱视的治疗方法之一,就是将健眼遮盖后,用弱视眼进行插板、描图等精细训练,训练单调、枯燥,小儿很难坚持长久,这就需要家长的密切配合,并督促小儿按要求完成当日的训练内容。特别是在小儿视力接近或刚刚达到正常水平时,更不可松懈。因为此时放松治疗,视力又会很快下降,使原来的努力前功尽弃。在诊断标准上,当弱视小儿视力恢复正常2年未出现反复,才可诊断为痊愈,否则只能叫做好转。弱视是很容易复发的,即使患儿视力已经恢复正常,仍应继续坚持一段时间的治疗,以巩固疗效。

弱视的疗程一般短者半年,长者2~3年,而不像其他大多数疾病的治疗,几天或几周就可完成。因此,家长和患儿都应该做好长期训练的思想准备。

34. 弱视可以预防吗?

回答是肯定的。预防弱视关键在于及早发现和及时治疗可能导致弱视的疾病,消除隐患。

应注意发现小儿视力异常的表现。如经常眯着眼看东西;看近物时容易皱眉头;歪头、斜眼看东西;看书、写字、看电视时距离近等。一旦发现上述情况,应及时到医院检查。3岁以上小儿应定期监测视力,一般3～6个月应检查1次。对已发现的斜视、各种屈光不正、上睑下垂及白内障等,应及时治疗。

从小培养小儿良好的用眼习惯,视物距离不要过近;走路、坐车时不看书;儿童看电视30分钟左右就要休息5～10分钟,眼与荧光屏距离应为屏幕对角线的5～7倍。

注意合理营养,坚持体育锻炼,使小儿的体质得到全面增强。

35. 斜视小儿都需要手术吗?

斜视可分为两种,一种叫非调节性斜视,另一种叫调节性斜视。前者是由于固定眼球、控制眼球运动的一条或多条眼外肌肌力异常,使各方向受力不平均,从而使眼位发生偏斜;后一种则是由于小儿有屈光不正,为了克服屈光障碍,在进行调节的过程中使眼外肌的功能发生异常,如痉挛或过度放松,因而出现眼位偏斜。一般近视眼容易伴有外斜视,远视眼容易伴有内斜视。当然,还有一部分小儿上述两种情况同时存在。

因此,一个斜视患儿,应首先进行散瞳验光,确定是否有屈光不正存在。如果是调节性斜视,戴上合适的矫正眼镜,并做一些相应的训练,眼位就可以得到完全或部分恢复;如戴镜3个月后斜视无变化或仅轻度减轻,说明斜视是非调节性的,应考虑手术治疗。手术时间最好选择在5～7岁。手术一般较为简单,并可收到理想的治疗效果。

36. 小儿验光为什么一定要先散瞳?

要解释这个问题,我们先要了解一下人眼的结构。在瞳孔的后边有一个圆盘状、中间厚周边薄的结构叫晶体。它是眼屈光系统的重要组成部分,光线通过这一结构聚合成一点,在视网膜上成像。晶体周围有一环形肌,叫睫状体,它的收缩可以使晶体变凸,屈光力增强,在医学上叫调节。小儿年龄越小,调节力越强。如不注意用眼卫生,经常靠近注视物体,这样就必须进行调节,使睫状肌经常处于收缩的状态。验光时使用的散瞳药在使瞳孔散大的同时,也使睫状肌完全放松,也就是完全去除调节的因素,在这种情况下验出来的屈光度数才是最真实客观的。如果不使用散瞳药,就会将异常调节所导致的那部分近视度数,也认为是小儿自身存在的而加以矫正,结果会使配出的近视镜度数偏深,而加速近视的进展。此外,有一部分小儿是假性近视,仅仅是由上述的调节痉挛引起的,使用散瞳药后由于异常的调节痉挛得到放松,晶体凸度恢复,视力随之恢复正常,根本不用戴眼镜。可见验光前先散瞳不仅可使配的眼镜度数更准确,而且对假性近视还有诊断和治疗的作用呢。

37. 散瞳药对小儿眼睛有害吗?

散瞳药多为阿托品类,有使平滑肌松弛的作用。在眼科临床,为了检查小儿的眼底及验光前常需使用散瞳药。散瞳药一般对小儿的眼睛是没有害处的,而且对假性近视的小儿还有一定的治疗作用。

使用散瞳药后,晶体周围睫状肌放松和瞳孔散大,会出现视物不清,特别是视近物时模糊。根据药物的种类,视物不清可持续数小时至数天,一般快速散瞳药当天恢复;普通的阿托品眼膏则要1周左右,瞳孔的恢复还要更长时间。此期间应注意照顾好小儿,不要让他乱跑,以免跌跤。由于瞳孔散大,对射入眼睛的光线不能进行调节,此时不要直视强光源,如可能,也可戴太阳镜。

一般6岁以下的小儿要用1%的阿托品眼膏散瞳,在验光前3天开始使用。家长在给小儿上药后,应注意用手指压迫小儿鼻梁根部两侧的泪囊处2～3分钟,以减少药物进入体内其他部位而引起面红、心慌等全身反应。

如小儿有青光眼等眼压增高的疾病,家长应注意向医生讲明,避免使用散瞳药,以免加重病情。

38. 给小儿上眼药应注意些什么?

眼药分眼药水和眼药膏两种。眼药水滴入眼内不影响视物,因此适合白天使用。眼膏是油糊状,上后视物不清,一般在晚上睡前使用,有利于维持较长的疗效。

滴眼药前家长最好争取小儿的配合。合作的小儿可取坐位或卧位,脸面朝上;不合作的小儿最好由另一家长抱住,使头部固定,滴药前一定要注意查看药瓶上的名称,核对后再滴药。方法是用左手手指轻轻扒开小儿的下眼皮,暴露眼球后右手持药瓶对准眼内滴药1～2滴,然后持续几秒钟再放手,使药液在眼内散开,再让小儿闭眼。注意不要用力去扒小儿的上眼皮,这样容易压迫小儿的眼球。上眼药膏的方法基本相同,也是将药膏挤到下眼皮内侧或用消毒小玻璃棒蘸药涂在下眼皮内。上药水后,要用手指压迫鼻梁根部的泪囊处2～3分钟,以避免或减少药液的吸收,增加药物在眼内的局部作用,同时还可避免某些

299

药吸收后引起身体其他部位的不良反应。

有些眼药水滴入后会经鼻泪管流入咽部,使小儿感到口苦。此时可用清水漱口,或给小儿吃一些小零食以去除苦味。

由于人在不断地分泌泪液,药液在眼内停留很短时间后就被眼泪冲淡了,因此,眼药水一般每天要上6次左右,特别是抗生素类药物,不然很难达到治疗的目的。经常有家长抱怨药物不管用,这常常是因为使用次数不够或疗程太短所致。

此外,有些药物有效期很短,注意不要在过期后继续使用。出现沉淀或颜色已经改变的眼药水应禁止使用。

39. 怎样教小儿用视力表检查视力?

目前使用较为普遍的视力表都是用英文字母"E"作为视标,通过判断"E"字的开口方向,来了解小儿是否看清了该视标。因此,教小儿认识视力表,主要是教会小儿如何判断"E"字的开口方向。

智力正常的小儿自3岁多就可以开始学习认识视力表,到4岁左右就可以很顺利地配合检查了。可用硬纸板剪一个10~15厘米大小的E字,告诉小儿何处是E字的开口及何谓开口向上、向下、向左和向右。然后让小儿伸出右手的食指,学会指出向上、下、左、右不同的方向。开始时先双眼同时看着指,待熟练后再分别遮盖一眼检查。这样检查方法可以作为游戏教给小儿,使小儿在接受正式的视力检查前就熟悉了视力表,熟悉了用单眼看东西,可以使检查结果更为准确。

40. 小儿得了"针眼"怎么办?

"针眼"又叫麦粒肿,是眼睑皮脂腺的急性化脓性炎症。

"针眼"可发生在任何年龄的小儿,可继急性结膜炎之后发生,也可因上呼吸道感染引起。发病初期表现为眼睑有较弥漫性红肿,小儿自觉局部有摩擦不适感。经1~2天,炎症逐渐局限,形成硬结。如不治疗,多自行破溃,流出脓液,"针眼"也就好了。婴幼儿由于眼睑组织很疏松,容易造成较明显的眼睑红肿,严重者还可伴有发热等全身炎症反应。

小儿发生"针眼"时应注意以下几点:

(1)在早期弥漫性红肿时,可局部用利福平、氯霉素或卡那霉素眼药水点眼,每天至少6次,较轻的病例即可消肿痊愈。如小儿同时伴有全身症状,可口服抗生素治疗。

(2)如小儿同时伴有便秘,可服小儿牛黄散等清热解毒药物。

(3)"针眼"已出脓破溃应顺其自然,千万不要去挤脓,一旦挤压,脓及细菌可经血行进入脑血管,引起致命的脑膜炎。特别大的"针眼"无法自行破溃应到眼科,由医生切开排脓,可缓解疼痛,缩短病程。

41. 乳牙患了龋齿需要治疗吗?

小儿容易发生龋齿,特别是乳牙龋齿发病更多。那么乳牙患了龋齿是否需要治疗呢?

有些家长认为,小儿的乳牙迟早要被恒牙替换掉,因此乳牙有了龋齿也不必治疗。这种看法是错误的。乳牙的龋齿也需要治疗,而且是越早治疗越好。这是因为:

(1)乳牙龋齿如不及时治疗,患病乳牙的龋患程度会不断加重,可能会蛀蚀到牙齿里面的神经,引发牙髓炎,发生剧烈疼痛;龋齿病灶还可作为感染源引起其他疾病,如心肌炎、肾炎、风湿病等,危害儿童的身体健康。

(2)乳牙是恒牙萌出的导向,如果乳牙因患龋齿而过早缺失,两侧的牙齿就会向缺失的空隙倾斜靠拢,使以后萌出的恒牙得不到应有的空隙,不能在原有的位置上萌出,造成恒牙排列异常。

(3)乳牙是儿童时期的重要咀嚼器官,拥有一副健康的牙齿,才能充分咀嚼食物,这是完成消化的第一步。同时,正常的咀嚼对局部肌肉和颌骨的生长发育有良好的刺激作用,有利于牙床和颌面部正常发育,能使面部构形发育得更美观。龋齿造成的乳牙残缺、缺失或疼痛,会严重影响小儿的咀嚼功能,加重小儿胃肠道的消化负担。

(4)乳牙对小儿的发音有辅助作用。小儿说话时,在牙齿的辅助下,才能发出清晰的声音。龋齿造成的乳牙缺失(尤其是门齿的缺失)会影响小儿发音的清晰度。

因此,家长应改变"乳牙龋齿不用治疗"的错误认识。一旦发现小儿乳牙患了龋齿,应及早治疗。同时,还要注意培养小儿良好的口腔卫生习惯,避免新的龋齿发生。

42. 怎样预防龋齿?

要想预防龋齿,首先应该弄清楚龋齿形成的原因。

龋齿俗称蛀牙或虫牙,是口腔中的细菌将残留在牙缝中的食物残渣中的糖发酵,产生"酸"。"酸"长时间与牙齿接触,破坏了牙齿表面的釉质,使牙齿产生脱钙及龋蚀,形成空洞。因此,预防措施应针对龋齿的成因,从以下几个方面入手:

301

（1）保持口腔卫生：及时清除口腔中的食物残渣，使细菌失去作用物。要避免小儿养成含着奶嘴睡觉或睡前吃甜食的不良习惯。对于还不会漱口的婴儿，应在吃奶或进食后给他喝几口白开水，冲洗一下口腔；对大一些的孩子，应有意识地教他进食后漱口，在含一口水后让孩子练习反复鼓腮，使水在口中流动，也可在家长的帮助下用清水刷牙；到了3岁左右，孩子可以学习自己刷牙了，这时应注意教孩子掌握正确的刷牙方法——竖刷法，即上牙从上向下刷，下牙从下向上刷，不仅刷净牙齿外面，也应刷净牙齿的咬合面和靠近舌头的内面；初期，孩子可能刷得不干净，孩子刷完后，还需要家长"把把关"；孩子学会刷牙后，应做到进食后漱口，每天早晚各刷1次牙，每次刷牙时间不应少于3分钟。

（2）控制食物中的糖量：提倡母乳喂养，减少摄入甜食和糖果的次数，鼓励多吃粗粮、蔬菜、水果及含钙、磷丰富的食物。一方面对坚固牙齿有益，另一方面食物中的纤维可以起到清洁牙面的作用。

（3）提高牙齿的抗龋性：氟化物具有防龋作用，可以适当应用氟化物来提高牙齿的抗龋性。常用的方法有使用含氟牙膏、含氟漱口水，通过刷牙、漱口，提高牙齿表面的氟含量；氟保护漆涂于牙齿表面具有强的封闭功能，有再矿化和抗酸护齿效果，也可收到良好的抗龋效果。窝沟封闭法能有效预防窝沟龋的发生。

此外，要注意营养摄入的全面、均衡，避免因维生素和无机盐的缺乏而影响牙齿的发育及其坚固性。

43. 怎样为小儿选择牙刷、牙膏？

市场上的牙刷种类很多，有成人型、儿童型、幼儿型；有普通的、保健的。到底应该为小儿选择哪种牙刷呢？

3～4岁小儿应选用专供学龄前儿童使用的保健牙刷。在购买时应注意挑选，首先看刷头，刷头大小要适中，长度为1.6～1.8厘米，宽度为0.7～0.8厘米，以便于在口腔中灵活转动；再看刷毛，毛束排列应为2～3排，每排由4～6束刷毛组成，毛束之间有一定间距，便于清洗和通风；刷毛质地要柔软，每根刷毛尖部应经过磨圆处理而呈圆钝形，不刺激宝宝的齿龈；牙刷柄的长度适中，便于小儿的把握。

牙刷在使用后应注意保持清洁干燥，以减少细菌的孳生。每次刷牙后，应把牙刷清洗干净，甩干后将刷头向上放在口杯中，以利于刷头的通风和干燥。牙刷要定期更换，夏季天气炎热潮湿，容易孳生细菌，最好1个月更换1次牙刷，其余季节3个月也要更换1次牙刷。如果刷毛出现卷曲、倒伏，应立即更

302

换,以防损伤牙龈。

氟化物能通过促进牙齿再矿化、增强牙齿的抗酸能力,起到预防龋齿的作用。使用含氟牙膏是有效且简单易行的预防龋齿的方法之一。因此,在为小儿选购牙膏时可选用含氟牙膏。但因氟的防龋作用与产生毒性之间的剂量相差很小,而小儿的吞咽控制能力还不完善,很容易在不自觉中咽下含氟牙膏,导致摄入过量的氟。因此,3岁以下的小儿不宜使用含氟牙膏;4～6岁的儿童应在大人的指导下使用含氟量较低的儿童牙膏,刷完牙后把嘴里的牙膏漱干净。小儿每次牙膏的使用量大约只需黄豆粒大小就够了。

44. 怎样教小儿刷牙?

保持良好的口腔卫生是预防龋齿的关键,而保持口腔清洁、预防龋齿的有效方法是刷牙。正确的刷牙方法可以有效地去除牙齿表面和牙缝中的食物残渣和软垢、减少牙菌斑的形成、防止牙石的堆积,还可起到按摩牙龈的作用。小儿要从小养成刷牙的习惯。

口腔清洁应从孩子出生时开始做起。家长应注意不让孩子含着奶瓶睡觉,当宝宝第1颗乳牙萌出时,吃奶后要让宝宝再喝1～2口白开水,或者家长洗净手后用干净的纱布、棉棒儿蘸温开水为小儿擦洗牙面。随着孩子乳牙数目的增多,可改用橡胶刷毛的牙刷或指套为小儿刷牙,早晚各1次;到孩子乳牙完全萌出之后,逐渐过渡到用幼儿牙刷为孩子刷牙,这期间只用白开水或淡盐水,不宜用牙膏(孩子可能会误吞牙膏)。

小儿长到3岁左右,动作比较协调了,也学会了漱口,就可以开始让小儿练习自己刷牙了。有了小时候刷牙的经历,孩子基本上适应了刷牙,但是"由别人刷"和"自己刷"毕竟不是一回事,因此需要一个较长时间的学习和实践过程,家长要有耐心。初学时,家长要先做示范(做动作的同时,要配合语言的指导),让小儿跟着自己模仿,必要时可用手把着小儿的手,让其体会顺着牙缝刷的动作;还可以让小儿对着镜子练习刷牙的动作。正确的刷牙方法是"竖刷法",它可以有效地去除齿间缝隙中的食物残渣,要做到"上牙从上往下刷,下牙从下往上刷,咬合面来回刷,牙齿内面莫忘掉。",把牙齿里里外外各个侧面都刷到。每个部位应反复刷8～10次,每次刷牙时间不少于3分钟,每天早晚各刷1次。切忌横着刷,既刷不干净还会损伤牙龈。4岁以后的小儿吞咽的控制能力提高了,可以把牙膏吐出来时,可改用含氟牙膏刷牙,注意牙膏的用量要适当,黄豆粒大小就够了。孩子刷牙后,家长应指导小儿用清水把嘴里的牙膏漱干净。

孩子刚开始自己刷牙时,可能刷不干净,家长要在一旁观察,随时纠正小儿

303

不正确的姿势和方法,在小儿刷完后家长再补刷一会儿。家长要多鼓励,还可以讲一些小故事,使小儿明白刷牙的好处和不刷牙的危害,帮助孩子养成良好的口腔卫生习惯,自觉自愿地刷牙。拥有一副健康的牙齿是保证小儿健康成长的基础。

45. 小儿经常用手挖鼻孔怎么办?

鼻是呼吸道的重要器官,与呼吸道和肺关系密切。鼻黏膜上有丰富的血管、腺体和鼻毛对外界空气有温暖、湿润和过滤作用。空气中的灰尘、细菌进入鼻腔后,通过鼻毛的阻挡和黏液的附着而使空气在进入肺部前得到清洁。

一些小儿有用手指挖鼻孔的不良习惯,常挖鼻孔可能会损伤鼻黏膜,还会把细菌带进鼻腔,引起呼吸道的感染。坚硬的指甲容易损伤鼻中隔面的黏膜,人为地把细菌接种到新鲜伤口上,引起鼻中隔黏膜溃烂、结痂,不易治愈,也可造成反复出血。所以,要及早纠正小儿挖鼻的不良习惯。

首先要查明小儿挖鼻孔的原因。鼻腔干燥、鼻子堵、鼻腔发痒都可招致小儿挖鼻孔。这些症状多始于伤风感冒之后发生鼻炎,鼻腔被鼻痂所堵,也可因鼻甲肿胀造成鼻堵。所以,要防止小儿挖鼻,首先要防止感冒后继发的鼻炎,已发生鼻炎的要及早就医改善症状;室内空气干燥必然造成鼻腔干燥,可用空气加湿器或地面洒水保持室内一定湿度;小儿鼻堵如有鼻痂可用柔软的卫生纸卷成细条或用细棉棒轻轻取出。嘱年长的小儿,当鼻痒时可用手帕揉鼻子,不要用手挖。

及时改善小儿鼻部不适的症状,可有助于小儿戒掉挖鼻孔的不良习惯。

46. 小儿鼻出血怎么办?

儿童鼻道窄,缺少鼻毛,鼻黏膜柔嫩,血管丰富,当受到外伤或用手抠鼻子及鼻黏膜干燥时,很容易造成鼻出血。发生鼻出血,首先让小儿坐下,头稍后仰,用拇指和食指在他的鼻翼上方的鼻梁两侧进行压迫,同时在他的前额和鼻梁上方用凉毛巾冷敷,使鼻部血管收缩,正常儿童很快就会止血。如此方法无效,2～3分钟后仍然流血,可用消毒棉花塞在鼻腔内压迫止血。如仍出血不止,应速去医院耳鼻喉科就诊。

为预防出鼻血应嘱小儿多喝水,多吃蔬菜和水果。在干燥的季节可往鼻腔内涂石蜡油或消毒的甘油以保持鼻部黏膜湿润,可用空气加湿器或在地面洒水增加室内空气湿度,还应戒掉用手指抠鼻子的坏习惯。此外,一些全身疾病也可引起反复鼻出血,如白血病、血友病,维生素C及维生素K缺乏症等,应积极诊治原发病。

47. 小儿急性喉炎有什么表现?

　　小儿急性喉炎是婴幼儿时期的常见病,常在深秋或冬天气候寒冷干燥的季节发生,多见于1～3岁的小儿。该病多是由病毒、细菌或过敏所引起的,多继发于咽炎、鼻炎或感冒着凉之后。其特点是起病急,来势凶猛,症状险恶,如不及时治疗,会危及生命,俗称"锁喉风"。由于这个年龄段的小儿喉腔狭窄,软骨软弱,一旦发炎,容易引起水肿,使喉腔堵塞,从而发生严重的呼吸困难甚至窒息。因此,做父母的一定要提高警惕。

　　小儿患有此病后,初期表现为上呼吸道感染症状,有发热、咳嗽、流涕、声嘶等,精神状态尚好。随着病情的进展,炎症由咽部向下蔓延,使喉腔黏膜发生炎性肿胀,加之小儿喉腔狭小,是呼吸空气的必经之路,小儿常在夜间突然出现一种特殊的咳嗽声,好像狗叫一样,医学上称之为"犬吠样咳嗽"。医生根据这种咳嗽声,就可诊断为急性喉炎。由于喉头水肿,还会出现声音嘶哑、发憋,主要表现为吸气费力,严重时肋间隙和锁骨上窝等处出现吸气性凹陷,小儿口周、指甲出现发绀,烦躁不安,大汗淋漓。该病发展迅速,若不及时治疗,小儿常因通气障碍而诱发全身衰竭,有时可突然死于严重的低氧血症,因此要特别注意。

305

48. 小儿得了急性喉炎怎么办?

　　一旦小儿患了急性喉炎应及时到医院进行诊治。此病进展迅速,如不及时治疗,甚至可危及生命。要积极控制感染,根据不同的感染原因,早期应用有效、足量的抗生素或抗病毒药。早期应用类固醇激素,以减轻喉水肿,缓解呼吸困难。患喉炎期间,喉水肿和分泌物的阻塞可能引起的呼吸困难,给予吸氧和超声雾化是非常有必要的。给予中药化痰药能帮助痰液排出。给予静脉补液,保证营养。小儿经过治疗大多很快好转,个别严重者需静脉点滴药物甚至气管切开,才可缓解病情。

　　在治疗喉炎的过程中,护理也是非常重要的。小儿应适当休息,采取卧位或半卧位。保持小儿呼吸道通畅,保证环境安静,空气新鲜流通,增加空气中的含氧量。注意室内保持一定湿度,冬季可在暖气上放湿布或小水盆,或地面上泼洒一些水,有条件者,可用空气加湿器,可缓解小儿呼吸困难的症状。饮食以清淡为宜,适量饮水补充体液。稳定小儿情绪,少说话,避免哭喊。注意观察小儿呼吸、心率等情况,发现异常应立即送医院,途中让小儿仰卧,用双手将下颌向上向后托起,使呼吸道通畅。

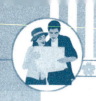
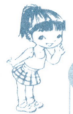

六、学龄前期(5～6岁)

(一)5～6岁小儿的生理特点

1. 怎样评价小儿的健康水平?

评价一个小儿是否健康,一方面,要看他的体格发育情况,如身高、体重、头围、胸围等指标是否在正常范围内;另一方面,要看他的神经心理发育是否正常,即心身是否都健康。

5～6岁小儿应每年接受1次健康检查,并每年测量身高、体重2次。表18、表19为我国2005年9个市城区5～6岁小儿体格发育调查体重、身高参考值。家长可将测量结果与表18、表19两表对照。注意查表时要看清性别、年龄。如果小儿的身高、体重明显低于下限值,就要去医院进行检查。评价小儿健康与否还要看小儿智力发育情况。5～6岁的小儿应该能自己穿、脱衣服;学会认识及书写简单的字;会数10以内的数;能正确识别4种颜色;会唱儿歌和跳绳。6岁的小儿在家长帮助下能洗澡;能说简单的句子;会做简单计算;并能熟练地使用蜡笔、铅笔、小剪刀、尺子和胶水。

表18　5～6岁幼儿体重表(千克)

性　　别	男		女	
	平均值	下限值	平均值	下限值
5岁～	19.90	14.68	18.93	14.03
5.5岁～	21.16	15.52	20.27	14.81
6～7岁	22.51	16.09	21.55	15.67

表19 5～6岁幼儿身高表(厘米)

性　　别	男		女	
	平均值	下限值	平均值	下限值
5岁～	113.1	104.3	111.7	102.9
5.5岁～	116.4	107.4	115.4	106.4
6～7岁	120.0	110.4	118.9	109.7

2. 小儿什么时候该换牙?

小儿大约从6岁左右开始换牙。顶替乳牙的牙齿叫恒牙。第1颗顶掉乳牙的恒牙是下颌中切牙(俗称门牙);最后长出的恒牙叫"智齿",要到17～21岁时才能长出来。但有一部分人则根本不长智齿,因而他们的口中只有28颗恒牙。小儿换牙的时间因人而异,有的可相差1～2年。

6岁左右小儿第2乳磨牙的后面会悄悄长出一颗牙,这就是"六龄齿"。"六龄齿"是口腔中发育及萌出早、行使功能时间最长的恒牙,口腔的上下左右各有1颗,共4颗。它是在乳牙后方萌出的,不顶掉乳牙,因此不要认为它是乳牙。"六龄齿"对随后萌出的恒牙位置有很大影响,对保持面部形态的美观起重要作用。如果这颗牙患了龋齿,应及时治疗,否则一旦失去这颗牙,全口牙齿就像失去了一根"顶梁柱",既影响咀嚼功能,又会造成前后牙齿错位,形成牙列畸形。

3. 5～6岁小儿的认知能力应达到什么水平?

认知能力也就是我们平常所说的认识方面的能力,既包含了一种动态性的加工过程,也含有一种静态性的内容结构,具体是指孩子获得知识和解决问题的操作及能力,体现在感知觉、记忆、思维等高级心理过程之中。5～6岁时,孩子在感知觉、记忆、思维等方面的发育水平如下:

(1)空间和时间知觉发展水平:一般说来,小儿空间知觉的发育早于时间知觉。5岁孩子能以自身为中心辨别左右方位,以及上、下、前、后4个方位,但这种能力发展尚未完善,如果在老师的教育训练下,5～6岁的孩子已经能在团体操中掌握左、右、斜前方、斜后方、转角度等方位。在时间上,这个年龄的孩子已经能够认知一日(如上午和下午)和一周之内(如星期几、昨天和明天是星期几等问题)的时间顺序,部分儿童还可以认知一年的四季。对于钟表,5、6岁孩子开始有了初步的认识,知道整点,如8时、9时等,但对分秒没有概念。

(2)记忆能力的发展:5～6岁孩子的记忆能力同前一阶段相比发生了质的变化。在这个年龄,孩子的有意记忆有了明显的发展,并且可以运用自言自语、重复等一些简单的记忆方法加强记忆,但由于孩子受客观理解水平的限制,记忆仍以无意记忆、机械记忆和形象记忆为主,有意记忆和逻辑记忆少见;由于孩子大脑皮质分化尚待完善,因此在记忆的正确性方面,容易出现遗漏、歪曲的现象。

(3)思维能力水平:5～6岁孩子的思维,主要处于具体形象思维水平,即依据事物的具体形象进行思维,而非凭借概念、判断、推理来进行,但抽象的逻辑思维开始较迅速发展,为开始接受学校教育奠定了智力基础。由于以上发育特点,孩子们的学习仍以游戏为主,在游戏中学习,具体的、形象的内容才能被他们完全理解和接受。

了解孩子发育水平的目的,在于为他们提供适宜的发育条件,提出符合孩子发育水平的养育要求,避免不恰当的教育方法及拔苗助长问题的发生。

4. 5～6岁小儿在语言方面掌握了哪些词汇?

随着儿童社会交往的增多,所掌握的词汇也在不断丰富、发展。这个年龄段是人的一生中词汇量增加最快的时期,可达到3岁时的4倍以上。词类范围也不断扩大,不但掌握了实词,如名词、动词、形容词等,还掌握了一定量的虚词,如介词、助词、连词等。具体到名词、动词、形容词来讲,也体现了词的内容不断扩大的特点及从具体到抽象、概念词汇的趋势特征。

就名词来讲,此年龄孩子使用最频繁的词汇是与日常生活密切相关的词汇,如生活用品的、人称的、动物的、交通工具等,但也有一些抽象的名词,如有关个性特征、学习活动、社会交往等类的词汇;就动词来讲,孩子已经掌握了一些反映动作和行为的词汇,如跑、跳、拿到、生气、哭、笑等,也出现了反映心理活动的词汇,如想一想、思考、猜猜等;在形容词方面,外形特征类(如大、小、高、长、漂亮等)、颜色类(如红、黄、白、黑等)是孩子使用最为频繁的。

尽管孩子在此年龄的词汇量不断增加,词类不断扩大,但总体来说,与以后年龄的词汇发展相比,还是比较贫乏,概括性较低,在理解和使用方面容易发生错误。因此,在丰富幼儿词汇的同时,还应注意幼儿词汇的理解及合理应用,除了经常给孩子朗读一些词汇丰富的童话、故事、儿歌外,还可以看图说话、编故事、玩游戏等方式,促使孩子应用新的词汇。

5. 5～6岁小儿的数概念和算术能力应达到什么水平?

数概念是一个非常抽象的概念,目前研究发现,从婴儿期,孩子便有了数概念的萌芽,到2岁以后开始发展,5～6岁时,数概念已有了突飞猛进的发展。在这个年龄,孩子已经掌握了点数,即将一个数对应着一个物体的数数,并知道最后一个数的点数是这个数集所包含的个数。他们还能够明确数与数之间具有一个不变的顺序。与 4 岁前的孩子相比,他们可以从任何一个数开始数数,这是孩子"基数"概念的发展水平;从"序数"发展看,5～6 岁的儿童在"大小、多少"概念建立的基础上,可以认识到数的序列的含义,即数的排列也有大与小,多与少的关系,为进一步的计算奠定了基础。

具体来讲,5～6 岁儿童经过一般的训练,可以进行点数,掌握 10 以内的实物加减法运算,掌握 1～20 实数的含义,如"20"表示有 20 个物体;它的顺序在 21 的前面、在 19 的后面等。但对数的抽象概念理解处于起步阶段,因此孩子在学习数概念时,特别需要具体实物的帮助和支持。

依据以上孩子数概念发展水平,父母锻炼孩子算术能力时,需要辅以实物。例如,有 9 个球,可以让孩子点数,并问他"有几个球?"5～6 岁的孩子点数后可以准确说出球的个数。又如,简单的加法可以这样出题:"一只手有 5 个手指头,两只手一共有几个手指头?""明明有 3 块糖,妈妈又给了他 2 块,明明一共有几块?"等,孩子可能会掰手指计算,也可能在脑中想象具体的实物,然后告诉你正确的答案。另外,简单的实物减法可以采取同样的方法,父母可以问"你有 4 块糖,吃了 1 块,剩几块?",孩子可以正确回答"3 块",如果不能正确回答,建议父母拿出实物给孩子演示计算的过程,这样有助于他掌握数概念。

309

在父母介入孩子数概念发展的过程中,需要注意的问题是数概念的发展同其他领域的发展一样,存在明显的个体差异,引导的过程中,不能急于求成,甚至斥责、大骂孩子,这些行为只能阻碍孩子的正常发展;另外,实物教学是这个年龄段的基本方法,简单地问几加几等于几这样抽象的计算,对孩子数概念发展没有任何帮助;如果孩子只是顺着数数,不懂其中的意义,形同背儿歌一样,并不表示孩子具有数的概念。因此,在孩子学习计算的初期,必须结合实物进行。

6. 学前小儿常自言自语正常吗?

随着孩子逐渐长大,父母们会感觉到孩子在自己玩玩具或做事情时常常自言自语、絮絮叨叨,于是心里疑惑,不知道该如何理解这种现象。从心理发育的角度讲,这是一种语言发育过程中的现象,心理学家称之为"独白言语"或"自言自语"。

在 3 岁以前,孩子的语言方式基本是对话的形式。随着孩子语言的发展,他们能够逐渐接受成人的语言来调节自己的行为,在 3 岁左右便开始出现了自言自语这种形式,这是言语自我调节功能的萌芽。自言自语是外部语言向内部语言过渡的形式,既有外部语言的特点,又有内部语言的特点,即出声音的对自己说话。一般来讲,孩子的自言自语可分为两类:"游戏语言"和"问题语言"。"游戏语言"是孩子在游戏时一边玩一边说话,有丰富的内容和情感,在画画或独自做手工的时候,也会出现游戏语言。"问题语言"是孩子遇到困难或想不明白的事情时出现的语言,表示他内心的困惑,是其思维过程的体现。例如,孩子在拼图遇到困难时,就会问自己说:"这个放在哪里?""不对?""这是个什么?""噢!应该放这儿"……研究发现,"游戏语言"在3～5岁孩子中出现得比较多,5岁以后逐渐减少,而"问题语言"则在5岁以后相对较多,6～7岁孩子开始会默默地用内部语言思考,"自言自语"的形式逐渐消失。从这个发育过程可以看出,孩子的自言自语是正常儿童语言、思维发育的必然过程。

需要父母注意的是,孩子的自言自语是有内容的,而且情绪平稳,如果伴有情绪问题,内容反复、重复或言行刻板,则应考虑存在其他问题,而不是正常的"自言自语"。

7. 学前小儿游戏的特点是什么?

随着儿童身体的发育,生理功能的不断完善,语言更丰富,动作更精细,大运动更稳健,适应性和社交能力更成熟和自如。儿童游戏水平不断提高,也促进了他们心理的发展。

学前儿童游戏的内容更丰富、更复杂、模仿性更强,可包括反映社会活动和日常生活为主题的游戏。例如,反映交通运输活动的"开汽车"游戏;反映社会生活的"开医院"游戏。游戏中不仅仅是简单的开车、打针、看病,而且反映出司机与乘客、医生、护士和病人间的人际关系内容。

此时的游戏有一定的计划性、有游戏规则,儿童根据规则来进行游戏,而不是根据自己的兴趣和爱好参加游戏。游戏前商量规则,分配角色,然后再按规则进行。

游戏时间较低年龄小儿明显延长,而且对感兴趣的游戏可以在几天内连续进行,参加的成员不再是几个人,而是集体游戏。各自能按角色的情节和规则进行,彼此间也能协调一致。

8. 学前小儿玩哪些玩具好?

学前儿童的生理、心理各方面都在发育成熟,选择玩具也要符合儿童的生理心理特点。通过合适的玩具增加儿童知识,开发儿童智力。

(1)锻炼精细动作:如橡皮泥、折纸、创造人物、动物及生活物品;用塑料拼插板组合房子、汽车及自己想象的一切物品;在锻炼手功能的同时也培养了想象力和创造力。

（2）增长知识：如木珠计数器能使小儿进行简单的计算；钟表能认识时间；看彩图画册增加各方面知识。

（3）锻炼身体，增加灵活性：通过各种球类、棋类、跳绳、大型玩具等增加孩子的运动量，锻炼反应速度，促进儿童大运动的协调发展。

此外，还可利用生活中的一些废物和孩子一起自制玩具，既可发挥孩子的想象力和创造力，又培养了节约精神。

9. 小儿看电视好吗？

过去大众媒体的形式非常有限，仅仅是图书、收音机。从 20 世纪 40 年代开始电视机逐渐进入了人们的生活。目前我国城市中许多家庭拥有 1～2 台电视机，农村地区的电视收视率也在提高。电视已成为家庭中必不可少的电器产品。

看电视对小儿好不好呢？一方面看电视可扩大孩子的知识面，使他们接受到更多的信息，有助于提高小儿发展思维的能力，提高创造力。例如，从实验中得出的结果是，男孩英语、数学、科学的成绩与学前期所看的知识性节目有关联，而且是好的影响。但另一方面电视中的一些内容，如电视暴力节目内容对小儿的行为会产生不好的影响，而且从 3 岁开始小儿看的电视内容会增多，这里面不仅有符合小儿年龄阶段的节目，也有其他的内容如戏剧、喜剧、暴力节目也同样会被看到。小儿会模仿暴力节目中看到的行为，因而增加了自身的攻击性行为。

尽管有不同的说法，有一点很多人还是赞同的，即在看电视中父母的作用非常重要，父母要让小儿养成合理地看电视的习惯，帮助他选择适宜的年龄阶段的节目，与小儿讨论电视中的内容以提高电视节目的教育价值。对那些影响到小儿的社会行为方面的节目，父母则要加以正确的引导，避免对他的不利影响。

10. 小儿入学前应做哪些准备工作？

孩子从上幼儿园到上小学，是人生的一个里程碑，他将面临一个很大的转变。为了让小儿从一入学就能较好地适应新的学习环境，家长要做好以下几方面的准备工作：

（1）培养观察能力和动脑筋解决问题的能力：让孩子多看、多观察。到大自然中去观察动物或植物的形状、颜色、喜好、生长特点，观察天气和季节的变化，多提问题，引导小儿主动观察、思考；在家中可以做一些益智游戏，如走迷宫、找不同、拼图、七巧板等，游戏应由易到难，必要时可以给一些提示，对小儿的每一点进步要及时给予肯定,以激发孩子认真观察、勤于思考和主动学习的兴趣。养成善于观察、勤于思考的习惯,为在今后学习中形成分析、比较的能力打下良好的基础。

(2)培养动手能力,提高手的灵巧性:给小儿准备一些彩笔,让他照样画、画实物或想象着画,描摹图画的轮廓,学习给图画上颜色。给孩子一把安全剪刀,让他学会剪纸、剪简单的图形。准备一些橡皮泥,让小儿按自己的心愿捏出不同形状的东西,如球、棒、盘子、小碗、小人儿等,也可对照着成人捏好的模型捏。这些都是孩子用童心去描绘外部世界和内心世界的好机会,同时也锻炼了小儿手的灵巧性和手眼协调能力,对入学后小儿的书写能力有很大的帮助。

(3)培养规则意识:上小学后,教师的主要精力在教学上,孩子受到的生活照顾相对减少。因此,小儿需要自己照料自己,树立规则意识。家长应有意识地教孩子遵守各种规则,如过马路走人行横道,上下楼梯靠右行,玩运动器械要轮流,上课举手发言等。

(4)培养生活自理能力和责任意识:培养孩子按时作息的良好习惯,教会小儿自己穿脱衣服、洗漱、整理文具和书包,书本摆放有条理,懂得爱惜学习用品。为了帮助孩子树立责任意识,家长可布置一些任务给小儿,如分碗筷、倒垃圾等,长期坚持,让孩子从开始的被动接受任务过渡到主动完成任务,树立责任意识。

(5)帮助儿童建立学习动机:上小学是孩子成长中的一件大事,家长要以积极的态度去感染孩子,正确帮助孩子了解小学及小学生的生活,讲明上学的目的、意义,还可带孩子到他即将就学的学校去走一走、看一看,使小儿熟悉将来的学习环境,使他对学校感兴趣,盼望上学,盼望到学校去。

(6)准备适宜的学习用具:5~6岁儿童很容易受到外界干扰而分散注意力,因此为即将入学的小儿准备的学习用具应注重其实用性,外形切忌过于花哨。多功能铅笔盒、装饰性较强的铅笔、带图画的书皮纸、有动物图案的橡皮等,都有可能影响孩子听课、做作业时的专注程度,影响学习效果,并且容易使小儿养成一边做作业一边玩、拖拖拉拉的坏习惯,因此最好少用或不用这样的文具。

只要家长做好入学前的准备工作,相信孩子一定能顺利地完成从幼儿园到小学的过渡,在人生的又一个新的起点上有一个良好的开端。

11. 哪些食物有利于大脑发育?

一种食物是否有利于大脑发育,主要看该食物是否具有以下的功能:①能提供维持脑细胞结构完整性所需的物质。②能提供维持脑功能正常所需的物质。③能清除妨碍脑功能正常发挥的不良物质。

均衡、充足的营养是保证小儿大脑正常发育的物质基础。小儿生长发育所需的营养素包括 7 大类：蛋白质、脂肪、糖类、维生素、无机盐、膳食纤维和水。其中蛋白质、脂肪、糖类、维生素 B、维生素 C、维生素 E，微量元素如铁、锌、碘等对大脑的发育非常重要。

母乳是婴儿出生后的第一种健脑食品。母乳中含有婴儿早期成长所需的各种养分，包括蛋白质、脂肪、乳糖、无机盐、维生素等，既能保证 4 个月以内婴儿的全部营养，又能促进婴儿的脑发育。

鱼、蛋、奶有利于儿童的大脑发育。鱼肉含有丰富的蛋白质、钙和不饱和脂肪酸，其所含的不饱和脂肪酸能分解胆固醇，保持脑血管通畅，保护视力，增强记忆力；蛋黄含有卵磷脂、磷、铁和维生素等脑细胞所必需的营养物质；奶中含有丰富的钙和蛋白质，可为大脑提供所需的各种氨基酸。

豆类及其制品营养丰富，有利于小儿的大脑发育。豆类包括大豆（又名黄豆）、豌豆、蚕豆、绿豆、豇豆、赤小豆和芸豆等，其中，以大豆的营养价值最高。素有"植物肉"之称的大豆，富含蛋白质和卵磷脂，这些是参与脑代谢和构成脑细胞的重要物质；大豆中还含有维生素 B_1、维生素 B_2 和钙、磷、铁等，都是脑组织不可缺少的营养素；用绿豆或黄豆发的豆芽，含有丰富的维生素 C，能使脑机敏灵活。儿童每天吃一定数量的大豆或其制品，如豆浆、豆腐、豆腐干、素鸡、豆芽等，有助于增强大脑的记忆力。

313

核桃是我国传统的健脑食品。核桃中富含不饱和脂肪酸（如亚油酸、亚麻酸）和优质蛋白，能提供维持脑细胞结构完整性所需要的物质，从而保证脑的正常发育。此外，核桃还含有糖类，以及钙、磷、铁、锌、胡萝卜素、维生素 B_2、维生素 B_6 和维生素 E 等多种营养物质，儿童常吃可益智健脑。其他坚果类，如花生、栗子、杏仁、葵花子、松子、黑芝麻、榛子等，也都含有丰富的蛋白质、不饱和脂肪酸、卵磷脂和维生素等，具有良好的健脑作用。

食用菌类，如香菇、蘑菇、木耳等，除含有糖类、蛋白质及微量的钙、磷、铁外，还含有一些生物活性物质，对大脑有良好的补益作用。

新鲜蔬菜和水果富含维生素 C，能促进脑细胞结构坚固，使大脑功能灵活、敏锐，提高儿童的智商。

此外，全麦制品、糙米、小米、玉米、海带、虾、枣、蜂蜜以及动物肝脏等也是较理想的儿童健脑食物。

没有哪一种食物含有儿童生长发育期所需的全部营养素。因此，要达到促进儿童脑发育的目的，最佳的方法是把营养成分和作用不同的食物合理、巧妙地搭配起来，也就是我们常说的食物品种多样化、平衡膳食。

12. 小儿应该多吃鱼吗？

小儿应该多吃鱼，因为鱼肉中含有多种营养物质，吃鱼有利于小儿的生长发育，尤其是脑发育。

不管是海水鱼还是淡水鱼，其营养成分大体相同，总的营养价值很高。

首先，鱼是人类食物中重要的动物蛋白来源之一。鱼肉中蛋白质含量丰富，其蛋白质的氨基酸组成齐全，包含人体内不能合成的全部必需氨基酸，而且，必需氨基酸的含量和比值适合人体的需要。鱼肉肌纤维较细、结构松软、肉质细嫩，易于消化、吸收，更适合儿童食用，是儿童摄入蛋白质的良好来源。

其次，鱼肉中的脂肪主要由不饱和脂肪酸组成，具有降低胆固醇和血液黏稠度、预防心脑血管疾病的作用。特别是鱼肉和鱼油中含有一种必需脂肪酸——二十二碳六烯酸，也就是人们常说的"DHA"，是人脑中必不可少的多不饱和脂肪酸。DHA 对大脑细胞有着极其重要的作用，在人体内 DHA 占人脑脂肪量的 10%，主要存在于脑细胞突触的膜上，对脑神经传导和突触的生长发育极为重要。DHA 能活化大脑神经细胞、改善大脑功能、增强记忆与思维能力、促进智力发育，与大脑的发育有着密切的关系。自然界中的 DHA 绝大部分存在于鱼油中，因此要想获取足够的 DHA，最简便、有效的方法就是经常吃鱼。生长发育期的儿童经常吃鱼，可以促进脑细胞的发育。多吃鱼能使脑筋聪明的假说，已被很多国家的实验研究所证实。一般来说，海水鱼 DHA 含量多于淡水鱼。100 克鱼肉 DHA 含量超过 1 克以上的鱼主要有鲔鱼（肥肉部分）、青花鱼、秋刀鱼、鳗鱼、沙丁鱼等。

第三，鱼肉中含有丰富的无机盐，如钙、磷、铁等；鱼的肝脏中含有大量的维生素 A、维生素 D。对小儿的生长发育有十分重要的意义。此外，研究人员还发现，吃适量的鱼，可起到保护眼睛的作用。

因此，我们提倡小儿多吃鱼，但要避免食用从受污染的水里打捞的鱼，被污染的鱼含有毒素，会对健康造成危害。

13. 什么是多动性障碍？

有的小儿上课时坐不住，小动作特别多，不能控制自己，小手摸摸这，动动那，家长和老师都怀疑他是否有"多动症"？我们说多动症不是随便定的。

多动性障碍在儿童时期发病，它是一种神经发育障碍性疾病，它表现为注意力障碍、冲动行为、容易分心，活动过度。这种病有遗传的因素，有脑的结构问题及环境因素。有多动障碍的小儿多表现为有意注意力功能低下，非常容易受外界的细微干扰而转移注意力,活动过度是一个突出表现。这种活动过度不分时间、不分地点,小儿坐不住,干扰别人,情绪不稳定,好冲动,由于注意障碍还会影响学习成绩。遇到这样的小儿,父母最好带小儿去医院做多方面的检查,及时治疗。

14. 多动性障碍的治疗包括哪些内容?

首先要早做检查以得到明确的诊断,然后就要坚持治疗。多动性障碍的治疗不是采用单一的药物治疗,而是综合疗法。它包括以下内容:

(1)认知行为干预:是对小儿的多动加以控制,帮助小儿做事情时尽量保持注意力,减少来自眼、耳这些视觉、听觉器官的刺激。

(2)教育干预:对小儿做个别辅导,针对这种孩子好动、注意力分散的特点,要编入小班教学。

(3)家庭咨询:专业医生对病儿的父母做咨询指导,配合治疗。

(4)药物治疗:目前使用中枢神经系统兴奋剂哌甲酯疗效得到肯定,60%～80%的多动性障碍儿童有效。父母需注意,不要自己随便用药,要在明确诊断的前提下,在医生的指导下使用药物治疗,同时要注意监测药物的不良反应。

315

15. 有些小儿为什么说谎?

人人都喜欢诚实的孩子,大多数的孩子诚实可爱,但有的小儿却有撒谎的不良行为,常常在做错了事后说出与事实不符的话。造成孩子说谎的原因一般是家长平时对孩子的态度粗暴,使孩子产生惧怕心理,怕说出实情后遭到家长的责骂。再有就是,家长在孩子面前或他人面前说过谎,或是在一些小事上教过孩子说谎。孩子仿效家长,家长对孩子的许诺言而无信,孩子认为家长在说谎,会误导孩子学说谎。另外,如孩子曾在说谎中得到了好处,说谎的毛病未得到及时地纠正和正确教育,久之就养成说谎的习惯。

如何防止和帮助孩子克服说谎的毛病呢?

首先要注意孩子的言行。如发现说谎要正确引导,及时制止说谎行为。家长处理问题的态度,不要简单粗暴,不要让孩子因惧怕而说谎。家长要以身作则,诚实坦率,对孩子的允诺要兑现,用良好的品德给孩子做榜样。其次,家长作风民主,才能取得孩子的信任,要和孩子沟通思想。有些和孩子有关的事情要和孩子商量。允许孩子有自己的思想、兴趣爱好和朋友,一旦取得孩子的信任,孩子就会吐露真情。

只要教育方法得当,必然会培养出孩子诚实的好品质。

16. 小儿反复洗手正常吗?

儿童讲卫生,爱清洁,勤洗手这是正常现象。但有的小儿每天洗手次数明显增多,每次洗手的时间越来越长,不让他洗还不高兴,要脾气。这就不正常了。有可能发展形成强迫性行为。

对于强迫性行为,在我们日常生活中经常可以见到,如下班前明明将办公室里的电灯关掉,出门后总觉得没关,又回来检查。明明锁了门,心里不踏实,反复检查。当知道这些反复性动作没必要,但又控制不了时,就要去看医生了。

看到小儿反复洗手,父母不要直接强行予以制止,也不要显示出过分关注。要通过让他多参与其他活动而减轻症状。父母同时也应想一想自己平时对孩子的管教方式是否过于严厉,尤其在保持清洁方面是否要求过高;如是这样就要改变自己。

17. 为什么有的小儿见客人就躲起来?

当家里来了客人时,有的小儿显得比平时兴奋,表现欲望强烈;而有的小儿则不然,尤其是第一次与客人见面,躲进屋里,不肯出来,或躲在家长身后,从小儿的眼神中流露出一种害怕、不安的神情。这种怕见生人的现象要引起父母注意,它受到一些因素的影响,客人到来时,如果父母在场,与客人见面的场所又是小儿熟悉的环境,那么小儿怕见陌生人的心理会减轻一些;如果来的客人面部或长相有一些特征会使小儿感到害怕,则会加重小儿的不安神情。

对害怕见陌生人的小儿,父母要鼓励小儿在陌生人面前大胆表现自己。如在单位组织的聚会时,让孩子当着众人表演节目;在客人到来的前一天可告诉小儿第二天要来客人,鼓励小儿在客人面前勇敢说出自己的名字,说歌谣,或背诵诗歌。平日里要带小儿多去公众场合,如逛庙会,去公园,多与人接触,这样孩子的恐惧不安会减轻。此外,父母也要注意自己的教育方式,尽管社会上有一些不安全的因素,也不要处处吓唬孩子,应以正面教育为主。

18. 有的小儿天一黑就不敢出屋正常吗?

小儿在不同的年龄阶段都有自己害怕的事物,害怕黑暗也是其中之一。这是正常现象,是小儿心理发育过程中常见到的。对于父母来说要加以正确引导,安慰小儿,使其消除恐惧心理。有些家长在这方面注意不够,如当小儿不听话,"闯祸"时,家长对他说,"你再不听话,就给你关小黑屋";无形中又加重了小儿对黑暗的恐怖心理。因此,父母们不要利用小儿心理的弱点来控制孩子的行为,相反要帮助孩子逐渐适应黑暗。告诉孩子,叔叔阿姨忙了一天,天黑了就能安静地休息,睡醒了,天亮了,又该上班了。你睡了一夜,第二天可以高高兴兴去幼儿园了。如果孩子惧怕黑暗不消除,父母还可以与孩子共同在黑暗中进行活动,帮助其消除恐惧心理。

19. 小男孩喜欢玩妈妈的衣物正常吗?

男孩对女性的物品感兴趣,如玩妈妈的胸罩、卫生巾等,这种现象要引起家长的注意。因为在成年人中有少数人心理发育异常,发生性心理变态,其表现就是他们见到女性的一些物品感到兴奋,专门收集女性内衣、内裤,有些人甚至发展到不能自控的地步,就去偷盗这些物品,即发展为"恋物癖"。

成年人的上述表现往往与其在幼儿及儿童期的经历有关,如果在儿童期无意窥到父母的性生活、家庭中父母关系不好等,就会影响小儿性心理的发展,会成为小儿日后行为方式的重要因素。

家庭成员中母亲对儿子的态度对男孩子有重要的影响,不要事事包办代替,尽量让儿子从小养成独立的性格,父亲也要鼓励儿子勇敢、坚强。

如果父母发现小儿有依恋异性物品的现象,就要及时去看心理医生,尽早改变这种状况。

317

20. 怎样训练学前小儿的生活自理能力?

生活自理能力是指孩子在成长过程中逐渐脱离他人的帮助,在日常生活中完成照料自己生活的自我服务性劳动的能力。生活自理能力主要包括饮食、衣着、睡眠、如厕、个人卫生、社会生活及安全等方面的内容。

5～6岁儿童已经具备了基本的生活自理能力。饮食方面,能熟练使用各种常用的餐具进餐,如勺子、筷子、叉子、餐刀(与当地的生活习俗有关)等;能熟练地从茶壶中向杯中倒水;在家中能参与部分食物准备过程,如摘菜、洗菜(主要是易清洗的茄瓜类,如西红柿)等,饭前能准备餐具。衣着方面,能分辨衣服的前后、独立穿脱内外衣,会系扣子,自己穿脱鞋(区分左右脚)、袜,会系鞋带;懂得根据自身感觉加减衣服;能洗手绢、袜子等。睡眠方面,能自己上床睡觉,会整理小的被褥。如厕方面,夜间不尿床,会根据"标志"区分公共卫生间的男女用厕,能独立完成如厕的全过程。个人卫生方面,能自己洗脸并擦干、用牙膏刷牙、把头发梳整齐等。社会生活方面,会到邻居小朋友家串门;会在附近的小商店买简单的物品,如冰棍、面包等;进公园知道买票。安全方面,过马路时知道看红绿灯,走人行横道,知道注意过往车辆。

训练小儿的生活自理能力主要应注意以下几个方面:

(1)根据小儿身体及心理发育水平,适时地训练其做力所能及的事,不能拔苗助长。

（2）要激发孩子生活自理的兴趣。可以利用儿歌、故事、游戏等多种形式，使孩子懂得自己的事应该自己做，懂得自己有一双巧手，可以做许多事情，从而激发孩子生活自理的兴趣。

（3）生活自理能力的训练是一个循序渐进的过程，应从小培养。先从饮水、吃饭、控制大小便等基本的技能开始，随着小儿手眼协调能力的增强，逐步增加穿衣、个人卫生等内容；当孩子的社会交往增多、语言能力增强时，开始培养其社会生活能力，并进行安全教育。随着小儿年龄的增长，逐步增加训练项目的难度，实现比较顺畅的过渡，让孩子能够愉快地接受新的挑战，避免给小儿形成过大的心理压力。

（4）任何事情都不是一蹴而就的。孩子在开始学习一个新的项目时，往往动作很笨拙、很慢，还容易损坏东西或给大人增添许多麻烦。家长要有耐心和恒心，沉住气让他自己去尝试，家长可以在一旁一边指导一边示范。多给孩子提供反复锻炼的机会，孩子一定会越做越好，俗话说"熟能生巧"。

（5）孩子有了点滴的进步，要及时鼓励、表扬；出现问题，不要指责，要和孩子一起寻找解决问题的方法。

（6）孩子一旦有了某方面的能力，就要让他坚持自己做，大人不要包办代替。只有这样，才能培养孩子形成独立、自信、勤劳的个性特征。

318

21. 喜欢"拔尖"的小儿好吗？

有的小儿事事要"拔尖"，在幼儿园里总想得到老师表扬，如果未受到表扬，就不高兴。我们说这种小儿能够积极进取，不甘落后是值得鼓励的，但是如果这种愿望过于强烈就会引发一些问题。当其他小朋友比自己强时就不能忍受，不肯"吃亏"，因此可能会采用其他不正当的方式、手段去得到。争抢甚至说谎，伤害别人。父母对待这种孩子，首先应看看自己是否有一些争强好胜的言行影响了孩子，还要反思对子女是否过于溺爱。如果有上述情况出现，父母一方面要注意自己的言行，另一方面还要正面引导教育孩子。

22. 学前小儿应做哪些劳动？

儿童习惯的养成在学龄前期。在此时期各种良好习惯的养成对小儿的一生都是受益的。随着小儿的体格及神经系统的发育，他们已经具备了完成一些简单劳动的能力，我们要通过倡导劳动是一种美德的教育来逐渐培养儿童热爱劳动的兴趣，以及亲自动手做事的意愿，可动手做一些简单的劳动。

（1）日常生活劳动：在家帮家长擦桌子、扫地、摘菜、倒垃圾。在做这些劳动时家长要手把手教给小儿,并要注意保护,不要发生意外伤害。

(2)自我服务劳动:自己洗脸、洗澡,洗手帕、收拾玩具。从小知道自己的事情自己做。

23. 有的小儿挤眉弄眼、耸肩、嗓子发怪声是有病吗?

我们常可以看到有些小儿表现出挤眉、眨眼、缩鼻、耸肩等动作,有的小儿还伴有嗓子发出怪声,可以表现为一个或多个部位肌肉抽动和发声抽动。这些动作大多在小儿情绪紧张时发生且不能控制。小儿有这些表现时常引起周围人的讥笑,遭受家长的责骂。

出现这种表现的原因可能有精神因素,如小儿在由于生活中遇到不愉快的事件,受到老师或家长的批评;学习负担过重,压力大;家庭环境因素;机体本身因素如眼结膜炎引起眨眼。有这种表现的小儿父母应请神经科的医生为小儿做全面检查,明确诊断,以决定是否采用药物治疗。

(二)5～6岁小儿的饮食与衣着

319

1. 为小儿安排食谱的意义与原则是什么?

合理的营养是促进儿童正常发育和健康成长的物质保证。为了保证小儿能得到合理营养,就需要科学的膳食调配,有规律的按照科学的比例提供儿童生长发育所需要的热能和各种营养素。小儿的食谱可反映小儿一日生活所补充的各种食物的种类、数量和制作方式等。食谱安排合理与否直接关系到为小儿提供的营养物质是否合适,进而可影响到小儿的生长发育。科学研究表明,小儿在不同的时期,每日应摄入营养物质的种类和数量都是不同的。因此,在为小儿提供膳食时必须根据一定的要求进行安排,这就需要制订食谱,来确定为小儿提供的营养素是否充足,比例是否合适。也许有人认为,只要提供的数量充足,质量好,就不会有什么问题,以为多多益善。殊不知,营养物质的过量不仅得不到充分利用,或许还会对儿童尚未成熟的一些重要器官,如肝脏、肾脏等带来不利的影响。只有根据有关部门提供的小儿食物供给量标准来制订食谱,将一日所需的各种营养物质科学地安排在一日三餐一点(心)之中,才是保护小儿得到合理营养物质的基础。安排食谱的原则是:

(1)各种营养素的总含量满足幼儿的需要:保证小儿得到一日所需的热能和优质蛋白质,可轮流选用鸡肉、牛肉、猪肉、鱼等作为提供优质蛋白质的食物。同时还要保证食物种类的多样化,维生素和无机盐的供给要足够,有一定量的蔬菜和水果,做到荤素菜搭配,多种粗粮和细粮配合制作。

(2)食物制作方式适合小儿生长发育规律和生理特点:儿童消化酶活性较成人低,因而消化能力弱,应吃容易消化的食物。4～6岁年龄段的儿童不适宜给粗、硬及大量油炸食品;食物制作时应注意碎、软、细、烂;不宜采用刺激性强的食物,如酸、辣、麻的食品,或兴奋性的酒类、咖啡、浓茶等。年龄越小,肠蠕动能力越差,容易发生便秘,因此要注意吃粗纤维食品和水果蔬菜。儿童肾功能差,菜不宜过咸。

(3)定时定量饮食:胃液的分泌随儿童进食活动有周期变化,所以要定时定量饮食。进餐次数以三餐一点为合适,每次间隔约4小时,不能暴饮暴食。

(4)食谱多样化:结合儿童的进食心理制作饭菜,变换花样,调动儿童食欲。

(5)结合季节特点编制食谱:如夏季出汗多,要注意补充损失的盐分和水溶性维生素,冬季适当增加高蛋白和高热能食物,以增强儿童御寒能力。

(6)保证热能供应:结合儿童的活动量大小和热能消耗供给食物。

2. 怎样安排5～6岁小儿的饮食?

320

该年龄段的小儿新陈代谢旺盛,活动量大,需要消耗的热能也大,而且味觉灵敏,食欲好,好奇心强,喜欢变化多样的食物。要根据这个年龄段儿童的特点,做好膳食安排。

5～6岁小儿基本上已能够和成人一样安排进餐,时间为一日三餐。但因为此时期小儿的胃肠道尚未发育完善,其胃容量还小,热能需要又相对较高,而主要提供热能的糖类在体内贮量较少,所以在正餐之间定时给予一些小食品(或称点心)是需要的。饮食的安排应当是三餐一点。需要注意的是,点心的安排应该不影响正餐的食欲且应有营养。

本年龄段儿童每日的热能需要量可达6 060千焦(1 450千卡),蛋白质需要量约为50克,脂肪热能比30%。此外,丰富的维生素和微量元素对儿童的发育十分重要。热能的供给如不足,有的孩子会无形中以减少活动量来适应这种状况,继而影响孩子的生长发育和智能的全面发展;如热能摄入过量又会成为童年过胖的因素。在一日的饮食中可以安排1瓶牛奶(250毫升),1个鸡蛋,70克肉类,200克粮食,200～250克蔬菜,1个水果,适量加些豆制品。

在制作小儿的主食品中需要注意粗细粮搭配。因为粗细粮同时食用可互相补充各自必需氨基酸的不足,使几种必需氨基酸同时消化吸收入血液内,利于组成机体蛋白质。如果两种食物摄入时间相距过长,就不能使食物中的不同蛋白质起到互补作用。此外,粗粮中还具有比细粮更多的营养物质,如小米所含蛋白质、脂肪、铁都比稻米高,维生素 B_1、维生素 B_2 的含量高于大米和白面。在为小儿制作食品时,还要将食物切成小块或细丝,以便于小儿咀嚼。

此外,还要注意让儿童少吃甜食,少吃咸的汤、菜,少吃坚硬的和刺激性的食品,常吃水果和蔬菜,防止便秘。

3. 小儿每日的膳食要注意比例吗?

从对小儿的膳食要求来看,早餐要吃饱,午餐吃好,晚餐适量,一日三餐一点的热能分配需有一定的比例(表20)。还要注意热能来源的分配,蛋白质占总热能的 12%～15%,脂肪占总热能的 25%～30%,糖类占总热能的 55%～63%。

表 20　儿童各餐热能分配比(%)

年　龄(岁)	早　餐	午　餐	午　点	晚　餐
1～3	25	35	10	30
4～6	30	40	5	25

321

许多家长在给孩子准备早餐时,往往只注意给孩子提供富含蛋白质的食品,却忽视了热能的供给。我们经常可以看到有的孩子的早餐就是1碗牛奶和1个鸡蛋,恰恰缺少食物中提供热能的当家食品——含多糖类、淀粉类的谷类食品。糖类是最经济、产热最快的热能来源。它在体内分解快、耗氧少,最易被消化吸收,不仅能促进蛋白质在体内的合成,还能协助脂肪在体内氧化供能。蛋白质是构成机体组织细胞的主要组成成分,组织的不断修复更新,体内各种生理功能的调节,以及生理活动的维持,都依靠蛋白质。如果膳食中有足量的糖提供热能,就可以节约蛋白质的供热,使其充分利用在构成组织方面。因此早餐要多种多样,既有蛋白质和脂肪,又有糖类,使它们能"各司其责"。此外,还要注意起床后不要立即吃早餐,因为刚刚醒来,消化器官还没有做好消化食物的准备,食欲较差,要适当活动后进食早餐。

家长要注意最好不要让孩子随时吃零食,以免影响正餐摄食,引起膳食失衡。午点摄入的热能也不宜过高,以免影响小儿晚餐的食欲和食量。5～6岁的小儿一般晚上活动较少,所以不宜让孩子晚餐吃得太饱。

4. 黄豆制品的制作方法与营养价值有什么关系?

黄豆具有很高的营养价值,其蛋白质的含量为 30%～40%,并含有较多的赖氨酸。黄豆含脂肪约 20%,脂肪中含有较多的必需脂肪酸,其中油酸占

25%～36%，亚油酸占 52%～60%，还有丰富的磷脂（神经活动所必需的物质）。大豆脂肪熔点低，易于消化吸收，对儿童生长发育、神经活动都有重要作用。此外，还富含无机盐和微量元素，有"微量元素之库"之称。

黄豆外层有一个粗纤维的细胞壁含胰蛋白酶抑制剂、皂角素等抗营养素，致使未加工过的大豆蛋白质吸收利用率较低。因此，黄豆食用时必须经过水泡、磨碎、充分煮沸制成各种豆制品后，才能提高其营养价值，并易于被人体消化吸收利用。黄豆制品的品种很多，如豆浆、豆腐、豆腐干及腐乳、豆豉、酱油等。豆浆中蛋白质利用率在 84%～90%；豆腐使豆类蛋白质的消化率提高到 92%～96%，加之质地柔软，富含钙、铁、镁等元素，很适合幼儿食用；豆腐干、豆腐丝等豆制品由于水分含量比豆腐少，故蛋白质含量高，且比豆腐储存时间长，也是儿童很好的副食品。黄豆本身不含维生素 C，经过发芽成为豆芽后，维生素 C 的含量一般可达到 17～20 毫克/100 克，这与产于北京的油菜心的维生素 C 含量相差无几，且发的芽越短，维生素 C 的含量越高。黄豆发芽后维生素 B_2 含量也明显增加，胡萝卜素含量比黄豆增加 2～3 倍，烟酸增加 2 倍，叶酸增加 1 倍，维生素 B_{12} 增加达 12 倍之多。可见，黄豆整粒吃和生吃都不易被人体消化吸收，只有经过加工制成各种豆制品食用，营养才会最好。因此，让孩子多吃些豆制品是很有益处的。

5. 如何巧做豆腐菜肴？

豆腐的主要原料是黄豆，黄豆具有很高的营养价值。其蛋白质的含量为 30%～40%，脂肪约为 20%，脂肪中含有较多的必需脂肪酸及丰富的磷脂（神经活动所必需的物质）；此外，黄豆还富含 B 族维生素及无机盐。由黄豆制成的豆腐，不但其营养价值没有削弱，而且还提高了消化率。整粒黄豆煮熟后的消化率约为 65%，加工成豆腐后其消化率可提高到 92% 以上。豆腐本身味道清淡，容易与其他多种原料搭配烹调，从而更使得豆腐菜丰富多彩。以下介绍几种豆腐食品的制作方法：

（1）五彩豆腐煲

原料：鲜豆腐 250 克，胡萝卜 1 根，火腿肠 100 克，西兰花 100 克，葱、植物油、盐、淀粉等各少许。

制作：整块豆腐在开水中焯一下。将豆腐、胡萝卜、火腿肠切成薄片，交替摆放在容器中，围成一圈，放少许盐，隔水蒸或用微波炉，至菜成熟，取出。将西兰花用开水焯过，摆放在盘子中间。锅中放少许油、葱末，煸出香味后放高汤或清水，加少许盐，放适量淀粉调成芡汁，浇在菜上即可。

322

特点:营养丰富,色彩鲜艳,味道鲜美。除豆腐外,其他原料可随意搭配。

(2)豆腐盒

原料:豆腐250克,鲜猪肉末100克,葱、姜、料酒、盐、香油各少许,植物油250克。

制作:将豆腐切成长宽各5厘米、厚1.5厘米的大片,将植物油倒入炒锅,油热后将豆腐分批放入,炸成金黄色,捞出待用;将猪肉末、葱末、姜末、适量料酒、盐、酱油、香油充分搅拌成馅;将炸好了的豆腐片沿一边切开,将馅均匀填入,并将开口向上码放在容器中,蒸15～20分钟即可。

特点:本菜富含蛋白质,味道香浓,可一次多做一些,进餐时加热即可食用。用两片馒头或面包夹1个豆腐盒,再配一些蔬菜和1杯牛奶,就是一份营养丰富的早餐。

(3)豆腐鸡蛋羹

原料:鸡蛋1个,南豆腐50克,香菜1根,盐、香油少许。

制作:鸡蛋打散,豆腐用勺压成泥,放入鸡蛋中,放等量的水,再放入葱末和盐,充分搅拌。蒸10分钟或微波炉4分钟,取出。放上香菜末。淋少许香油即可。

特点:富含蛋白质,易于消化,味道鲜美。

(4)红白豆腐

原料:鲜豆腐250克,血豆腐(最好为鸡鸭血)250克,黄瓜1根,葱、姜、盐、料酒、酱油、淀粉各少许,植物油250克。

制作:将红、白豆腐切成1厘米的块,并分别用开水焯一下,黄瓜也切同样大小的块,待用。锅中放植物油,待油热后,将白豆腐放入,过油成浅黄色,捞出。将锅中多余的油倒出,留少许底油,放入葱末、姜末,煸出香味后放入红豆腐,并放少许料酒,翻炒几下后,放入黄瓜块、白豆腐,加适量盐、酱油和少许水,待黄瓜炒熟后,淋水淀粉勾芡即得。

特点:富含蛋白质和铁质,红白绿相间,味道鲜美。

(5)豆腐青菜汤

原料:南豆腐100克,青菜100克,鸡汤或鱼汤150毫升,香油、盐各少许。

制作:将豆腐切成长3厘米的条,青菜洗净切成相同长度的段。将汤放入锅中烧开后,放入豆腐和青菜,同煮约2～3分钟,放少许盐,淋上香油即得。

6. 节假日小儿在家吃饭时应注意什么?

节日是一个特殊的日子,家人团聚,亲朋往来,餐桌上总会比往日更加丰

323

盛。小儿平时在幼儿园生活很有规律,而且幼儿园的饭菜既注意营养的平衡,又照顾到小儿消化系统的发育状况,所以小儿很容易适应。到了节日,小儿和大人一同进餐,荤菜内蛋白质、脂肪含量较高,小儿的自我控制能力又较差,暴饮暴食,消化道自然承受不起,就很容易出现消化不良。此外,节日往往习惯一次将饭菜做出很多,或购买很多熟食,储存在冰箱里。而冰箱并不是保险箱,饭菜久放变质,造成食物中毒,孩子由于抵抗力低下,往往首当其冲。这些都可导致呕吐、腹泻、发热等不适。

节日一定要注意膳食的合理安排,保证食物的新鲜卫生,控制小儿的进食量,要让他们多吃一些蔬菜和水果,特别是要督促多饮一些温开水。节日里还要维持平时的作息时间,生活有规律。

7. 如何看待小儿喝啤酒?

啤酒在日常生活中人们饮用比较普遍,含有人体必需的氨基酸及大量的B族维生素、磷、钙等,但这并不能抵消酒精带来的危害。

(1)酒精在胃部吸收,会损害黏膜上皮细胞,诱发各种急性、慢性炎症及溃疡,还会促使黏膜细胞发生突变。

(2)酒精大部分在肝脏氧化分解,经常饮酒会加重肝脏负担。小儿肝、肾等器官发育不成熟,很容易受到酒精的毒害。有关研究表明,乙醇可使脂肪在肝脏中蓄积,从而可诱发脂肪肝。饮酒还与脂肪性肝硬变有极为明显的相关关系,慢性酒精中毒对身体其他方面的危害也很大。

(3)小儿神经系统和大脑尚未发育成熟,当酒精随血液到达大脑后更易对大脑产生抑制或损害,同时饮用啤酒会使儿童血铅升高,这些都会影响儿童智力发育。

(4)啤酒产热能高,儿童经常饮用,会使其腹壁脂肪增厚,引起肥胖,并诱发多种疾病。另外,啤酒中添加的色素、香精、防腐剂也同样对小儿健康不利。

(5)此外,在看待小儿喝啤酒这个问题上,更应注意防止形成不良习惯。小儿时期正是一个人各种习惯及行为的形成时期,这个时期喝啤酒,对成年后的嗜好将会产生巨大的影响,而喝酒习惯对成人期的行为发展亦极为不利。

因此,最好不要让孩子喝啤酒。

8. 小儿吃白糖多了会产生什么不良影响?

我们所说的白糖通常是指蔗糖,也可称为双糖,是糖类。在人类的营养摄入过程中,糖类是主要供能物质,可提供人们活动时所需的热能,而一旦白糖过量,就会产生不良的作用。

324

最显而易见的是幼儿吃白糖过多又不及时漱口,使口腔里的酸度增加,为乳酸杆菌的繁殖生长创造条件,易患龋齿。

过量食用白糖会引起口腔和胃黏膜的异常变化。白糖具有渗透性,进入空空的胃肠,会吸收胃壁和肠壁的水分,刺激胃肠,引起炎症和溃疡,在宝宝体内发酵过剩,过分刺激胃肠蠕动还可能引起腹泻。如果过量的白糖在胃肠中未经消化和分解,还可直接进入血液,进而影响人体细胞的结构和各组织的功能。

此外,白糖的过量摄入会使机体变成酸性体质,这就等于削弱了许多存在于碱性食品中的钙、钾、钠、镁等营养素。这些营养素的缺乏又常导致手脚发凉,易患感冒,扁桃体易发炎,皮肤失去光泽而易出现皱纹及长小疙瘩、小脓疱、受伤后伤口很难愈合,稍一运动就感到疲劳,行动缓慢,记忆力和思维能力衰减,易患脚气病,有哮喘趋向,还会导致小儿缺钙,骨质疏松等。

糖是一种高热能食品,过多的吃糖会使孩子食量减低,造成其他物质如无机盐、微量元素、膳食纤维等的缺乏。糖在体内分解生成热能时,会产生乳酸和丙酮酸等物质,这些物质要靠含有维生素 B_1 的酶分解。人体一旦缺乏维生素 B_1,影响乳酸和丙酮酸排出,使其堆积在体内,特别是脑组织中,使小儿的情绪发生变化,会出现莫名其妙的恼怒、情绪激动、脾气暴躁、多动等现象,称为"甜食综合征"。这种症状对小儿的生长发育极为不利,并与小儿逃学也有一定的关系。因此,在为您的小儿安排饮食时,切忌给小儿吃过量的白糖,婴幼儿每天进食糖量每千克体重不超过 0.5 克,在饱餐后、吃饭前 2 小时内、睡觉前,绝对不应该给孩子吃糖或吃甜食。

9. 如何科学地对待小儿的保健食品?

目前市场上有许多名目繁多的保健食品,广告也铺天盖地,有补脑、补血、壮骨、增强免疫力、增强记忆力等各种功效。许多家长认为"自己孩子不吃就会落后于别人",把保健品当成了智力投资,盲目地购买。儿童保健食品是不是真的像广告说的,是儿童成长健康的灵丹妙药呢?

正常发育的儿童只要不挑食、不偏食,平衡地摄入各种食物,那么就可以均衡地获得人体所需要的各种营养物质,而无需再补充什么保健食品。儿童身体中的每一个器官的成熟和完善绝对不是靠服用什么保健品,而是靠身体本身的自我调节和合理的膳食营养。如果一个孩子因长期患病而食欲缺乏,那么在病后可以考虑给予一些相应的保健食品,但时间也不宜过长。

目前,有些保健品含有激素,对儿童来说,绝不可滥用,否则会导致生理早熟,内分泌紊乱,这会给孩子一生的身体健康带来了无法逆转的损害。因此,在

325

选择儿童保健品时,请先留意成分,不要给孩子服用含有人参、蜂王浆、燕窝、鹿茸、生长激素、性激素的保健品。

此外,在选择维生素类保健品的时候,应该注意科学服用,才能充分吸收。如服用维生素C,可促进机体的新陈代谢,增强体质,提高抗病能力,但如果长期或大量服用,孩子就会产生对维生素C的依赖性,一旦停药,则出现牙龈出血,牙齿松动。球蛋白是从健康人血清和血浆中分离出来的生物制品,用后可提高人体对多种细菌和病毒的抵抗力,但长期反复给孩子应用,会导致机体免疫系统紊乱,有时还可发生变态反应。大量、长时间使用鱼肝油可引起维生素A中毒,出现颅内压升高,毛发干枯、脱发、皮疹等表现。赖氨酸可增加人体对蛋白质的利用率,对儿童的生长发育有促进作用。但大量摄入赖氨酸后,会引起食欲缺乏,体重不增,生长停滞,生殖能力降低,抗病力差,体内还会出现负氮平衡。

某些保健食品确实对机体某些方面有积极作用,但人体只有处在一个各类物质均衡的状态中才能保持健康,单方面地强化某一方面的功能,势必打破机体的平衡,反而对健康不利。保健品毕竟只是儿童成长发育的辅助,食补才是儿童健康成长的最佳方法。

10. 您知道水果与蔬菜对小儿健康的作用吗?

蔬菜和水果是人类膳食中的重要食品,是维生素和无机盐的主要来源,具有其他类食品所不可替代的作用。

(1)含有丰富的维生素:如维生素C、胡萝卜素和维生素B_2等。一般来说,蔬菜的颜色越深、越绿,所含维生素就越高。水果越新鲜,味道越酸,维生素C含量越高。

①维生素C在体内可促进组织中胶原的形成,提高免疫功能及促进铁吸收,同时还是呼吸酶系的重要组成成分。如果小儿体内缺乏维生素C,会容易感冒,严重者会发生坏血病,主要表现为各个部位的不同程度的出血。然而维生素C在粮食和肉类中含量都不多,蔬菜和水果是它的主要来源,其中山楂与鲜枣含量最为丰富。

②蔬菜与水果还是胡萝卜素的主要来源。胡萝卜素参与上皮细胞的正常形成,并与人类的视觉有着密不可分的关系,如果体内缺乏,首先影响眼睛在黑暗处的适应能力,继而导致夜盲症;上皮组织正常发育如受到障碍,可使呼吸道抵抗力降低,易被细菌侵袭而引起支气管肺炎。

③维生素B_2(核黄素)是体内许多重要辅酶的组成成分。缺乏时常出现口

角炎、舌炎、阴囊炎、角膜血管增生或(和)巩膜出血、生长发育迟滞等症状,还会影响铁的吸收,继发缺铁性贫血。在一般食品中核黄素的含量不很丰富,除了动物内脏、豆类、杂粮等可提供较多量以外,各种新鲜蔬菜,尤其是绿叶菜是它的重要来源。

(2)含丰富的无机盐:蔬菜、水果含有大量的钾、钠、钙、镁无机盐,成为碱性食品,可与膳食中酸性食品,如粮豆、肉类、蛋类保持一定比例,使机体维持酸碱平衡。蔬菜、水果中含钾特别丰富,钾是机体所必需的。多吃蔬菜水果也能够通过改变酸碱度,促进成骨细胞的成骨作用。

(3)含有丰富的纤维素和果胶:可促进消化液的分泌及增进肠蠕动,帮助消化,保持大便畅通。有研究表明,纤维素和果胶还可以减轻一些有毒物质对机体的损害作用。经常吃些粗纤维的蔬菜,还能锻炼孩子的咀嚼能力。

(4)促进人体对营养素的吸收:蔬菜与水果除了营养价值高以外,还能促进人体对蛋白质、糖类和脂肪等营养素的吸收。正因为如此,家长们在为小儿提供富含蛋白质的食物时,也要重视为孩子提供足够的蔬菜和水果。

11. 为什么过多地吃肉和蛋也不好?

肉和蛋是提供人体所需优质蛋白质的极好来源。孩子生长发育特别需要大量优质蛋白质以构成机体的组织,所以在小儿的饮食中必须有肉和蛋。但是肉和蛋吃多了对小儿的生长发育非但没有好处,还会有许多弊端。

(1)当大量的肉和蛋被摄入机体导致蛋白质摄入过多时,由于蛋白质构成组织的作用完成,剩余的蛋白质将氧化供能,承担了主要由糖类来完成的工作任务。这就像制造飞机的材料用来做炊具一样,尽管也派上了用场,但却是"大材小用",实为一种浪费。

(2)过多的蛋白质进入人体内,会加重胃肠道和肝、胆、胰等消化腺体的负担。小儿消化道功能发育不成熟,各种消化酶分泌少,在饮食过量的情况下,消化液的分泌便显得不够充分了,加之大量食物对胃肠的扩张,使其机械的消化运动受到限制,食物在胃肠中的研磨受到障碍,搅拌也不均匀,导致消化不完全,吸收不彻底。未被消化吸收的营养素便在胃肠中发酵、腐败,产生毒素和气体,于是孩子可出现呃逆(打嗝)、口臭,甚至腹痛、腹泻,对健康不利。大量的蛋白质摄入,使体内含氮物质不断堆积,还会引起氮平衡失调,导致氮质血症和血中尿素升高,引起代谢性酸中毒。

(3)蛋白质类食物较难消化,容易产生饱腹感而影响小儿食欲,减少其他食物的摄入,造成营养素的不均衡。蔬菜、水果等富含维生素的食物减少导致维

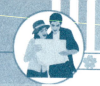

生素缺乏,大便干燥。

综上所述,肉和蛋虽然好,也要适量摄入。

12. 小儿多吃烤羊肉串有什么危害?

市场上烤羊肉串的炭火旁,常常可见吃得津津有味的儿童。随着科学研究的深入,人们发现在这背后潜伏着很多对人体健康的不利因素:

(1)已经证实,N 亚硝基化合物对动物是强致癌剂。目前尚未发现一种动物能耐受亚硝胺而不致癌的,人类的某些癌症与此也有着密切的关系。用来烤羊肉串的羊肉一般在烤制前都要经过腌制,如果腌制时间过长,在食盐中的亚硝酸盐(粗盐中含量更高)就会与肉中蛋白质分解所产生的胺类发生作用,产生具有致癌性的亚硝胺。

(2)目前发现许多多环芳烃都具有致癌性,而苯并芘是一种有代表性的物质。经实验检测发现,用炭火烤制的肉中,苯并芘可达 2.6～11.2 微克/千克(有人认为水中对机体无害的苯并芘为 0.03 微克/升)。这是由于在烤制过程中,除木炭燃烧产生的苯并芘还有其他的多环芳烃类物质直接污染了食品。还由于在烤制过程中,肉中的脂肪滴于火上受热而产生苯并芘,并吸附在肉的表面,脂肪的不完全燃烧及淀粉受热后的不完全分解也可产生致癌物质,这些都增加了对人体的危害。

(3)直接在明火上烤,或利用烤箱间接烘烤,均可使维生素 A、维生素 B、维生素 C 受到相当大的破坏。

(4)羊肉本身的质量问题也是不可忽视的。未经检疫的羊肉流入市场,如果带有寄生虫,那么,短时的烧烤是不能杀死肉中的寄生虫的,这将使人得寄生虫病。

由于小儿的生理特点,决定了小儿对疾病的抵抗力、对各种有毒物质的解毒能力都较成人低,更易发病。因此,偶尔带孩子去吃一串羊肉串也未尝不可,但过多地频繁地进食,发病的机会必将增加。

13. 小儿可以喝茶吗?

经分析鉴定茶叶中除含有维生素类、蛋白质、氨基酸、类脂类、糖类及无机盐元素等人体所必需的营养成分外,还含有对人体起保健和药效作用的成分,如茶多酚、咖啡碱、脂多糖等。中医认为茶叶味苦,性微寒,呈弱碱性,有消食去腻、解毒化痰、除烦解渴作用,因此是公认的优良保健品。

适当饮用茶水,对儿童可以起到保健作用。茶叶中含有的酚类物质、蛋白质、维生素和微量元素磷、钙、锌、钾、氟等,都对儿童生长发育有利;适量饮茶,可加强儿童的胃肠蠕动,帮助消化。此外,现代部分城市儿童的糖类和蛋白质摄入量过多,而使体内血液形成一个偏酸性的异常情况,表现为烦躁多动、厌事口干、盗汗、便秘等症状,要纠正这一现象,除了鼓励他们多食富含纤维素的新鲜蔬菜之外,茶叶也是一味良药。

但是,儿童饮茶要注意不要饮用过多,否则会使孩子体内水分增多,而加重心脏、肾脏的负担。也不适宜饮用浓茶,这是因为:一方面,茶叶中的咖啡因、儿茶素等兴奋性物质摄入过多,会使孩子高度兴奋、心跳加快而引起失眠,导致消耗过多的养分而影响生长发育;另一方面,其含有的鞣酸易与食物中的铁、钙等结合而形成不溶性的复合物,从而影响了小儿对铁、钙的吸收。因此,对孩子来说只宜饮淡茶,可用质量较好的绿茶1～1.5克,冲泡两杯茶(约400毫升)开水,即成适宜孩子饮用的淡茶。此外,儿童宜现泡现饮,不宜饮泡之过久的陈茶。

14. 花生与小儿健康的关系如何?

花生不但是营养丰富的美食佳品,而且还有很高的医疗药用价值。据《本草纲目拾遗》载,"花生悦脾和胃,润肺化痰,滋养补气,清咽止痒"。现代分析发现花生富含优质蛋白和脂肪及丰富的微量营养素,包括叶酸10%,维生素E 25%,烟酸19%,维生素 B_1 8%,维生素 B_6 4%,维生素 B_2 2%,镁12%,铜10%,磷10%,钾10%,锌6%,铁4%,钙2%。

(1)儿童食用花生的益处

①花生蛋白含有人体的8种必需氨基酸,其中赖氨酸含量比米面等谷物类食品高3～8倍,并且有效利用率高达98.94%,比大豆的利用率还高21.05%。科学研究已经证明,赖氨酸对儿童生长发育、智力的提高很有功效。另外,花生含有一定量的谷氨酸、天门冬氨酸和儿茶素,以及维生素 B_2 、胆碱、维生素A、维生素B、维生素E、维生素K及钙等20多种微量元素,有补脑、促进脑细胞发育和增强记忆力等功效,因此儿童经常食用花生可促进脑细胞发育。

②最新研究发现,花生在儿童营养平衡方面具有重要作用。这主要因为花生可增加植物蛋白质、膳食纤维、维生素E、叶酸、钾、镁、锌、钙等这些对健康有益的营养素的摄入,从而改善膳食的结构和品质。对于超重和肥胖儿童,每日食用一定量的花生、花生油或花生制品,可增加饱腹感,降低膳食饱和脂肪酸和增加不饱和脂肪酸的摄入,增加多余热能的消耗,减少脂肪在体内的堆积。花生富含热能和优质蛋白质,可谓物美价廉,在经济欠发达地区,可替代肉、蛋和乳制品等,作为优质蛋白的来源,可减少儿童营养不良的发生。

329

（2）食用花生的注意事项

①花生含脂肪较多，消化吸收比较缓慢，一次吃得过多可引起消化不良；

②不要生吃，花生在泥土里生长，常被寄生虫卵污染，生吃容易引起寄生虫病；

③切忌食用霉变的花生。因为在霉变的花生中黄曲霉及其毒素的检出率很高，而黄曲霉毒素对人和动物具有强烈的毒性和致癌性，并可引起急性中毒。

④近年来，欧美一些国家报道，儿童对坚果和花生过敏的情形愈来愈普遍，虽然在国内花生过敏并不常见，但家长还是需要注意，若孩子曾经在食用花生和坚果后出现异常反应，或是亲属中有花生和坚果过敏者，给孩子食用花生应谨慎，必要时可咨询专业医生。

15. 哪些食物对保护小儿视力有好处？

眼睛是人体的视觉器官，它能感受到外界的物体是由于在眼睛上有一层叫视网膜的结构，在这个结构中存在两种细胞，一种叫杆状细胞，一种叫锥状细胞。两种细胞具有不同的功能，杆状细胞是夜视器官，它在光线不足的照明情况下主要感受物体的明、暗；锥体细胞是在较强的光线下主要感受物体的细节和颜色。当受到外界光刺激时，两种细胞中的一些物质发生变化，释放能量，变为神经电信号传入视觉中枢。眼睛中能够起到换能作用的物质称视觉色素，在杆状细胞中的视觉色素叫视紫红质，它由视黄醛和视蛋白构成，其中视黄醛的结构与维生素 A 的结构接近，它能生成视紫红质。在小儿成长过程中，多食富含维生素 A 的食品有益于保护小儿的视力。食富含维生素 A 的食品有两类，一类是动物性食物，如动物的肝脏、奶油、蛋黄、牛奶；另一类是植物性食物，如胡萝卜、白萝卜、菠菜、木耳菜、芒果。

16. 怎样预防小儿铅中毒？

铅是一种严重危害人类健康的重金属元素，它可影响各类器官，主要损害神经系统、造血器官和肾脏，引起食欲不振、胃肠炎、头昏、头痛、贫血等；铅还损害人体的免疫系统，使抗体产生明显下降；更为严重的是它影响婴幼儿的生长和智力发育，损伤认知功能、精神行为和学习记忆等脑功能，严重者造成痴呆。治疗只能降低人体铅含量，不能逆转已经发生的神经毒性作用。因而，预防小儿铅中毒尤其重要。

（1）儿童摄入铅毒的途径主要有 3 种：①消化道摄入含铅食品。常见的有皮蛋、爆米花、罐头食品；食用被农药污染的水果、蔬菜；用彩印的食品袋或报纸包装食物,使用不合格的陶瓷器具导致食品被间接污染;啃咬有染料的玩具。②呼吸道吸入汽车尾气、含铅的爽身粉或家中点含铅的蜡烛(有特殊香气或燃烧缓慢的)的气味。③皮肤经常接触吸收。包括油漆类物品、含铅化妆品、染发剂、含铅学习用具和玩具或穿被污染的衣物。

(2)预防铅中毒:①让孩子养成良好的生活习惯,勤洗手,不吮指。②水果蔬菜要洗净,尽量去皮。③常洗玩具和放入口中的东西。④不用印刷品包装食物,防止食品直接接触食品袋上的字画。⑤不用含铅油漆装饰家居、墙壁。⑥不要让孩子在马路边玩耍或长时间停留,住在马路附近的家庭应经常用湿布抹去桌椅表面的灰尘。⑦不饮用隔夜的一段自来水,清晨先放 1～5 分钟,因为这段水含铅量较高。⑧以煤为燃料的家庭要多开窗通风。⑨不给孩子吃含铅高的食品,如皮蛋、爆米花、罐头食品。⑩儿童要定时进食,空腹时铅吸收率高。⑪多吃含钙、铁、锌和富含维生素的食物可通过相互竞争抑制铅的摄入。

在血铅值达到 300 微克/分升时,要到医院进行药物驱铅治疗。

17. 多动性障碍患儿的饮食应注意什么?

儿童多动性障碍(过去也称多动症)是最常见的儿童时期神经发育障碍性疾病。该症以注意障碍、冲动行为、容易分心及活动过度为主要特征。由于患儿注意力不集中,兴奋好动,多导致学习成绩落后,也可合并特殊学习技能发育障碍。但是智力测查结果显示,大部分患儿的智力发育水平均处在正常范围。

目前对导致儿童多动性障碍的原因尚不很清楚,所以在治疗上主要是采取综合疗法,包括药物治疗、认知行为治疗和教育干预等。但是,对患儿饮食结构的研究发现,一些食品可能会成为刺激因素而需要尽量避免。例如:有研究显示,白糖对小儿的神经系统有不良影响,它导致小儿情绪不稳,焦躁不安。因此,对小儿每天白糖的摄取提出了限量。但目前看法尚不一致,一些学者认为,应限制多动性障碍小儿的白糖摄入量,有的学者将限量定为 5 克,有的学者定为 20 克。还有的调查显示,部分多动症小儿的氨基酸摄入量增加,尤其是摄入酪氨酸最多,其次是色氨酸。氨基酸是构成蛋白质的基本成分,氨基酸的摄入量增加,说明富含蛋白质的食物摄入过多。因此,在安排小儿饮食时,一定要保证膳食平衡与食物的多样化。在保证满足一日蛋白质需求量的基础上,还应当限制高蛋白饮食的摄入,尤其是要防止酸奶、牛奶、鸡肉、牛肉和香蕉等食物的过多摄入,制止并纠正小儿的偏食。

331

18. 怎样预防小儿发胖?

我们这里提到的肥胖主要是指营养过剩引起的原发性(单纯性)肥胖,不包括疾病引起的肥胖。小儿体重超过同性别、同身高儿童平均体重的 20% 即可定为肥胖。小儿时期开始发胖,将对成人期的健康带来不良的影响,与成人时期高血压、心脏病、糖尿病的发生有着密切的关系。那么预防小儿发胖的措施是什么呢? 主要应从以下几方面入手:

(1)为儿童提供营养丰富的合理膳食:具体地说,就是要根据小儿生长发育的需求,提供充足的营养物质,但不可过量。而且三大营养素的供热比例要合适,即每日提供小儿充足的热能,其中蛋白质提供的热能占一日总热能的 12%~15%;脂肪提供的占一日总热能的 30%;糖类提供的占总热能的 50% 左右。如果能按该比例为小儿提供营养素,就可以做到各类营养素在体内"各尽所能",既无营养素的浪费,也无多余的脂肪在体内堆积。

(2)防止小儿过量摄取食物:当遇到食谱上有儿童非常喜爱的食品时,小儿的克制力是比较差的,他们只会根据自己的欲望无所顾忌地吃与喝,这时就需要成人的帮助。一般 4~6 岁小儿一日的谷类食物量 180~220 克;肉类 60~70 克;蛋类 50~60 克。如果孩子的进食量已远远超出此量,就应限制他进食。当然,如果偶尔出现 1~2 次,此类情景倒也不必在意,若经常性发生,则必须加以制止。

(3)减少热能的摄入:注意限制孩子甜食的入量,少吃高脂类食物,不吃油炸食品和高热能的快餐食品。增加体积大、热能少、含粗纤维多的食物的摄入,如黄瓜、芹菜、萝卜等,这样既能够满足身体所需的维生素和无机盐,同时又有饱腹感。

(4)建立良好的饮食习惯:每天除三餐一次点心外,不再加餐,不要睡前吃零食,吃饭时细嚼慢咽,充分咀嚼可减少食物摄入量,还要注意合理安排早餐。

(5)保证小儿每日有一定的活动量:小儿的活动既包括体育锻炼,也包括游戏与玩耍,适当的活动既锻炼了身体,强壮了肌肉,也消耗了体内多余的脂肪。

19. 怎样为孩子选择鞋?

随着人们生活水平的提高,父母们不仅注意孩子营养的补充,还越来越多地注意孩子的衣着打扮。给孩子买鞋时,大多喜欢选购各色皮鞋,觉得穿皮鞋挺酷、美观,孩子也觉得穿皮鞋很神气。但他们没考虑皮鞋往往是硬底,缺乏弹性,在孩子跑跳运动时容易扭伤脚骨;而且皮鞋透气性差,脚汗淤积会使孩子不适,冬季不保暖,孩子易生冻疮。因此,儿童选购鞋应以轻便、富有弹性的透气性好的软底布鞋、棉鞋或棉靴为好。

有的小孩,特别是女孩,喜欢摹仿成人穿高跟鞋,做父母的切不可任意满足孩子这一要求。正在生长发育期的少年儿童,穿高跟鞋是不利于身体健康的,会使原本走路不稳的程度加重;还会增加内脏器官对髋骨的压力,使尚未发育牢固的骨盆发生移位或错位结合。这些改变近期不易发觉,但到成人后会由于骨盆异常导致难产,所以,切不可轻视过早穿高跟鞋的后患。3～6岁的孩子正处在骨骼发育阶段,孩子骨中的胶质较多,骨有弹性,容易弯曲变形,一般的皮鞋比较坚硬,缺少弹性,如再不适合脚形,就会影响足弓的自然形成。

给孩子买鞋除注意鞋的质地和样式外,还要注意大小适宜,孩子脚的长宽比例与成人不同,一般比较宽,脚背也厚,所选鞋既要有足够的长度,又要有足够的宽度,应根据孩子的脚形,选择合脚的鞋。合脚的鞋保持脚掌、脚趾自然形状,穿时舒适,过大、过小都不利于孩子脚骨的发育。鞋子过于宽大,孩子走路不跟脚,易疲劳,鞋子也常会掉下来,有时还会跌跤或扭伤脚踝;鞋太小,不仅会压迫脚部的血管,造成血液循环障碍,影响脚掌和脚趾的正常发育,使脚趾挤压难受,行动困难,时间长了还容易出现嵌甲和胼胝;此外,因为走路、站立时间长后,下肢血液回流受到影响,如果孩子的鞋太紧,使下肢和脚部血液淤积,便会发生肿胀,鞋子过紧还会造成脚趾弯曲重叠和变形,使脚的肌肉、韧带发育受到影响。所以,选鞋时长度宽度都应有一定空隙,穿好站起来试一试,大人用一个手指从孩子脚的后面向鞋内插入,能伸进去就可以了。

3～6岁的孩子活动量已增大,经常奔跑容易出脚汗,在鞋内应衬上鞋垫,使用鞋垫可吸收水分防潮湿。鞋垫要有两副,每天更换,防止因真菌的生长而引起脚癣的发生。鞋垫的大小要正适合鞋的尺码,如鞋垫大于鞋,走路时容易拖出来,过小了走路时滑动而皱在鞋子内,使孩子觉得不适。

到了夏天,大多数的孩子穿皮凉鞋或塑料凉鞋,在选购时要注意前面不宜漏脚趾的。孩子好动,尤其是男孩常常在走路时喜欢一边走一边踢。这样容易损伤脚趾和脚趾甲,若处理不好会引起感染,造成甲沟炎等。

20. 为什么儿童不宜穿紧身衣裤?

目前市场上出售的小儿紧身衣裤,不少4～6岁的学龄前或学龄儿童很喜欢穿。其实,是不适宜少年儿童穿的,尤其男童更不宜穿紧身的衣裤。这是因为:

(1)儿童时期孩子新陈代谢旺盛,活泼好动,出汗比成人多,紧身衣裤紧紧箍在孩子身上,全身大部分皮肤被包裹住,不易散热,影响体温的调节。

333

（2）衣裤过紧，更影响孩子的生长发育。各种紧身裤都会使儿童的髋、膝等关节的正常活动受到限制，因此阻碍儿童下肢与皮肤的血液循环。影响儿童的发育与运动，故儿童的裤子宜舒适、宽大、柔软为好。

（3）由于紧身衣裤臀围小，立裆短，紧裹身体，使阴部散热差，汗液不易蒸发，局部易出现湿疹，久而久之女孩还会因会阴部透气不良，加之汗液与细菌繁殖，可诱发引起尿道炎、外阴炎或阴道炎。

（4）男童长期穿紧身衣裤将影响生殖器官的发育。睾丸作为男性的重要生殖器官，位于体外的阴囊里，睾丸为什么不像卵巢那样藏在体内，而要悬在体外呢？因为睾丸对温度的变化极其敏感，必须处于34℃～35℃，才有利于睾丸的正常发育，产生精子，所以在胎儿发育过程中，睾丸要从腹腔降至阴囊。为了保持温度的相对恒定，阴囊有特殊的生理结构。阴囊皮肤有丰富的汗腺，皮下组织有一层可收缩和松弛的内膜层，能随外界温度的变化，调节自身温度使之恒定。当温度高时，内膜层松弛，阴囊下垂，汗腺大量分泌，汗水蒸发，使阴囊温度下降。实验证明，如果用人工的方法使动物睾丸的温度升高，会引起睾丸产生精子的组织变性。若长期穿紧身衣裤或不易透气的牛仔裤，把睾丸和阴茎紧紧挤在裆的体壁上，阴囊和睾丸紧贴身体，使睾丸处于与体温相近的情况下，以致睾丸产生精子的能力受到影响；再者，给它们加上"紧箍咒"，也会妨碍它们的生长。而这些不良影响又不易被发现，直到成人期其后果已难以挽回。

（5）此外，市场上出售的紧身衣裤大都是用尼龙等化纤面料制作的，容易刺激皮肤引起过敏性皮炎、丘疹性荨麻疹等。

由此可见，紧身衣裤对儿童健康弊端甚多，儿童还是不穿为好。

（三）5～6岁小儿的护理与保健

1. 一旦发现传染病，在家中怎样消毒隔离？

5～6岁小儿常见的传染病可分为经呼吸道传播的传染病和经消化道传播的传染病两大类。其中常见的经呼吸道传播的传染病有流行性感冒（流感）、腮腺炎、麻疹、猩红热、风疹、水痘、手足口病等；常见的经消化道传播的传染病包括痢疾、肝炎、伤寒等。

呼吸道传染病的高发季节是冬春季，主要通过飞沫传播，如打喷嚏、咳嗽等。患有呼吸道传染病的儿童不要再送到幼儿园或到其他公共场所，以免传染其他儿童。家中密切接触患儿的人员要注意戴口罩，以免大人孩子之间的反复交叉感染。居室内保持湿润、通风。孩子擦鼻涕用的手帕要每日沸水烫洗消毒。

胃肠道传染病常见于夏秋季,主要通过粪—口途径传播,如小儿不洗手就抓东西吃,或生吃未洗净的瓜果等,都可能引起发病。对患有胃肠道传染病的孩子,要注意将患儿的洗、漱用品、餐具与家人分开,并每天煮沸消毒。患儿的粪便、呕吐物用漂白粉消毒后再倒掉。

患有传染病的孩子具有传染性,为了避免传染给其他人,患病期间应该在家治疗隔离。常见传染病的隔离期见表21。

表21 常见传染病隔离时间

病 名	隔 离 期
麻疹	隔离至出疹后5天,合并肺炎者延长隔离至出疹后10天
风疹	隔离至出疹后5天
水痘	隔离至痘疹结痂为止,但不少于发病后2周
流行性感冒	热退后2天或症状消失为止
流行性腮腺炎	隔离至腮腺肿胀完全消失为止,至少于发病后10天
甲型肝炎	自发病之日起21天
乙型肝炎	急性期隔离至HBsAg转阴;恢复期不阴转者,按HbsAg携带处理,动态隔离,定期观察有无乙肝病毒复制,直至抗-HBs产生
猩红热	症状消失后,咽拭子培养连续2次阴性可解除隔离,但治疗不少于7天
细菌性痢疾	2次大便培养阴性或隔离至病程结束停药5天
伤寒	症状消失5天后,做大便培养,间隔5天重复1次,至少2次阴性

335

2. X线检查对身体有害吗?

X线检查是目前临床普遍应用的最基本的辅助检查手段之一,胸透、照片子、CT检查都是X线检查的不同形式。

许多疾病的诊断离不开X线检查,如胸透被作为健康体检的常规项目之一;胸部X线检查用于诊断肺炎;骨骼X检查用于诊断骨折;脑部CT检查用于诊断脑部疾病等。

虽然X线作为一种电离辐射,当照射人体时,会对人体各种细胞和组织有一定影响,但是,以上所述的检查每次暴露于X线的时间很短,只要不是频繁地做不必要的X线检查,就不会对人体造成致病、致命作用,所以家长不要过分担心。

3. 怎样逐步培养小儿的独立生活能力？

(1)培养小儿的独立生活能力,要做到3个给予

①给予机会。不做包办代替型家长,认为"孩子小,什么都做不了"的想法是错误的。长久的包办代替会极大地扼杀孩子参与和动脑筋解决问题的积极性。

②给予时间。从"不会—会—熟练"需要多次重复练习的过程。孩子不可能一开始就做得很熟练。所以,同一件事情,如穿衣,给孩子的时间就要长一点。而不能因为孩子穿得不熟练,家长就代理完成。对孩子,提倡"多3分钟"的理念,即在孩子不能熟练完成某一动作的早期,给孩子留出足够时间完成任务,家长尽量语言督导而不是动作干预。随着重复次数的增多,逐渐缩短任务时间。

③给予鼓励。2～3岁后,孩子的自我意识逐渐显现,独立行动的愿望很强烈。家长应该借机鼓励孩子多做,并在孩子挫败放弃时给予技术指导和心理鼓励;在孩子失误时,如摔坏碗、弄湿弄脏衣服等时给予安慰而不是斥责;在孩子成功完成哪怕是很小的任务后,如倒垃圾等给予表扬并表示感谢。使孩子有成就感和平等感,而不是一味纵容或单纯采取居高临下式的表扬。

(2)培养小儿的独立生活能力,要遵循3个规律

①从简单到复杂:比如扣扣子时,先扣按扣再扣带扣眼的扣子。先扣别人身上的扣子,再扣自己的扣子。学穿脱衣服从脱衣服开始到穿衣服,从穿脱简单衣服到穿脱复杂衣服,从穿鞋反正不分到穿正等。

②从自愿到自觉:当孩子表示"让我自己来做"的意愿时给予机会逐渐过渡到要求孩子"你要来做",使自理成为孩子的自觉行为。

③从被动到主动:在孩子有兴趣时,家长应该抓住机会教孩子怎样做。随年龄增长,要从孩子被动的学习新事物渐渐过渡到家长给予部分指导,启发孩子开动脑筋主动思考怎样做。

(3)5～6岁的学龄前期儿童,应该学会的生活自理能力

①自己穿脱和整理简单衣物、鞋帽。

②自己吃饭。

③自己洗手、刷牙、大小便。

④帮助家长做一些简单家务,如擦桌子、扫地、倒垃圾等。

4. 为什么有的小儿晚上睡觉不安稳？

首先要指出的是,小儿夜睡时,偶尔翻身或改变睡姿是正常现象,只有当频

繁改变体位甚至伴有烦躁、梦魇等表现时,才说明小儿发生了睡眠问题。家长需要从以下几个方面寻找原因:

(1)环境因素:环境温度过高(被子盖得多或居室温度高),环境不安静,衣被不舒服(睡衣紧、衣服穿得多、被子过厚或过薄)等。

(2)躯体因素:晚饭吃得过饱或吃了不易消化的食物,肚子不好受;感冒、发热、鼻堵,佝偻病,寄生虫病等。

(3)精神神经因素:近期有突发性刺激事件(如:强迫上幼儿园、强迫和母亲或喜爱的玩具分离等),睡前活动太兴奋或听了恐怖的故事等。

良好的睡眠是小儿心身健康必要条件之一。所以,一旦出现睡眠问题,应该积极寻找原因。平时护理孩子时应该注意,保持安静睡眠环境,预防疾病,睡眠温度 20℃左右,被褥薄厚适宜。晚饭不要过饱,汤水不要过多。睡前 1 小时避免剧烈活动等。

5. 当小儿外伤时应注意些什么?

活泼好动是儿童的天性。对危险的认识能力差,防御能力低是儿童意外伤害频发的原因之一。

337

发生外伤后的处理原则是:判断程度,正确急救,及时转运。

(1)最多见的外伤是皮肤擦伤,小面积的皮肤擦伤可用 75% 医用酒精、生理盐水或清水清洗伤口周围,伤口可以涂络合碘或云南白药。除非出血不止,否则一般不用加压包扎。自然暴露等待结痂即可,在易磨损部位用纱布或创可贴外敷。较大面积的擦伤,流血较多时,将伤口局部清理干净后用纱布加压包扎。每日或每半日更换纱布。

(2)对于伤口较深的割裂伤,不能单纯包扎,要到医院外科进行专业的清创(需要用医用双氧水)和注射破伤风抗毒素。

(3)发生扭伤或皮下挫伤时,局部出现发绀、肿胀、疼痛。受伤后第一个 24 小时内,局部采取冰块冷敷,以减少出血和肿胀。24 小时后,才可以热敷以利于局部血液循环和肿胀吸收。

(4)孩子发生头部外伤时,除了注重表面损伤外,还要注意是否有颅脑损伤。外伤后第一个 24 小时要严密监测。如果孩子出现烦躁、嗜睡、呕吐、抽风等情况,就提示还有颅内损伤,要立即带孩子到医院进一步检查。

(5)孩子自高处坠落,即使身体表面无损伤,但如果孩子诉肚子疼或者有喜欢下蹲、蜷腿的表现,就提示可能有肚子内的脏器损伤。这时需要专业外科大夫协助诊断。

（6）骨折分为开放性骨折和闭合性骨折。无论哪种情况,孩子都会有拒碰、局部骨骼形状改变等表现。此时,不要试图自己给孩子复位,最明智的做法是固定患肢,及时转送医院。

家长应该树立安全意识,减少外伤和避免严重外伤,掌握简单处理方法就可减轻外伤对孩子造成的伤害。

6. 5～6岁的小儿能用筷子进餐吗？有什么好处？

5～6岁的小儿可以,也应该学会用筷子进餐。这一训练可从4～5岁开始,到5～6岁时孩子应该已经可以比较熟练地使用筷子了。

别小看使用筷子这一动作,它是一个由大脑精密控制,牵扯到手和前臂的几十块肌肉的联合动作。用筷子进餐,比用勺或由家长喂食更能锻炼孩子的大脑,促进了儿童手指协调性发育,为以后上学学习写字、画画、使用工具等打下良好的基础。

所以,各位家长千万不要因为怕麻烦或孩子不愿使用筷子就放弃"用筷子进餐"这一非常好的发育训练。

7. 怎样纠正小儿吮手指和咬指甲的坏习惯？

在心理咨询门诊中,常遇到家长说:"我的孩子都要上小学了,还总咬指甲,怎么办?"还有的说:"我的孩子从未剪过指甲,但两手的指甲个个都是光光的。"这就是咬指甲孩子的家长的苦恼。

吮手指和咬指甲的坏习惯产生的原因,主要是由于婴儿期长期处于饥饿状态,或心理上、精神上得不到满足,无奈将手指、衣物作为安慰,久而久之这种行为便成为习惯性行为,加上成人对孩子的疏忽,未能及时纠正。到了幼儿期若家庭环境不良,如夫妻经常吵架、家庭不和睦、家长的教育方法不当,或父母长期不在身边等,均可使孩子的精神过度紧张,当孩子无事可做的时候,或情绪紧张的时候,便会采取咬指甲的行为来缓解自己的紧张情绪,消除孤独感。

吮手指和咬指甲对孩子有如下危害:

（1）不卫生:人的手与外界接触最多,尤其是孩子。孩子的手指上和指甲缝中经常藏污纳垢,吮手指和咬指甲的坏习惯在不知不觉中把大量病菌带入口腔和体内,导致口腔或牙齿感染,严重的还会引发消化道传染病,如细菌性痢疾或者肠道寄生虫病等。同时,由于目前环境中铅等有毒有害的重金属物质增多,有吮手指和咬指甲坏习惯的孩子,还会比其他孩子更多的经口吸收此类有毒有害物。

（2）影响美观:长期的吮手指会对牙齿的排列造成影响,导致牙列不齐或咬

338

合关系改变等口腔问题。

(3)心理伤害:如果上学后仍改不了这个毛病,会引起同学的嘲笑,影响孩子的自尊心和自信心,影响他的学习和活动,使他精神上产生一定的压力。

多数儿科专家认为,吮手指和咬指甲是儿童心理行为疾病的一种。要根据其产生的原因积极预防。到了学龄前期,一旦孩子已经出现吮手指、咬指甲的行为,则越早纠正越好。可以采取心理疗法和行为矫正法。首先要观察孩子什么时候吮手指、咬指甲(一般说来,当孩子紧张或无聊时,这些行为就会出现或加重),从而避免诱因。当孩子正在吮手指、咬指甲时,一定不要批评或急于指正。这样只能强化紧张,加重孩子的坏习惯。应该采取转移注意力的方法,如给孩子喜欢的玩具或让他从事一项他喜欢的活动,让孩子的注意力不知不觉发生转移,多次重复后坏习惯就会消失。

8. 5~6 岁小儿得了脓疱疮怎么办?

脓疱疮是小儿常见的急性传染性皮肤病。因为小儿皮肤发育不够完善,比较娇嫩,防御能力差,所以容易因为局部破损引起感染。

常见的脓疱疮,多由化脓性球菌感染引起,每个绿豆或黄豆大小,比周围皮肤略高,脓疱周围的皮肤稍红,脓疱壁很薄,极易破裂,因为孩子瘙痒抓挠后感染周围皮肤,生成新脓疱,甚至蔓延至全身,若细菌入血可引起败血症,威胁孩子的生命。

单个或少量脓疱疮以局部用药为主,选用有消炎杀菌作用的外用药,如百多邦(2%莫匹罗星)、红霉素软膏等。外敷药物前最好先清洁局部皮肤,常用清洁液包括:1%~3%的硼酸溶液、1:5 000 的高锰酸钾溶液、0.1%的雷凡诺尔溶液。

如果全身脓疱较多时,除了进行上述处理外,还应适当应用些抗生素。尤其当发现孩子发热伴精神不好(烦躁或委靡)时,提示孩子可能已经发展为败血症,应及早去医院进行检查,以免延误治疗。

9. 小儿经常发热、嗓子痛要紧吗?

小儿的抵抗力比成人弱。另外,从解剖上来讲,小儿鼻腔相对狭窄短小,鼻黏膜柔弱,血管丰富,鼻腔容易发炎,出现流涕、喷嚏等症状;而鼻腔与咽部相通,因此鼻腔的炎症容易导致咽部扁桃体感染而出现发热、嗓子痛等。

一旦发生扁桃体炎,容易诱发中耳炎,有时还诱发眼结膜炎,或由于喉部的水肿导致狭窄引起呼吸困难。另外,某些引起扁桃体炎的细菌,如链球菌还可以引起风湿病、肾炎、心肌炎等自身免疫性疾病。急性扁桃体炎治疗不及时、不彻底,还易转化成慢性。

所以,平时应该加强锻炼,增强孩子体质,争取少发热,少得扁桃体炎。一旦患病,应该到医院积极、彻底地治疗,以免引起并发症和转化为慢性炎症。

10. 什么情况下小儿需要摘除扁桃体?

扁桃体位于消化道及呼吸道的入口处,是咽部的"门卫",能够吞噬及消灭病原微生物,对进入呼吸道的空气进行过滤。扁桃体的淋巴组织与免疫功能有着密切的关系。现已证实,它是一个重要的免疫器官。所以,认为扁桃体无用的说法是错误的。

正由于扁桃体所处的位置,一旦病菌侵入呼吸道时,首先与扁桃体相遇,引起扁桃体的急性炎症,出现红肿,甚至化脓。此时,小儿表现为高热、嗓子痛等。3~5岁是扁桃体功能最为活跃的时候,因此许多孩子容易患扁桃体炎,而且还容易反复发作。此时,许多家长会犹豫是否应该给孩子切除扁桃体。

(1)出现下列情况应该考虑切除扁桃体

①急性扁桃体炎反复发作已经转为慢性扁桃体炎。表现为扁桃体增生,两侧扁桃体几乎接触到一起,呼吸受到影响,睡觉时打鼾,甚至憋气。

②药物、支持治疗和其他方法都不能控制扁桃体炎时。一般认为,每年发作6~7次或者连续几年每年都发作2~3次,就可以考虑做扁桃体摘除术。具体仍应由耳鼻喉科医师检查扁桃体后确定。

(2)不宜摘除扁桃体的情况:需要注意的是,扁桃体切除手术应在患儿身体状况良好时进行。若出现以下情况,不适宜立即施行扁桃体切除术。

①当扁桃体、咽部正患有急性炎症时,不适合进行扁桃体切除术,否则会引起炎症扩散、术后继发感染或出血。

②软腭短、腭隐性裂或腭裂等先天性畸形患儿,实施扁桃体手术会影响软腭功能和发音,故实施扁桃体手术要慎重。

③颈部血管异常即先天发育异常时,扁桃体有异常的血管搏动时,不适合实施扁桃体手术,因为手术可能损伤大血管而继发大出血。

④当患有造血系统疾病及凝血机制障碍时,如白血病、血友病,切除扁桃体常可引起术后大出血。

⑤肾炎、心肌炎、风湿病的急性期,病情不稳定时,不适合做手术,否则会引起病情反复。

⑥正在使用激素或阿司匹林治疗或治疗后不足1个月时,也不适合做手术。

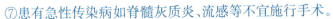

⑦患有急性传染病如脊髓灰质炎、流感等不宜施行手术。

⑧当患儿有高血压、糖尿病、肺结核、肝功不全、肾功不全或营养不良、身体衰弱不堪手术打击时不适合进行手术。

⑨免疫功能低下不宜手术。

⑩患儿曾施行其他手术,机体尚未恢复时,不适合手术。

⑪另外,癫痫并非绝对不能进行手术,如确有必要手术,应在应用抗癫痫药物后再进行。

11. 小儿包皮过长和包茎应怎么办?

包皮过长是正常婴儿(0~1岁)和幼儿(1~3岁)常有的现象,一般随阴茎的生长,此种现象自然消失。

正常情况下,包皮应该容易向阴茎后方翻转而露出阴茎头。若包皮口狭小,紧包着阴茎头,不能向后翻开而显露阴茎头时,则称为包茎。

患有包茎的小儿因为包皮口狭小,造成排尿困难、尿流缓慢、包皮隆起。由于尿液的长期滞留还容易形成很多包皮垢,常引起阴茎头包皮炎,也可引起尿急、尿频等症状,甚至容易养成儿童有遗尿和手淫的坏习惯。最严重时,长期排尿不畅产生的逆向压力甚至会造成上尿路的膀胱、输尿管和肾损伤。

341

包皮过长和包茎都可通过包皮环切术治疗,但是手术是最后的手段。平时的日常护理要做到定期清洗外生殖器,清洗时可将小儿的包皮轻轻向上翻起,露出阴茎头,并同时将积聚的包皮垢清洗干净,然后将包皮回位。若手法治疗无效,包皮口已经形成纤维狭窄环时,则需要考虑手术治疗。

12. 发生急性阑尾炎的原因是什么?

急性阑尾炎是小儿最常见的急性腹部外科疾病(急腹症)之一,往往病情要比成人重,因此早期诊断很重要。发生急性阑尾炎的原因很多,主要有以下几方面:

(1)细菌感染:孩子如果患上呼吸道感染及扁桃体炎等疾病时,细菌可经过破溃和损伤的黏膜进入血液循环到达阑尾,引起急性阑尾炎。

(2)阑尾梗阻:阑尾是回肠末端的一个袋状盲端。肠道中的粪石或寄生虫易阻塞阑尾腔,造成阑尾局部组织缺血坏死,并发细菌感染即成阑尾炎。

(3)神经反射的因素:人体的每一个器官都受到神经系统的支配和调节。当胃肠道发生病变时,如腹泻、便秘等,可引起胃肠道功能紊乱,也常引起阑尾肌肉和血管的痉挛,造成阑尾腔梗阻和血运障碍引起炎症。

分析以上病因认为,平日要注意防止上呼吸道感染和胃肠道感染,发现寄生虫病时及时驱虫,尽可能减少阑尾被感染的机会。

13. 急性阑尾炎有什么症状?

腹痛是小儿阑尾炎最主要的症状。腹痛一般开始于肚脐周围或者上腹部,数小时后转移至右下腹部。疼痛为持续性,位置固定,拒按。

除了腹痛以外,急性阑尾炎常见的症状还包括发热(一般为高热)和其他胃肠道症状如呕吐、腹泻等。

很多时候,由于孩子年龄小,不能准确描述腹痛的具体部位和感觉,从而影响了病情判断。但是,家长要注意观察孩子的非语言表现,比如,为了缓解阑尾炎引起的腹痛,孩子往往采取右侧卧位,双腿或右腿弯曲;采取热敷、抚按等处理方法后腹痛仍不缓解等。

遇有孩子持续性腹痛伴发热情况时,除了到小儿内科做诊治,有条件还应该咨询小儿外科大夫,以排除外科情况。

14. 患了阑尾炎要不要手术? 急性阑尾炎的手术指征是什么?

阑尾炎是儿童期较为常见的外科急腹症之一。治疗不当会引起多种并发症,如急性阑尾炎转变成慢性阑尾炎反复发作给孩子造成很大痛苦;形成阑尾脓肿、腹腔残余脓肿、粘连性肠梗阻甚至形成弥漫性腹膜炎可危及孩子的生命。

一般来说,单纯性急性阑尾炎在严密观察病情的情况下,可考虑不手术而用抗生素保守治疗。另外,当病情已经发展到形成阑尾脓肿,阑尾局部粘连严重时也不适宜再采取手术治疗。所以,一定要根据孩子的个体病情决定是否需要采取手术治疗,此时就需要小儿外科的医师给予专业的判断和建议。

目前,阑尾切除手术的方法很成熟,安全性较好。还可选择腹腔镜阑尾切除术,有不开腹、低创伤等优点。

总之,当孩子出现急性、转移性右下腹痛伴发热时,考虑内科疾病的同时,一定不要忘记排除外科急性阑尾炎的可能。一旦诊断为阑尾炎,要咨询专业医师,根据孩子病情采取适宜的治疗方法。

15. 小儿脖子前面或侧面经常流水是什么原因?

有些小儿在脖子前面或者侧面经常流些无色黏液,有时还流脓水,时好时犯,很不容易断根,这是为什么呢?

这是由于颈部存在瘘管或者囊肿造成的,而这些瘘管或者囊肿多为先天性的。如发生在脖子前的称为甲状舌骨囊肿或者瘘管,位置在颈部正中上 1/3 或者中 1/3 的地方。开始时此肿块较小,以后逐渐长大。由于张力的原因或者有感染时,肿物可破溃穿透皮肤形成瘘管,经久不愈。

而发生在脖子侧面的称为腮腺囊肿或腮瘘。腮囊肿一般直径2～3厘米,无痛,不与皮肤粘连。如果腮囊肿继发感染就会破溃穿透皮肤形成腮瘘,表现为长期有黏液或脓液排出。

无论是甲状舌骨囊肿或者瘘管,还是腮瘘或腮囊肿,治疗方法均为手术切除囊肿和封闭瘘管。

16. 腹泻就是细菌性痢疾吗?

腹泻确实是细菌性痢疾的主要表现之一,但不能说全部腹泻都是细菌性痢疾。造成腹泻的原因很多。常见的病因分类为:

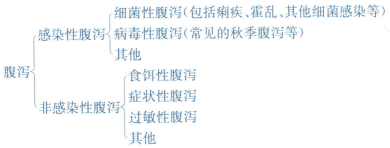

不同原因的腹泻,有不同的临床表现和不同的诊断标准。医学上将孩子出现大便次数增多和性状改变统称为腹泻。一旦孩子出现腹泻症状,应该首先明确病因,才能对症施药,达到药到病除的目的。

具体到细菌性痢疾,较为典型的痢疾表现为:有不洁饮食史,起病比较急,常先有发热(体温多高达 39℃～40℃),食欲不振。而后出现大便次数明显增多,伴有腹痛和便不尽感。初为稀水样大便,严重时转为黏液脓血便。也有的孩子表现不是很典型,仅仅表现为低热,食欲不好,大便一日 3～4 次,但不是典型的黏液脓血便。有的孩子表现为急性腹泻后转为慢性(＞2 个月迁延不愈的腹泻)。

孩子一旦出现上述症状,为确定病因,应该做大便常规化验。如果大便常规化验报告有白细胞(脓细胞)和红细胞,医生就要考虑细菌性痢疾的诊断了。否则要考虑是其他原因引起的腹泻。

17. 细菌性痢疾是怎样传染的?

痢疾杆菌是引起细菌性痢疾的罪魁祸首。痢疾杆菌存在于痢疾患者或是带菌者的肠道内,会随着粪便排出体外,通过污染手、食物、饮水、苍蝇等途径,最终又被食入完成传播循环。生活接触传播中,尤其通过"脏手"传播是孩子受

343

感染的主要环节。食物传播是食入被污染的蔬菜瓜果,或进冷餐等食物引起,为最常见的感染原因。此外,以苍蝇作为媒介或粪便污染了水源,也是卫生条件较差的地区的重要传染原因。

所以,只要做好痢疾病人的隔离及其排泄物的消毒,教育孩子养成饭前便后洗手的好习惯,生食洗净消毒,养成个人的良好卫生习惯,搞好环境卫生及消灭苍蝇就可防止痢疾传播。

18. 如何防治细菌性痢疾?

能够引起细菌性痢疾的痢疾杆菌对外界的抵抗力较强,能耐寒、耐潮湿。但是,对一般化学消毒剂均较敏感,在阳光下直射半小时、加热至 56℃～60℃ 10 分钟或 100℃ 即刻可被杀死。因此,只要做好消灭传染源,切断传播途径的工作,就可控制痢疾传播。

(1)治疗要彻底:对于家中或住院的痢疾病人,要彻底地进行治疗,即在医生指导下,选择合适的药物,坚持足够的疗程。另外,对于这些病人要积极进行隔离直到症状消失且 2 次大便培养阴性。对他们的排泄物及接触过的物品应该及时进行消毒处理,可用沸水浸泡或用消毒剂浸泡杀菌。

(2)养成良好的卫生习惯:饭前便后用流动水和肥皂洗手,生食蔬菜瓜果要洗净,不喝生水,不吃腐败变质的食物,餐具要定期消毒。

(3)消灭传播媒介:消灭苍蝇及其孳生地。

19. 中毒性痢疾是怎么回事?

中毒性痢疾是急性细菌性痢疾临床分型(典型、非典型、中毒型)中的一种,是痢疾中症状最严重的病例,如果不及时有效地治疗,就会危及患者的生命。

中毒性痢疾多见于 2～5 岁的小儿,多表现为突起的高热伴头痛、畏寒,迅速出现惊厥、昏迷或发生休克。肠道症状(如腹泻、腹痛等)一开始可不明显,甚至在惊厥或高热出现 6～12 小时后才出现较典型的黏液脓血便。

因此,在夏秋痢疾流行季节,如果孩子曾经有过不洁饮食史,又同时出现突发高热伴惊厥、喷射性呕吐、四肢厥冷、皮肤发花等表现,即使病程初期没有明显肠道症状,也应考虑到有中毒性痢疾的可能。应该及时带孩子到医院检查,争取早期诊断,及时抢救治疗。

20. 小儿与成人患伤寒有什么不同吗?

伤寒是由伤寒杆菌引起的急性肠道传染病,多发生于夏秋季节。伤寒杆菌随着病人和带菌者的粪便排出体外,通过污染水源、食物,日常生活中的接触和

344

苍蝇、蟑螂的传播,经口进入人体引起发病。

在成人,伤寒病典型的表现是:持续性高热,体温达 39℃～40℃,历时 2～3周。精神不振、食欲欠佳、表情淡漠、嗜睡、烦躁、腹痛、腹胀、便秘。上腹部和胸部可见淡红色的玫瑰疹。重者易出现肠出血、肠穿孔等并发症。

小儿伤寒的症状较成人为轻,缺乏上述典型症状,且年龄越小,症状越不典型。表现为起病较急,有高热(部分小婴儿可出现高热惊厥),热型多不规则,一般体温逐渐升高,第 5 日左右达高峰。起病时多数表现为腹泻,约有半数以上的患儿出现呼吸道感染症状,如咳嗽、咽充血等。因此,易被误诊为高热惊厥或上呼吸道感染等。另外,与成人不同的是,小儿伤寒最常见的并发症是支气管炎和肺炎,而肠出血和穿孔少见。

21. 小儿伤寒容易发生哪些并发症?

由于有效抗菌药物的应用,伤寒的并发症较以前明显减少。但是,因为小儿伤寒表现不典型,如果延误了诊治,也可出现严重的并发症。

小儿伤寒最常见的并发症是支气管炎和支气管肺炎。肠出血、肠穿孔较少见,但是严重的并发症。肠出血、肠穿孔多发生于 5 岁以上的儿童。肠出血见于病程第 2～3 周,出血前常有腹泻和脉搏增快。少量出血仅使大便潜血检查阳性,大量出血时肉眼可见黑便或鲜血便。同时患儿可出现面色苍白、血压降低、脉搏增快等休克表现。肠穿孔见于病程第 3 周。表现为突发的腹痛,伴呕吐、腹泻、腹胀等。常局限于右下腹,也可波及全腹,同时出现体温下降、脉搏增快、神志不清或烦躁不安等。治疗不及时就会危及孩子的生命。

此外,还可发生中毒性心肌炎、胆管感染、中毒性脑炎、伤寒杆菌性脑膜炎、伤寒肝炎、伤寒肾炎等多种并发症。

因此,对于小儿伤寒,一定要及早诊断,随时观察病情变化,及时处理并发症,以免造成严重后果。

22. 小儿身上出现鸡皮样皮疹是怎么回事?

小儿身上出现鸡皮样皮疹,主要是由于 A 族乙型溶血性链球菌引起的急性出疹性传染病,名叫猩红热,中医称为"烂喉痧"。全年都可发生,以冬春季节为高发。1 岁以上小儿患病增多,8～10 岁儿童发病达到高峰。主要经呼吸道飞沫传播,也可经破损的皮肤传播,引起外科型猩红热。

猩红热患儿发病大多骤起,开始发冷、发热,体温上升达 39℃～40℃,伴有头痛、恶心、呕吐、咽痛,吞咽时咽部疼痛更剧。婴儿有时可出现惊厥。检查可见咽部和扁桃体充血水肿明显,往往上面覆有脓性斑片状渗出物,软腭处有细小密集的红疹或出血点。舌面光滑鲜红,舌乳头红肿突起似杨梅,称杨梅舌。一般在发热半天或两天内出现皮疹,从耳后颈部开始,迅速蔓延至躯干及四肢,24小时内遍及全身。皮疹特点为红色细小丘疹,呈鸡皮样,抚摸时似砂纸感。皮疹密集,疹间皮肤一片红晕。用手指按压皮疹,皮疹色退,暂成白色,十余秒后又恢复原状,俗称"掌印"。在皮肤皱褶部位如腋、腕、肘、腹股沟等处,皮疹密集,可夹有出血点,形成线状疹。患儿面部潮红,不见皮疹,口唇周围苍白,形成环口苍白圈。出疹期间患儿继续发热,待皮疹遍及全身后,体温逐渐下降。发病1周左右转入恢复期,皮疹按出疹顺序先后消退。皮疹消退后1周,开始脱皮,先从脸上糠屑样脱皮,渐及躯干鳞片状脱屑,最后手掌足底可呈手套状或袜套状脱皮,皮疹消退后无色素沉着。

本病是儿童时期常见的急性传染病,如不及时治疗可并发风湿热、中毒性心肌炎等并发症,对儿童的健康造成损害。因此,当怀疑小儿患有猩红热时,需立即到医院诊治。

23. 猩红热有哪些并发症? 如何防治?

猩红热是危害小儿健康的严重传染病之一,病死率约在3%。它是由A族乙型溶血性链球菌引起的急性出疹性传染病。猩红热病人和带菌者为主要传染源。空气携带病儿飞沫传染为主要传播途径。病原菌侵入咽部繁殖,产生外毒素经血液循环遍及全身,不仅引起病儿咽部肿痛,还可引发全身性中毒症状及多种并发症,如中毒性心肌炎、败血症、脑膜炎、骨关节炎等。有些较大儿童,在猩红热痊愈数周内发生对病原菌的毒素过敏,引起晚期变态反应性病变,如急性肾炎、风湿热等。因此,对猩红热的积极治疗和预防是非常重要的。

对于猩红热的治疗,除让病儿充分卧床休息,供给充足的营养和水分外,要对病原进行治疗。青霉素是治疗猩红热和一切链球菌感染的首选药物,疗程7~10天,可迅速消灭病原菌,控制感染的发展,对脓毒性病变的治疗和预防起着重大的作用。对青霉素过敏的患儿可选用红霉素治疗。在治疗中,家长应时刻注意观察小儿病情变化,如患儿出现高热不退、心慌气短等症状应立即去医院诊治。猩红热患儿在病后2~3周常常易发生急性肾炎和风湿热。因此,猩红热患儿应在病后2~3周去医院化验尿常规,同时注意有无少尿、水肿、食欲不好、面色苍白等症状,警惕并发症的出现。

控制传染源是预防本病的主要措施。首先将患儿隔离,直至咽部细菌培养连续2次阴性为止,隔离一般不少于1周。托幼园所的儿童要加强晨检,对患有咽峡炎或扁桃体炎的小儿也应隔离治疗。猩红热主要通过空气飞沫传播,故应切断传染途径,积极改善居住条件,室内要通风换气,保持清洁卫生。流行期间,尽量不带小儿去公共场所,宜多在空气新鲜的公园锻炼或散步。对病儿的分泌物或污物要随时消毒处理。本病尚无疫苗,因而在集体儿童机构中流行时,可用1:1 000黄连素液喷咽,共喷7～10天,或用盐水漱口。对链球菌带菌者应给予青霉素治疗,疗程10日。

24. 结核病究竟是怎样的一种病?

结核病是由结核杆菌引起的一种慢性传染病。目前结核病仍然是威胁人类健康的常见重要传染病之一,并且随着耐药结核杆菌的增多,结核病在世界范围内又有快速上升的趋势。95%的结核病发生在发展中国家,特别是在卫生和医疗条件落后的地区发病率较高。

结核病是一种全身性疾病。结核杆菌可经呼吸道、消化道、皮肤等处进入人体,除引起肺结核外,还可随淋巴或血液循环播散,造成全身各组织器官的结核感染,如骨结核、肠结核、结核性脑膜炎、结核性胸膜炎、结核性心包炎等多种结核病。

目前,由于卡介苗的普遍应用,使大多数孩子拥有了对结核病的一定免疫能力。但是,由于个体对疫苗的反应不同,以及随时间增长疫苗效果的下降,如果有密切的结核病人接触史或其他途径感染了足够量的结核杆菌,结核病仍然可威胁孩子的健康。

儿童结核病的表现很不典型,一般早期少有明显的咳嗽、多痰、咯血等大家熟知的结核病症状,多表现为低热、乏力、盗汗、消瘦等症状,往往容易漏诊。但是,由于孩子抵抗力低,生长发育旺盛,容易造成结核的全身播散传播,对孩子的生命和健康造成很大威胁。所以,当孩子出现上述症状,又除外其他常见感染性疾病时,还需考虑结核病的可能性。

25. 结核病是如何传染的? 怎样预防?

结核病最主要、最常见的传染方式是呼吸道传染,其次是消化道,也可经皮肤传染,但比较少见。

所谓经呼吸道传播,主要是指结核杆菌随着病人咳嗽、说话和打喷嚏时喷出,被周围的健康人直接吸入肺里;或结核病患者把痰咳在地上,痰干燥以后痰里的结核杆菌随尘土飞扬,人们呼吸时把含有结核杆菌的尘土吸入肺内而被传染。

消化道的传染多因食入了被结核杆菌污染又未消毒的牛奶,或因使用了病人用过的餐具等而被传染。

经皮肤传染可见由于接种卡介苗引起的全身播散性传播,但是这种传播在先天或后天免疫功能低下的儿童才有可能出现,发生几率很小。

被结核杆菌感染后,并不是每个人都发病,而要看受感染者的健康及营养状况和抵抗力的强弱如何。孩子的抵抗力较成人弱,是结核感染的高危险人群。

结核病的预防措施主要包括:

(1)积极接种卡介苗:目前在我国,卡介苗是免费接种的常规疫苗之一。安全性和预防有效性都很好。只要在正规产院分娩,孩子出生后都会接种卡介苗。家长可在孩子接种卡介苗3个月后,到当地疾病预防控制中心做结核菌素试验,验证疫苗接种效果。

(2)增强免疫力:保持孩子居室空气清新流通,合理营养,加强体育锻炼,增强孩子抵抗力,是预防结核感染的最有力措施。

(3)避免密切接触:了解平时与孩子密切接触的人(包括亲人、幼儿园保育人员、家庭保姆等)的健康状况,避免接触活动性结核病人。为孩子选择保姆时,要求其进行胸部X线摄片和结核菌素试验的检查,可及时发现结核感染者。有卫生资质的正规托幼园所可保证其保育人员的健康水平。

(4)做好消毒隔离:对患有活动性结核的病人,要与孩子隔离。结核病人应用的日常用品,卫生用具等要用消毒液浸泡或煮沸处理。

(5)养成良好卫生习惯:无论是健康人还是病人,都应养成不随地吐痰的卫生习惯,以减少疾病的传播。

(6)关于预防性投药:对于接触了开放性肺结核父母的婴幼儿;或结核菌素试验由阴性变为阳性;结核菌素试验阳性并有结核病接触史伴结核中毒症状的小儿;结核菌素试验阳性的小儿患麻疹、百日咳或其他疾病需要应用肾上腺皮质激素者,都需要服用抗结核药物,如异烟肼,以预防结核病的发生。具体服用剂量和疗程需要专业医生决定,严禁家长自行给孩子应用抗结核药物。

26. 哪些表现可提示小儿患了结核病?

结核病是一种全身性疾病,全身各个器官均可受累而造成损害。由于受损的器官不同,病变的程度不同,其表现形式和轻重程度也各不相同。结核病的诊断是一个综合分析的过程,要结合结核病接触史、结核病临床症状(结核中毒症状+局部表现)、体格检查(全身浅表淋巴结肿大)、实验室证据(结核菌素试验、X线摄片、血沉等)综合诊断。

小儿结核常见全身中毒症状,如长期低热、食欲缺乏、体重不增、消瘦、盗汗、乏力等。同时,对于不同部位的结核还有相应的症状,如肺结核时,出现久治不愈的咳嗽,骨结核时出现局部肿胀和关节运动障碍,结核性脑膜炎时出现抽搐、昏迷等。

因此,对于出现上述症状,又有结核病接触史的小儿,就要高度怀疑结核病的可能性。应该及时到医院做体格和实验室检查,寻找证据,及早明确诊断。

27. 原发型肺结核是怎么回事?

原发型肺结核是结核杆菌第一次侵入人体后发生的初次感染。是小儿肺结核病的主要类型。其又分为原发综合征和支气管淋巴结核两种类型。这两种病变在临床表现和治疗上几乎没有区别,只是在胸部 X 线片上有不同表现。

轻型的原发型肺结核患儿可无任何临床表现,只是在 X 线胸片检查时才被发现。稍重些的患儿可有全身结核中毒症状,起病也较缓慢,患儿表现为不规则低热、乏力、盗汗、食欲缺乏等,多见于年龄较大的儿童。重症患儿则多见于婴幼儿(0～3 岁),表现为急性起病,可突然高热,体温可达 39℃～40℃,持续2～3 周后转为低热,发热时间较长。

多数原发性肺结核患儿病程良好,一般在发病 3～6 个月后开始吸收或形成硬结,可在 2 年内吸收痊愈和钙化。但是部分原发性肺结核患儿(尤其是 3岁以下的婴幼儿)如果治疗不及时,可导致胸腔积液、干酪性肺炎、结核性脑膜炎、全身粟粒型结核病等多种并发症,影响患儿的生活质量,危及孩子的生命。

28. 结核性脑膜炎有哪些表现? 如何早期治疗?

结核性脑膜炎是小儿结核病中最严重的一种类型。多见于 1～5 岁的小儿,其中半数以上发生于 3 岁以内,又以 1 岁以内的婴儿常见。

结核性脑膜炎多数是由于结核杆菌经血液播散至脑部(脑膜或脉络丛血管膜)所引起。主要症状包括一般结核中毒症和神经系统症状两部分。结核中毒症状包括发热、盗汗、消瘦、食欲缺乏等;神经系统症状包括头痛、呕吐、惊厥、面神经麻痹、失语、偏瘫、肢体异常运动等。

结核性脑膜炎病程一般分为 3 期:早期为 1～2 周,患儿主要表现为结核中毒症状伴烦躁或精神呆滞,年长儿可述头疼,多数未能引起家长重视。中期1～2 周表现为头痛持续加重,呕吐、抽搐,交替出现的烦躁和嗜睡。若症状持续加重则进入昏迷期,主要表现为频繁发作的抽搐、神志模糊,直至中枢麻痹死亡。但是,婴幼儿病程分期不明显,可直接进入中期。

为了防治结核性脑膜炎,对于患有结核病的小儿,一定要及时彻底治疗,防

349

止结核性脑膜炎发生。一旦确诊结核性脑膜炎,应联合用药配合鞘内注射的方法,积极治疗,以降低病死率和减少严重后遗症发生。

29. 骨和关节结核有哪些表现?

骨结核是全身性结核感染的局部表现,是由结核杆菌经血液或淋巴循环播散所引起。小儿骨结核的好发部位首先是脊柱,其次是髋关节、膝关节、短骨(如指/趾骨)及长骨骨干(如大腿骨)。本病起病较缓慢,病程可分为初期、极期和修复期3期。初期主要表现为结核中毒症状,如低热、乏力、食欲缺乏、消瘦、精神不振、夜间盗汗等,还伴有肌肉痉挛、局部肿胀疼痛、走路疲乏、不稳、跛行等表现。极期中毒症状和局部症状都加重,出现肢体畸形、形成寒性脓肿、病理性骨折等。修复期时,中毒和局部症状缓解或消失,但留有关节畸形。

对于有结核中毒症状伴有关节或骨骼局部症状的患儿,要及时就诊,及早治疗,以免关节畸形的发生。

30. 怎样看结核菌素(OT)试验结果?

结核菌素试验(OT试验),是判断接种疫苗后免疫接种效果和临床诊断结核病的常用的简单、安全、基本的辅助检查手段之一。

此试验有两种,旧结核菌素(OT)和结核菌素纯蛋白衍化物(PPD)试验。目前临床多用后者。一般取前臂屈侧中下1/3交界处皮内注射1单位或5单位PPD,注射后48~72小时看结果。根据注射局部红肿、硬结等反应范围大小来判断阴性、阳性,阴性用(-)号表示,阳性用(+)表示。具体判定标准如下所示:

阴性(-):红晕及硬肿直径<5毫米。

阳性(+):红晕及硬肿直径≥5~9毫米。

阳性(++):红晕及硬肿直径≥10~19毫米。

阳性(+++):红晕及硬肿直径≥20毫米。

阳性(++++):红、硬或见水泡、坏死等。

结核菌素试验(-)多表示未受感染或卡介苗接种失败或失效。但是,如果孩子有:①重度营养不良、恶液质。②极严重的结核病。③体内抗体未产生(初次结核感染2~10周之内)。④患急性传染病如麻疹后1个月内。⑤原发性或应用免疫抑制剂导致的免疫缺陷。可能导致假阴性结果,对有上述情况的儿童判定为(-)结果时要慎重。

结核菌素试验(+)结果的可能原因有:①接种卡介苗后。②结核感染(结核病)。③结核痊愈后多保持终身(+)反应。

目前,由于卡介苗的普遍应用,在判断结核菌素试验(＋)的原因是由于卡介苗接种后的反应,还是真的感染了结核,需要仔细鉴别。一般来说,接种卡介苗后的阳性反应的红晕颜色较淡,面积小,局部没有硬结,不会出现强阳性(＋＋＋以上)反应,且在呈现阳性反应48小时左右红晕完全消失。

所以,如果孩子被证明结核菌素试验阳性,先不要惊慌,应该积极配合专业医生,结合孩子接种史、病史、免疫力等及补充其他辅助检查,以便做出正确判断。

另外,还要提醒家长的是,卡介苗作为常规疫苗之一,能够很好地预防结核感染,应该积极接种。但由于孩子对疫苗的不同反应程度和疫苗接种质量等原因,在接种卡介苗后3个月,建议家长主动带孩子到当地疾病预防控制中心做结核菌素试验,以判断接种卡介苗是否成功。

31. 如何护理患结核病的小儿?

结核病小儿的家庭护理要做到以下几点:

(1)谨遵医嘱,规律服药,定期复查:结核病的治疗周期一般较长,对于病情较严重者,往往采取联合用药。为了保证治疗效果,一定要遵照医嘱,定时、定量、全疗程服药。否则不但不能治愈结核病,还会增加结核杆菌的耐药性,贻误病情,给孩子造成更大的痛苦。此外,抗结核药物对孩子的肝肾有一定的毒性,应在医生的指导下用药,并定期复查肝脏、肾脏功能,可保证疗效的最大化和有效预防肝肾损害。

(2)充分休息,适当锻炼:应保证患儿的休息及充足的睡眠。除较严重的结核病,如有发热等中毒症状、剧咳及高度衰弱者应卧床休息外,一般不过分强调绝对静卧。病情轻者,可根据身体的具体情况进行适当的室内外活动。

(3)合理膳食、充足营养:必须供给患儿足够的蛋白质和维生素,尤其是维生素A和维生素C,以增强机体的抗病能力,使服用的抗结核药物起到更好的作用。

(4)优良环境、避免疾病:患儿的居室要空气新鲜流通和阳光充足。在小儿结核病的整个病程中,应尽力避免接触或感染各种传染病(尤其是麻疹和百日咳等),尽量避免使用激素(除非病情需要),以免使结核病继续恶化。

32. 流行性脑脊髓膜炎是什么病? 是如何传播的?

流行性脑脊髓膜炎简称流脑,是由脑膜炎双球菌引起的化脓性脑脊髓膜炎,为常见的急性呼吸道传染病。病菌入侵鼻咽部后,疾病的发生与发展与否,和机体的防御能力、细菌数量及毒力有关。当人体防御功能健全,抗体及时产

351

生时，入侵的病原体被清除，呈隐形感染。若机体免疫力较低，病菌入侵在鼻咽部繁殖，感染者不出现临床症状，病菌也不被清除，则成为无症状带菌者，也有部分表现为上呼吸道炎。当人体免疫力低下或入侵病菌量多及毒力强时，病菌从鼻咽部进入血液循环形成败血症。继而经血脑屏障进入脑脊髓膜，引起局部化脓性炎症，而发生化脓性脑脊髓膜炎。偶可侵犯其他脏器形成化脓性迁徙病灶。

本病的传染源为病儿和带菌者。病原菌存在于病儿及带菌者的鼻咽部分泌物中，借咳嗽、打喷嚏由飞沫直接经空气传播。本病发病年龄大多为 15 岁以下的儿童。本病流行于冬春季节。一般于 11～12 月份发病率开始上升，2～4月达高峰，7～10 月份处于最低水平。形成发病季节高峰的原因与冬春气候寒冷和干燥，呼吸道黏膜抵抗力减低，居住拥挤，室内通风不良和密切接触有关。主要表现为患儿急起高热、头痛、呕吐、皮肤黏膜淤点、淤斑及脑膜刺激征等。本病可对小儿健康和生命造成极大的危害，需积极防治，及时抢救。

33. 流行性脑脊髓膜炎有哪些表现？

流行性脑脊髓膜炎的潜伏期为 1～7 天，平均 2～3 天。最初表现为上呼吸道感染期，症状多不明显，如鼻炎、咽炎或扁桃体炎等。多数患儿经抗生素治疗病情即可好转，不再发展为脑膜炎。少数患儿由于抵抗力弱，病菌得以侵入血循环而进入脑脊髓膜。小儿常突起高热，伴有呕吐、食欲不振、精神委靡等中毒症状。较大儿童常诉头痛和全身酸痛，婴幼儿易发生惊厥。起病数小时后，皮肤迅速出现瘀点、瘀斑。皮疹大小自 1～2 毫米至 1～2 厘米不等，形态多呈星状、圆形，可不规则，颜色初起为淡红或鲜红，继可转为紫红或紫斑，手指按压不退色。皮疹分布于全身各处，以躯干部为常见，臀、肩、肘部及易于受压处多见，也可见于眼结膜和口腔黏膜处。多数患儿于 1～2 日内发展为脑膜炎，表现为高热、剧烈头痛、频繁喷射样呕吐，颈项强直、烦躁不安或嗜睡。病情严重者可面色灰白、四肢发凉、血压下降甚至昏迷。如不及时抢救治疗，可导致患儿死亡。婴幼儿患者与较大年龄患儿表现有所不同，在发热的同时，常常伴有拒奶、凝视、呻吟、尖叫、激惹、惊厥等特点，前囟未闭者常呈现局部紧张隆起而脑膜刺激征多缺如。

由于流行性脑脊髓膜炎起病急，病情重，病情变化快。因此，在冬春季节，小儿如有上述情况发生，家长应警惕发生此病的可能，应立即送医院进行确诊和抢救，切勿延误治疗时机。

34. 如何预防流行性脑脊髓膜炎？

做好预防工作,可减少流行性脑脊髓膜炎的发病。

由于传染源是流脑病儿和带菌者,因此对病儿应做到早发现、早诊断、早报告、早隔离、早治疗。隔离期应至临床症状消失后 3 日,但不能少于病后 7 日。对病儿的家庭成员、密切接触者及带菌者可应用药物治疗。在医生的指导下服用磺胺嘧啶或复方新诺明进行药物预防。由于脑膜炎双球菌具有怕冷、怕热、厌氧的特性,因此要注意个人和环境卫生。搞好室内外卫生,经常开窗换气,保持室内空气流通和新鲜。衣服、被褥及生活用具要经常日晒、煮烫消毒等。在流脑流行期间,做好卫生宣传工作,避免走亲访友,尽量不去拥挤的公共场所,以减少飞沫传播的机会。小儿要建立科学的生活方式,按时作息,保证睡眠,经常参加体育锻炼,加强营养,提高机体自身的抗病能力。也可常用淡盐水漱口。做好流脑疫苗的接种工作,是预防流脑的重要有效措施。流脑疫苗分为 A 群和A＋C 群多糖疫苗,对易感人群的保护率可达 80％～90％。

35. 病毒性肝炎是如何传播的？得了病毒性肝炎何时才能上幼儿园？

353

病毒性肝炎是由肝炎病毒感染引起的全身性传染病,主要累及肝脏。病毒性肝炎可分为甲、乙、丙、丁、戊、己 6 型。目前乙型病毒性肝炎尚处在研究当中。其他 5 型肝炎的传播方式不同,但大致可分为两种,一种是由粪—口途径经消化道传播,如甲型和戊型肝炎;另一种传播方式主要是通过血液和体液传播,这是乙型、丙型和丁型肝炎的主要传播途径。

甲型病毒性肝炎多发生于秋冬季节。在儿童和青少年中流行。病儿和病毒携带者为传染源。传染期自潜伏期末至发病后 3～4 周,传播以粪—口传染为主。通过粪便直接或间接污染了饮水、食物、手、餐具等,然后经口感染。

乙型肝炎病毒主要存在于病人及病毒携带者的血液、唾液、尿液及乳汁等体液中。小儿感染乙肝的途径主要有母婴传播,传播率在 40％～60％。具体传播方式有:经胎盘传播、经产道传播、经母乳传播、生后密切接触传播。儿童感染的高峰年龄往往在 2 岁以后,提示水平传播获得感染的严重性。通过注射和输注血液传播是最主要的传播方式,其次同病人及病毒携带者密切接触也可被感染,因此乙肝常呈现家庭内聚集现象,并在集体儿童机构中流行。

丙型肝炎、丁型肝炎的传播方式与乙肝相似。由于丁型肝炎病毒属于缺陷病毒,必须依赖乙肝病毒才能够复制蔓延,故丁型肝炎是与乙型肝炎同时发生或在乙肝的基础上重叠发生的。

戊型肝炎的传播方式与甲肝类似,戊型肝炎病毒从患儿粪便内排出,污染水源和食物,从易感者口腔摄入,引起戊型肝炎。日常生活接触也可传播。

当小儿患有病毒性肝炎时,应给予严格的隔离治疗。隔离期自发病之日起,不能少于 30 天,对密切接触者要医学检疫 40 天。小儿隔离期满,临床症状消失,肝功能检查正常后,还需继续休息观察 2 个月,如病情稳定方可入园。

36. 病毒性肝炎有哪些表现?

病毒性肝炎是一组由 6 种嗜肝病毒(甲型、乙型、丙型、丁型、戊型和己型)所引致的,以肝脏受损为主的疾病,其主要表现为疲乏、恶心、呕吐、食欲缺乏、肝脏肿大、血清转氨酶增高、黄疸等。在我国儿童中发病率高,以甲型肝炎和乙型肝炎更为多见。6 种肝炎的症状轻重程度有很大差别,轻者可没有症状,重者发病很急,可发展成暴发型肝炎。

甲型病毒性肝炎多发于秋冬季节,15 岁以下儿童,尤以学龄前儿童为多见。潜伏期为 14～45 天,平均 30 天。主要表现为起病急,伴有中等度发热、全身疲乏、食欲缺乏、尤其不爱吃油腻食物、恶心呕吐、肝区胀痛。随后出现患儿的皮肤、巩膜黄染,并逐渐加深,尿呈深茶色,大便色变浅,为灰白色。肝脏增大,局部压痛明显,血清转氨酶增高。部分皮肤无黄染的患儿易漏诊。

乙型病毒性肝炎潜伏期为 60～160 天。起病较缓慢。一般无黄疸出现。常有疲乏、食欲差、易"感冒"。部分患儿可无明显的症状,往往不易被发现。肝脏轻中度增大。血清转氨酶值波动增高。澳抗阳性及其他肝功能化验结果异常。

丙型病毒性肝炎潜伏期为 14～170 天。临床表现类似乙型肝炎。一般无症状,也无黄疸出现。大多数病儿不易发现。

丁型病毒性肝炎发生于急性乙型肝炎的同时,或在慢性乙肝的基础上发生的。常无明显的典型症状。

戊型病毒性肝炎潜伏期为 15～75 天,为自限性疾病。临床症状与甲型肝炎类似。以乏力、食欲缺乏、恶心、呕吐、发热、腹胀、尿黄、肝大为主要症状。黄疸前期较甲肝重,持续时间较长,有胆汁淤积的症状,如全身瘙痒及陶土色大便较甲肝常见。

目前乙型病毒性肝炎尚处在研究当中。

因此当小儿出现食欲缺乏、恶心、呕吐等胃肠道症状及肝区不适等,应想到有患病毒性肝炎的可能,要尽早到医院检查诊断,及时治疗。

37. 如何安排肝炎患儿的饮食?

病毒性肝炎是一种由肝炎病毒引起的,以肝脏受损为主的全身性传染病。

肝炎患儿的饮食要能保证可使其受损的肝细胞得到恢复。因此,应合理安排肝炎小儿的饮食,适当补充营养。

(1)适量增加含有蛋白质的食物:蛋白质是受损的肝细胞及其他组织修复、生长和更新的物质基础,是机体产生抵抗力的原料。因此,小儿应多吃些富含蛋白质的食物,如豆浆、豆腐、牛奶、鸡蛋、瘦肉和鱼等,以达到提高营养增强疗效的作用。但是,蛋白质摄入过多,会使消化道的负担过重。滞留在肠道内的蛋白质会发生分解,形成带有恶臭味的有毒物质,对肝脏造成毒性,反而加重或延迟肝炎的恢复。因此,对于黄疸明显、病情严重的急性患儿,则不宜进高蛋白饮食。

(2)多吃含糖的食物:糖是机体热能的主要来源,糖可增加肝脏的解毒功能。小儿患肝炎时,肝糖原保护肝脏的功能降低,调节血糖的能力下降,故需要糖类对受损的肝细胞进行修复。我们日常所摄入的糖主要来自于谷类、薯类,肝炎病儿单纯摄入这些食物是远远不够的。每天应增加相当于 50 克水果糖、蜜饯或果酱的糖量,或每日冲服 50 克葡萄糖粉。

(3)适量食用含有脂肪的食物:在肝炎初期,患儿厌油腻,应让其进食清淡易消化的食物。在病情好转后,可在饮食中加入适量的脂肪。因为饮食中长期缺乏脂肪,不仅影响小儿的食欲,还会影响体内脂溶性维生素,如维生素 A、维生素 D、维生素 E、维生素 K 等的吸收。

355

(4)多吃富含维生素的食物:维生素可增强肝脏修复的能力,并具有解毒、止血的功能,同时可减轻疲劳,增进食欲。因此,要选择富含维生素的食物,如新鲜的蔬菜、水果、果汁等。

(5)多饮水:多饮水可促进体内废物和毒素排出体外,起到冲刷肝脏的作用,还可通过利尿达到退黄的目的。应多给小儿饮白开水、葡萄糖水、果汁,喝粥、菜汤等。

(6)控制好转恢复期营养:在病情好转恢复的阶段,一些小儿常出现食欲亢进的现象,此时应避免过分增加营养,注意控制病儿的食量,以免引起脂肪肝。

(7)其他:要注意饮食卫生,防止肠道感染。餐具要煮沸消毒,生吃水果要清洗干净。因为小儿一旦发生肠道感染,肠道内的有毒物质会加重肝脏负担,使病情加重。

总之,肝炎小儿在药物治疗的同时,合理的饮食安排是不能忽视的。

38. 小儿肝炎就是病毒性肝炎吗?

婴儿期的小儿(包括新生儿)出现黄疸,肝脏肿大及肝功能损害的临床表现时，称为婴儿肝炎综合征，也称为小儿肝炎。它的病因复杂，预后悬殊。它可由肝炎病毒引起，也可由其他原因引起：①各种感染，如病毒（巨细胞病毒、风疹病毒、柯萨奇病毒、EB病毒等）、细菌（如葡萄球菌、大肠杆菌、结核杆菌等）、真菌、弓形虫等。②遗传性代谢缺陷，如半乳糖血症、酪氨酸血症等。③肝内胆管发育障碍，如肝内胆管缺如。④其他如胆汁黏稠症等亦可导致婴儿肝炎综合征。因此，小儿特别是小婴儿所患的肝炎不能统统认为就是病毒性的肝炎。上述几种原因引起肝炎，其病因、症状及预后均不相同。患有婴儿肝炎综合征的小儿，患病年龄小，病因及病情复杂，尤其其机体抵抗力低，极易出现肺炎、肠炎等并发症。因此，应明确诊断，合理治疗，以免耽误时机。

39. 澳抗阳性是什么意思？

澳抗其实就是指乙肝病毒表面抗原。由于这种抗原最早在澳大利亚发现，因此被称为"澳大利亚抗原"，简称为"澳抗"。正常人的澳抗检查应为阴性。

澳抗阳性的意义如下：①单纯澳抗阳性，不伴有肝功能检查的异常和相关临床症状体征者，称为健康携带者，或尚处在肝炎的潜伏期。此时携带者的血液、唾液等分泌物及体液中均有肝炎病毒存在。②澳抗阳性，伴其他肝功能检查异常，或伴有其他乙肝免疫学标志异常者，应根据具体情况进行分析。如伴有肝功能检查异常，同时伴有肝炎的临床表现，可确诊为乙型肝炎；伴有单项谷丙转氨酶异常，可能为乙型肝炎隐性感染或尚在潜伏期；同时伴有e抗原阳性，其传染性较强，应给予隔离。不论何种情况，此时都应注意对接触者的保护。

乙型肝炎病人发病后，澳抗持续阳性的时间一般为4～6周。若持续阳性超过6个月，属于慢性乙型肝炎或慢性乙肝病毒携带者。因此，澳抗检查阳性者，要进行定期复查，包括B超、肝功能、甲胎蛋白及乙肝免疫学标志的检查，同时结合检查结果及本人的症状体征进行具体分析，以确定不同情况下的治疗与预防。

40. 澳抗阳性的小儿是否都需要隔离？

澳抗又叫乙肝病毒表面抗原，是乙肝病毒的外壳蛋白，本身不具有传染性，因此不能将其作为传染性的标志。澳抗阳性只能说明机体有过或正存在乙肝病毒感染，并不是诊断乙肝的指标。

首先要明确，确诊乙肝的条件，除澳抗阳性这一指标之外，还要根据其临床表现及相关乙肝的化验检查，如转氨酶、乙肝病毒免疫学标志等。单纯澳抗阳性是否能导致乙型肝炎，与乙肝病毒的毒性、数量及机体的免疫功能有关。如单项澳抗阳性,肝功化验正常,且无相关临床症状体征者,通常称为乙肝病毒携带者,一般不需治疗,也无特效治疗药。其中一部分澳抗阳性者以后有转为阴性的可能。由此可见,单凭澳抗阳性就对小儿进行隔离的做法是不可取的。澳抗阳性的小儿需注意定期进行肝功能检查,而且要合理安排小儿的生活,饮食上注意适当地补充营养。由于小儿乙肝大多病程迁延,容易引起其情绪的变化,同时还应注意心理治疗。此外,在集体儿童机构中,提倡分餐制,澳抗阳性小儿的餐具应与其他小儿的餐具分开,并要求煮沸消毒 10 分钟以上,以切断传播途径,避免交叉感染。如伴有其他肝功能检查异常,或其他乙肝病毒免疫学标志异常(e 抗原、核心抗体),说明小儿已患有乙型肝炎,应进行严格地隔离与治疗。

41."乙肝五项"是什么意思?

乙型肝炎病毒免疫学标志一共有 3 对,即乙肝病毒表面抗原(HBsAg)和乙肝病毒表面抗体(抗 HBs)、乙肝病毒 e 抗原(HBeAg)和乙肝病毒 e 抗体(抗 HBe)及乙肝病毒核心抗原(HBcAg)、乙肝病毒核心抗体(抗 HBc)。乙肝病毒的核心抗原是乙肝病毒的核心成分,具有传染性,是乙肝病毒复制的佐证。由于它与核心抗体有很强的亲和力,在血中迅速形成抗原抗体复合物,故在血中很难测出游离的核心抗原。剩下的两对半抗原抗体,就是人们常说的乙肝"两对半",也称为"乙肝五项"。临床上常用此五项检测指标来判断乙肝患者的类型、传染性及预后倾向。它们的临床意义如下:

(1)乙肝表面抗原:是乙肝病毒的外壳蛋白,本身不具有传染性,但它是乙肝病毒感染后血清中出现最早的抗原,是病毒感染的标志。在感染乙肝病毒 2～6 个月后,可在血清中测到阳性结果。无论其滴度高低,都可能含具有传染性剂量的病毒颗粒,但不能用它来判断肝炎的程度及类型。在急性肝炎、慢性迁延性肝炎、慢性活动性肝炎、肝硬变及病毒携带者的血清中,乙肝病毒表面抗原均可呈阳性反应。急性乙肝患者大部分可在病程早期转阴,慢性乙肝患者或病毒携带者表面抗原可持续阳性。

(2)乙肝病毒表面抗体:是一种中和抗体,产生于乙肝病毒感染之后,是对乙肝病毒免疫和保护性抗体,可中和乙肝病毒的感染,抵御再次感染。它的阳性表明既往感染过乙肝病毒,但已经排除病毒,或者接种过乙肝疫苗,产生了保护性抗体。抗体水平的高低与其保护性有一定关系。血清中乙肝表面抗体滴度越高,保护力越强。一般认为,表面抗体的有效保护剂量为每毫升 10 毫国际单位,低效价的抗体不具有保护性。但也有少数人乙肝表面抗体阳性而又发生

357

了乙型肝炎,可能为不同亚型感染或是乙肝病毒发生了变异。

(3)乙肝病毒 e 抗原:是乙肝病毒复制的标志之一,它的阳性说明乙肝病毒在体内复制活跃,传染性强。在乙肝潜伏期的早期,表面抗原出现的同时或稍后几天,可在血中查到。若 e 抗原持续阳性超过 10 周,提示病情可能趋向慢性。血清中 e 抗原阳性见于表面抗原阳性的急性乙肝、慢性乙肝及无症状的病毒携带者。

(4)乙肝病毒 e 抗体:出现在 e 抗原阴转后。e 抗体阳性表明患者的传染性降低,病毒复制降低,但仍具有一定的传染性。也有个别人 e 抗体阳性,病情迁延不愈,多为感染了变异的乙肝病毒所致。若表面抗原阳性,e 抗体阳性,甲胎蛋白增高,应警惕原发性肝癌的可能性。

(5)乙肝病毒核心抗体:是乙肝病毒抗体中出现较早的抗体。一般高效价核心抗体多见于急性肝炎、慢性肝炎、乙肝病毒携带者,说明乙肝病毒复制仍可能活跃,具有传染性。低效价核心抗体,表明过去感染过乙肝病毒,一般无传染性。

42. 单项转氨酶升高是否就是病毒性肝炎?

转氨酶是转化酶的一类,是蛋白质代谢所必需的物质,是人体代谢过程中必不可少的"催化剂",主要存在于肝细胞内,它的存在主要反映肝脏的健康状况。一旦肝组织受损伤时,转氨酶进入血液中,于是血中转氨酶升高。因此,测定血中转氨酶的高低,可估计肝细胞的损伤程度。其他脏器如肾脏、心肌、胰腺、肌肉、脾脏、肺脏、胆囊内也存在一定数量的转氨酶,因此一旦单项转氨酶升高,就认为是患有病毒性肝炎,这种看法是不正确的。因为很多因素都可引起血中转氨酶升高,除病毒性肝炎外,还有重度感染如败血症、伤寒、暴发流脑等引起中毒性肝炎,损害了肝细胞,均可使转氨酶增高;其他脏器(如肾、心肌、胰腺等)受损,也可使血中转氨酶升高;此外,营养不良、酗酒、发热、应用某些药物等均能使转氨酶有轻度升高。生理状态下,转氨酶也有变化。如剧烈运动后,体内乳糖含量增高,在体内积聚可使肌体出现缺氧、低血糖,造成肝细胞膜通透性增加,引起转氨酶升高。

由此可见,引起转氨酶升高的原因是多方面的。仅凭单项转氨酶增高,千万不要武断地认为就是病毒性肝炎。必须认真询问病史,做进一步的相关化验检查,以除外引起单项转氨酶增高的上述其他原因,然后才能做出病毒性肝炎或其他肝脏疾病的诊断。

43. 流行性腮腺炎与下颌淋巴结炎有什么区别?

流行性腮腺炎是由腮腺炎病毒引起的小儿常见的急性呼吸道传染病,俗称痄腮。学龄前及学龄儿童患病较多。临床特点是腮腺的非化脓性炎症,腮腺肿大为主要症状,可并发脑炎,唾液腺、胰腺及青春期以后的病人的性腺也可受累。发病初期,小儿可有发热、厌食、头痛,偶有恶心、倦怠等前驱症状。腮腺肿大以耳垂为中心,向周围扩大肿胀,耳垂向上、向外推移,下颌骨后沟消失,肿胀表面皮肤不发红,轻度触痛,口腔颊黏膜腮腺管口有红肿。本病可自愈,预后良好,但易并发腮腺炎脑炎、睾丸炎、胰腺炎、心肌炎等,应予注意。腮腺炎在一次感染后,可获得终生免疫。由于本病是自限性疾病,主要是对症治疗。流行性腮腺炎属呼吸道传染病,在托幼园所易造成流行,应注意隔离患儿。

下颌淋巴结炎往往由口咽部局部炎症病灶引起,如牙龈炎、口腔溃疡、咽峡炎、扁桃体炎等。肿大的淋巴结位于下颌骨下,局部疼痛较重,位置局限,肿胀不以耳垂为中心。口腔颊黏膜内腮腺管口无红肿。随着头面部极口咽部感染病灶的逐渐清除,肿大的下颌淋巴结可逐渐消失。下颌淋巴结炎可反复发作,无终生免疫。一般不引起并发症。主要是抗感染治疗。下颌淋巴结炎属普通炎症,不存在传染性问题。

359

由此可见流行性腮腺炎与下颌淋巴结炎是两种完全不同的疾病。不仅病因不同,其发病过程、临床表现、治疗及预后均不相同,应注意区分。

44. 为什么有的小儿表现出很强的攻击性行为?

当一群小朋友玩耍时,细心的家长会观察到有的孩子总是争抢其他小朋友拿着的玩具,或是抢夺其他小朋友正在吃的食物,当得不到想要的东西,就动手打人,这种孩子表现出很强的攻击性行为。为什么产生这种行为呢? 有几方面的原因:首先是遗传因素。由于遗传物质决定了孩子在气质上的特点,故决定了对儿童产生攻击性行为的影响。低自尊和潜在的不安全感,如一些特殊人群的子女,如受到法律制裁的人的子女,他们受到社会上一些人的歧视,自尊心受到严重的打击,并且也无安全感,导致将来的攻击性行为;家庭环境因素,如缺乏家庭温暖的儿童,往往在小朋友中表现出攻击性,父母教育不当,管教方式粗暴,也会造成孩子的攻击性增强。

45. 为什么要从小培养孩子养成良好的写字姿势?

众所周知,习惯的力量是巨大的,养成一个好习惯不容易,改掉一个坏习惯更难。多数习惯是从小养成的,读书写字的姿势也不例外。

随着年龄的增长，小儿不再满足于只是听故事，他开始自己看图书、画画、写字了，因此书写的机会逐渐增多。有时候，因为想把书中图画的细节看得更清楚一些，孩子很容易把头不断地靠近书本；因为握笔的手指离笔尖太近，为了在写字时看到笔尖，小儿往往歪着头写字……而此时，孩子的各个器官系统仍处在发育期，不正确的看书、写字姿势，很容易影响孩子的正常发育，导致小儿视力或骨骼系统的发育异常。因此，必须及时纠正小儿错误的写字姿势，从小培养良好的写字姿势。

小儿不正确的写字姿势，主要表现为弯腰驼背或身体侧弯、歪头写字、靠近视物等。长期弯腰驼背或身体侧弯的写字姿势，会影响小儿脊柱的正常发育，形成驼背或脊柱侧弯。长期歪头写字，由于眼睛经常处于斜视位置，使一侧眼外肌持续收缩，造成该侧眼外肌肌力过强，可导致斜视。靠近视物时，小儿眼睛的睫状肌需持续收缩，以使屈光力增强，长久下去，可导致近视眼发生；此外，当双眼注视近物时，由于辐辏作用，双侧眼球向内旋转，因此经常过近视物，还可能造成小儿内斜视（俗称"对眼"）。

为了避免上述可能危害小儿身体健康的不良因素，家长必须从小培养孩子良好的写字姿势。写字姿势包括写字时的坐姿和执笔方法。正确的坐姿是：双足平放，身体坐正，腰背自然挺直，胸部距桌边1拳的距离，双肩放平，双臂放在桌上略张开，左手扶纸，右手执笔，头稍前倾，两眼与纸面保持30厘米左右的距离。正确的执笔方法是：大拇指和食指分别从左右夹住笔杆，握笔处距笔尖约3厘米，中指甲根侧贴住笔杆，无名指、小指自然弯向掌心，笔杆斜靠在食指的掌指关节处，与纸面呈40°角。总体来说，正确的写字姿势要保持"头正、肩平、腰直、足安"。

46. 针灸、埋豆能治疗近视眼吗？

近视眼是由于眼球的屈光率过大，使眼中的物像位于视网膜之前。针灸、埋豆都不能改变已经变大的眼球，因此也就不能治疗近视眼。目前，治疗近视眼的方法只有配戴合适的矫正眼镜，待小儿成年后，如为高度近视，可酌情进行手术治疗。

但针灸、埋豆对假性近视有一定的治疗作用。所谓假性近视，是由于小儿不注意用眼卫生，长时间近距离视物，导致调节过度，致晶体凸度变大，屈光力增强，使所成的像位于视网膜之前而出现近视。其临床表现为：视力在短期内下降，视力情况不稳定，疲劳时视力下降明显，休息后好转。使用睫状肌麻痹药（散瞳药）后近视消失，呈现正视或远视。但这种假性近视在屈光不正患儿中所占比例是很小的。因此，只有当散瞳验光后确诊为假性近视，医生认为不必要配眼镜，才可以试用针灸等方法治疗。因为这些方法的治疗原理就是改善眼睛局部的血液循环，使过度收缩的睫状肌得到松弛，所以对假性近视有一定的治疗作用。但更重要的是要注意用眼卫生，不要长时间近距离视物。如果经过散瞳验光已确诊为近视眼的小儿，则应根据所验的配镜处方，及时配戴合适的矫正眼镜，不要有病乱投医，延误了治疗时机而导致不良后果。

47. 小儿眼外伤应怎样处理？

小儿眼外伤最常见的是眼球穿孔伤和化学烧伤。前者常由于小儿手持尖锐物体玩耍或跑跳时不慎摔倒，尖物刺入眼球所致；后者则是小儿玩家中清洁厕所等使用的酸液、碱液或在家长使用这些液体时站在旁边看，使药液溅入眼内。

当小儿发生眼球穿孔伤时，应立即送医院进行处理。在送医院途中要避免震荡，以免使眼内容物更多地流失。可用地卡因点眼，以减轻疼痛，使小儿安静下来。眼睛局部可用干净纱布或手帕盖住，但不要压迫。如扎得较浅，眼球壁没有穿透，应警惕眼内异物的可能，特别是当小儿被手握的铅笔扎伤时，一定要检查笔尖是否完整，有无断头留在眼内。到医院就诊时最好带上扎伤物，以助医生诊断。

发生化学烧伤的紧急处理原则是争分夺秒，立即冲洗，用凉开水或自来水均可。冲洗时让小儿仰卧，头偏向一侧，用小壶装上水，自内眼角处倒入，水流不要太猛，冲洗时不断提起上、下眼皮，使水能冲到较深的部位，一般需连续冲洗10～20分钟。然后再到医院做进一步的处理。化学烧伤后立即冲洗，可以使烧灼性液体得到及时的稀释，缓解对局部的损伤。

当然，最好的办法还是做好对小儿的日常护理，去除小儿生活环境中的危险因素，以避免眼外伤的发生。

48. 小儿牙齿长得不齐何时矫治为好？

爱美之心人皆有之，每位家长都希望自己的孩子拥有一口洁白而整齐的牙齿。牙齿排列不齐，咬合不好，医学上称为错颌畸形。常见的错颌畸形有牙齿排列异常，如扭转、倾斜、里出外进或拥挤错乱等；上下牙咬合关系异常，如上牙弓前突(俗称"大龅牙")或下牙弓前突(俗称"地包天")等。错颌畸形不仅影响美观，而且对口腔颌面部软硬组织的发育、咀嚼功能、牙齿和牙周组织的健康等都有不同程度的影响和损害，由于牙齿重叠、排列拥挤，不容易自我清洁，刷牙时也不易彻底刷干净，故容易发生龋齿或牙周炎。因此，应重视错颌畸形的矫治。

错颌畸形除了一部分与遗传因素有关外,后天牙齿排列不齐很大一部分与不良习惯有关。如长期偏侧咀嚼会导致一侧咀嚼肌发育不良,孩子的脸不对称,一边儿胖一边儿瘦;长期张口呼吸,可造成前门齿外突;少数小儿有吐舌、咬舌、啃指甲、咬铅笔的不良习惯,久而久之,也可造成错颌畸形。家长如发现孩子有上述可能导致错颌畸形的不良习惯时,应及时加以纠正。此外,牙齿本身的一些异常也会造成错颌畸形,如小儿先天性上、下颌骨发育不良,牙齿萌出后,由于位置不够,导致牙齿排列拥挤重叠,前后交错;有的小儿多长了1颗或2颗牙,挤占了正常牙齿的位置,导致牙齿排列不齐;乳牙过早缺失,邻牙移位,使恒牙错位萌出,也可造成牙齿错颌。如果小儿在牙齿萌出和换牙过程中出现某些异常,应及时请口腔专科医生进行必要的处理,以免影响牙齿的排列。

儿童时期的前牙"反咬合"畸形,俗称"地包天",一经发现应及早治疗,在乳牙期(未换牙时)就应矫治。如果小儿牙齿排列不齐,一般来说,应选择乳牙完全替换为恒牙的初期(12～13岁左右)矫治为好。因为,此时身体处于青春快速发育期,牙周组织对矫治力有良好的反应,而且颌骨与牙槽骨有较好的生长潜力。

362

儿童应定期进行口腔检查,发现牙床发育或牙齿排列的异常问题,应由正畸专科医师来确定最佳的治疗时机。因为每个人由于遗传和环境因素的影响,其牙床和牙齿的发育具有很大的个体差异性。

49. 哪些原因会引起小儿口臭? 应怎样处理?

引起口臭的原因很多,儿童期最常见的原因有口腔卫生不良、口腔疾病、消化不良和饮食不当等。

一些家长认为小儿的乳牙最终要被恒牙所替换,因此对小儿的口腔卫生不很在意,特别是对出牙数不多的婴儿和还不会自己刷牙的幼儿,不注意口腔卫生,经常让孩子含着奶嘴睡觉或刚吃过甜食就睡觉,口腔内的积奶或残留在牙齿表面和牙缝中的的食物残渣未能及时洗净,被口腔中的细菌分解、腐败发酵,就会发出臭味,并成为龋齿和牙龈炎的诱因。

可引起口臭的口腔疾病主要有牙龈炎、牙周炎、牙龈出血、龋齿等,口腔溃疡伴化脓时也会引起口臭。

当小儿患有消化不良、积食、便秘或进食肉类、油腻食物过多时也可出现口臭现象,还有一些其他系统疾病,如支气管炎、肺脓肿、血液病等,也会引起口臭。

当小儿出现口臭时，家长应根据小儿的具体情况，首先找到引起小儿口臭的原因，再有针对性地进行治疗，口臭才会消失。平时应注意做到：

(1)养成良好的口腔卫生习惯，做到饭后漱口，早晚刷牙，少吃甜食，特别是睡前不吃甜食。

(2)养成良好的饮食卫生习惯，一日三餐要规律，多吃蔬菜水果，粗细搭配，不偏食或暴饮暴食，防止消化不良。

(3)预防牙龈炎、龋齿等口腔疾病，一旦发生，应及时治疗。

(4)多饮白开水，既可起到清洁口腔的作用，又可防止"上火"，保持小儿口气清新。

50. 小儿牙龈经常出血是怎么回事?

引起牙龈出血的原因很多，一般可分为局部因素和全身因素两种。牙龈出血多由局部因素所引起，如牙龈炎、牙周炎、牙龈局部机械损伤等；此外，还有一部分牙龈出血是由全身因素所致，如维生素C缺乏、血液病等。

牙龈炎、牙周炎是小儿牙龈出血的常见原因。如果小儿长期不注意口腔卫生，牙齿的表面就会形成牙垢和牙石，牙垢和牙石不断刺激牙龈，加上口腔中细菌的不断侵袭，就会导致牙龈发炎，表现为牙龈发红、肿胀、牙龈边缘溃烂，甚至流脓，只要稍加碰触，就会引起出血；有牙龈炎、牙周炎的小儿常伴有口腔异臭味。

小儿牙龈出血的另一个常见原因是机械性损伤。如儿童使用的牙刷过宽、过长、刷毛过硬，或刷牙方法不正确(如横刷法)等，都容易损伤牙龈，导致牙龈出血。

患有维生素C缺乏症的儿童，由于牙龈组织的毛细血管脆性增加，渗透性增强，在遇到碰触或机械刺激后牙龈极易出血，甚至自动出血。但随着人民生活的不断提高，目前在我国维生素C缺乏症已较少见。

此外，患有各种血液系统疾病的小儿也可出现牙龈出血的症状，如白血病、血友病、血小板减少、再生障碍性贫血等，常表现为牙龈出血或拔牙后出血不止，用一般的止血方法不易止住，应该引起高度重视。

如果小儿牙龈经常出血，家长应注意寻找原因，必要时带孩子到医院就诊，请医生根据检查结果明确诊断，在医生指导下进行相应的治疗。

51. 为什么有的小孩"耳屎"特别多?

"耳屎"在医学上称耵聍，它是由外耳道内皮肤的耵聍腺分泌出来的物质，平时正常外耳道内附有薄层干性耵聍，当说话、咀嚼、跳跃时，小片耵聍自然脱

363

落排出外耳道。

正常情况下，耵聍像一层"保护衣"遮挡外面的尘埃、小飞虫等异物。有些小儿耵聍腺分泌旺盛，就出现"耳屎"多的现象。耳屎一般呈黄色的片状。当游泳、洗澡时不慎进水，耵聍肿胀，引起外耳道炎；有的小儿因耳屎多阻塞还可引起听力下降。因此，如果发现小儿耳屎多，可到专门的耳科门诊就诊请医生取出，家长不要随意使用耳挖勺、牙签等为小儿取耵聍，操作不当可引起耳部感染和其他疾患。

52. 怎样治疗外耳道湿疹？

外耳道湿疹是皮肤的一种过敏性疾病，多数患外耳道湿疹的小儿都伴有面部湿疹，发病可能与食入过敏原，如鱼、虾、鸡蛋等食物有关。有些婴儿有遗传过敏因素。此外也有少数小儿耳道不洁未及时清洗，刺激局部皮肤发生外耳道湿疹。在外耳道湿疹的急性期，感觉外耳道灼热、刺痒，继之疼痛，小儿表现抓耳，烦躁不安。外耳道可见潮红、丘疹、水泡、糜烂，有黄色液体渗出，可结痂。慢性期皮肤增厚、脱屑皲裂或结痂。

本病常迁延不愈，不易治疗。治疗应首先排除过敏原，饮食清淡，少吃鱼腥，如正在喂牛奶的婴儿应尽早添加米汤和辅食。病灶局部避免摩擦，不要用热水洗烫避免肥皂水刺激，耳道如有渗出液或耵聍时应及时清理干净，保持外耳道清洁、干燥。可外用氧化锌油涂局部或用硼酸溶液湿敷，严重者应去医院就医。

53. 为什么要教小儿正确擤鼻涕？

人的五官都是相通的。如眼睛通过鼻泪管和鼻腔相通、鼻腔又通过鼻后孔和咽鼓管分别与口腔和中耳相通。人在擤鼻涕时，上呼吸道保持了一定压力，使鼻腔内的分泌物擤出。但如擤鼻涕的方法不正确，会使鼻腔分泌物从后鼻孔冲向咽鼓管引起中耳炎。

一些小儿刚学擤鼻涕时，用两个手指捏住鼻翼两侧用力擤，由于鼻前孔被捏紧气流就向后冲，可将鼻腔中的分泌物、细菌通过咽鼓管吹到中耳，引起中耳炎。

家长应教会小儿正确擤鼻涕的方法，先用手指压住一侧鼻腔，擤另一侧鼻腔分泌物，然后再压住擤完的鼻孔，擤另侧鼻腔。上述方法可防止因擤鼻涕方法不正确引起的鼻周围器官疾病。

364